TRAITÉ

D'ANATOMIE HUMAINE

III

PREMIER FASCICULE

ÉTAT DE LA PUBLICATION

DU

TRAITÉ D'ANATOMIE HUMAINE

au 1er Juillet 1901

TOME I. — **Introduction.** — **Notions d'Embryologie.** — **Ostéologie.** — **Arthrologie.** *Deuxième édition.* 1 fort volume grand in-8 avec 807 figures noires et en couleurs. . . . . **20** fr.

TOME II. — 1er fascicule : **Myologie.** *Deuxième édition.* 1 volume grand in-8 avec 331 figures . . . . **12** fr.

2e fascicule : **Angéiologie** (Cœur et artères). Histologie. 1 volume grand in-8, avec 145 figures . . . . **8** fr.

3e fascicule : **Angéiologie** (Capillaires. Veines.) 1 volume grand in-8 avec 75 figures . . . . **6** fr.

4e fascicule : **Les Lymphatiques** . . . . (sous presse).

TOME III. — 1er fascicule : **Système nerveux.** Développement. Histologie. Méninges. Moelle. Encéphale. *Deuxième édition.* 1 volume grand in-8 avec 265 figures. . . . . **10** fr.

2e fascicule : **Système nerveux.** Encéphale. 1 volume grand in-8 avec 206 figures . . . . **12** fr.

3e fascicule : **Système nerveux** Les nerfs. Nerfs crâniens. Nerfs rachidiens. 1 volume grand in-8 avec 205 figures . . . . **12** fr.

TOME IV. — 1er fascicule : **Tube digestif.** Développement. Bouche. Pharynx. Œsophage. Estomac. Intestins. *Deuxième édition.* 1 volume grand in-8 avec 201 figures . . . . **12** fr.

2e fascicule : **Appareil respiratoire.** Larynx. Trachée. Poumons. Plèvre. Thyroïde. Thymus. Un volume grand in-8 avec 121 figures . . . . **6** fr.

3e fascicule : **Annexes du Tube digestif.** Dents. Glandes salivaires. Foie. Voies biliaires. Pancréas. Rate. **Péritoine.** 1 volume grand in-8 avec 361 figures. **16** fr.

TOME V. — 1er fascicule : **Organes génito-urinaires.** Reins. Uretère. Vessie. Urètre. Prostate. Verge. Périnée. Appareil génital de l'homme. Appareil génital de la femme. 1 volume grand in-8 avec 431 figures. . . . . **20** fr.

2e fascicule : **Les Organes des sens.** . . . . (sous presse).

44789. — Imprimerie LAHURE, rue de Fleurus, 9, à Paris.

TRAITÉ
D'ANATOMIE HUMAINE

PUBLIÉ PAR

P. POIRIER
Professeur agrégé à la Faculté de Médecine
de Paris
Chirurgien des Hôpitaux

ET

A. CHARPY
Professeur d'anatomie
à la Faculté de Médecine
de Toulouse

AVEC LA COLLABORATION DE

O. AMOÉDO — A. BRANCA — CANNIEU — B. CUNÉO — PAUL DELBET
P. FREDET — GLANTENAY — A. GOSSET — P. JACQUES
TH. JONNESCO — E. LAGUESSE — L. MANOUVRIER
A. NICOLAS — P. NOBÉCOURT — O. PASTEAU — M. PICOU
A. PRENANT — H. RIEFFEL — CH. SIMON — A. SOULIÉ

TOME TROISIÈME

PREMIER FASCICULE

SYSTÈME NERVEUX

Méninges, Moelle, Encéphale : A. CHARPY
Embryologie : A. PRENANT — Histologie : A. NICOLAS

DEUXIÈME ÉDITION, ENTIÈREMENT REFONDUE
AVEC 265 FIGURES EN NOIR ET EN COULEURS

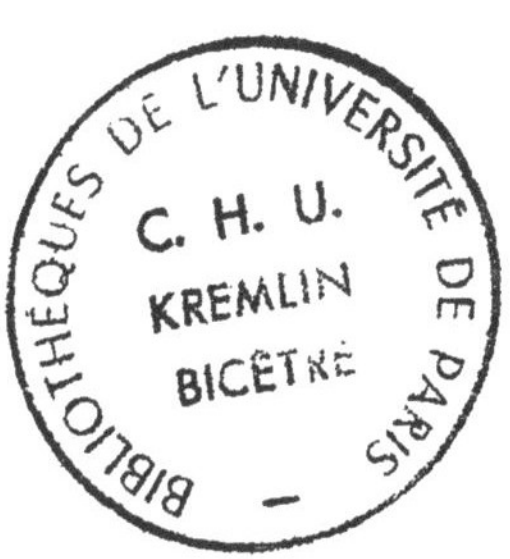

PARIS
MASSON ET Cie, ÉDITEURS
LIBRAIRES DE L'ACADÉMIE DE MÉDECINE
120, BOULEVARD SAINT-GERMAIN

1901

TABLE DES MATIÈRES

DU FASCICULE I DU TOME III

NÉVROLOGIE

LIVRE TROISIÈME

MOELLE ÉPINIÈRE

LIVRE QUATRIÈME

MORPHOLOGIE DE L'ENCÉPHALE

NÉVROLOGIE

DISPOSITION GÉNÉRALE DU SYSTÈME NERVEUX

La *névrologie* est l'étude du système nerveux : celui-ci est un ensemble d'organes ou centres, qui par des filaments, les nerfs, se mettent en rapport avec toutes les parties du corps. Il perçoit les sensations et provoque les mouvements, il règle la vie de nutrition, il est le siège des hautes fonctions intellectuelles, la conscience, la volonté, la pensée ; en un mot il unit, coordonne et dirige, et nous apparaît comme la condition anatomique de la supériorité des animaux sur les végétaux. Les organes qui le constituent sont tous formés par l'assemblage des mêmes éléments, les *cellules nerveuses*; chaque cellule nerveuse à son tour, variée dans sa forme et sa grandeur, a pour attribut constant, caractéristique, de se prolonger à distance par une expansion, la *fibre nerveuse*, qui la fait entrer en relation avec d'autres éléments anatomiques. Il n'y a donc dans le système nerveux proprement dit, c'est-à-dire abstraction faite de son tissu de soutien et de ses vaisseaux, qu'un seul organisme élémentaire, la cellule nerveuse, le neurone; celle-ci est tout à la fois une et combinée ; ne s'anastomosant et ne se fusionnant avec aucune autre, au moins dans ses formes supérieures, elle garde son entière individualité; mais, comme son expansion cylindraxile l'unit par contact avec d'autres cellules nerveuses, épithéliales ou musculaires, elle fait toujours partie d'un couple ou d'une chaîne d'éléments. Cet état de combinaison anatomique est sa vraie raison d'être, puisqu'elle est faite pour recevoir une excitation ou pour la provoquer.

On divise le système nerveux en deux appareils distincts : le système nerveux cérébro-spinal et le système du grand sympathique.

Le *système nerveux cérébro-spinal*, système de la vie animale ou de relation, est de beaucoup le plus considérable. Il comprend une partie centrale et une partie périphérique. La partie centrale (centres nerveux, névraxe, myélencéphale) est composée de l'encéphale qui remplit la cavité crânienne et de la moelle épinière logée dans la cavité rachidienne; la partie périphérique est constituée par les nerfs crâniens et rachidiens, avec les ganglions spinaux qui leur sont annexés. Toutes les fonctions des organes des sens, de la sensibilité consciente, des mouvements volontaires sont du ressort de l'appareil cérébro-spinal.

Le *système du grand sympathique*, système de la vie organique ou végétative, est formé d'organes nerveux ou *ganglions*, reliés entre eux et avec la moelle, mais jouissant d'une certaine autonomie. Les ganglions sympathiques se répartissent en deux catégories : les ganglions centraux, disposés en chaîne

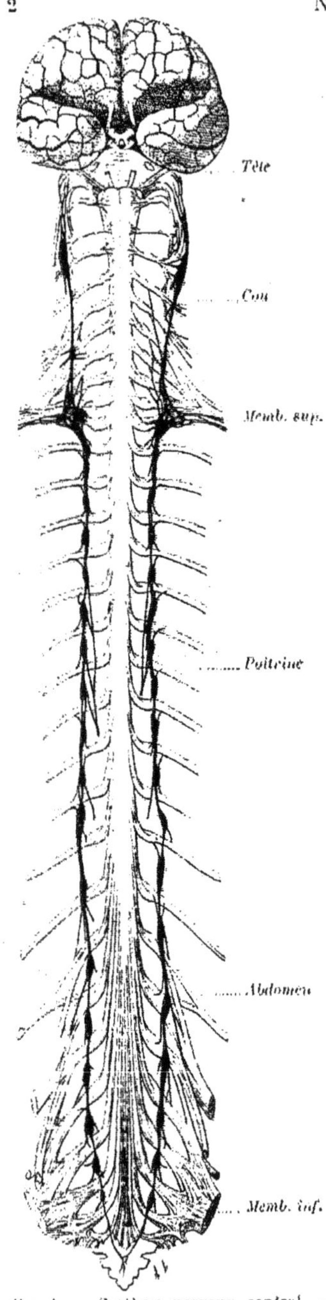

Fig. 1. — Système nerveux central. — L'encéphale, la moelle, le grand sympathique. Le sympathique en noir.

ou *cordon du grand sympathique*, en avant de la colonne vertébrale et du crâne, et les ganglions périphériques, disséminés dans les parois de certains organes, le cœur, l'intestin, la vessie. C'est essentiellement un système viscéral. Les actes de sensibilité inconsciente et de mouvements involontaires qui s'accomplissent dans les organes profonds, l'état de resserrement ou de dilatation des vaisseaux, des phénomènes de nutrition et de sécrétion sont les attributs du grand sympathique.

Évolution. — Le système cérébro-spinal est le premier qui apparaisse chez les animaux et chez l'embryon humain. Les protozoaires unicellulaires n'ont pas d'organe nerveux ; mais dès que le corps d'un invertébré est formé par le groupement de plusieurs éléments, il en est toujours un certain nombre qui se spécialisent comme cellules nerveuses éparses ou ganglionnées, et dès que cet invertébré quitte le type rayonné pour le type longitudinal, une de ses extrémités prend la direction du corps, la tête s'affirme et des cellules nerveuses s'y groupent pour former le *cerveau*. C'est chez les vers, chez le lombric notamment, que le cerveau commence à être nettement différencié ; il reçoit les nerfs sensoriels de la vue, de l'ouïe, de l'olfaction, et les nerfs sensitifs affinés qui entourent l'orifice buccal ou les organes spéciaux de la sensibilité tactile ; il est dorsal, c'est-à-dire placé au-dessus du tube digestif, supra-œsophagien. Presque en même temps, d'autres cellules nerveuses se groupent en ganglions en avant ou plutôt au-dessous du tube digestif et constituent une *moelle*, reliée avec le cerveau par des nerfs commissuraux qui entourent l'œsophage. Ainsi le cerveau apparaît le premier et dès le début il est dorsal ; la moelle paraît secondairement, et elle est primitivement ventrale.

Sans sortir des invertébrés, une seconde étape évolutive se montre avec les tuniciers. Chez l'embryon des tuniciers, la moelle naît au-dessus du tube digestif dont la sépare un rudiment de corde dorsale, future colonne vertébrale, et elle fait directement suite au cerveau ; plus tard, elle s'atrophie et disparaît, mais cet état est permanent chez certains, les appendiculaires, et persiste sur l'animal adulte. La moelle est donc devenue dorsale comme le cerveau et n'est plus que son prolongement postérieur. On ignore les transitions qui ont pu conduire à cette transformation capitale; car, dès maintenant, est constitué le type fondamental des vertébrés et de l'homme : un axe cérébro-spinal continu, situé au-dessus (en arrière dans la station debout) du tube digestif et reposant sur un squelette vertébral. Chez l'embryon humain, l'ébauche première des centres nerveux se fait sur la ligne dorsale, elle est impaire et continue ; mais le cerveau se dessine avant la moelle, il n'en est pas l'efflorescence, comme l'ont soutenu Reil et la plupart des anatomistes, et c'est par lui qu'on devrait logiquement commencer la description du système nerveux.

Cette condensation des éléments nerveux ne porte pas seulement sur les grands centres de l'encéphale et de la moelle; elle se fait aussi sentir sur les organes périphériques primitivement épars. Chez ce même lombric, qui a déjà un cerveau et une moelle, discontinue il est vrai, les cellules sensitives, celles qui reçoivent les impressions extérieures, sont disséminées en quantité innombrable dans la peau, intercalées entre les cellules épithéliales. Par un prolongement périphérique très court, elles sont en contact avec l'extérieur, et par un long prolongement central, le cylindre-axe, avec la moelle ventrale. Ce sont ces cellules qui émigrent dans les parties profondes, s'internisent, se groupent, et deviennent chez les poissons inférieurs, les ganglions spinaux. Les ganglions spinaux, rachidiens et crâniens de l'homme et de tous les vertébrés sont indépendants de la moelle ; ils naissent comme elle de l'ectoderme, à côté d'elle mais en dehors d'elle, et sont paramédullaires; ils représentent des cellules nerveuses sensitives, autrefois cutanées et disséminées, maintenant centralisées et rapprochées de la moelle, leur aboutissant. Les cellules elles-mêmes ont peu changé, elles sont toujours en rapport avec l'épiderme et l'extérieur par un prolongement périphérique étiré et allongé, et avec la moelle par un prolongement central, la racine postérieure ; en d'autres termes la cellule est restée bipolaire. Encore l'émigration n'est-elle pas générale ; il reste, même chez l'homme, des surfaces extérieures qui ont conservé leurs cellules nerveuses cutanées, avec le type primitif; telle est, par exemple, la muqueuse olfactive.

Le *système du grand sympathique* nous montre de son côté, dans son développement à travers la série animale et sa dérivation embryonnaire, un double caractère de centralisation et de dépendance.

1° Les invertébrés et les vertébrés acrâniens n'ont que des ganglions périphériques, les uns isolés au voisinage des viscères qu'ils innervent, les autres réunis en plexus dans les parois mêmes de ces viscères, dans l'intestin notamment. La chaîne prévertébrale des ganglions centraux se montre, avec la chaîne des ganglions spinaux, chez les vertébrés crâniotes seulement, mais presque dès leur apparition, puisqu'elle existe chez les cyclostomes, tels que la lamproie. Ils sont alors régulièrement disposés par paires, comme les paires rachidiennes ; ils communiquent avec la moelle, mais ils ne communiquent pas entre eux par une commissure longitudinale; ce sont des anneaux de chaîne non réunis, en d'autres termes il n'y a pas de cordon. L'association de tous les ganglions en série continue est un perfectionnement ultérieur qui n'est complet que chez les amphibiens (Roule, *Anatomie comparée*, 1898, p. 1696).

2° Les ganglions centraux dérivent des ganglions spinaux. Les cellules se forment aux dépens de la partie ventrale des ganglions rachidiens qui les ont précédés, et, dès que ces ganglions ont acquis leur situation définitive, les cellules sympathiques essaiment le long des nerfs et des vaisseaux et vont se fixer à une certaine distance, quelquefois très près, comme on le voit chez certains animaux dont le ganglion cervical sympathique est encore adhérent au ganglion rachidien, quelquefois très loin, puisque les ganglions ophtalmique, otique, sphéno-palatin, ne sont peut-être que des essaims du ganglion de Gasser. Même les ganglions intra-cardiaques sont des cellules émigrées de groupes primitivement prévertébraux. Le système sympathique central est donc en dépendance originelle du système cérébro-spinal; il complète plus tard ces rapports par les fibres nerveuses sensitives qu'il envoie à la moelle et par les fibres motrices qu'il en reçoit; en partie autonome, en partie soumis, il est par rapport à lui à l'état de protectorat.

C'est chez l'homme que le système nerveux atteint son plus haut développement; il l'emporte tout à la fois par la grandeur des surfaces et la complexité de ses éléments histologiques; il domine sa vie et ses maladies. Il en résulte que les appareils de notre organisme ont un autre équilibre, ils sont plus étroitement qu'ailleurs subordonnés à l'un d'entre eux qui commande, dirige et tyrannise; *l'homme est un animal nerveux*. Ce caractère est dû à la perfectibilité de son cerveau, organe à évolution intensive. Mais on comprend que des transformations rapides ne peuvent s'opérer sans qu'il y ait dans les centres cérébro-spinaux de nombreuses parties en ruine, d'autres en pleine stabilité et d'autres en voie d'évolution, sans qu'on trouve des dispositions héréditaires d'origine reculée à côté d'autres tout à fait récentes; la part personnelle est énorme, aucun organe ne montre autant de variations dans son volume, dans la morphologie de ses circonvolutions, dans la symétrie de ses parties correspondantes. L'anatomiste entrevoit à peine les grandes lignes de cet édifice compliqué; il reconnaît la décadence de la glande pinéale et de l'appareil olfactif, il constate l'étendue de l'écorce cérébrale, la prédominance du lobe frontal, le perfectionnement du centre du langage; mais la signification de vastes masses nerveuses, les couches optiques, les corps striés, lui échappe encore en partie; il ne possède même pas le tracé certain des voies de conduction; à plus forte raison n'a-t-il pas pénétré assez profondément dans les mécanismes cellulaires pour en reconnaître la valeur, séparer les anomalies rétrogrades qui sont des stigmates de dégénérescence, des anomalies de forme anticipée qui sont un progrès, et distinguer le fou de l'homme de génie.

A. C.

LIVRE PREMIER

CHAPITRE PREMIER

DÉVELOPPEMENT DU SYSTÈME NERVEUX

Par A. PRENANT

§ I. — ÉVOLUTION GÉNÉRALE DE L'ECTODERME. — DIFFÉRENCIATION DU SYSTÈME NERVEUX CENTRAL, DU SYSTÈME NERVEUX PÉRIPHÉRIQUE ET DE L'ÉPIDERME.

L'embryologie et l'anatomie comparée nous apprennent que, parmi les cellules qui composent le feuillet externe ou ectodermique, il en est un certain nombre qui se différencient d'une manière très particulière : elles portent à leur extrémité libre un prolongement apte à recevoir les impressions venues du monde extérieur, tandis que leur extrémité profonde s'étire en un long filament capable de porter au loin dans l'organisme les impressions ressenties et de provoquer par là une réaction qui se traduira par un mouvement. On peut désigner ces éléments ectodermiques ainsi différenciés du nom très général de *cellules sensibles* (fig. 2 A, *cs*). Au début, les cellules sensibles seront toutes superficielles, puisque l'ectoderme qui les a formées est à la surface du corps ; on les trouvera en cette situation soit à l'origine de l'évolution, chez les espèces animales les plus inférieures, soit au début du développement ontogénétique chez les très jeunes embryons des animaux supérieurs, soit enfin çà et là à l'état adulte dans certaines régions du corps chez les êtres haut placés dans l'échelle animale. De plus, toutes les régions du corps étant originellement sensibles au même degré, les cellules sensibles seront d'abord disséminées sur toute la surface de l'organisme, sur tout l'ectoderme.

Le perfectionnement apporté à la fonction de sensibilité a consisté dans un double processus. D'une part, les cellules sensibles, tout en conservant par leur prolongement périphérique le contact avec le milieu extérieur, s'enfoncèrent dans la profondeur de l'organisme. D'autre part, ce fut une autre amélioration quand ces cellules, qui étaient disséminées, se concentrèrent sur certains points du corps formant ainsi des organes sensibles compacts. C'est ainsi, par l'enfoncement et la concentration de cellules sensibles d'abord superficielles et éparses, que prit naissance cet ensemble d'organes nerveux qui s'appelle le système nerveux central ; c'est du moins de cette façon qu'on peut se représenter son développement dans la série des êtres, sa phylogenèse.

Si l'étude du développement du système nerveux d'un Vertébré ne nous montre pas les cellules sensibles se rassemblant dans le plan médian du corps pour former le système nerveux central, elle nous fait voir du moins la série des stades suivants. L'ébauche de ce système est d'abord une plaque épaissie, située de niveau avec le reste de l'ectoderme ; puis cette plaque se déprime en une gouttière de plus en plus profonde (fig. 2 B); la gouttière enfin se ferme

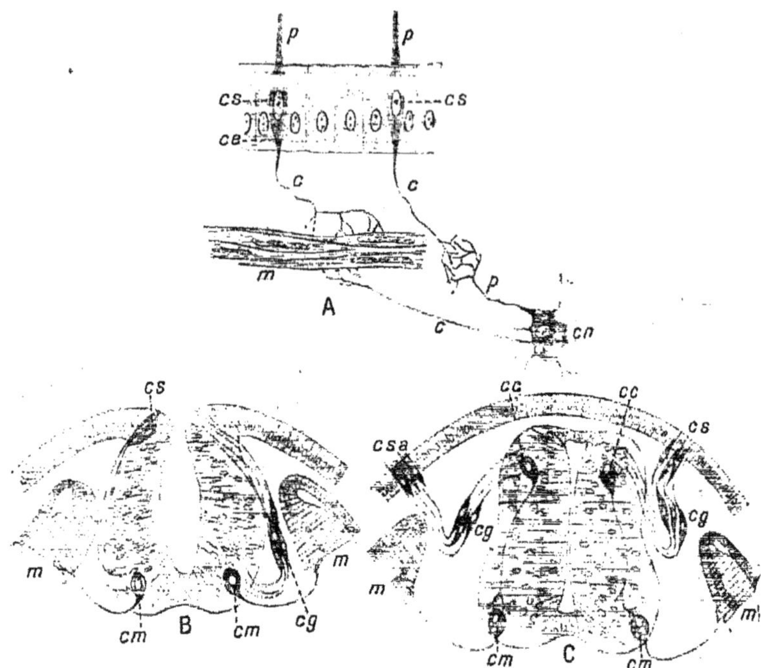

Fig. 2. — Schémas représentant la différenciation et le perfectionnement graduels des éléments sensibles ainsi que la complication progressive du système nerveux.

A. Stade le plus primitif. Parmi les cellules du revêtement extérieur du corps, ou cellules épidermiques *ce*, deux d'entre elles, *cs*, les cellules sensibles, se sont différenciées, émettant chacune deux prolongements, un périphérique ou récepteur *p*, un central ou transmetteur *c* ; dans la cellule sensible de gauche, le prolongement central vient se ramifier sur un groupe d'éléments musculaires *m*, chargés de la contraction ; le prolongement central de la cellule de droite se ramifie à son extrémité au contact du prolongement périphérique *p* d'un élément sensible profond et surajouté, la cellule nerveuse *cn*, dynamoneure ou cellule motrice, dont le prolongement central *c* se jette par son extrémité ramifiée sur les cellules musculaires *m*.

B. Stade hypothétique de l'évolution du système nerveux d'un Vertébré ; formation d'un système nerveux central (gouttière nerveuse ou médullaire) contenant des cellules motrices ou dynamoneures *cm*, qui vont animer les éléments musculaires *m* des myotomes par leur prolongement périphérique. A gauche de la figure, *cs* sont des cellules sensibles, plus spécialement des cellules sensorielles ou esthésioneures, qui demeurent au niveau du revêtement cellulaire extérieur, sur les bords de la gouttière nerveuse et dont le prolongement central est en connexion avec la cellule motrice *cm*. A droite, ces mêmes cellules se sont enfoncées profondément et sont devenues des cellules ganglionnaires ou ganglioneures *cg*, dont l'ensemble forme un ganglion, laissant leur prolongement périphérique dans le revêtement tégumentaire en contact avec l'extérieur, tandis que leur prolongement central se met en relation à son extrémité avec la cellule motrice.

C. Stade plus avancé de l'évolution de ce même système nerveux. Le système nerveux central s'est isolé du revêtement cutané, et la gouttière nerveuse s'est transformée en un tube nerveux ou médullaire. A gauche, on retrouve les cellules sensorielles ganglionnaires *cg* du schéma précédent ; mais à l'extrémité de leurs prolongements périphériques se sont annexées des cellules sensorielles accessoires *csa*. A droite, quelques-unes des cellules sensorielles *cs* sont restées dans le tractus épidermique ; les autres *cg* ont gagné la profondeur et sont devenues ganglionnaires. Les cellules motrices *cm*, qui innervent comme au stade B les éléments des myotomes *m*, ne sont plus, comme dans le cas précédent, directement réunies aux cellules sensorielles ganglionnaires *cg*, mais indirectement par l'intermédiaire d'éléments nerveux surajoutés, les cellules de cordon *cc* (zygoneures), sur le corps cellulaire desquelles les prolongements centraux des cellules ganglionnaires *cg* viennent se ramifier.

en un tube (fig. 2 C) qui s'enfonce dans l'épaisseur du corps. Bref nous assistons à l'enfoncement des éléments sensibles destinés à former le *système ner-*

veux central ou *névraxe* (« axe cérébro-spinal » des Vertébrés, « chaîne ganglionnaire ventrale » des Invertébrés). Ainsi dans le schéma A (fig. 2), la cellule *cn* est une cellule sensible devenue profonde. Dans les schémas B et C, les cellules *cm*, *cc*, qui font partie du névraxe, ont la même provenance. Toutes ces cellules sensibles, déplacées dans la profondeur, sont devenues des *cellules nerveuses*.

Bien que la plupart des animaux possèdent un système nerveux central profondément situé, formé de cellules nerveuses vraies, de nombreuses cellules sensibles sont restées chez eux comme à fleur de peau sur toute la surface du corps. Ce sont des *cellules sensorielles* (fig. 2 A, B et C, *cs*). Leur ensemble forme un *organe des sens* diffus anatomiquement, physiologiquement sensible de façon indistincte à toutes les radiations, à tous les agents extérieurs.

Tel est le cas très primitif que réalise le Ver de terre. Chez d'autres animaux, ces mêmes cellules sensorielles, on les trouve en voie de gagner la profondeur. Si l'on admet qu'elles peuvent en même temps se rassembler, on obtiendra, on le comprend, des organes des sens profondément situés et massifs. Ce sont ces organes des sens qui chez les animaux vertébrés constituent les *ganglions nerveux*, cérébraux et spinaux (fig. 2 B et C, *cg*). Il pourra même arriver que les cellules des organes des sens deviendront si profondes qu'elles pénétreront pour ainsi dire le névraxe, dans l'intérieur duquel on les trouve en effet chez l'Amphioxus.

D'une façon moins schématique, le développement des ganglions nerveux chez un embryon de Vertébré, de Poulet par exemple, peut être décrit comme il suit. A l'époque où la plaque nerveuse de laquelle dérivera le névraxe se creuse en gouttière, les bords de la gouttière présentent de chaque côté une crête, la « crête neurale ou ganglionnaire » (fig. 2 A); quand la gouttière nerveuse se détache de l'ectoderme pour se fermer en un tube, les deux crêtes neurales se confondent en une lame unique (B), qui plus tard se sépare de nouveau en deux masses, lesquelles s'enfoncent en descendant le long du tube nerveux et prennent la position définitive des ganglions cérébro-spinaux (C). Malgré leur enfoncement, les cellules ganglionnaires demeurent en connexion avec l'extérieur par un prolongement périphérique, tandis que d'autre part elles se mettent en rapport par un prolongement central avec les cellules du névraxe (fig. 2 B et C, *cg*).

Dans l'endroit qu'elles ont quitté, sont demeurés de nombreux éléments qui contribuent à former en ce point le revêtement du corps. Ces éléments ou bien n'éprouvent aucune différenciation nette; ou bien ils se différencient fortement en cellules (C, *csa*), que l'on avait d'abord appelées sensorielles, mais qu'on a dû depuis nommer seulement cellules pseudo-sensorielles ou sensorielles accessoires, du jour où on a montré qu'elles ne sont pas les éléments essentiels, qu'elles ne sont qu'accessoires dans la fonction et destinées seulement à perfectionner la sensation, en contractant des relations plus ou moins intimes avec l'extrémité périphérique de la cellule sensorielle vraie ou cellule ganglionnaire.

Mais ce n'est pas tout; car outre ces cellules pseudo-sensorielles ou accessoires, il peut s'en différencier d'autres ayant un caractère plus accessoire encore, empruntées aux éléments qui sont au voisinage des terminaisons du prolongement périphérique des cellules sensibles; on les nomme *cellules de soutien*, parce qu'elles jouent en effet un rôle de protection et de soutien vis-à-vis de ces terminaisons et des cellules pseudo-sensorielles adjacentes. Ainsi prend naissance une membrane sensorielle, un *organe corpusculaire des sens*, tel que l'épithélium sensoriel de l'ouïe, le corpuscule du tact, etc. C'est cette membrane ou cet organe qu'on a longtemps pris pour l'organe sensoriel; mais nous savons que le véritable organe sensoriel est plus profondément situé et qu'il est représenté par le ganglion. L'ensemble des ganglions avec les organes des sens qui en dépendent forme par opposition au système nerveux central le *système nerveux périphérique*.

Selon leur origine et leurs connexions, on peut distinguer les cellules sensibles en les catégories suivantes (fig. 2) :

Cellules sensorielles ou esthésioneures, les unes demeurées superficielles (épithélioneures) (*cs*), les autres devenues profondes (ganglioneures) (*cg*).

Cellules nerveuses, le plus souvent réunies en un névraxe et méritant le nom d'axoneures : les unes, cellules motrices (*cm*) donnant l'excitation à une cellule musculaire ou glandulaire (dynamoneures), les autres (*cc*) reliant entre elles deux cellules nerveuses à l'intérieur du névraxe (zygoneures).

Dans la conception histologique qui est actuellement classique, chacune de ces cellules est un *neurone* ou *neure*, c'est-à-dire un individu, une unité cellulaire qui n'a avec ses voisins que des rapports de contact, et qui se met en relation avec eux par ses prolongements.

L'arc réflexe, c'est-à-dire le trajet qui s'étend du milieu extérieur jusqu'à l'élément réagissant, par exemple de la surface du tégument à un muscle, se compose de deux chaînons ou neurones au moins; car l'état figuré à gauche dans la figure 2 A est hypothétique et ne se réalise nulle part. L'un de ces neures est sensitif, formé par la cellule sensorielle ou ganglionnaire (esthésioneure) avec son prolongement périphérique, récepteur de l'impression, et son prolongement central transmetteur; l'autre neure est moteur, représenté par la cellule motrice ou dynamoneure, qui, coiffée d'une part par le prolongement central de la cellule précédente, pousse d'autre part une fibre terminale jusque sur l'élément musculaire. Il faut ajouter que l'arc réflexe est encore compliqué par l'interposition aux deux chaînons sensitif et moteur, d'un intermédiaire cellulaire, d'une cellule de relais située dans le système nerveux central, c'est-à-dire d'un zygoneure ou cellule de cordon. Dans tout ce circuit la continuité des parties n'est pas nécessaire pour que le courant nerveux passe; on admet aujourd'hui que tout au contraire les différents composants de cette chaîne nerveuse sont seulement très exactement contigus mais nullement continus (voy. l'Histologie pour cette importante question).

Après le départ du système nerveux central et du système nerveux périphérique, les cellules restantes de l'ectoderme, demeurées superficielles et dépourvues des caractères qui distinguent les cellules nerveuses sensorielles, constituent les éléments épidermiques; l'ensemble de ces cellules forme l'*épiderme* ou *épithélium tégumentaire*. Les éléments épidermiques éprouvent des différenciations spéciales et suivent une évolution qui leur est propre (cellules cornées de l'épiderme, éléments des poils et des ongles). Parmi les éléments épidermiques, il en est quelques-uns qui n'éprouvent pas ces transformations et qui deviennent, en subissant des modifications structurales d'un autre ordre et très variées, des annexes des organes des sens et des ganglions (cellules accessoires des sens) (fig. *csa*).

Nous examinerons successivement, et à la place qui leur sera attribuée par l'anatomie descriptive, les développements du système nerveux central, du système nerveux périphérique avec les organes des sens, puis du tégument.

Nous placerons ici tout de suite le développement du système nerveux central.

§ 2. — SYSTÈME NERVEUX CENTRAL. PREMIERS DÉVELOPPEMENTS ET GÉNÉRALITÉS.

1. **Le tube nerveux ou médullaire.** — Le tube nerveux se présente, ainsi qu'il est dit au tome Ier de cet ouvrage (p. 28), d'abord comme un

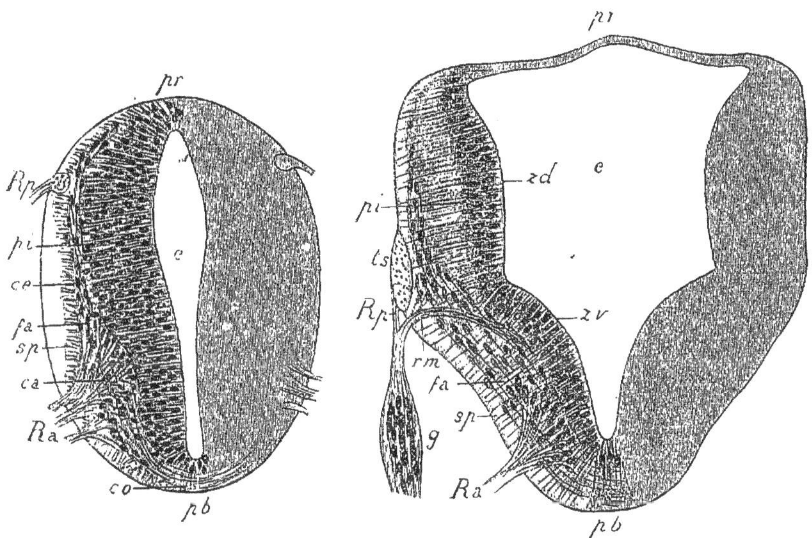

Fig. 3.

Coupe du tube médullaire d'un embryon humain de 6,9 mm. de long (d'après His).

pr, plaque recouvrante. — *pb*, plaque basale. — *pi*, couche ou plaque interne. — *ce*, couche engainante ou manteau. — *e*, canal de l'épendyme. — *Ra*, racine antérieure. — *Rp*, racine postérieure. — *ca*, rudiment de la corne antérieure. — *fa*, formation arquée — *co*, ébauche de la commissure antérieure. — *sp*, neurospongе.

Fig. 4.

Coupe demi-schématique du tube médullaire passant par la moelle allongée, montrant la forme de la cavité et de la paroi et la division de celle-ci en deux zones, dorsale et ventrale (selon His).

pr, plaque recouvrante. — *pb*, plaque basale. — *pi*, couche ou plaque interne. — *e*, canal de l'épendyme. — *fa*, formation arquée. — *sp*, neurospongе. — *zd*, *zv*, zones dorsale et ventrale des parois latérales (plaque alaire et plaque du fond). — *Ra*, racine antérieure motrice (nerf hypoglosse). — *Rp*, racine postérieure sensitive (racine sensitive du nerf pneumogastrique). — *rm*, racine motrice du nerf pneumogastrique. — *ts*, tractus solitarius. — *g*. ganglion du pneumogastrique.

épaississement, puis comme une invagination de l'ectoderme (gouttière nerveuse), bientôt fermée en un tube.

Le tube nerveux s'étend longitudinalement, suivant l'axe de l'embryon. Il est recouvert par l'épiderme, du côté dorsal; du côté ventral, il est contigu à la corde dorsale. Sa forme générale est celle d'un cylindre creux comprimé latéralement, de telle sorte que sa lumière est beaucoup plus étendue dans le sens dorso-ventral que transversalement. Les parois du tube sont d'épaisseur très inégale. La paroi dorsale, qui résulte de l'occlusion des lèvres de la gouttière médullaire, est très mince; elle s'appelle *plaque du toit* ou *plaque recouvrante* (His) (fig. 3 et 4, *pr*). La paroi ventrale est également amincie; on la nomme *plaque du plancher* ou *plaque basale* (His) (*pb*).

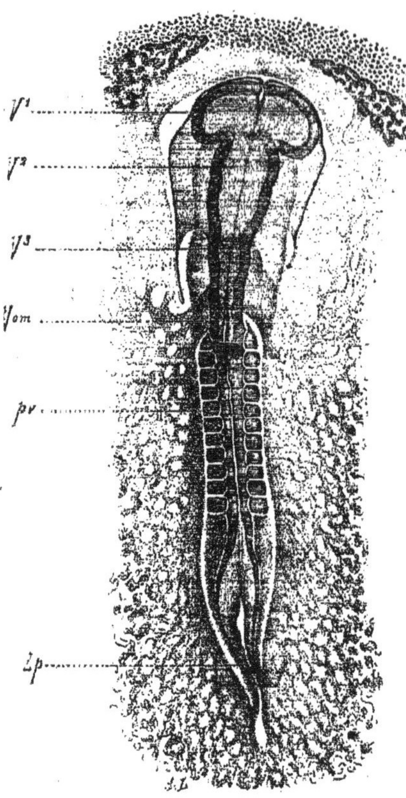

Fig. 5.
Embryon de poulet à la 29e heure de l'incubation (d'après Duval.)

V^1, vésicule cérébrale antérieure, encore largement ouverte en avant (neuropore antérieur) et prolongée latéralement par les vésicules primitives. — V^2, vésicule cérébrale moyenne. — V^3, vésicule cérébrale postérieure. — *Vom*, veine omphalo-mésentérique. — *pv*, protovertèbres. — *Lp*, ligne primitive encadrée à son extrémité antérieure par la partie postérieure du canal médullaire largement ouverte et dilatée en un « sinus rhomboïdal ».

Les parois latérales au contraire sont épaisses et font saillie dans la lumière du tube. Chacune d'elles se décompose typiquement en deux zones, *zones dorsale* et *ventrale*, qui sont effectivement séparées parfois par un sillon visible sur la face interne de la paroi (fig. 4, *zd*, *zv*).

De l'inégalité d'épaisseur des parois dorsale et ventrale d'une part et des parois latérales d'autre part il résulte que, sur la coupe transversale, l'axe nerveux apparaît composé de deux moitiés parfaitement symétriques qui représentent les parois latérales du tube médullaire, réunies par deux étroites commissures, qui forment les parois dorsale et ventrale du tube. La constitution bilatérale symétrique du tube médullaire s'harmonise avec la théorie de la concrescence, actuellement en faveur, qui veut que l'embryon se forme par la juxtaposition et la soudure de deux moitiés semblables.

B. **Moelle épinière et cerveau. Les grandes divisions du cerveau.** — Avant déjà que la gouttière médullaire se transforme en un tube, elle se dilate à son extrémité antérieure; cette région dilatée est l'ébauche du *cerveau*; le reste constitue l'ébauche de la *moelle épinière*.

La dilatation cérébrale ne fait défaut à aucun Vertébré. L'Amphioxus lui-même, que l'on oppose aux Vertébrés crâniotes sous le nom d'Acrâniote, et qui n'a pas de tête, possède, au moins dans la période larvaire, un cerveau qui devient ensuite rudimentaire pendant la métamorphose. Les Tuniciers sont dans le même cas; leurs larves ont également un tube médullaire, dont la région antérieure se dilate en un cerveau, qui subit plus tard une régression chez la plupart des types.

Le cerveau de l'Amphioxus, comme celui des embryons de Vertébrés inférieurs et même supérieurs, est décomposé primitivement en deux grandes régions : l'une, antérieure, *vésicule cérébrale antérieure* (« ventricule du cerveau » de l'Amphioxus, « précerveau » ou « grand cerveau » des Vertébrés), correspond au *cerveau* proprement dit de l'anatomie descriptive, et se caractérise par la dilatation notable dont sa cavité sera le siège; l'autre, postérieure, *vésicule cérébrale postérieure* (« fosse rhomboïdale » du cerveau de l'Amphioxus, « postcerveau » ou « cerveau rhomboïdal » des Vertébrés), se distingue par l'amincissement considérable de la paroi qui forme la voûte de sa cavité et représente principalement la *moelle allongée* de l'encéphale adulte. A ces deux régions cérébrales initiales il s'en ajoute bientôt une troisième, interposée entre les précédentes, qui est prise aux dépens de la vésicule cérébrale antérieure et que l'on appellera *vésicule cérébrale moyenne*.

Dans ce stade donc, longtemps considéré comme le plus primitif, il existe trois dilatations de la cavité du cerveau, *trois vésicules*, que l'on distingue en *antérieure*, *moyenne* et *postérieure*, et que l'on appelle aussi respectivement *cerveaux antérieur*, *moyen* et *postérieur* (fig. 5 et 6, V^1, V^2, V^3).

Chez les Tuniciers et l'Amphioxus, la division régionale du cerveau n'est pas poussée plus loin. Chez les autres Vertébrés, au contraire, l'organisation du cerveau se complique grâce à ce que deux des trois vésicules primitives se subdivisent en deux compartiments secondaires. L'antérieure, en effet, se partage de cette façon en une *vésicule cérébrale antérieure définitive* et en une *vésicule cérébrale intermédiaire* interposée à la première et à la vésicule cérébrale moyenne. La postérieure se divise à son tour en un *cerveau postérieur proprement dit* et un *arrière-cerveau* ou *moelle allongée*. On obtient de la sorte, en dernière analyse, cinq vésicules cérébrales distinctes, cinq cerveaux secondaires ou définitifs (voy. le tableau suivant). Il ne faudrait pas considérer ces subdivisions comme dues à des étranglements du tube primitif; elles proviennent en réalité d'une inégalité de croissance entre les diverses parties de ce tube.

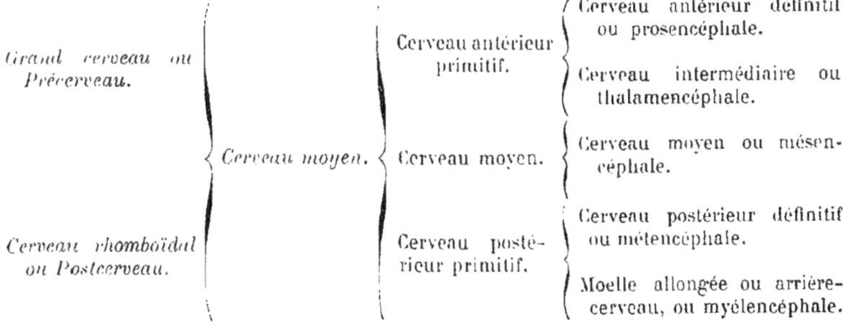

Grand cerveau ou Précerveau.		Cerveau antérieur primitif.	Cerveau antérieur définitif ou prosencéphale.
			Cerveau intermédiaire ou thalamencéphale.
	Cerveau moyen.	Cerveau moyen.	Cerveau moyen ou mésencéphale.
Cerveau rhomboïdal ou Postcerveau.		Cerveau postérieur primitif.	Cerveau postérieur définitif ou métencéphale.
			Moelle allongée ou arrière-cerveau, ou myélencéphale.

C. Fermeture de la gouttière médullaire. Spina-bifida. — La fermeture de la gouttière médullaire et sa transformation en un tube sont sujettes à variation lorsqu'on examine les différents Vertébrés, quant au lieu, quant à l'époque où débute et où se termine le phénomène. La règle cependant paraît être que la suture des lèvres commence dans la région du futur arrière-cerveau; de là, la soudure se propage en avant et en arrière. En avant, elle respecte pour longtemps une région tout à fait antérieure du cerveau, qui demeure ouvert en cet endroit et dont l'ouverture porte le nom de « neuropore antérieur » (Voy. fig. 6, *na*). En ce point donc, la suture dorsale de la gouttière médullaire devra se compléter par une suture tardive et surajoutée, à laquelle on a donné le nom de *suture terminale* ou *frontale*, appelant *plaque terminale* la paroi nerveuse qui résulte de l'occlusion de la suture terminale.

Il est à présent reconnu que toutes les malformations qui consistent en une fente dorsale de la colonne vertébrale et en une ouverture largement béante du crâne, qui ouvrent le canal vertébral et la cavité crânienne et qui mettent à nu la moelle épinière et le cerveau plus ou moins modifiés, il est reconnu que ces dispositions tératologiques du squelette, appelées respectivement *rachischisis* ou *spina-bifida* et *crânioschisis* ou *acrânie*, ont très généralement leur point de départ dans un arrêt de développement du tube médullaire, spécialement dans une persistance de la gouttière nerveuse. Le processus est facile à comprendre : la fissuration persistante du tube médullaire, le *neuroschisis* en un mot, est cause que la membrane réunissante postérieure, de laquelle dérivent l'ébauche des parois latéro-dorsales du canal vertébral et celle de la voûte du crâne, se trouve arrêtée à droite et à gauche sur les bords de la gouttière médullaire; il y a donc en arrière, du côté dorsal, absence de formation (aplasie) de la membrane réunissante et par suite du rachis et du crâne osseux.

D. Courbures du tube nerveux dans la région cérébrale. — L'axe géométrique du tube nerveux, c'est-à-dire la ligne idéale qui court le long du centre de la lumière du canal, se termine en avant et au milieu de la plaque terminale. De bonne heure déjà, alors que le système nerveux n'est encore, dans sa région cérébrale, qu'une gouttière, l'axe nerveux n'est plus rectiligne, mais çà et là infléchi en une série de *courbures*, qui plus tard se prononceront toujours davantage (fig. 6 et 16-19).

En même temps, en effet, que le cerveau antérieur s'allonge d'une façon notable et que sa région ventrale s'agrandit, il s'infléchit du côté ventral, de telle sorte que le cerveau moyen devient à présent la partie culminante du cerveau tout entier et se trouve comme enclavé entre les deux cerveaux antérieur et postérieur qui tendent à se rapprocher. Comme le sommet de cette courbure répond au sommet de la tête soulevée en une « proéminence du vertex », on a pu l'appeler la *courbure du vertex* (*cv*), que l'on a décomposée même en « courbures antérieure et postérieure du vertex », correspondant respectivement aux limites antérieure et postérieure du cerveau moyen; on lui a aussi donné le nom de « courbure céphalique », « courbure céphalique antérieure », parce qu'elle modifie la forme de la tête qui suit fidèlement celle du cerveau. La forme qu'affecte alors le cerveau a été comparée à celle d'une cornue; la courbure de la cornue représente le cerveau moyen; au ventre correspond le cerveau antérieur, au col le cerveau postérieur. La concavité du coude décrit par la cornue est occupée par un tissu conjonctif abondant, qui forme un pli transversal autour duquel s'opère la courbure, et qui constituera plus tard (comme on l'a vu déjà t. Ier, p. 360) le « pilier moyen du crâne » (*pc*). Le coude se prononçant de plus en plus par les progrès de la flexion, le pilier conjonctif du crâne devient une lame transversale de plus en plus mince, et les parois ventrales ou planchers du cerveau antérieur et du cerveau postérieur deviennent presque parallèles (fig. 6, *cv*).

De très bonne heure, il se produit, à la limite de la moelle allongée ou arrière-cerveau et de la moelle proprement dite, une courbure qui, par sa situation dans l'ensemble du corps embryonnaire, mérite le nom de *courbure nuquale* (*cn*) ou encore de « courbure céphalique postérieure »; elle détermine à la limite de la tête et du tronc la « proéminence de la nuque ». Elle n'est du reste que très peu prononcée (Voy. aussi pour ces diverses courbures les figures 16-19).

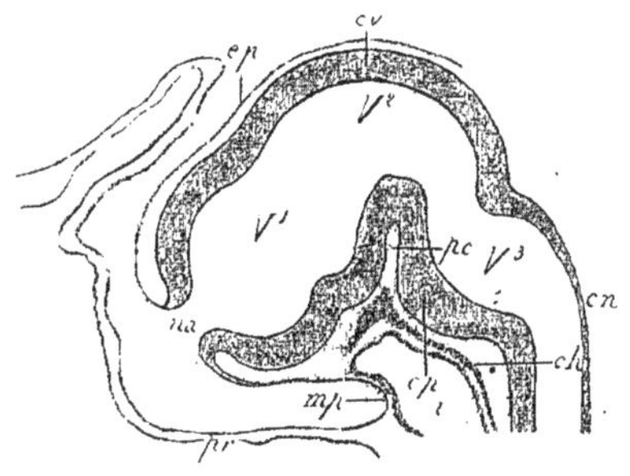

FIG. 6.
Section longitudinale et médiane diagrammatique du cerveau d'un embryon de Lapin d'environ 9 jours.

V¹, V², V³, vésicules cérébrales antérieure, moyenne et postérieure. — *na*, neuropore antérieur. — *cv*, courbure du vertex. — *cn*, courbure de la nuque. — *cp*, courbure du pont. — *pc*, pilier moyen du crâne. — *pr*, proamnios. — *ep*, epiderme. — *mp*, membrane pharyngienne. — *i*, intestin. — *ch*, corde dorsale.

Les deux incurvations qui précèdent ont leur concavité tournée du côté ventral. Une troisième, au contraire, dirige de ce côté sa convexité. Elle se produit à la limite du cerveau postérieur et de l'arrière-cerveau, dans la région qui sera plus tard le pont de Varole; de là le nom de *courbure du pont* ou *pontique* (*cp*) qui lui a été imposé. Pour la constituer, le plancher de la vésicule cérébrale postérieure s'épaissit et se reploie ensuite jusqu'à ce que la portion de ce plancher, qui appartient au cerveau postérieur, fasse un angle droit puis aigu avec celle qui fait partie de l'arrière-cerveau, ou même lui devienne presque parallèle (Comp. fig. 16-19, *cp*).

La cause de la production des courbures cérébrales doit être essentiellement rapportée à l'allongement prépondérant du cerveau relativement à la base du crâne et au tube digestif, et comme la voûte du cerveau s'allonge plus que le plancher, c'est du côté ventral que se feront les incurvations cérébrales. Les conditions mécaniques mêmes qui président aux changements de forme du cerveau sont bien déterminées; et elles peuvent être réalisées avec un tube de caoutchouc remplaçant le tube cérébral (fig. 7).

1° Si l'on ploie le tube, il se fait un coude au sommet du pli; l'endroit coudé devient plus large que le reste du tube, s'aplatit transversalement; le coude se prolonge latéralement par deux saillies que l'on peut appeler oreilles de courbure (A). — 2° Si l'on fixe en un point le tube ainsi ployé, on verra l'extrémité antérieure du tube s'infléchir vers le point de fixation. Le premier cas, compliqué par le deuxième, se retrouve dans le développement et la courbure du cerveau antérieur; le fil fixateur de la vésicule cérébrale antérieure serait représenté par l'union existant entre le cerveau et l'intestin ; le point d'application du fil serait en un endroit du cerveau qui sera plus tard l'infundibulum cérébral; les vésicules oculaires représenteraient les oreilles de courbure (B). — 3° En fendant le tube sur une certaine longueur, ou mieux en réséquant un segment fusiforme, puis ployant le tube de façon à le courber en dessous, les bords de la fissure ou de l'ouverture deviendront béants, et la lumière du tube s'élargira en une fosse aplatie de forme rhomboïdale, dont la plus grande largeur correspondra au point d'incurvation maxima. Ainsi se développe la courbure pon-

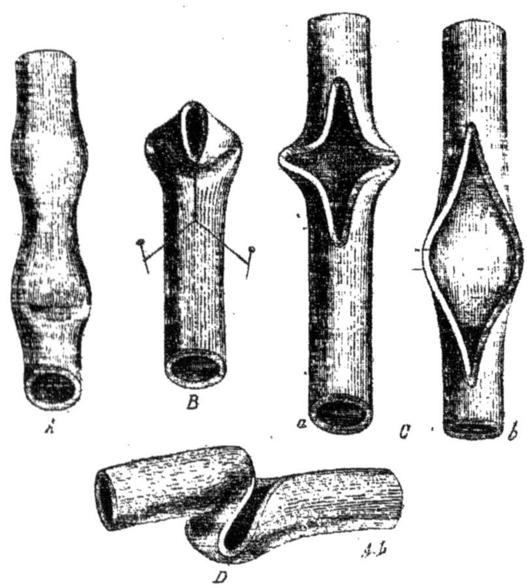

Fig. 7.
Représentation plastique des courbures du cerveau (d'après His).

A. Tube en caoutchouc coudé en deux sens différents; en haut de façon à tourner sa convexité supérieurement ; en bas de façon à présenter une convexité inférieure.
B. Tube dont l'extrémité supérieure a été rétractée par un fil qui lui a été attaché.
C, *a* et *b*. Tubes fendus et incurvés en une concavité dorsale.
D. Le même, vu de profil, dont les deux extrémités ont été rapprochées l'une de l'autre.

tique; la large fosse résultant de l'incision dorsale du tube de caoutchouc est la fosse rhomboïdale; les bords postéro-latéraux de l'incision seront les futurs corps restiformes ; les bords antéro-latéraux seront représentés par l'ébauche du cervelet (C et D).

E. **Métamérie nerveuse.** — On a remarqué depuis longtemps que dans la région de l'arrière-cerveau la lumière du tube cérébral présente des resserrements et des élargissements successifs : le nombre de dilatations trouvé habituellement est de cinq. La cavité et la paroi qui la limite sont ainsi partagées en un certain nombre de segments ou métamères, que l'on appelle des *neuromères*; bref elles sont métamérisées. La limite de ces neuromères est très nette : sur la face externe, c'est un sillon dorso-ventral; sur la face interne, c'est une crête saillante dans la cavité du cerveau. Plus tard, on s'est aperçu que si c'est dans l'arrière-cerveau que cette disposition est le plus nette, elle ne fait pas défaut dans les régions plus antérieures du cerveau; on a pu compter en effet, tant dans le cerveau antérieur que dans l'intermédiaire, dans le cerveau moyen, dans le cerveau postérieur et dans la moelle allongée, en tout de 10 à 14 segments. Le dénombrement des neuromères, qui a donné lieu à de très nombreux travaux, n'a cependant pas fourni de résultats concordants. La segmentation du tube nerveux n'est pas limitée à la région cérébrale, mais se prolonge sur toute l'étendue de la moelle, quoique moins évidente que dans le cerveau. La moelle est ainsi partagée en segments superposés ou myélomères, dont la distinction disparaît chez l'adulte. La métamérie de la moelle épinière demeure cependant évidente par la distribution régulièrement segmentaire des nerfs qui arrivent dans la moelle et qui en partent, et par la localisation segmentaire de certaines affections nerveuses (Voy. t. III, fasc. 2, p. 940).

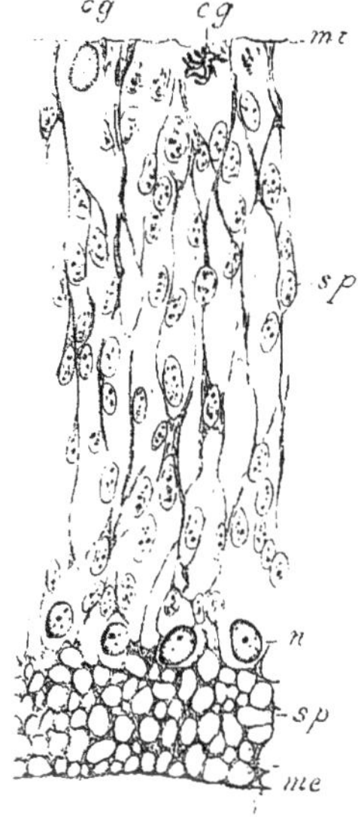

Fig. 8.
Coupe de la paroi médullaire d'un embryon de Mouton de 10 mm. (analogue à une figure donnée par His pour l'embryon humain).

sp, cellules du neurosponge et neurosponge. — *mi*, limitante interne. — *me*, limitante externe. — *cg*, *cg*, cellules germinatives dont une en voie de division. — *n*, neuroblastes.

Certains auteurs ont voulu voir dans cette segmentation une véritable métamérisation (voy. t. I, p. 11) du système nerveux central; elle serait véritable, c'est-à-dire reproduisant une disposition ancienne du Vertébré, palingénétique en un mot, parce qu'elle apparaît de bonne heure, alors même que la gouttière médullaire n'est pas encore fermée, et d'après certains auteurs, avant celle même des mésomères, c'est-à-dire des métamères du mésoderme ou somites (voy. t. I, p. 67). D'autres embryologistes, au contraire, ne lui accordent pas ce caractère, la considèrent comme cœnogénétique, due à des causes purement mécaniques, et comme sans importance dans l'histoire généalogique du Vertébré.

F. Structure et première organisation anatomique du tube médullaire embryonnaire[1]. — L'étude d'une coupe de la paroi médullaire permet de reconnaître les détails suivants. Les cellules épithéliales sont dirigées radiairement, c'est-à-dire perpendiculairement à la surface; elles se composent d'un corps cellulaire très grêle, qui s'étend vers la face externe aussi bien que vers la face interne de la paroi, et qui de plus s'anastomose par des prolongements latéraux avec les corps cellulaires des éléments voisins. De tous ces prolongements et de leurs anastomoses résulte un réseau spongieux, le *neurosponge* ou *myélosponge* (fig. 8, *sp*); aussi ces cellules épithéliales

1. La description suivante est faite d'après His, qui a étudié spécialement l'embryon humain, et d'après Schaper, qui a modifié dans une certaine mesure les données de His, en ce qui concerne l'histogenèse. Elle est valable pour les deux régions, cérébrale et médullaire, du système nerveux central, bien que plus particulièrement applicable à la moelle.

ont-elles reçu le nom de *spongioblastes*. Les prolongements des spongioblastes qui se dirigent vers la face interne de la paroi s'y confondent en une *membrane limitante interne* (*mi*); les prolongements périphériques s'unissent de même en une *membrane limitante externe* (*me*). Auparavant ces derniers échangent de nombreuses anastomoses et forment ainsi au-dessous de la membrane *me* un réseau très serré, le *voile médullaire*.

Au-dessous de la membrane limitante interne, dans les mailles du réseau formé à cet endroit par les spongioblastes, se voient des éléments particuliers, qui ne sont autres que des cellules en voie de division, chargées de reproduire les cellules épithéliales et nommées pour cette raison *cellules germinatives* (*cg*). Ces éléments ne sont que des cellules épithéliales jeunes ou en voie de division et ne sont pas d'une espèce différente, comme on l'a cru tout d'abord.

A un certain moment, les cellules germinatives cessent de former des cellules épithéliales et donnent des cellules indifférentes qui émigrent vers la périphérie en cheminant dans les mailles du neurospongе. De ces cellules indifférentes dériveront cette fois non plus une seule sorte, mais deux sortes d'éléments : d'une part des spongioblastes, d'autre part des cellules spéciales, dites *neuroblastes*, c'est-à-dire des cellules nerveuses jeunes (*n*).

Dès lors deux sortes d'éléments cellulaires coexistent donc dans la paroi nerveuse.

Il y a d'une part les spongioblastes. Ceux-ci, qui formeront le tissu de soutien de l'organe nerveux, sont de deux variétés. Les uns sont de provenance directe; ce sont des spongioblastes de la première fournée qui résultent de la persistance des cellules épithéliales de la paroi nerveuse primitive. Ils deviendront l'*épithélium épendymaire* ou *épendyme* (*e*) de l'état adulte, composé typiquement tout au moins de cellules épithéliales dont la hauteur mesure toute l'épaisseur de la paroi, dont les prolongements interne et externe traversant toute cette paroi en atteignent les deux faces extérieure et intérieure. Les autres spongioblastes ont une provenance indirecte; ils dérivent des cellules germinatives par l'intermédiaire des cellules indifférentes qui ont émigré dans l'intérieur de la paroi; ce sont des spongioblastes de seconde fournée. Ils fourniront la *névroglie* de l'état adulte, c'est-à-dire un tissu de soutien d'origine épithéliale, formé d'éléments étoilés dont les prolongements en se transformant chimiquement se sont différenciés en fibres.

D'autre part, les neuroblastes sont les formes embryonnaires des *cellules nerveuses*; ils se sont accumulés dans les parties périphériques du neurospongе, au-dessous du voile médullaire. Une fois en cette situation, ils acquerront peu à peu le caractère de cellules nerveuses définitives en poussant au dehors un prolongement, le *cylindre-axe*, *axone* ou *neurite*, caractéristique de la cellule nerveuse. Ce cylindre-axe sera l'ébauche d'une *fibre nerveuse*, dont il représentera plus tard la partie essentielle. Toute cellule nerveuse est donc caractérisée parce qu'elle émet une fibre nerveuse; toute fibre nerveuse a pour caractère d'émaner d'une cellule nerveuse. Plus tard, les jeunes cellules nerveuses se compliqueront encore par l'émission d'autres prolongements, dits *prolongements protoplasmatiques* ou *dendrites*, d'autant plus nombreux et plus ramifiés que l'âge est plus avancé ou que l'animal est plus haut placé dans la série, dont la puissance de développement est ainsi en rapport avec le perfectionnement de la fonction et sur les relations desquels on trouvera dans le chapitre histologique les renseignements nécessaires.

Telle est la constitution histologique de la paroi nerveuse et la destinée des éléments qui la composent.

Quant à l'organisation anatomique de cette paroi, on peut de bonne heure décomposer la paroi nerveuse en deux couches (fig. 9).

L'une interne, plus épaisse, dite *plaque interne* (*pi*), limite directement le canal médullaire, et formera plus tard, en se réduisant encore en épaisseur,

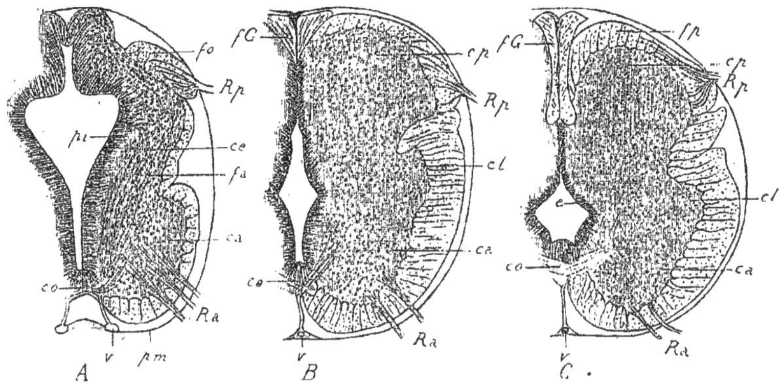

Fig. 9.

Coupes de la moelle d'embryons humains d'âge différent (d'après His).

A, stade le moins avancé. — C, stade le plus développé. — *pi*, plaque interne. — *ce*, couche engainante ou manteau. — *ca*, corne antérieure. — *cp*, corne postérieure. — *cl*, corne latérale. — *e*, épithélium épendymaire. — *fa*, formation arquée. — *c* commissure antérieure. — *fo*, faisceau ovale. — *fG*, faisceau de Goll. — *fp*, faisceau postérieur ou de Burdach. — *Ra*, racine antérieure. — *Rp*, racine postérieure. — *pm*, pie-mère. — *v*, artères spinales antérieures et artère du sillon.

l'*épithélium épendymaire* ou *épendyme* (*e*) dont les cellules, par leurs prolongements externes, continueront cependant, comme il a été dit plus haut, à atteindre la face externe de la paroi. La plaque interne formera à elle seule la plaque du toit et la plaque du plancher du tube médullaire (voy. p. 10); à elle seule aussi elle constituera la couche épithéliale, qui en certains endroits du cerveau forme, sous le nom de plexus choroïdes, la paroi nerveuse, très mince en ces endroits. Quant au canal médullaire, il deviendra le *canal de l'épendyme*, appelé dans la région cérébrale à s'élargir beaucoup, et au contraire destiné dans la région médullaire à s'oblitérer presque totalement.

L'autre couche, externe, plus mince d'abord que la précédente, puis de plus en plus épaisse, est formée par les neuroblastes mêlés aux spongioblastes de la névroglie; elle est connue sous le nom de *substance engainante* (*ce*) ou *manteau*, et fournira plus tard la *substance grise* ou substance cellulaire nerveuse de la moelle et du cerveau. Examinée dans la région médullaire par exemple, elle offre sur la coupe transversale deux renflements; l'un, plus considérable et d'apparition plus précoce, correspond à la région ventrale ou antérieure de la moelle et représente l'ébauche des *cornes antérieures* de la substance grise; l'autre, situé du côté dorsal et postérieur, est le rudiment des *cornes antérieures* de cette même substance (fig. 9, *ca*, *cp*). Ces renflements ou cornes ne sont d'ailleurs, bien entendu, que la section transverse de deux colonnes cellulaires, les *colonnes antérieure et postérieure*, qui règnent tout le long de l'axe nerveux.

La constitution du tube médullo-cérébral, qui au début était entièrement cellulaire, s'est compliquée, comme on l'a vu, à un certain moment par la formation de cylindres d'axe ou jeunes fibres nerveuses que les neuroblastes ont produites et qui pénètrent dans les mailles du voile médullaire. Ces fibres nerveuses communiquent aux régions du tube où elles se trouvent en grand nombre une apparence striée ou pointillée, suivant qu'elles sont vues en long ou coupées en travers. Les régions de la paroi nerveuse qui sont exclusivement fibreuses forment dans leur ensemble, conjointement avec le neurosponge où elles sont plongées, la *substance blanche* ou substance fibrillaire nerveuse de la moelle et du cerveau ; on l'oppose à la substance grise, où les fibres nerveuses sont accessoires et qui est essentiellement cellulaire.

Toute fibre nerveuse provient, avons-nous vu, d'un cylindre-axe ou axone d'une cellule nerveuse. Mais toutes les fibres nerveuses que l'on voit dans la paroi du tube cérébro-médullaire n'ont pas pour origine des cellules faisant partie de l'axe nerveux, des cellules nerveuses véritables ; quelques-unes viennent de cellules extérieures au tube, de cellules sensorielles ou esthésioneures.

Les premières fibres nerveuses qui paraissent émanent des cylindres d'axe de cellules motrices, de dynamoneures, de celles qui forment par exemple la corne antérieure. Elles constituent les *fibres radiculaires antérieures*, groupées dans chaque segment de la moelle et du cerveau en un faisceau qui est la *racine antérieure*, *ventrale* ou *motrice* d'un nerf cérébro-spinal (fig. 9, *Ra*); elles offrent ainsi une disposition métamérique évidente. Les autres fibres nerveuses proviennent ou bien de dynamoneures (cellules motrices) situés en d'autres régions du névraxe, ou bien de zygoneures (cellules de cordon). Telles sont celles qui, venues des parties dorsales de la substance grise, se dirigent d'arrière en avant en suivant un trajet curviligne, formant ainsi la *couche* ou *formation arquée* (*fa*). Quelques-unes d'entre elles arrivent jusqu'à la plaque basale, s'y rassemblent en un fascicule qui dépasse la ligne médiane et qui s'entrecroise avec un fascicule semblable venu du côté opposé ; tous deux forment ensemble le début de la commissure antérieure (*co*). On voit aussi un certain nombre de fibres qui, pour former cette commissure, s'étaient engagées dans la moitié opposée du tube nerveux, s'y redresser, prendre une direction longitudinale et apparaître alors sous forme non plus de stries, mais de points représentant la coupe transversale des fibres ; la totalité de ces fibres forme un cordon appelé *cordon antérieur* de la substance blanche.

Pendant que se passaient ces phénomènes dans l'axe nerveux, il se formait, de chaque côté de cet axe, par un processus qui a été indiqué brièvement (p. 7), deux séries linéaires, droite et gauche, de « ganglions spinaux » disposés par paires dans chaque tranche du corps et représentant les centres du système nerveux périphérique. Les cellules de ces ganglions émettent non plus un seul, mais deux prolongements, ou bien ce qui revient au même, un prolongement bifurqué en deux branches, dont l'une, qui se dirige vers la périphérie, ne nous occupera que plus tard, tandis que l'autre, centrale, nous intéresse immédiatement, parce qu'elle pénètre dans la région dorsale de l'axe nerveux en formant la fibre radiculaire postérieure; la totalité des fibres radiculaires issues d'un ganglion abordent la moelle, accolées en un faisceau qui est la *racine postérieure, dorsale* ou *sensitive* d'un nerf cérébro-spinal (fig. 2, *Rp*). Ces fibres, entrées dans la moelle, se bifurquent en deux branches qui deviennent longitudinales, et constituent un petit cordon longitudinal qui se délimite de mieux en mieux et s'agrandit de plus en plus; c'est le *faisceau ovale*, rudiment du *cordon postérieur* de la substance blanche (fig. 9, *fo*).

Entre le lieu de sortie des racines antérieures et le point d'entrée des racines postérieures règne une étroite bande de myélosponge renfermant quelques fibres longitudinales; plus tard on voit s'y ajouter des fibrilles qui partent de la corne grise antérieure; cette bande est le rudiment des *cordons latéraux* de la substance blanche.

En somme, chez les embryons humains de la 4e semaine, les parties constituantes primitives du tube nerveux et en particulier de la moelle sont :

1° En fait d'ébauches cellulaires : la plaque interne, formée principalement de cellules dirigées radialement (spongioblastes épendymaires); — la couche engainante du manteau, ou substance grise proprement dite, formée de cellules nerveuses (dynamoneures et zygoneures) et de spongioblastes névrogliques, et décomposable anatomiquement en une corne antérieure, une corne postérieure, et un segment intermédiaire reliant les deux cornes.

2° En fait de formations fibrillaires : la racine antérieure issue des dynamoneures ou cellules motrices de la corne antérieure; — la racine postérieure, fournie par les esthésioneures superficiels ou ganglionnaires avec le faisceau ovale ou ébauche du cordon postérieur; — la formation arquée, la commissure antérieure, le rudiment du cordon antérieur, et les premières traces du cordon latéral, dus les uns et les autres à des cellules motrices ou à des cellules de cordon.

§ 3. — DÉVELOPPEMENT DE LA MOELLE.

A. **Développement anatomique**. — Des deux parties de l'axe nerveux, la moelle est celle qui conserve la forme la plus voisine de l'état primitif. Elle demeure en effet un cordon cylindroïde, renflé en deux endroits, là où naissent les nerfs des membres supérieur et inférieur; il y a donc un *renflement supérieur* ou *cervical*, correspondant à la partie inférieure du cou, et un *renflement inférieur* ou *lombaire*, situé dans la région des lombes.

Extérieurement, les seuls changements qu'a éprouvés la moelle consistent dans l'apparition, sur la ligne médiane de ses faces antérieure et postérieure, d'un sillon profond, le sillon *antérieur* ou ventral et le sillon *postérieur* ou dorsal. La formation du premier est due au puissant développement qu'ont pris à droite et à gauche de la ligne médiane les cornes antérieures, qui proéminent de plus en plus en soulevant la couche de substance blanche qui les recouvre; de là une dépression, qui, avec le temps, devient plus profonde et plus étroite et se transforme finalement en un sillon. La genèse du sillon postérieur se fait par un mécanisme tout différent, du reste encore mal connu; ce sillon paraît résulter de l'oblitération de la partie dorsale du canal épendymaire; il correspondrait à la suture des bords de ce canal.

Les rapports de la moelle se modifient beaucoup avec l'âge. Cet organe ne s'allonge pas aussi rapidement que le reste du corps et particulièrement que le canal vertébral dans lequel il est situé.

De là une sorte d'ascension de la moelle à l'intérieur du canal rachidien, et un déplacement apparent de son extrémité inférieure. L'extrémité de la moelle, qui primitivement correspondait à la terminaison même de la portion caudale de la colonne vertébrale, arrive de la sorte à se trouver en rapport avec la troisième vertèbre lombaire à la fin de la vie fœtale. Le mouvement ascensionnel débute alors que la colonne vertébrale commence à se développer plus rapidement, c'est-à-dire chez l'embryon du quatrième mois. Cette ascension amène un allongement progressif et une inclinaison des racines nerveuses destinées à fournir les nerfs du membre inférieur; ces racines, qui sont très longues, deviennent en même temps très obliques, presque parallèles à l'axe de la moelle, au lieu de s'en détacher à peu près perpendiculairement, comme c'était le cas auparavant et ainsi que cela a persisté dans les autres régions médullaires; le puissant faisceau de nerfs ainsi formé prend, en raison de son aspect, le nom de « queue de cheval ».

Ce qui montre bien qu'il ne s'agit pas d'une ascension réelle de la moelle, c'est que celle-ci persiste dans toutes les régions, coccygienne, sacrée et lombaire qu'elle paraît au premier abord avoir abandonnées; mais elle persiste, atrophiée ou plutôt arrêtée dans son développement, ou bien encore profondément déformée. C'est ainsi que l'extrémité la plus reculée du tube médullaire, logée dans la portion terminale de la queue, où elle est adhérente à l'ectoderme et ne s'en est d'ailleurs jamais séparée, se transforme en une vésicule épithéliale de forme irrégulière que l'on a nommée *vestige sacro-coccygien* de la moelle et qui peut être le point de départ de diverses tumeurs. Depuis cet endroit, en remontant jusqu'à la terminaison de la moelle proprement dite, l'axe nerveux est représenté par un *filum terminale*, dont la ténuité montre, par contraste avec le reste de la moelle, combien cette région est demeurée rudimentaire. La moelle se continue graduellement avec le fil terminal en s'atténuant en une pointe, le *cône médullaire*.

Les changements survenus dans l'intérieur de la moelle nous occuperont dans un instant. Nous pouvons dire déjà qu'ils consistent essentiellement dans l'augmentation en épaisseur toujours croissante de la paroi cellulaire et fibrillaire du tube médullaire, c'est-à-dire de la substance grise et de la substance blanche. Par contre la cavité se réduit toujours davantage, d'une façon relative au diamètre que prend la moelle. Cette réduction est due aussi à ce que toute la portion dorsale du canal épendymaire s'efface, par soudure des bords du canal, la partie ventrale persistant seule; il y a donc également une diminution absolue de la cavité médullaire. Nous verrons que dans le cerveau il en est autrement et que le canal épendymaire se dilate énormément dans la plupart des régions cérébrales, pour donner lieu à des cavités spacieuses appelées ventricules cérébraux. Dans la moelle, le canal de l'épendyme n'acquiert un calibre un peu considérable que dans la région du cône médullaire; il existe là une dilatation de ce canal que l'on appelle le *ventricule terminal* ou *ventricule de Krause*.

B. **Développement histologique et systématisation.** — A partir du stade où nous l'avons laissé, le développement histologique du tube nerveux se continue dans la région médullaire par l'accroissement de la substance grise et de la substance blanche, de cette dernière surtout. En même temps pénètrent du dehors et s'enfoncent dans la moelle de nombreux prolongements connectifs et vasculaires qui cloisonnent l'axe médullaire[1].

La substance blanche de la moelle se décompose en *cordons* ou *faisceaux*. Le faisceau ou cordon nerveux est un ensemble de fibres nerveuses qui ont une origine commune dans un même groupe de cellules nerveuses, qui se juxtaposent pour suivre un trajet parallèle et dont la destination enfin est semblable. L'individualisation d'un cordon nerveux se reconnaît à plusieurs signes : d'abord à ce que le cordon est plus ou moins nettement séparé du reste de la substance blanche par des tractus vasculo-conjonctifs importants, qui lui forment une limite naturelle. Ensuite ses fibres constitutives, ayant le même trajet, seront toutes vues sous le même aspect dans les coupes, par exemple sous forme de points s'il s'agit de faisceaux longitudinaux. Enfin un faisceau nerveux se distingue de ses voisins, grâce à ce que chez l'embryon ou l'animal jeune les fibres nerveuses se développent histologiquement toutes en même temps, y acquièrent le même diamètre et s'entourent toutes à la fois d'un manchon caractéristique qu'on appelle la myéline (voy. plus loin le chapitre histologique); cette dernière complication histologique s'opérant à une autre époque dans un faisceau voisin, la distinction des deux cordons sera rendue possible. On pourra distinguer ainsi des faisceaux nerveux à nerfs fins et d'autres à nerfs gros, de même que des faisceaux à nerfs myélinisés et d'autres à nerfs amyéliniques. Ainsi s'effectue la *systématisation* des fibres de la moelle, c'est-à-dire leur assemblage et leur coordination en plusieurs groupes ou cordons distincts, dont chacun forme un tout.

Dans la substance grise, il existe aussi une systématisation. Elle nous apparaît même comme une nécessité de la systématisation de la substance blanche; puisque l'une des caractéristiques du cordon nerveux est l'origine commune de ses fibres constitutives, il faut par conséquent que les cellules qui donnent naissance à ces fibres forment un groupe déterminé. Cependant le groupement systématique des cellules nerveuses, la systématisation de la substance grise, en d'autres termes, n'est pas évidente à première vue, dans toute l'épaisseur de cette substance; elle ne paraît pas être totale, mais seulement limitée à certaines parties de la substance grise, où l'on voit poindre, dans le développement embryonnaire, des îlots cellulaires que l'on apprendra plus tard à connaître. Contrairement à la substance blanche, qui se différencie partout de la même manière et présente les mêmes caractères histologiques dans toute son étendue, la substance grise demeure en certains endroits sous une forme embryonnaire, et ressemble alors au tissu de la plaque interne de la moelle; cette différence de structure se traduit par un aspect rudimentaire des cellules nerveuses et par une consistance plus molle du tissu (*substance gélatineuse*).

Connaissant dans son essence le phénomène de la systématisation de la substance blanche, nous ne ferons que donner les principaux détails de cette systé-

1. La pénétration des vaisseaux est certaine ; celle du tissu connectif accompagnant les vaisseaux est douteuse.

matisation, qui sera étudiée amplement dans le chapitre anatomique. Le faisceau ovale, que nous connaissons déjà comme l'ébauche du *cordon postérieur*, ou *cordon de Burdach* (fig. 9, *fp*), s'étend de plus en plus en dedans, vers la ligne médiane, jusqu'à ce qu'il ait atteint la région de passage arciforme qui relie la plaque recouvrante au reste de la plaque interne. Toute la partie dorsale de cette dernière, qui borde la portion du canal épendymaire destinée à disparaître, se modifie profondément, à tel point qu'elle formerait cette masse de substance blanche qui est enclavée entre les cordons postérieurs, et que l'on appelle *cordon grêle* ou *de Goll* (fig. 9, *f G*); les deux faisceaux de Goll se soudent sur la ligne médiane par suite de l'oblitération du canal central. Toute l'étendue de la substance blanche qui est située en avant des racines antérieures forme un faisceau distinct, le *cordon antérieur*. La substance blanche, qui revêt la corne antérieure en arrière des racines antérieures et qui s'étend jusqu'au cordon postérieur, constitue le *cordon latéral*. Dans ce cordon latéral se distinguent deux faisceaux principaux, parce que dans l'un deux, qui est extérieur et recouvre l'autre, les fibres nerveuses se chargent de myéline de meilleure heure; ce faisceau, plus précoce dans son développement histologique, est le *faisceau cérébelleux latéral*; l'autre est le *faisceau pyramidal*.

La substance grise forme, avons-nous dit, deux colonnes, l'une antérieure ou motrice, l'autre postérieure, qui règnent tout le long de l'axe médullaire. Sur la coupe transversale de la moelle, ces colonnes apparaissent, de chaque côté de la ligne médiane, comme de puissants prolongements ou cornes (*corne antérieure* et *corne postérieure*) de la paroi du canal médullaire central (fig. 9, *ca*, *cp*). La colonne postérieure a une forme prismatique (« prisme médullaire »); la colonne antérieure, plus puissante, est de figure cylindrique (« cylindre médullaire »); elles sont reliées l'une à l'autre par une portion rétrécie (« segment intermédiaire »), qui forme sur les coupes le *collet* de la corne postérieure, tandis que le prisme médullaire en constitue la *tête*. La partie externe et postérieure de la corne antérieure se prolonge de bonne heure en dehors et devient plus ou moins indépendante du reste sous le nom de *corne latérale* (*cl*). Dans l'angle rentrant compris entre la corne postérieure et la corne latérale la substance cellulaire se raréfie, les fibres nerveuses se montrent plus nombreuses, et de la sorte se constitue un prolongement de la masse médullaire grise, d'aspect spécial, le *processus reticularis*. La partie dorsale ou postérieure de la corne postérieure, située à l'entrée des racines postérieures, est de la variété gélatineuse; on la nomme *substance gélatineuse de Rolando*; on peut la considérer comme formée par un prolongement de la partie dorsale de la plaque interne, prolongement séparé secondairement de la matrice qui l'a produit.

Il a été déjà question des changements qu'éprouvent le canal de l'épendyme et la plaque interne qui forme sa paroi. La partie dorsale du canal s'oblitère par soudure de ses bords, la portion ventrale persistant seule. Les cellules de myélosponge situées dans la partie oblitérée du canal central paraissent entrer dans la constitution de la charpente des cordons de Goll. Celles qui appartiennent à la paroi du canal épendymaire définitif deviennent les *cellules épendymaires*; la base de ces cellules se garnit secondairement de cils vibratiles, tandis que leur prolongement périphérique se développe puissamment et prend une grande part à la formation de la charpente de la moelle. Tout autour du canal central, le reste de la plaque interne devient, en se transformant en cellules de charpente, la *substance gélatineuse centrale épendymaire*.

La charpente de la moelle a longtemps passé pour n'être pas une formation univoque. Les cellules de la substance de soutien, de la *névroglie* en un mot, sont en effet encore considérées par plusieurs auteurs comme ayant une double origine. Les unes sont ectodermiques, et se forment sur place; la cellule névroglique représente l'une des deux formes de différenciation des éléments de l'ectoderme nerveux, l'autre forme étant la cellule nerveuse; ce sont les cellules du neurosponge devenues adultes (névroglie de la substance grise); les cellules épendymaires n'en sont qu'une variété (paroi de l'épendyme). Les autres cellules de soutien sont mésenchymateuses; elles viennent du dehors et immigrent dans la moelle en même temps que les vaisseaux (névroglie de la substance blanche). Les recherches les plus récentes au contraire tendent à faire admettre que toutes les cellules névrogliques sont d'origine ectodermique.

La moelle épinière est située dans un canal dont les parois sont formées par du tissu connectif embryonnaire et représentant l'ébauche des *méninges* et particulièrement de la *pie-mère*. La moelle n'est en contact avec cette paroi connective que le long de la ligne médiane dorsale, c'est-à-dire du futur sillon dorsal. La paroi connective renferme de nombreux vaisseaux, qui se rassemblent en quatre troncs longitudinaux principaux : deux dorsaux, situés au niveau du point d'entrée des racines postérieures; deux ventraux, plus tard fusionnés en un seul vaisseau, logés dans un prolongement pie-mérien qui remplit le sillon antérieur (artère du sillon). Des fusées connectivo-vasculaires, parties de l'enveloppe pie-mérienne, pénètrent de tous côtés dans l'épaisseur de la moelle.

§ 4. — DÉVELOPPEMENT DU CERVEAU.

La région cérébrale du tube nerveux se partage successivement, ainsi qu'on l'a vu plus haut, en deux, puis en trois et enfin en cinq compartiments, placés les uns à la suite des autres et communiquant tous entre eux. On les appelle vésicules cérébrales ou cerveaux (au sens embryologique restreint du mot) et on les distingue en cerveaux antérieur, intermédiaire, moyen, postérieur et arrière-cerveau. D'autre part, la paroi du tube nerveux se montre typiquement constituée, sur une coupe transversale, par quatre parties distinctes : la paroi dorsale ou plaque recouvrante; la paroi ventrale ou plaque basale; les deux parois latérales, chacune de celles-ci se décomposant à son tour en une zone dorsale et une zone ventrale.

Nous étudierons successivement le développement des diverses vésicules cérébrales, en examinant chaque fois d'une manière distincte, autant qu'il nous sera possible de le faire, le sort de chacune des portions de la paroi.

I. — Développement du cerveau postérieur et de l'arrière cerveau. Bulbe rachidien, pont de Varole et cervelet. Quatrième ventricule. — Le cerveau postérieur primaire, l'une des trois vésicules cérébrales primitives, donne naissance à deux des cinq vésicules cérébrales secondaires, le cerveau postérieur et l'arrière-cerveau. La première fournira chez l'adulte le *cervelet* et le *pont de Varole* ou *protubérance annulaire*. Aux dépens de la seconde se développera le *bulbe rachidien* ou *moelle allongée*.

Cette division embryologique du cerveau postérieur, bien que correspondant à la séparation de parties anatomiquement distinctes chez l'adulte, est cependant assez factice. En réalité, le cerveau postérieur présente une grande unité de conformation, telle que les deux régions qui en dérivent peuvent être rassemblées sous une dénomination commune. Celle de « cerveau rhomboïdal », qui a été proposée, est très convenable pour rappeler la disposition qui caractérise toute cette région et qui est tellement fondamentale qu'elle ne manque à aucun Vertébré. Cette disposition consiste en ce que le canal épendymaire se dilate considérablement en une cavité de forme rhomboïdale, que l'on appelle le *quatrième ventricule cérébral*; cette cavité est visible, lorsqu'on examine la région par sa face dorsale, grâce à un amincissement considérable de la voûte du canal épendymaire, de la plaque recouvrante en d'autres termes, et elle simule une *fosse rhomboïdale* dont la face dorsale du cerveau postérieur serait creusée (voy. fig. 10, *fr*, et fig. 16, 17, 18).

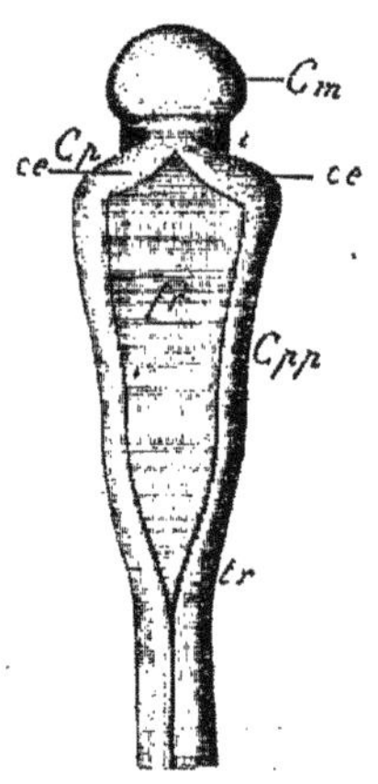

Fig. 10.
Vue dorsale du cerveau rhomboïdal d'un embryon humain âgé de trois semaines (d'après His).

fr, fosse rhomboïdale. — *Cm*, cerveau moyen. — *Cp*, cerveau postérieur proprement dit. — *Cpp*, arrière-cerveau ou moelle allongée. — *i*, isthme. — *tr*, région de transition cérébro-médullaire. — *ce*, *ce*, ébauche du cervelet.

A. — TRANSFORMATIONS ANATOMIQUES

La forme du canal de l'épendyme et de la paroi qui le tapisse est pentagonale (fig. 11). L'un des côtés du pentagone est dorsal; l'un des angles est ventral. Le côté dorsal est formé par la plaque recouvrante (*pr*), qui atteint une largeur très considérable et en même temps une minceur extrême, dans l'endroit du cerveau postérieur où la cavité épendymaire est dilatée au maximum. Les quatre autres côtés correspondent aux parois latérales du tube nerveux, respectivement à la zone dorsale et à la zone ventrale de la paroi latérale de chaque côté (*zd*, *zv*). Contrairement à la voûte du canal, les parois latérales sont très épaisses et proéminent tant vers l'extérieur que dans la cavité épendymaire; dans chaque paroi latérale la zone dorsale et la zone ventrale sont séparées par un sillon visible sur la face interne et par une arête extérieure. L'angle ventral du pentagone est un sillon profond du canal de l'épendyme, dont le fond est occupé par la plaque basale, qui demeure étroite et relativement mince.

Telle est la forme fondamentale que prend la coupe du tube nerveux dans le cerveau rhomboïdal. Il en existe des variantes selon que la dilatation de la cavité épendymaire est plus ou moins grande. Cette dilatation sera évidemment minima, là où commence et là où finit le cerveau rhomboïdal, c'est-à-dire au voisinage de la moelle et près du cerveau moyen. Dans ces deux régions de transition, le tube nerveux, d'un diamètre moindre que dans les autres parties du cerveau rhomboïdal, a conservé à peu près la forme habituelle: sa cavité est peu spacieuse; sa paroi dorsale, peu distendue, demeure étroite. Celle de ces régions, par laquelle le cerveau rhomboïdal s'unit à la moelle, n'a pas reçu de nom particulier (fig. 10, *tr*). Mais on a désigné sous le nom d'*isthme de l'encéphale*, brièvement d'*isthme*, celle qui relie le cerveau postérieur au cerveau moyen ; elle forme en effet une partie rétrécie et le trait d'union entre les portions antérieures de l'encéphale d'une part et d'autre part les portions postérieures ainsi que la moelle (*i*).

Au niveau du triangle inférieur et du triangle supérieur de la fosse rhomboïdale, la dilatation sera évidemment d'autant moindre qu'on se rapprochera davantage des sommets de ces deux triangles, c'est-à-dire de la région de transition avec la moelle et de l'isthme de l'encéphale (voy. fig. 10). Le triangle inférieur est nommé *région du calamus scriptorius*; il fait partie de la moelle allongée, soit de la 5e vésicule cérébrale. Quant au triangle supérieur, il appartient au cerveau postérieur proprement dit, en d'autres termes à la 4e vésicule

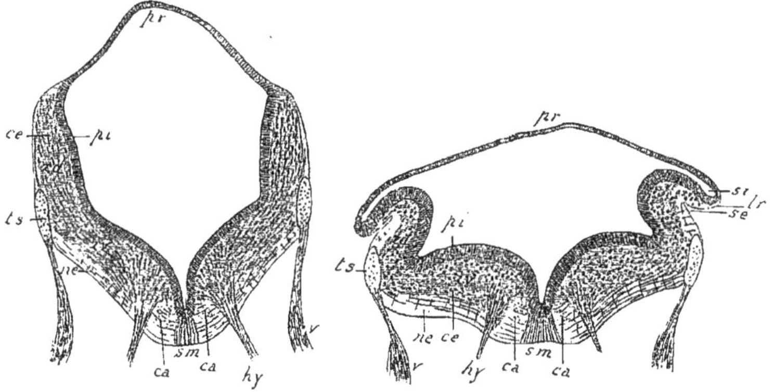

Fig. 11. Fig. 12.

Fig. 11 et 12. — Coupes transversales du cerveau rhomboïdal d'embryons humains de 9 à 10 mm. de long (d'après His).

pr, plaque recouvrante. — *zd*, *zv*, zones dorsale et ventrale des parois latérales. — *sm*, *septum medullæ*. — *pi*, plaque interne. — *ce*, couche engainante. — *ne*, neurosponge. — *lr*, lèvre rhomboïdale. — *si*, *se*, sillons interne et externe de la lèvre rhomboïdale. — *ts*, *tractus solitarius*. — *hy*, fibres du nerf hypoglosse. — *v*, fibres du nerf vague ou pneumogastrique. — *ca*, *ca*, rudiment des cordons antérieurs.

cérébrale, et recevra, en raison des formations qui se constitueront à ses dépens, le nom de *région du cervelet et du pont de Varole*.

Le petit axe du rhombe, correspondant à la base commune des deux triangles inférieur et supérieur, est naturellement l'endroit où le diamètre transversal du canal épendymaire est porté à son maximum ; cette *région de largeur maxima* correspond au sommet de la courbure pontique ; elle est caractérisée par l'émergence à son niveau d'un gros nerf crânien, le nerf « trijumeau », et par la présence à ses côtés de la « vésicule auditive », ébauche de l'oreille interne.

A mesure que la courbure du pont augmente et que le cerveau rhomboïdal s'élargit transversalement en s'aplatissant de haut en bas, les zones dorsales des parois latérales se déjettent en dehors, à tel point que dans la région de largeur maxima elles arrivent à être situées sur le même plan horizontal que les zones ventrales, ou même sur un plan inférieur (fig. 12). La zone dorsale proémine alors en dehors sous forme d'une protubérance que l'on appelle *corps restiforme*; la zone ventrale s'épaissit de même en une proéminence nommée *corps olivaire*; le corps restiforme et le corps olivaire sont séparés par une gouttière peu profonde et large, le *sillon restiforme*. Dans la région du cervelet et du pont de Varole, les zones dorsales demeurent cependant verticales; de plus elles acquièrent une épaisseur considérable et se développent puissamment pour donner naissance aux ébauches paires du cervelet.

Le retroussement en dehors des zones dorsales ne porte d'ailleurs, comme l'apprennent les coupes transversales, que sur la partie supérieure ou externe, tandis que la portion inférieure ou interne de ces zones conserve sa direction primitive. Il en résulte qu'il se forme aux dépens de la moitié externe ou dorsale des zones dorsales une *lèvre rhomboïdale* (fig. 12, *lr*). La branche externe de cette lèvre rhomboïdale se continue avec la plaque recouvrante (*pr*) par l'intermédiaire d'une partie amincie que l'on appelle le *tænia* ou *ligula*. La branche interne est en continuité d'autre part avec la partie de la zone dorsale qui demeure en place. La lèvre rhomboïdale est séparée du tænia par un sillon interne (*si*), et de l'autre côté elle se délimite par un sillon externe (*se*) du reste de la zone dorsale.

L'examen d'une vue de profil ou d'une section longitudinale et médiane (sagittale) du cerveau rhomboïdal permet de constater deux faits principaux.

D'abord l'épaississement des zones dorsales qui forme l'ébauche du cervelet se continue en avant et en arrière, par l'intermédiaire d'une partie amincie de la paroi nerveuse, avec la paroi de l'isthme et du cerveau moyen et avec la membrane recouvrante du quatrième ventricule (fig. 28). La lame antérieure d'union porte le nom de *voile médullaire antérieur* (*vma*); elle formera la *valvule de Vieussens* et la *lingula*. La lame unissante postérieure est le *voile médullaire postérieur* (*vmp*) (futures *valvules de Tarin*). On comprend que les zones dorsales qui forment le cervelet divergeant de plus en plus en arrière, vers la moelle allongée, convergeant tout au contraire en avant du côté du cerveau moyen (voy. fig. 10), la lame nerveuse qui les réunit à ces parties cérébrales sera impaire et simple en avant (valvule de Vieussens), double et paire au contraire en arrière (valvule de Tarin).

Le deuxième fait, que permettent de constater des coupes longitudinales ou des vues de profil du cerveau postérieur, est le suivant. Lorsque la courbure pontique aura atteint son maximum, les faces dorsales du cervelet et de la moelle allongée s'adosseront, et la plaque recouvrante formera un pli, de forme semi-lunaire, le *pli choroïdien* (fig. 19, *pch*), qui pénétrera entre les deux organes précédents. Plus tard, la face postérieure du cervelet se soudera avec le feuillet du pli choroïdien qui lui est contigu; par ce fait, ce pli disparaîtra. En même temps, le cervelet qui, par toute sa face postéro-inférieure, limitait directement la cavité du quatrième ventricule, qui en un mot était intraventriculaire, cessera presque totalement de prendre part à cette limitation et deviendra extraventriculaire. A ses deux extrémités, le pli choroïdien développe de petits bourgeons ou villosités épithéliales. La production de ce pli est due à l'accumulation à son niveau du tissu conjonctif et des vaisseaux, à la formation d'un prolongement vasculo-connectif qui repousse devant lui la paroi nerveuse.

Dans les régions correspondant à la moelle allongée, la lèvre rhomboïdale, elle aussi, forme des villosités. Elle aussi s'invagine en formant deux feuillets entre lesquels pénètrent également du tissu conjonctif et des vaisseaux. Elle se rejette alors du côté ventriculaire et vient se placer au-dessus de la fosse rhomboïdale. Plus tard, elle se soude avec la face interne de la zone dorsale sous-jacente, annihilant de la sorte le sillon interne de la lèvre rhomboïdale. Ce sillon persiste toutefois dans la région de la largeur maxima de la fosse rhomboïdale, en constituant ce que l'on appelle les *recessus latéraux du quatrième ventricule*. Le sillon externe de la lèvre rhomboïdale à son tour disparaîtra par suite de la soudure de la lèvre rhomboïdale avec la face externe de la zone dorsale. Dans toute l'étendue où la paroi nerveuse est refoulée par les prolongements choroïdiens, elle devient extrêmement mince et se réduit à une couche épithéliale. L'ensemble de la formation-vasculo-conjonctive qui est ainsi doublée par cet épithélium porte le nom de *toile choroïdienne postérieure* et *plexus choroïdes du quatrième ventricule*.

En somme, on trouve, sur une coupe longitudinale et médiane du cerveau postérieur d'un embryon, la succession des parties suivantes : en avant, la valvule de Vieussens et la *lingula*, puis la masse du cervelet, se prolongeant du côté ventral ou inférieur par une éminence, la *luette* ou *uvula*, prolongée elle-même en un *nodule*, puis la voûte épithéliale très mince ou la *membrane obturante* du quatrième ventricule avec la toile choroïdienne.

Une coupe longitudinale et latérale offrirait successivement d'avant en arrière : la valvule de Vieussens et le cervelet, celui-ci se continuant par un prolongement appelé *flocon* ou *lobule du pneumogastrique*, continu à son tour avec la valvule de Tarin, sur laquelle s'insère la membrane obturante du ventricule.

Sur une section transversale de la moelle allongée, il y a de chaque côté la zone dorsale (corps restiforme), la lèvre rhomboïdale, puis le tænia, et enfin la membrane obturante avec les plexus choroïdes et la toile choroïdienne.

Une vue de face et d'en haut montre que le quatrième ventricule est fermé en haut sur toute son étendue par la membrane obturante ou épithélium du quatrième ventricule, qui a la même forme que le ventricule lui-même, c'est-à-dire qui est de figure losangique ; cette membrane est encadrée et reliée au plancher du ventricule par des parties nerveuses plus ou moins épaisses : sur les côtés inférieurs du losange et à son angle inférieur, par la ligule dont la pointe correspondant à l'angle inférieur s'appelle l'*obex* ou *verrou* ; sur les côtés supérieurs aussi par la ligule ; près de l'angle supérieur, par les valvules de Tarin et médiatement par le cervelet.

Nous avons quelques détails à ajouter relativement à l'organogénie du cervelet. Il forme, au moins au début, le toit de cette région dont le pont de Varole d'autre part constitue le plancher. Le cervelet apparaît d'abord comme constituant la lame postérieure épaisse d'une sorte de pli de la paroi nerveuse, dont la lame antérieure est employée à la formation du cerveau moyen, et dont le sommet appartient à cette région du cerveau postérieur que nous avons appelée l'isthme. L'ébauche cérébelleuse, devenant prépondérante, se montre bientôt sur les vues de profil du cerveau comme une sorte de crête transversale saillante au dehors. Chez nombre de Vertébrés inférieurs le développement du cervelet en reste là. Mais chez les Vertébrés supérieurs et chez l'Homme, cette crête s'épaissit de plus en plus en une masse légèrement bilobée (fig. 25). La partie moyenne de cette masse est le *vermis* du cervelet ; cette partie demeure prépondérante chez les Oiseaux, au lieu que chez les Mammifères elle prend un développement moindre que les portions latérales. Ces dernières se développent plus tardivement mais aussi d'une façon beaucoup plus puissante, sous le nom de lobes latéraux du cervelet ou *hémisphères cérébelleux* (fig. 25, *ce*). La surface du vermis et celle des hémisphères cérébelleux se plissent de bonne heure; dans les plis s'enfoncent des prolongements de l'enveloppe connective-vasculaire du cervelet. On donne au fond des plis le nom de *sillons* ou *scissures*, et au sommet des plis celui de *circonvolutions* : c'est ainsi qu'il se forme sur le vermis plusieurs sillons précoces, qui donnent à cette portion annelée du cervelet le nom sous lequel on l'a désigné (voy. fig. 25). A la face inférieure de chaque hémisphère cérébelleux, il se produit de bonne heure aussi plusieurs sillons ou *gyri choroïdes*, qui séparent entre autres la paroi des recessus latéraux du quatrième ventricule et le flocon ou lobule du pneumogastrique, dont il a déjà été question ci-dessus.

B. — TRANSFORMATIONS HISTOLOGIQUES, SYSTÉMATISATION.

L'organisation histologique du cerveau rhomboïdal se fait essentiellement sur le même plan, du moins dans la région postérieure ou moelle allongée, que celle de la moelle. Nous retrouvons ici (fig. 11 et 12) la *plaque interne* compacte (*pi*), la *couche engainante* (*ce*), ou *manteau*, plus lâchement constituée, et en dehors de celle-ci une couche de *neurosponge* (*ne*) privée de cellules, qui n'est du reste que la continuation de la charpente de neurosponge qui traverse toute l'épaisseur de la paroi. Les deux premières couches sont l'ébauche de la substance grise, la dernière est le rudiment de la substance blanche.

La plaque interne constitue à elle seule le toit ou plaque recouvrante (*pr*) ou encore membrane obturante du quatrième ventricule; elle est considérablement amincie en une couche épithéliale simple, l'*épithélium épendymaire*. Elle forme de même uniquement le plancher ou plaque basale; mais les cellules de celle-ci développent des fibres radiées, divergentes à la manière d'un éventail, qui constituent le *septum medullæ* (*sm*), ébauche du *raphé* du bulbe. Dans toute l'étendue des parois latérales, enfin, la plaque interne de la moelle allongée fournit, de même que dans la moelle, de nombreuses cellules qui, émigrant en dehors, vont enrichir le manteau. Le lieu où la plaque recouvrante se réunit avec le côté de la paroi nerveuse, c'est-à-dire la lèvre rhomboïdale (*lr*), est le foyer de la prolifération cellulaire, qui fournit les cellules nécessaires pour l'accroissement de l'organe.

Mince dans la zone dorsale (*zd*), le manteau est plus épais au contraire dans la *zone ventrale* (*zv*), où il se condense en amas cellulaires ou *noyaux moteurs des nerfs crâniens*. Ces noyaux sont composés par de grosses cellules nerveuses, dont les prolongements cylindraxiles deviendront les *racines motrices des nerfs crâniens*, comparables aux racines antérieures ou motrices des nerfs spinaux issus de la moelle. Les noyaux moteurs forment deux séries longitudinales, le long du cerveau postérieur. Ni l'une ni l'autre de ces séries n'est continue; toutes deux sont en effet tronçonnées en segments superposés et quelquefois très éloignés les uns des autres. L'une des séries, voisine de la ligne médiane (fig. 15, *cma*), correspond à la corne antérieure de la moelle, sur le prolongement vertical de laquelle elle se trouve; elle se décompose en deux noyaux: l'un plus inférieur donne naissance aux fibres d'un nerf crânien moteur, le *nerf hypoglosse* (*hy*) (12e paire); l'autre, plus élevé, est l'origine des fibres d'un autre nerf moteur, le nerf *abducteur* ou *moteur oculaire externe* (6e paire). La seconde série, plus externe, représente la continuation de la corne latérale de la moelle (*cml*); elle consiste en une chaîne de noyaux moteurs pour le *nerf spinal* ou *accessoire de Willis* (11e paire), le *nerf vague* ou *pneumogastrique* (*v*) (10e paire) et le *nerf glosso-pharyngien* (9e paire); plus haut elle renferme le noyau moteur du *nerf trijumeau* (5e paire); on peut lui rattacher le noyau du *nerf facial* (7e paire).

La *zone dorsale* correspond à la corne postérieure de la moelle (*cp*). Elle constitue des noyaux cellulaires qui sont : le plus en dedans, l'*aile cendrée* ou *grise* (*ala cinerea*), qui reçoit les *fibres sensitives* ou *racines postérieures* des nerfs vague et glosso-pharyngien; plus en dehors, et de haut en bas, le *noyau rhomboïdal* dans lequel vient se terminer le *nerf acoustique* (8e paire crânienne) (*na*), puis le noyau des cordons grêles ou des pyramides postérieures (*ngr*), autrement dit la *clava*. Mais surtout la zone dorsale contribuera à enrichir et à compliquer la zone ventrale, grâce à un processus remarquable, qui est le suivant. On voit les cellules de la zone dorsale émigrer et pousser de dehors en dedans des cylindres d'axe qui se dirigent vers la ligne médiane; ce courant migrateur de cellules et ces fibres cylindraxiles forment ainsi des traînées curvilignes dont l'ensemble est comparable à la formation arquée de la moelle, qui serait ici devenue très puissante (fig. 13, *cm*). Les cellules parviennent jusque dans la région médiane de la zone ventrale et s'arrêtent à quelque distance du *septum medullæ*. Là elles s'accumulent en un amas considérable duquel dérivera en grande partie la *formation olivaire* (fig. 14, *o*). Celle-ci comprend plusieurs noyaux échelonnés le long du cerveau postérieur. Le plus important et le plus inférieur est l'*olive bulbaire*, ou brièvement *olive*, à côté de laquelle se trouvent les *corps juxta-olivaires*; plus haut, dans la région du pont de Varole, se forme une autre masse cellulaire, l'*olive bulbaire supérieure* ou *protubérantielle*, et plus haut encore le *noyau trapézoïdal du pont*. Les cellules de la zone dorsale qui ont été moins loin dans leur migration forment une succession d'amas gris qui relient la formation olivaire à la chaîne des noyaux dérivés directement de la zone dorsale. Ce sont (fig. 15) de dehors en dedans: le *noyau restiforme* ou *noyau du cordon cunéiforme* (*nc*), le *noyau latéral*, auxquels on peut ajouter la *substance gélatineuse de Rolando* (*sg*) et le *locus cæruleus*, aboutissants des fibres sensitives du nerf trijumeau (5e paire).

Ainsi la substance cellulaire (grise) de la moelle allongée pourrait être figurée, dans chaque moitié de la coupe transversale, par une bande arquée, composée de deux branches : l'une dorsale, voisine de l'épendyme, est fournie par la zone ventrale en dedans, par la zone dorsale en dehors; l'autre, ventrale, est constituée par les cellules qui ont émigré de la zone dorsale et qui sont venues recouvrir peu à peu par en dessous toutes les formations plus primitives; les deux branches de cette bande se continuent l'une par l'autre au niveau de la lèvre rhomboïdale.

Il n'a été question jusqu'alors que des masses cellulaires (substance grise) du bulbe. Quant aux parties fibrillaires (substance blanche), voici quelle est leur disposition essentielle.

Elles comprennent d'abord des fibres de charpente appartenant au neurosponge, qui traversent en direction radiée toute l'épaisseur de la paroi et qui, sur la face ventrale, forment à elles seules une mince bande de substance blanche

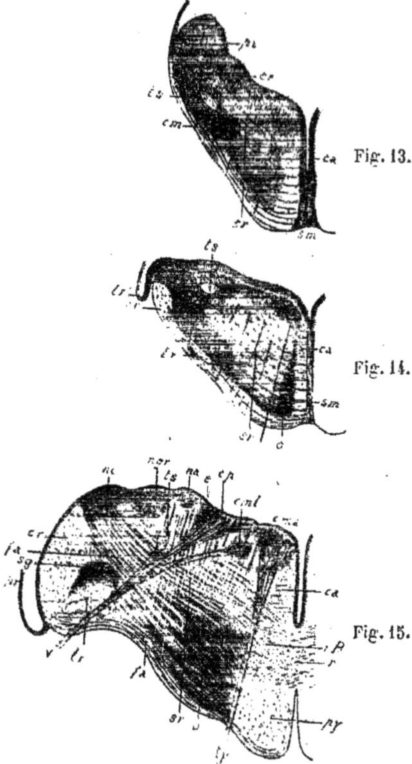

Fig. 13 et 14. — Coupes transversales du cerveau rhomboïdal d'embryons humains de la 5e semaine (A) et de la 7e semaine (d'après His).

pi, plaque interne. — *cr*, couche engainante. — *cm*, courant de cellules migratrices venues de la zone dorsale. — *ts*, *tractus solitarius*. — *sr*, substance réticulaire. — *sm*, *septum medullæ*. — *ca*, ébauche du cordon antérieur. — *tr*, *tractus intermedius*. — *o*, formation olivaire. — *cr*, cordon restiforme. — *lr*, lèvre rhomboïdale secondaire.

Fig. 15. — Coupe transversale demi-schématique du cerveau rhomboïdal d'un embryon humain du 6e mois (faite selon les données de His, pour permettre la comparaison entre l'état adulte et les stades plus jeunes de la figure précédente et pour placer les principales formations bulbaires de l'adulte à l'endroit qui leur est assigné par la marche du développement).

e, couche épendymaire. — *cma*, *cml*, cornes motrices antérieure et latérale, formant respectivement les noyaux des fibres de l'hypoglosse *hy* et du vague *v*, et dérivant l'une et l'autre de la zone ventrale. — *cp*, corne postérieure, ou noyau sensitif des fibres du vague. — *na*, noyau du nerf acoustique. — *ngr*, noyau des cordons grêles. — *nc*, noyau du faisceau cunéiforme. — *sg*, substance gélatineuse. — *o*, formation olivaire. — *cr*, cordon restiforme. — *sr*, substance réticulaire. — *tr*, *tractus intermedius*. — *ts*, *tractus solitarius*. — *fa*, *fa*, fibres arciformes superficielles et profondes. — *r*, raphé bulbaire. — *py*, pyramide (pyramide antérieure). — *ca*, reste du cordon antérieur (faisceau longitudinal postérieur). — *rR*, masse blanche interolivaire ou ruban de Reil. — *pr*, plaque recouvrante.

(fig. 11 et 12, *ne*), de même que sur la ligne médiane elles constituent exclusivement le *septum medullæ* (*sm*).

Il s'y ajoute des fibres nerveuses véritables, qui proviennent de différentes sources. Les unes, radiées, viennent des noyaux moteurs et convergent en dehors pour former les racines motrices (antérieures et latérales) des nerfs crâniens. Les autres, à direction transversale ou oblique, mais à trajet curviligne, émanent de cellules issues de la zone dorsale sous le nom de *fibres arciformes* (fig. 15, *fa*, *fa*), vont s'entrecroiser ensuite dans le *septum medullæ* en formant le *raphé du bulbe*. Les fibres radiées du neurosponge et les fibres obliques et curvilignes de la formation arquée donnent lieu par leur entrecroisement à ce qu'on appelle la *substance* ou la *formation réticulaire* (*sr*), qui, s'interposant entre les branches dorsale et ventrale de la bande cellulaire arquée dont il a été question tout à l'heure, forme entre elles deux une zone intermédiaire.

Enfin il existe, dans les différents points de la coupe de la paroi bulbaire, des champs bien limités de fibres coupées transversalement. Ces champs sont la section de cordons longitudinaux qui, ou bien continuent en direction ascendante (vers le cerveau) les cordons que nous avons trouvés dans la moelle, ou bien prolongent des faisceaux venus du cerveau en direction descendante jusque dans la moelle, où ils forment des cordons déjà connus de nous, ou bien enfin représentent le prolongement des racines sensitives des nerfs crâniens[1]. Ces cordons appartiennent les uns à la zone ventrale, les autres à la zone dorsale.

Les premiers sont situés de chaque côté du raphé médian. C'est d'abord le *faisceau antérieur primaire*, qui, superficiel au début, s'enfonce ensuite à mesure que le sillon médian auquel il est contigu devient plus profond et prend alors le nom de *faisceau longitudinal postérieur* (fig. 13 et 15, *ca*, *ca*). Vient ensuite, plus rapprochée de la surface ventrale, la *masse blanche interolivaire* ou *ruban de Reil* (*rR*). Plus superficiellement encore apparaît, à une époque tardive du développement, le *faisceau cérébral* ou *pyramidal*, formant une saillie de plus en plus marquée, la *pyramide antérieure* (*py*).

Les cordons fibreux que l'on peut rattacher à la zone dorsale sont les suivants. Un gros faisceau, le *cordon restiforme* (*cr*), ou *faisceau fondamental postérieur*, occupe l'épaisseur du corps restiforme. Un autre, décomposé lui-même en plusieurs fascicules, est le *tractus intermedius* (*tr*), situé en dehors des racines motrices latérales, en dedans des racines sensitives, au-dessous de la substance gélatineuse. Un troisième, appelé *tractus solitarius* (*ts*), est un faisceau grêle, de forme elliptique sur la coupe, enfoui au milieu de la paroi bulbaire, entouré par le groupe des noyaux moteurs latéraux.

Le pont de Varole offre essentiellement la même organisation histologique que le bulbe. Les détails de sa texture seront donnés au chapitre anatomique traitant de cet organe.

Quant au cervelet, ce que nous savons des premiers débuts de son histogenèse nous apprend qu'il est primitivement constitué comme les autres portions de la paroi du tube nerveux. On trouve, en allant de la cavité ventriculaire vers l'extérieur, la plaque interne avec nombreuses figures de division cellulaire, puis le manteau et enfin en dehors une couche de neurosponge ou *lame moléculaire*. Dans cette dernière émigrent des cellules qui y forment une bande moyenne (*couche d'Obersteiner*) divisant en trois zones la lame moléculaire primitive. Les cellules les plus externes du manteau prennent des caractères spéciaux (*cellules de Purkinje*) et forment une assise spéciale; ce qui reste du manteau constitue la *couche granuleuse*. On obtient en définitive (en comptant la plaque interne) six strates, réductibles à trois couches principales, savoir de dedans en dehors : la couche granuleuse, la couche des cellules de Purkinje, la couche moléculaire.

II. — Développement du cerveau moyen. Tubercules quadrijumeaux et pédoncules cérébraux. Aqueduc de Sylvius. — Le cerveau moyen a un développement très précoce et surpasse en volume

1. Pour la question des connexions et des origines de ces cordons longitudinaux, nous renvoyons à la description anatomique.

les autres régions cérébrales dans les premiers temps du développement. Il est situé au point culminant de la tête et du cerveau, puisqu'il correspond à la courbure cérébrale du vertex (fig. 16-19, *Cm*). De toutes les parties du cerveau c'est celle qui conserve les dispositions les plus voisines de l'état embryonnaire. Sa cavité demeure en effet peu considérable, au lieu de se dilater beaucoup, comme nous venons de le voir pour la cavité du cerveau postérieur, et de se dilater énormément, comme nous le dirons plus loin, pour celle de la vésicule

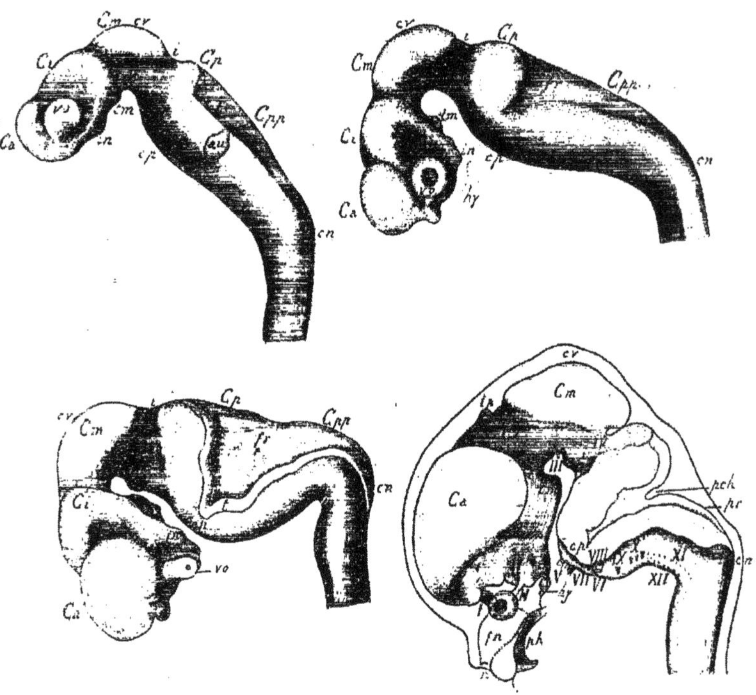

FIG. 16, 17, 18, 19.
Reconstructions, en vue de profil, de cerveaux d'embryons humains de divers âges (d'après HIS).

Fig. 16, embryon de la 3e semaine. — Fig. 17, embryon de la 4e semaine. — Fig. 18, embryon de la 5e semaine. — Fig. 19, embryon de la 10e semaine.

Ca, cerveau antérieur ou hémisphères cérébraux. — *vo*, vésicule optique. — *Ci*, cerveau intermédiaire. — *Cm*, cerveau moyen. — *in*, infundibulum cérébral. — *hy*, hypophyse pharyngienne. — *ph*, cavité bucco-pharyngienne. — *fn*, fosse nasale. — *n*, narine. — *tm*, tubercule mamillaire. — *i*, isthme. — *cp*, courbure pontique. — *cv*, courbure du vertex. — *cn*, courbure nuquale. — *Cp*, cerveau postérieur. — *Cpp*, arrière-cerveau. — *t*, ligne d'insertion du tænia représentée par un double trait. — *pr*, plaque recouvrante ou membrane obturante du 4e ventricule. — *pch*, repli choroïdien. — I-XII, lieu d'émergence des douze paires de nerfs crâniens.

cérébrale antérieure. Elle forme ainsi, entre les deux régions distendues du canal épendymaire qui correspondent aux cerveaux antérieur et postérieur, un conduit étroit que l'on appelle *aqueduc de Sylvius* (fig. 28 et 30, *aq*).

La division fondamentale de la paroi du cerveau moyen est la même que celle du cerveau postérieur ; ici aussi la paroi latérale se décompose en deux zones dorsale et ventrale. Mais on n'a pas suivi la destinée précise de ces deux régions distinctes de la paroi. On sait seulement que les zones dorsales fournissent la voûte de l'aqueduc de Sylvius, dont les zones ventrales constitueront le plancher.

De la voûte de l'aqueduc dérivent les *lobes optiques* ou *corps bijumeaux*, de bonne heure transformés chez les Mammifères en *corps* ou *tubercules quadrijumeaux* (fig. 30, *tq*), chacun des corps bijumeaux droit et gauche se divisant en deux tubercules par un sillon transversal. Les tubercules quadrijumeaux se relient à la paroi du cerveau postérieur par le voile médullaire antérieur ou valvule de Vieussens. Ils se rattachent au cerveau intermédiaire par les *bras conjonctivaux* ou simplement les *bras* des tubercules, que l'on distingue en antérieur et postérieur suivant leurs connexions avec les tubercules quadrijumeaux antérieur et postérieur[1].

Le plancher de l'aqueduc proémine sur la face ventrale du cerveau moyen sous la forme de deux gros cordons cylindroïdes, que l'on nomme les *pédoncules cérébraux*. Entre les pédoncules, le plancher de l'aqueduc demeure mince et devient la *substance perforée postérieure*, criblée d'orifices qui livrent passage à des vaisseaux. Les pédoncules cérébraux contiennent de puissants faisceaux de fibres nerveuses longitudinales. L'apparition, dans l'épaisseur du pédoncule, d'une couche de cellules nerveuses pigmentées (*locus niger* de Sœmmering) divise ces faisceaux en deux groupes principaux. L'un, supérieur, appelé la *calotte*, renferme, entre autres, des fibres qui relient le cerveau au cervelet et forment les *pédoncules supérieurs*. L'autre, inférieur, constituant le pédoncule cérébral proprement dit, s'appelle le *pied* et contient des fibres allant du cerveau à la moelle ou réciproquement, parmi lesquelles se distingue le faisceau pyramidal dont il a été déjà question et qui par son développement considérable produit le relief du pédoncule cérébral.

III. — **Développement du cerveau intermédiaire et du cerveau antérieur.** — La première vésicule cérébrale ou cerveau antérieur primaire fournit la presque totalité de l'encéphale. Son accroissement dépasse donc de beaucoup celui des autres vésicules. C'est elle aussi qui subit les transformations les plus considérables, tant anatomiques qu'histologiques. C'est pourquoi l'étude de son développement sera particulièrement longue et compliquée.

Dans la description classique, on dit que le cerveau antérieur primaire se divise, grâce à une constriction transversale de sa paroi et de sa cavité, en deux vésicules cérébrales secondaires, le cerveau antérieur secondaire ou proprement dit, et le cerveau intermédiaire. Ce n'est là en réalité qu'un schéma grossier et peu exact des premiers développements du cerveau antérieur, qui se passent véritablement de la façon suivante.

Le cerveau antérieur primaire émet de bonne heure, dès qu'il est transformé en un tube ou même lorsqu'il est encore à l'état de gouttière, deux expansions latérales qui naturellement auront une forme différente, émises par une gouttière ou par un tube nerveux ; dans le premier cas, ce sont des prolongements

1. On n'est pas encore fixé sur la place qu'il convient d'attribuer aux tubercules quadrijumeaux antérieurs et à leurs bras. On les comprend tantôt dans le territoire du cerveau moyen, tantôt dans celui du cerveau intermédiaire.

en forme de cuiller de la gouttière médullaire ; dans le deuxième, ce sont des diverticules renflés à leur extrémité distale libre, pédiculisés à leur extrémité basale insérée sur le tube médullaire. Nous avons affaire ici aux *gouttières* ou *vésicules optiques*, première ébauche de la partie nerveuse, essentielle, de l'appareil de la vision (fig. 16-18, *vo*).

A leur base d'insertion, les vésicules optiques sont circonscrites par un sillon et bien délimitées du cerveau antérieur. En avant, et au-dessus d'elles, la paroi cérébrale se bombe de chaque côté en une proéminence piriforme, dont la petite extrémité commence en bas et au-devant de la racine de la vésicule optique, et dont la grosse extrémité surplombe la vésicule optique, et se sépare du reste du cerveau antérieur par une rainure peu profonde (fig. 16, *Ca*).

Dès maintenant les grandes lignes du développement du cerveau antérieur primaire sont tracées. Celui-ci, après avoir émis deux diverticules latéraux pairs, les vésicules optiques, s'est divisé en deux régions impaires : l'une, antérieure, est le cerveau antérieur définitif ; l'autre, postérieure, est le cerveau intermédiaire. Mais le cerveau antérieur définitif, bien qu'il soit de par sa situation une formation impaire, naît aux dépens du cerveau antérieur primaire sous une forme bilobée, ou sous la figure de deux proéminences de la paroi du cerveau primitif. Ces proéminences sont appelées les *hémisphères cérébraux* (fig. 25, *hc*). D'emblée le cerveau antérieur définitif est donc constitué par des hémisphères cérébraux, qui ne résultent pas de la bipartition d'une « sphère cérébrale antérieure » préexistante.

Cinq vésicules ont ainsi pris naissance, en définitive, aux dépens du cerveau antérieur primaire : les deux vésicules optiques, les deux hémisphères cérébraux, puis le cerveau intermédiaire, que l'on peut considérer comme le reste impair du cerveau antérieur après le départ des formations précédentes.

La paroi du tube nerveux dans la région du cerveau antérieur, aussi bien que dans la moelle et dans la moelle allongée, comprend quatre parties, la plaque recouvrante, la plaque basale et les parois latérales. Celles-ci, fort épaisses, peuvent être divisées ici aussi en zones dorsale et ventrale. Il est également possible de rapporter à ces zones dorsale et ventrale les divers organes nerveux qui existent chez l'adulte dans le territoire du cerveau antérieur. Le tableau suivant indique la division des parois latérales du cerveau antérieur primaire : d'abord suivant la longueur (zones dorsale et ventrale), ensuite suivant le sens transversal.

	MOITIÉ POSTÉRIEURE DU CERVEAU ANTÉRIEUR PRIMAIRE Cerveau intermédiaire	MOITIÉ ANTÉRIEURE DU CERVEAU ANTÉRIEUR PRIMAIRE
ZONE DORSALE	Couches optiques	Hémisphères cérébraux avec les lobes olfactifs et le corps strié.
ZONE VENTRALE	Région sous-thalamique et région mamillaire.	Vésicules optiques et région infundibulaire.

On peut lire ce tableau de la façon suivante. La moitié postérieure du cerveau antérieur primaire fournit une seule vésicule, le cerveau intermédiaire, à la formation de laquelle concourent les zones dorsale et ventrale. La moitié antérieure donne naissance à quatre vésicules, deux vésicules cérébrales et deux vésicules optiques, qui dérivent respectivement des zones dorsales et des zones ventrales, dont les destinées sont ici absolument différentes.

Nous laisserons là les vésicules optiques, dont nous suivrons le développement quand nous nous occuperons des organes des sens, et dont il ne sera plus question dans ce chapitre que pour leurs rapports avec le reste du cerveau antérieur. Nous étudierons successivement l'évolution du cerveau intermédiaire et celle des hémisphères cérébraux.

A. — CERVEAU INTERMÉDIAIRE

Le cerveau intermédiaire est un compartiment cérébral, considérable au début et creusé d'une cavité spacieuse, qui sera le *troisième ventricule* cérébral de l'anatomie descriptive.

Les transformations que subit la paroi du troisième ventricule sont en général moins profondes que celles que nous décrirons pour les hémisphères cérébraux. Il s'y formera toutefois deux organes, l'hypophyse et l'épiphyse, doués d'une physionomie caractéristique et dans lesquels les modifications histologiques seront poussées si loin que la nature nerveuse de ces organes en deviendra méconnaissable dès l'abord.

Le cerveau intermédiaire et sa cavité sont comprimés latéralement et par conséquent plus hauts et plus longs que larges : forme qui plus tard s'accentuera toujours davantage, si bien que le troisième ventricule sera finalement réduit à une étroite fente antéro-postérieure. Par sa portion antérieure, le cerveau intermédiaire s'avance entre les hémisphères cérébraux, qui émergent sur ses côtés et en avant (fig. 25). Les hémisphères s'agrandissant très rapidement et d'une façon considérable, il arrive de bonne heure qu'ils débordent beaucoup en avant et en haut le cerveau intermédiaire, qui paraît s'enfoncer entre eux. En avant et sur les côtés, le troisième ventricule communique avec la cavité des hémisphères par deux larges orifices, limités en avant et en dessous par la lame terminale qui ferme le cerveau intermédiaire et unit les deux hémisphères, bornés en arrière et en dessus par la région de passage de la paroi du cerveau intermédiaire à celle des hémisphères cérébraux ; ces orifices s'appellent les *trous de Monro* primitifs (fig. 21, *tM*).

Il convient de décrire successivement le développement de la voûte, du plancher et des parois latérales du troisième ventricule.

Voûte du troisième ventricule. — Comme les hémisphères cérébraux se développent sur les côtés du cerveau antérieur primitif, il s'ensuit que la paroi antérieure et médiane (frontale) de celui-ci, qui termine en avant le cerveau tout entier, appartiendra au cerveau intermédiaire qu'elle limite en bas et en avant, unissant entre elles en même temps les parois des deux hémisphères ; c'est donc une *lame unissante*, une *lame limitante*, ou, comme on l'appelle plus souvent, la *lame terminale* du cerveau et spécialement du cerveau intermédiaire (fig. 20 et 21, *lt* ; 25, *lu*). Dans l'épaisseur de la lame terminale se développe la commissure antérieure (fig. 20, *ca*). Si l'on suit d'avant en arrière, à partir de la lame terminale, la paroi dorsale du cerveau intermédiaire, on la voit constituée par une lame mince, formant la *voûte du troisième ventricule* proprement dite; celle-ci se réduira à une couche épithéliale simple de même que nous l'avons vu pour le toit du quatrième ventricule ; la membrane épithéliale ainsi formée s'unira avec l'enveloppe conjonctive et vasculaire du cerveau, pourvue à cet endroit de végétations villeuses avec anses vasculaires, pour former avec elle la *toile choroïdienne antérieure* ou *supérieure*, que l'on compare et que l'on oppose sous cette dénomination à la toile choroïdienne postérieure ou inférieure qui recouvre le quatrième ventricule. Le toit du cerveau intermédiaire est d'ailleurs très irrégulier et très sinueux et forme des diverticules proéminents en dehors aussi bien que des replis saillants dans la cavité cérébrale ; dans la figure 20, *pa*, *op*, *ep*, sont de ces diverticules évaginés en dehors ; *v* est un repli interne. Ce dernier, appelé *velum transversum* n'est en réalité qu'une invagination de la toile choroïdienne, de même

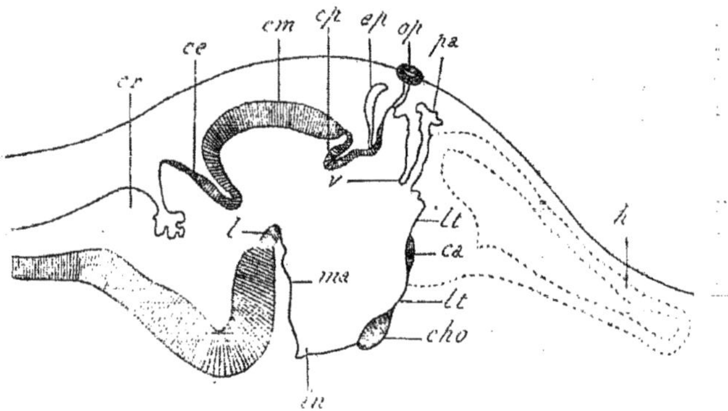

Fig. 20. — Coupe sagittale et médiane, demi-schématique, du cerveau d'un lézard (imitée de BURCKARDT).

Cr, cerveau rhomboïdal. — *ce*, ébauche du cervelet. — *cm*, cerveau moyen. — *cp*, commissure postérieure. — *ep*, épiphyse. — *op*, organe pariétal. — *v*, *velum transversum*. — *pa*, paraphyse. — *lt*, *lt*, lame terminale. — *ca*, commissure antérieure. — *cho*, chiasma optique. — *in*, région infundibulaire. — *ma*, région mamillaire. — *l*, limite postérieure du plancher du cerveau moyen. — *h*, paroi de l'hémisphère cérébral gauche, non comprise dans le plan de la coupe, puisque l'hémisphère est latéral.

que le diverticule *pa* ou paraphyse, en est une évagination. Au contraire, *ep*, l'épiphyse, *op*, l'organe pariétal, sont des parties très spécialisées, qu'on retrouvera plus loin.

Le point d'origine de l'épiphyse forme une sorte de lobe saillant en dehors, le *lobe pinéal* (fig. 30, *pi*) ; les bourrelets qui de chaque côté prolongent antérieurement cette tubérosité formeront les *ganglions de l'habenula* et les *stries médullaires* avec les *rênes ou pédoncules antérieurs de la glande pinéale*. En arrière du lobe pinéal, la paroi dorsale de la vésicule cérébrale intermédiaire proémine en une sorte de fer à cheval : proéminence par laquelle elle se continue avec la paroi dorsale du cerveau moyen. La branche médiane et transversale du fer à cheval, qui est située sur la limite du cerveau moyen, devient la *commissure postérieure* (fig. 20, *cp*), et aussi (d'après His) les tubercules quadrijumeaux antérieurs (que conformément à la description classique nous avons rapportés ci-dessous au cerveau moyen) ; les branches latérales et antérieures du fer à cheval seraient (toujours d'après His) les bras antérieurs ou bras des tubercules quadrijumeaux antérieurs.

Plancher du troisième ventricule. — En raison de la direction oblique de l'axe du cerveau antérieur, direction due à la courbure céphalique du cerveau, le plancher du troisième ventricule descend en pente abrupte en avant (fig. 16-19), pour se terminer par une dépression profonde, dite *infundibulum* (fig. 16-21, 28, 30, *in*). Le plancher, remarquable par sa minceur, se rattache en arrière au cerveau moyen et particulièrement aux saillies pédonculaires qui contiennent les pédoncules cérébraux ; ces saillies (*tori tegmentales* ou « bourrelets de la calotte pédonculaire ») s'unissent transversalement en avant par une lame nerveuse médiane, le *torus intermedius*, qui empiète sur le cerveau intermédiaire, dont elle fait déjà partie et fournira la *substance perforée postérieure*.

On peut diviser le plancher du troisième ventricule en deux régions principales. La région postérieure, ou *mamillaire*, est fortement oblique en bas et en avant, et même presque verticale ; elle est adossée au pilier moyen du crâne, qui la sépare du pont de Varole ; elle est soulevée en une *éminence mamillaire*, aux dépens de laquelle se développeront deux petits corps, les *tubercules mamillaires* de l'adulte (fig. 16-19, *tm* ; fig. 20 et 21, *ma*). La région antérieure, ou *infundibulaire*, a une direction à peu près horizontale (fig. 18 et 20-21, *in*). Elle est la partie la plus déclive de tout le cerveau ; aussi la cavité du troisième ventricule se prolonge-t-elle à ce niveau par un véritable diverticule, très spacieux chez l'embryon, assez important chez certains animaux pour que l'on en ait fait un compartiment cérébral distinct sous le nom de « cerveau inférieur » ou « d'hypencephalon ». Au-dessous de l'éminence mamillaire, la région infundibulaire commence par un sac d'abord large, atténué plus bas, qui est le futur *tuber cinereum* (fig. 21, *tc*). Au delà du tuber cinereum vient l'*infundibulum* proprement dit (*in*), dont le tuber est pour ainsi dire la base très évasée, et dont la pointe se termine par une partie dilatée que nous verrons dans un instant entrer dans la constitution de l'*hypophyse*. Au-devant de l'infundibulum se trouve la *plaque optique* ou *région du chiasma des nerfs optiques* (fig. 20, *cho*, 28, *ch*), marquée au début par une crête transversale ou *crête optique*, au niveau de laquelle apparaîtront les fibres du *nerf optique* (2e paire crânienne) et des *bandelettes optiques*. Une nouvelle dépression,

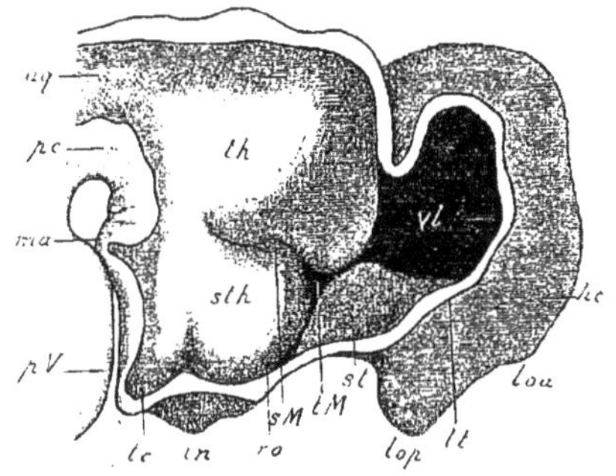

Fig. 21.
Paroi latérale du cerveau intermédiaire et face interne de l'hémisphère cérébral gauche d'un embryon de Porc de 3 cm. de long.

th, couche optique (*thalamus*). — *sth*, région sous-thalamique. — *tM*, trou de Monro. — *sM*, sillon de Monro. — *st*, corps strié. — *hc*, hémisphère cérébral. — *vl*, ventricule latéral. — *lt*, lame terminale. — *loa*, *lop*, lobes olfactifs antérieur et postérieur. — *ro*, recessus optique. — *in*, infundibulum. — *tc*, *tuber cinereum*. — *ma*, éminence mamillaire. — *pc*, pédoncule cérébral. — *aq*, aqueduc de Sylvius. — *pV*, pont de Varole.

moins profonde que l'infundibulum, est située en avant de la crête optique : c'est le *recessus optique* (fig. 21, *ro*), sur les parties latérales duquel se voit de chaque côté l'orifice, d'abord circulaire, puis en forme de fente, qui conduit dans la cavité de la vésicule optique. La paroi postérieure du recessus optique est formée par la plaque optique ; sa paroi antérieure n'est autre que la lame terminale, que nous savons appartenir déjà à la voûte du troisième ventricule. La paroi inférieure ou plancher du cerveau intermédiaire est très étendue, comme on peut en juger à l'inspection des figures 16-19 et par la longue énumération qui précède des organes qu'elle fournit. Mais dans le cours du développement, elle ne s'agrandit que peu, si bien qu'elle n'est représentée chez l'adulte que par une courte portion de la paroi cérébrale. D'autre part, son obliquité disparaît, par suite de l'effacement de l'encoche profonde que produit à la face inférieure du cerveau la présence du pilier moyen du crâne ; elle devient alors à peu près horizontale.

Parois latérales du troisième ventricule. — Comme cela a été indiqué ci-dessus, la paroi latérale du cerveau intermédiaire se divise de chaque côté en une portion dorsale, ayant pour origine la zone dorsale, et une portion ventrale, dérivant de la zone ventrale ; la première est la *couche optique* ou *pars thalamica* ; la seconde est la *pars subthalamica* (fig. 21 et 30, *th* et *sth*). Elles sont séparées l'une de l'autre sur la face interne du ventricule par un sillon à peu près horizontal, le *sillon de Monro* (fig. 21, *sM*), qui commence en avant au trou de Monro (*tM*) et se perd en arrière vers l'aqueduc de Sylvius (*aq*). En avant, le sillon de Monro se prolonge par deux branches, l'une qui disparaît sur les parois latérales des hémisphères cérébraux, l'autre qui descend vers le recessus optique (fig. 21). La couche optique devient une grosse masse nerveuse et l'un des « ganglions » de la base de l'encéphale. La face interne ou ventriculaire des couches optiques droite et gauche se montre unie, soit primitivement soit secondairement (suivant les auteurs), dans une étendue plus ou moins considérable par une masse de substance qui traverse le ventricule et qu'on appelle la *commissure grise ou molle*. La face externe est recouverte peu à peu par la face interne des hémisphères cérébraux, et se soude avec la paroi des hémisphères sur une certaine étendue.

Hypophyse, épiphyse et paraphyse. — Il se développe, aux dépens du plancher et de la voûte du cerveau intermédiaire, plusieurs diverticules, qui donnent naissance à des organes, dont la signification anatomique et surtout la fonction physiologique ne sont pas encore complètement déterminées. L'un de ces diverticules, issu du plancher du troisième ventricule, fournira l'organe appelé l'*hypophyse*. Les deux autres évaginations, produites par la voûte du ventricule, deviendront l'*épiphyse* et la *paraphyse*.

Hypophyse. — Nous avons mentionné plus haut que le plancher du troisième ventricule, particulièrement la région infundibulaire de ce plancher, se prolonge en une expansion creuse, conique, l'*infundibulum*. Ce dernier a d'abord la structure de la paroi cérébrale dont il émane ; mais bientôt, chez les Vertébrés supérieurs au moins, le tissu nerveux dont il se compose est envahi par les éléments conjonctifs du voisinage. En même temps, l'infundibulum se pédiculise de plus en plus et ne figure plus qu'un appendice conjonctif du système nerveux central.

Ce qui caractérise l'infundibulum, c'est l'union qu'il contracte de bonne heure avec une formation d'origine toute différente. Celle-ci prend naissance aux dépens d'une évagination dorsale de la partie initiale du tube digestif (pharynx) et spécialement de cette partie qui, comme on le verra ailleurs, dérive de l'ectoderme ; cette évagination s'appelle la *poche hypophysaire* ou *de Rathke* (fig. 22, *ph*). Longtemps la poche hypophysaire communique avec le pharynx par un canal hypophysaire (fig. 23, *dph*). Finalement le canal de communication s'oblitère ; et comme autour de lui et au-dessus de la cavité pharyngienne le tissu conjonctif est devenu entre temps la base du crâne, la poche hypophysaire est désormais libre au dedans de la cavité crânienne. C'est alors que la paroi

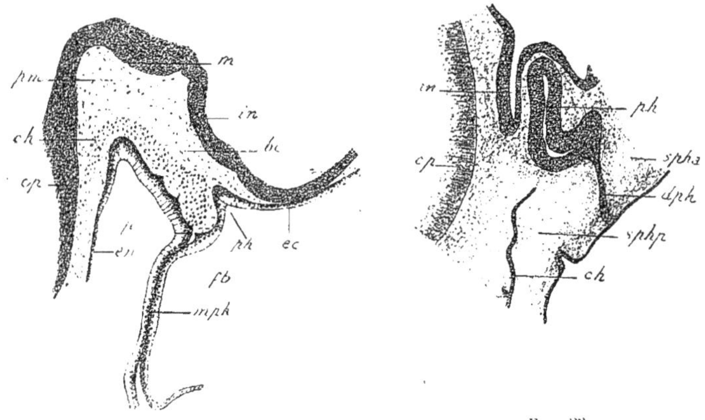

FIG. 22 FIG. 23

Fig. 22. — Coupe antéro-postérieure et médiane de la tête d'un embryon de lapin du 9e jour, montrant l'infundibulum et le diverticule hypophysaire.

in, infundibulum. — *m*, région mamillaire. — *cp*, paroi du cerveau postérieur (pont de Varole). — *p*, cavite du pharynx. — *fb*, fosse buccale. — *en*, entoderme tapissant le pharynx. — *ec*, ectoderme qui revêt la fosse buccale. — *mph*, membrane pharyngienne. — *ph*, poche hypophysaire ou de Rathke. — *ch*, corde dorsale. — *bc*, tissu conjonctif qui formera la base du crâne. — *pm*, pilier moyen de la base du crâne.

Fig. 23. Coupe antéro-postérieure et médiane passant par l'infundibulum et le diverticule hypophysaire chez un embryon du 16e jour.

Mêmes lettres que dans la figure precedente. De plus : *dph*, canal de la poche hypophysaire encore attaché à la paroi pharyngienne. — *spha*, *sphp*, corps cartilagineux du sphénoïde antérieur et du sphénoïde postérieur.

épithéliale de la poche se met à pousser des diverticules secondaires qui pénètrent dans le tissu conjonctif ambiant richement vascularisé. Ces diverticules s'isolent ensuite du canal principal qui leur a donné naissance, poussent des branches secondaires, qui serpentent entre les vaisseaux de l'organe. Ainsi se forme un organe épithélial, l'*hypophyse proprement dite*.

De bonne heure la poche hypophysaire venue du pharynx (fig. 23, *ph*) s'accole à la face antérieure de l'infundibulum (*in*) qui descend du cerveau ; tous deux forment ensemble un petit organe que l'on appelle le *corps pituitaire* ou *hypophyse*, et que l'on nomme aussi l'*appendice cérébral* parce qu'il est en effet suspendu à la face inférieure du cerveau par l'infundibulum rétréci à son origine en un pédoncule étroit, la *tige de l'hypophyse*. Le corps pituitaire se compose ainsi de deux lobes de dimension inégale : le plus grand, antérieur, n'est autre que l'hypophyse pharyngienne ; le postérieur, qui est plus petit, est l'infundibulum cérébral.

Épiphyse, organe pariétal et paraphyse. — Nous avons vu qu'il se produit sur la voûte du troisième ventricule trois diverticules médians, qui sont, d'arrière en avant, l'épiphyse, l'organe pariétal et la paraphyse. L'épiphyse et l'organe pariétal, qui n'existent pas simultanément chez tous les Vertébrés, ont été confondus autrefois l'un avec l'autre. L'attention n'a été attirée sur la paraphyse que dans ces derniers temps.

L'épiphyse, constante dans la série des Vertébrés, est ce diverticule qui chez les Oiseaux et les Mammifères donne vraisemblablement naissance à l'organe connu sous le nom de *glande pinéale* ou *conarium*. A cet effet, ce diverticule se dilate à son extrémité distale, tandis que sa partie initiale ou proximale demeure étroite. Sa paroi s'épaissit et forme des bourgeons qui demeurent creux ou bien (chez les Mammifères et l'Homme) se remplissent de cellules issues de la prolifération des éléments de la paroi épithéliale primitive; ces cellules deviennent comparables à des éléments de névroglie. Le nom de glande pinéale donné à cet organe est doublement impropre parce qu'en premier lieu il n'a pas la structure ni la fonction d'une glande ; parce qu'en outre il ne correspond pas à l'organe désigné comme pinéal chez les autres Vertébrés.

L'organe pariétal, qui n'existe pas chez les Mammifères et l'Homme, est très développé chez les Cyclostomes et chez les Reptiles. Chez ces derniers, ce n'est pas autre chose que le fameux *œil pinéal*, découvert il y a un certain nombre d'années. Cet organe se présente en effet chez les Reptiles avec les caractères d'un organe sensoriel très perfectionné, d'un œil complet ; mais en raison de l'homologie qu'on lui attribua d'abord avec la glande pinéale des Mammifères et qui fut reconnue fausse depuis, on l'appela œil pinéal ; à cause de sa situation au sommet de la tête, au niveau des os pariétaux, on lui a donné le nom meilleur d'*organe* ou *œil pariétal*. Le diverticule pariétal se partage chez les Reptiles en trois régions : une proximale, qui fait directement suite au cerveau intermédiaire; une moyenne, qui s'étire en un pédicule creux et mince; une distale, qui est dilatée en une vésicule, la « vésicule pariétale ou pinéale » (fig. 24, *vo*). Cette dernière s'approche de l'épiderme, sous lequel elle est immédiatement située, et qui se modifie à cet endroit, en devenant plus transparent et en formant une véritable « cornée » (*co*). Au début, la vésicule pinéale est structurée comme la paroi cérébrale même dont elle dérive ; on peut y reconnaître les différentes couches que nous avons décrites dans celle-ci (plaque interne, manteau, neurosponge). Bientôt il se fait dans ces différentes parties diverses différenciations. Dans la partie distale ou superficielle de la vésicule se différencient de longues cellules, dont l'ensemble forme un organe semblable à un « cristallin » (*cr*). Le reste de la vésicule constitue une « rétine », pourvue de pigment (*b* et *m*). Plus tard paraît un cordon nerveux fibrillaire, qui prend naissance sur la paroi du cerveau intermédiaire en un point situé au-devant de l'insertion du diverticule pinéal lui-même, qui suit le trajet du pédicule de la vésicule pinéale, et vient étaler ses fibres sur la face externe de cette vésicule; c'est le *nerf pinéal* (*p*), qui plus tard entre en régression et disparaît, sauf dans sa portion terminale étalée.

Nous avons donc affaire à un œil médian, dont la structure est identique dans ses traits essentiels à celle des yeux latéraux. L'œil pinéal est une formation très ancienne, caractéristique du Vertébré, ainsi qu'en témoigne son existence chez des Vertébrés tout à fait inférieurs, les Cyclostomes (Lamproie) et chez les Tuniciers. Il est vraisemblable que l'épiphyse et l'organe pariétal, au lieu d'être placés l'une en arrière de l'autre, étaient, chez d'anciens Vertébrés, deux formations paires et symétriques, dont souvent l'une seulement s'est conservée et s'est développée en un organe persistant : l'épiphyse en une glande pinéale (Mammifères), l'organe pariétal en un œil pinéal (Reptiles).

En avant de l'épiphyse prend naissance, sur la partie antérieure de la voûte du cerveau intermédiaire et au voisinage des hémisphères cérébraux, un diverticule médian appelé *paraphyse* ou *organe frontal*, qui entre en rapport avec l'épiphyse, sans s'unir à elle cependant. Cet organe, dont la signification est encore problématique, a été retrouvé, plus ou moins réduit chez tous les Vertébrés, même chez les Mammifères et chez l'Homme.

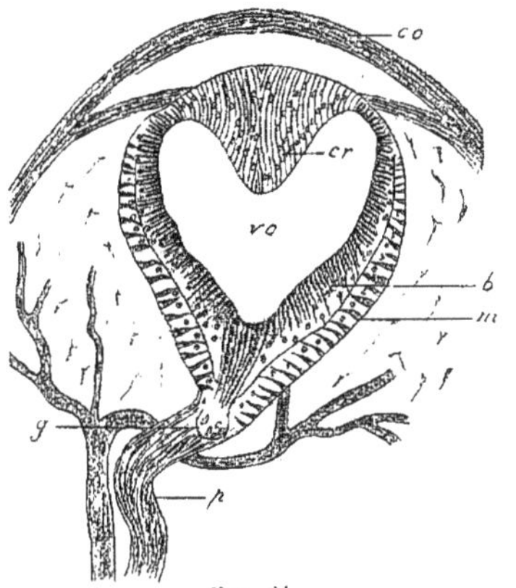

Fig. 24.
Coupe longitudinale de l'œil pinéal d'Hatteria punctata (d'après B. Spencer).

co, capsule conjonctive (cornée). — *cr*, cristallin. — *vo*, vésicule optique. — *b*, couche de bâtonnets rétiniens. — *m*, couche moléculaire de la rétine. — *g*, amas cellulaire ganglionnaire dans le pédoncule de l'œil pinéal. — *p*, ce pédoncule comparable à un nerf optique.

B. — HÉMISPHÈRES CÉRÉBRAUX

Nous avons vu que les hémisphères cérébraux sont des émanations des parois latérales du cerveau antérieur primitif et spécialement des zones dorsales (voir fig. 25, *hc*). Ils contiennent chacun un diverticule de la cavité de la vésicule cérébrale antérieure primaire, le *ventricule latéral* (fig. 21, *vl*); celui-ci communique avec le reste de la cavité vésiculaire par un large orifice, le trou de Monro primitif, qui dans la suite se rétrécira de plus en plus.

L'axe des hémisphères est d'abord presque verticalement dirigé, beaucoup plus incliné que celui du reste du cerveau, en raison de la courbure céphalique, qui est maxima dans le cerveau antérieur. L'axe suivant lequel ils s'allongent offre au début une direction semblable, et l'on voit les hémisphères s'accroître, principalement en arrière et en haut (fig. 16-19). Plus tard ils se développent considérablement dans tous les sens et deviennent alors énormément grands (comp. fig. 25 et 26). A mesure qu'ils s'agrandissent, ils se séparent de plus en plus complètement l'un de l'autre et aussi du cerveau intermédiaire ; cette séparation se fait de haut en bas et d'avant en arrière, commençant naturellement là où les hémisphères sont le plus développés. Ils acquièrent ainsi, outre les faces supérieure et externe qu'ils possédaient auparavant, une face interne. Cette face est plane, contrairement aux deux autres qui forment une surface convexe (convexité du cerveau). Dans la plus grande partie de son étendue, elle regarde la face interne de l'hémisphère du côté opposé; puis le reste de la face se dévie un peu en dehors, formant un angle obtus avec la portion précédente, et surmonte la vésicule cérébrale intermédiaire (fig. 26). Les faces internes des deux hémisphères sont séparées par un sillon profond, la *scissure interhémisphérique* (fig. 26, *sh*), qui se perd en avant, qui se continue en arrière en se bifurquant en deux branches; celles-ci sont les sillons qui séparent chaque hémisphère du cerveau intermédiaire et qui correspondent à l'endroit du trou de Monro (fig. 26). Dans la scissure interhémisphérique s'engage un prolongement falciforme du tissu conjonctif et vasculaire dans lequel le cerveau est enfoui; c'est la *faux du cerveau*; de même que la scissure interhémisphérique qu'il remplit, ce prolongement se continue sur les côtés et au-dessus du cerveau intermédiaire; son prolongement, qui double supérieurement le toit épithélial du troisième ventricule, est cette membrane que nous connaissons déjà sous le nom de toile choroïdienne.

Les changements anatomiques qui vont se produire dans la vésicule hémisphérique ainsi constituée et ainsi entourée sont de plusieurs ordres.

Le premier en date et le plus important, ne manquant chez aucun Vertébré, même pas chez les Poissons osseux où il avait d'abord passé inaperçu, consiste dans la différenciation de la paroi hémisphérique, dont l'épaisseur et la constitution étaient d'abord partout uniformes, en deux parties que l'on peut opposer l'une à l'autre. L'une de ces parties, que l'on appelle *pallium* ou *manteau cérébral* (*écorce cérébrale* de l'anatomie descriptive) (fig. 29, *m*), est formée aux dépens de la portion distale de la vésicule hémisphérique, c'est-à-dire de celle qui est le plus éloignée de la base d'implantation de l'hémisphère sur le cerveau intermédiaire; elle a pour caractère son énorme expansion, qui est telle que chez les Mammifères supérieurs elle arrive à recouvrir toutes les autres parties de l'encéphale. L'autre portion est constituée par la région proximale ou basale de la vésicule hémisphérique; elle se caractérise parce qu'elle subit un épaississement considérable et forme alors essentiellement le *ganglion cérébral* ou *corps strié* (fig. 21 et 29, *st*) et accessoirement la *région olfactive* du cerveau.

Ganglion cérébral (corps strié) et région olfactive. — Pour se rendre compte de la forme et de la situation du corps strié chez de jeunes embryons, il faut ouvrir la cavité du ventricule latéral en enlevant la paroi interne de l'hémisphère, de façon à apercevoir la face interne de la paroi extérieure de celui-ci; pour se bien figurer en même temps les rapports que le corps strié présente avec la paroi latérale du cerveau intermédiaire et particulièrement avec la couche optique, il faut ouvrir du même coup le troisième ventricule. On voit alors (fig. 21) que le corps strié appartient à la région inférieure de la paroi externe de l'hémisphère et qu'il a la forme d'une masse triangulaire très épaisse (*st*). Sa base se confond avec le plancher du ventricule latéral. Le sommet remonte vers l'orifice qui donne accès dans le ventricule, bref vers le trou de Monro, et atteint l'endroit où les parois de l'hémisphère et du cerveau intermédiaire se continuent l'une par l'autre; à cet endroit, le corps strié se rattache à la région sous-thalamique du cerveau intermédiaire par une sorte de pédicule. La base du corps strié se prolonge de bonne heure par plusieurs branches, que l'on peut distinguer en moyenne, postérieure ou inférieure, et antérieure. Comme on le verra dans un instant, le corps strié et ses prolongements laissent leur empreinte sur la face externe du cerveau.

Dans le cours du deuxième mois, le corps strié change de forme. Il devient piriforme et s'allonge de plus en plus, de telle sorte qu'on lui décrit dès lors plusieurs portions, la tête, le corps et la queue. Dans cet allongement, le corps strié s'étend en arrière, parallèlement à l'expansion de l'écorce cérébrale, en se recourbant en dessous, de manière à figurer un anneau presque fermé, dont l'extrémité postérieure ou queue arrive à être située sur un plan inférieur à celui de l'extrémité antérieure ou tête (fig. 27, *st*). En même temps sa partie moyenne s'élève, de façon à venir se placer sur la face externe de la couche optique. Puis la face interne de cette partie se soude sur une grande étendue avec la face externe de la couche optique. Cette soudure est un des processus les plus mal connus de l'organogenèse cérébrale. Kœlliker se contente de constater le fait en disant : « Si, à l'origine, les vésicules des hémisphères ne sont en union qu'avec la partie la plus antérieure du segment qui suit, leurs planchers s'unissent plus tard de plus en plus, d'avant en arrière, avec le cerveau intermédiaire, jusqu'à ce qu'enfin les ganglions des deux segments soient de part et d'autre entièrement soudés par leurs faces en contact ». Pour Mihalkovics, la soudure se comprend aisément, parce que selon lui la partie la plus externe de la couche optique, celle qui est unie au corps strié, serait formée par le ganglion cérébral lui-même. Selon His, les choses se passeraient de la façon suivante. La face interne de l'hémisphère présente, au-dessus du pédicule du corps strié, une région en forme de bande falciforme, qui se détachant du bord de la couche optique s'infléchit en bas et traverse librement l'intervalle qui sépare la couche optique et le corps strié, le *sillon opto-strié* en un mot ; cette bande falciforme représente donc la région de passage de la paroi interne de l'hémisphère à la paroi externe de la couche optique. D'abord libre, elle se soude ensuite avec les deux organes qu'elle reliait, comblant le sillon opto-strié et assurant la fusion du corps strié et de la couche optique. Aux dépens de cette bande nerveuse, et au niveau par conséquent du sillon opto-strié, se développeront plus tard la *strie cornée* et la *bandelette demi-circulaire* (*tænia semi-circularis*). Le corps strié se différencie ultérieurement en plusieurs noyaux de substance cellulaire grise : le *noyau caudé* ou *ventriculaire*, le *noyau lenticulaire* ou *extraventriculaire* et le *claustrum* ou *avant-mur*.

Le ganglion basal du cerveau ne fournit pas seulement le corps strié, mais encore les formations qui entrent dans la constitution de la *région olfactive* (fig. 21, *loa*, *lop*). Celle-ci, tout comme la vésicule optique est partie intégrante du cerveau antérieur primaire, appartient au cerveau antérieur secondaire. Elle en est un appendice que l'on a appelé le « lobe olfactif » ou encore le « rhinencéphale », cette dernière expression ayant mieux que toute autre l'avantage de montrer que la formation olfactive est une portion de l'encéphale. Cette portion est formée par la région la plus profonde de la base de l'hémisphère, qui se sépare du reste du cerveau par un sillon que nous retrouverons tout à l'heure. Le lobule olfactif ainsi isolé se divise, d'après His, en deux lobules, *antérieur* et *postérieur* (fig. 21, *loa*, *lop*). Le lobule olfactif antérieur se présente sous la forme d'une éminence conique de la paroi de l'hémisphère ; cette éminence olfactive s'allonge de plus en plus, et se renfle à son extrémité, de façon à présenter la forme d'une massue. La partie dilatée de la massue s'appelle le *bulbe olfactif* (fig. 27, 28 et 30, *bo*). La partie rétrécie est la *ban-*

delette olfactive; celle-ci s'insère sur l'hémisphère et particulièrement sur le lobule olfactif postérieur par une partie conique, la *tubérosité olfactive* ou *trigone olfactif*. Le bulbe et la bandelette sont creux; ils renferment un prolongement de la cavité ventriculaire, qui disparaît chez beaucoup de Mammifères, notamment chez l'Homme. Le bulbe, qui atteint chez certains animaux (Requins et Raies, par ex.) des dimensions énormes, repose sur la lame criblée de l'ethmoïde.

Quant au lobule olfactif postérieur, il représente comme le lobule antérieur un diverticule du plancher de l'hémisphère; mais ce diverticule demeure très peu profond. A ses dépens naissent les *racines interne et externe de la bandelette olfactive* et la *substance perforée antérieure*, criblée de trous pour le passage de vaisseaux. L'extrémité antérieure du corps strié (noyaux lenticulaire et caudé) repose sur le lobule olfactif postérieur. Lobules olfactifs antérieur et postérieur et corps strié forment ainsi un tout continu qui représente la base de l'hémisphère par opposition au manteau cérébral que nous allons maintenant étudier.

Aux deux bulbes olfactifs se rattachent les nerfs olfactifs, vers la cinquième semaine de la vie embryonnaire chez l'homme. Ils proviennent des fossettes olfactives, qui sont des fossettes paires et symétriques, situées au-devant de la cavité buccale et dues à l'enfoncement et à un épaississement localisé de l'ectoderme à ce niveau. Entre cette fossette olfactive et le bulbe olfactif paraît un tractus cellulo-fibreux qui est l'ébauche du nerf olfactif, reliant ensemble les deux organes. On ne savait autrefois quelle part exacte le cerveau et la fosse olfactive prenaient à la constitution de ce tractus. Mais on sait à présent que les fibres de ce tractus, c'est-à-dire les fibres du nerf olfactif, ne sont autres que les prolongements profonds, les axones, des cellules ectodermiques, différenciées en esthésioneures ou cellules sensorielles, qui tapissent la fosse olfactive; non seulement en effet chez l'adulte on a trouvé les fibres du nerf olfactif en connexion avec ces cellules, mais encore en étudiant le développement du nerf olfactif, on a pu voir que ces fibres sont poussées par les cellules sensorielles olfactives toujours plus loin vers la paroi cérébrale, vers le bulbe olfactif, qu'elles arrivent à atteindre.

Manteau. — Les hémisphères cérébraux ont tout d'abord, ainsi que nous l'avons vu plus haut, une direction telle que leur axe croise sous un angle presque droit celle de l'axe du reste du cerveau et particulièrement du cerveau intermédiaire; tandis que celui-ci est dirigé obliquement en bas et en avant, l'axe de l'hémisphère cérébral est à peu près vertical. L'hémisphère s'accroît alors surtout en haut et en arrière. Puis il s'incurve autour de son ganglion basal comme centre, de façon que son extrémité postérieure devient en même temps inférieure. On peut à ce moment distinguer dans le manteau cérébral une portion antérieure ou frontale et une partie postéro-inférieure ou temporale, unies par une région intermédiaire ou pariétale qui correspond au sommet de la courbe décrite par l'hémisphère. La partie frontale s'allonge ensuite de plus en plus au-devant de la lame terminale et par conséquent du cerveau intermédiaire; la partie temporale fait de même sur les côtés et en arrière de ce dernier. Le centre de l'hémisphère, c'est-à-dire la partie insérée sur le cerveau intermédiaire et continue avec le ganglion basal, n'éprouve pas une expansion aussi grande; d'où résulte que, débordée par les autres régions, elle présente une dépression verticale que le reste de l'écorce cérébrale circonscrit en avant, en haut et en arrière. Cette dépression est la *fosse de Sylvius* (fig. 27, *fS*), et la portion de l'écorce cérébrale qui en forme le fond s'appelle le *lobe central* ou *insula de Reil*; l'ensemble de l'écorce cérébrale qui l'entoure peut lui être utilement opposée sous le nom de *lobe annulaire*. Vis-à-vis du lobe central se trouve dans la profondeur le ganglion basal ou corps strié, dont le relief sur la face interne de l'hémisphère et dans la cavité ventriculaire correspond exactement à la dépression que forme la fosse de Sylvius sur la face externe.

La fosse de Sylvius a d'abord la forme d'une excavation arrondie ou plutôt ovalaire, à grand axe vertical, dont l'extrémité inférieure se perd dans la base de l'hémisphère et spécialement dans la région olfactive, dont les bords anté-

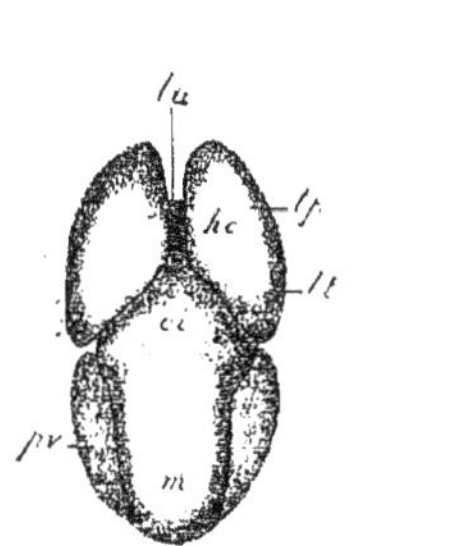

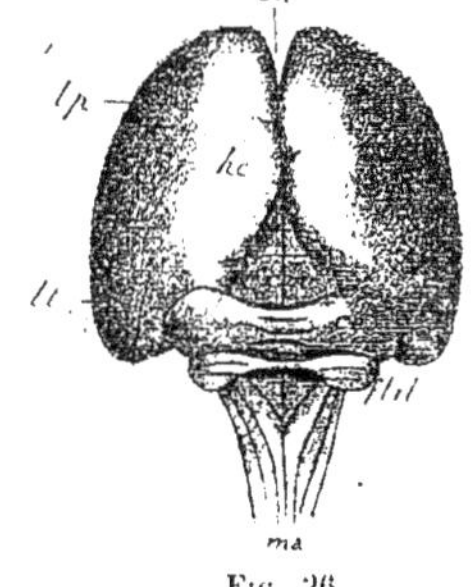

FIG. 25. FIG. 26.

Fig. 25. — Figure d'un embryon humain de sept semaines, vu d'en haut (d'après MIHALKOVICS).

hc, face externe, convexe, des hémisphères cérébraux. — *lp*, leur lobe pariétal. — *lt*, leur lobe temporal. — *lu*, lame unissante des hémisphères ou lame terminale. — *ci*, cerveau intermédiaire. — *m*, cerveau moyen. — *pv*, pont de Varole débordant en dessous de chaque côté le cerveau moyen.

Fig. 26. — Cerveau d'un embryon humain âgé de presque trois mois, vu d'arrière et d'en haut (d'après MIHALKOVICS).

sh, scissure interhémisphérique. — *hc*, hémisphères cérébraux. — *lp*, leur lobe pariétal. — *lt*, leur lobe temporal. — *cm*, cerveau moyen (tubercules bijumeaux) encore à découvert. — *cc*, cervelet. — *flrl*, flocons et paroi des recessus latéraux. — *ma*, moelle allongée.

rieur et postérieur ainsi que l'extrémité supérieure sont circonscrits par le grand lobe annulaire de l'écorce cérébrale. En raison du puissant accroissement de l'hémisphère en arrière, la fosse de Sylvius, de verticale qu'elle était, devient oblique en haut et en arrière, en même temps qu'elle augmente de profondeur tout en se rétrécissant. Elle tend en effet à être recouverte de plus en plus complètement par la région frontale de l'hémisphère en avant, par la région temporale en arrière; et le lobe de l'insula, situé au fond de la fosse sylvienne, devient de moins en moins visible de l'extérieur. Ces caractères s'accentueront avec l'âge, si bien que la fosse de Sylvius, devenue une véritable scissure très profonde, se dirigera finalement presque horizontalement, et que l'insula de Reil sera complètement masquée.

Dès ce moment la face externe, convexe, de l'hémisphère peut être partagée en quatre départements qui se confondent il est vrai les uns dans les autres autour de la scissure de Sylvius, mais qui loin d'elle se séparent sous forme de prolongements ou lobes cérébraux bien distincts. Il y a ainsi un prolongement ou *lobe frontal*, antérieur (fig. 28 et 30, *lfr*); un *lobe pariétal*, supérieur (fig. 30, *lp*); un *lobe temporal*, inférieur (fig. 28, *lt*); auxquels s'ajoute tardivement un *lobe occipital* tourné en arrière et en haut (fig. 28, *lo*). Dès le sixième mois, il se produira sur la face externe de l'hémisphère un certain nombre de sillons ou *scissures cérébrales fondamentales*, dans le fond desquelles s'enfoncera le tissu conjonctif vasculaire qui enveloppe le cerveau. Ces scissures délimiteront définitivement les territoires des différents lobes cérébraux. Plus tard aux scissures fondamentales s'ajouteront des sillons de moindre importance entre lesquels la substance cérébrale s'épaissira sous la forme de bourrelets sinueux,

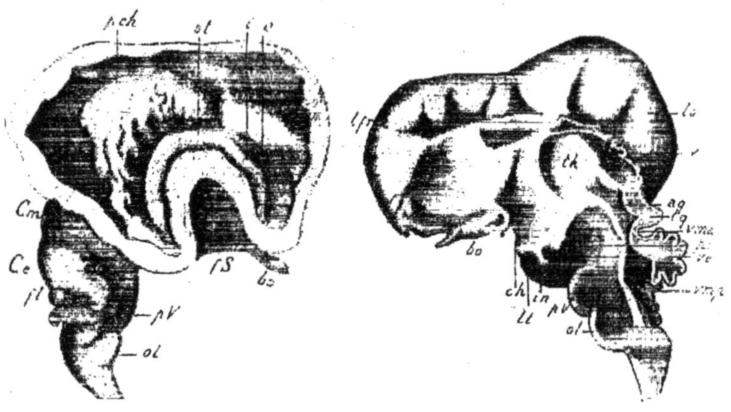

Fig. 27. Fig. 28.

Fig. 27. — Encéphale d'un embryon humain de 10 cent. de long du vertex au coccyx (trois mois et demi). Vue latérale, la paroi externe des ventricules cérébraux ayant été enlevée.

pch, plexus choroïdes. — *st*, corps strié. — *e*, *i*, ses branches externe et interne. — *fS*, fosse de Sylvius. — *bo*, bulbe olfactif. — *Cm*, cerveau moyen. — *Ce*, cervelet. — *pV*, pont de Varole. — *fl*, flocon. — *ol*, olive.

Fig. 28. — Le même encéphale, sectionné suivant le plan médian.

lfr, lobe frontal. — *lo*, lobe occipital. — *lt*, lobe temporal. — *bo*, bulbe olfactif. — *th*, *thalamus* (couche optique). — *v*, voûte du troisième ventricule. — *ch*, chiasma optique. — *in*, infundibulum. — *tq*, tubercules quadrijumeaux. — *aq*, aqueduc de Sylvius. — *pc*, pédoncule cérébral. — *ve*, vernis ou lobe médian du cervelet. — *pV*, pont de Varole. — *ol*, olive. — *vma*, *vmp*, voiles médullaires antérieur et postérieur.

ou *circonvolutions cérébrales*[1]. Les différents lobes sont naturellement creux et contiennent des prolongements ou *cornes* du ventricule latéral (cornes *frontale, occipitale et temporale*).

L'accroissement du manteau cérébral est très rapide et très considérable. Au troisième mois de la vie embryonnaire le lobe occipital a déjà recouvert complètement le cerveau intermédiaire (fig. 30); au cinquième mois, il s'étend au-dessus des tubercules quadrijumeaux, et au huitième mois il arrive à recouvrir même le cervelet. Chez les autres Mammifères que l'Homme, l'expansion du cerveau est en général beaucoup moindre; le cerveau proprement dit ne recouvre qu'une partie plus ou moins étendue du reste de l'encéphale, et le cervelet, les tubercules quadrijumeaux mêmes demeurent à découvert. En somme, on peut

1. Voir l'Anatomie descriptive pour la description des scissures et des circonvolutions chez le fœtus.

dire que les divers stades parcourus par le cerveau humain se retrouvent fixés chez les Mammifères adultes.

Sur la face interne des hémisphères, la paroi cérébrale éprouve de très bonne heure des plissements qui conduisent à la formation d'organes très importants. Il apparaît en effet, sur cette partie de la face interne qui a la forme d'un croissant, deux replis à peu près parallèles entre eux et parallèles aussi au bord supérieur du cerveau, par lequel la face interne plane et la face externe convexe se réunissent. On peut se rendre un compte exact de la forme et de la direction de ces replis, soit sur des coupes transversales et verticales des hémisphères (fig. 29), soit par des dissections dans lesquelles on a enlevé la paroi externe de l'hémisphère pour permettre la vue de la face extérieure ou intraventriculaire de la paroi interne (fig. 27). On voit alors que ces plis font saillie dans le ventricule latéral, prennent naissance au-dessus du large trou de Monro, et se dirigent, en conservant leur parallélisme, par un trajet curviligne jusque vers l'extrémité inférieure du lobe temporal. Le repli supérieur (fig. 29, *am*) est l'ébauche de la formation appelée *corne d'Ammon*; aussi l'a-t-on appelé *pli d'Ammon*, ou encore, en raison de sa forme, *pli arqué*. Le pli inférieur (*ch*) devient, grâce à un amincissement considérable de ses deux feuillets, l'épithélium des plexus choroïdes latéraux; aussi lui a-t-on donné le nom de *pli choroïdien latéral*. Chacun de ces plis détermine à la fois un bourrelet dans la cavité ventriculaire et un sillon sur la face interne de l'hémisphère. De même qu'il y a la corne d'Ammon et la saillie choroïdienne latérale, il existe un *sillon arqué* ou *d'Ammon*, et un *sillon choroïdien*.

Le sillon et la corne d'Ammon règnent sur la plus grande étendue de la paroi interne des hémisphères, depuis le trou de Monro jusqu'à l'extrémité du lobe temporal. La corne d'Ammon, appelée aussi *pied de l'hippocampe*, est un fort bourrelet, qui va s'épaississant davantage d'avant en arrière; il fait saillie dans la cavité ventriculaire, dont il rétrécit le calibre là surtout où il est le plus développé, c'est-à-dire en arrière, dans la corne temporale du ventricule.

Au niveau du sillon et du pli choroïdiens, la paroi nerveuse de l'hémisphère subit des modifications semblables à celles que nous connaissons pour la voûte des troisième et quatrième ventricules. Elle s'amincit (fig. 29, *ch*) et se transforme en une couche simple de cellules épithéliales plates. Dans le pli choroïdien s'enfonce un prolongement latéral de la faux du cerveau, vasculo-conjonctif par conséquent, qui d'autre part se continue tout le long de la voûte du troisième ventricule avec la membrane conjonctive vascularisée qui recouvre cette dernière et que nous avons appelée la toile choroïdienne. Ces prolongements latéraux deviennent de plus en plus vasculaires et de plus en plus considérables par suite de cette vascularisation; ils pénètrent très avant, recouverts par l'épithélium du pli choroïdien, dans le ventricule latéral, et s'unissent intimement avec cet épithélium pour former les *plexus choroïdes latéraux* (fig. 27, *pch*).

Entre les deux sillons choroïdien et arqué se trouve naturellement, sur la face interne des hémisphères, un bourrelet, qui forme la région de passage entre le pli choroïdien et le pli arqué, ou qui constitue, si l'on veut, le feuillet inférieur du pli arqué; sous le nom d'*arc marginal* (*am* en fig. 30) nous verrons ce bourrelet prendre part tout à l'heure à la constitution de formations importantes.

Dans la partie de la face interne des hémisphères, qui est située juste au-devant et au-dessus de la lame terminale, de profondes modifications vont s'opérer, à la suite desquelles se constitueront plusieurs organes, savoir : la *cloison transparente* (*septum lucidum*), et plusieurs *formations commissurales* qui sont la *commissure antérieure*, le *trigone* et le corps *calleux*. Il y a deux façons différentes de se représenter le processus qui conduit à la genèse de l'ébauche première de ces organes. Ou bien on admet (Kœlliker, Marchand) que les ébauches de ces organes sont le résultat d'un épaississement considérable de la lame terminale. Ou bien on peut penser, avec Mihalkovics et Lœwe, qu'ils sont dus à la soudure des parois internes des deux hémisphères dans la partie qui surmonte immédiatement la lame terminale. Il est du reste possible que les deux processus interviennent concurremment dans la formation des organes en question.

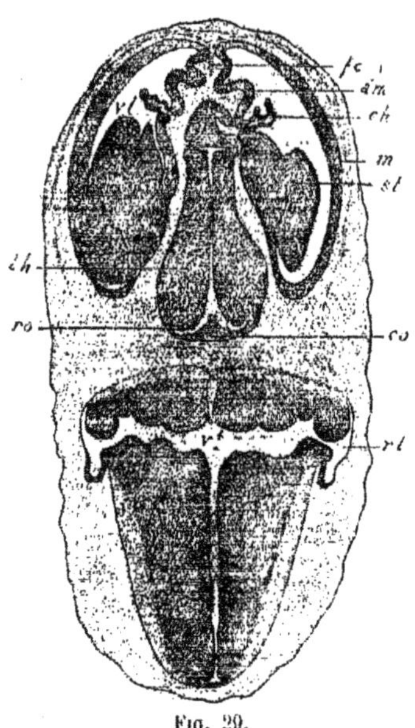

Fig. 29.

Coupe horizontale du cerveau d'un embryon de lapin de 14 jours et demi.

fc, faux primitive du cerveau. — *m*, manteau ou ecorce cerébrale. — *am*, pli d'Ammon. — *ch*, pli choroïdien déjà fortement proéminent dans le ventricule latéral *vl* pour former le plexus choroïde. — *st*, corps strie, bilobé. — *th*, couche optique. — *ro*, recessus optique. — *co*, chiasma optique. — v^4, quatrième ventricule. — *rl*, recessus latéral du 4ᵉ ventricule.

La cloison transparente (fig. 30, *sp*) se forme la première. On dit qu'elle est due à une soudure des parois internes des deux hémisphères; cette soudure a lieu suivant une région limitée, située au-devant de la lame terminale, de forme triangulaire, à pointe inférieure, à base supérieure voisine du trou de Monro. La lame terminale, puisqu'elle est une « lame unissante » des hémisphères cérébraux, prend naturellement part à cette soudure; aussi cesse-t-elle d'être distincte dans toute sa partie supérieure correspondant à la région triangulaire dont il vient d'être question; elle demeure distincte dans sa seule partie inférieure, où elle devient la *lamelle grise terminale du troisième ventricule* ou *lamelle grise optique*. La soudure des parois internes des hémisphères donne lieu à une masse de tissu, qui est située au-devant du troisième ventricule et qui représente l'ébauche de la cloison transparente ou mieux de la *cloison des ventricules latéraux*. Cette lame séparatrice des deux ventricules ne devient transparente que dans les cas où, comme chez l'Homme, il apparaît à son intérieur une cavité. Le processus est alors un peu différent de ce qu'il est chez les autres Mammifères. Au lieu que la coalescence des faces internes des deux hémisphères se fasse sur toute l'étendue de la surface triangulaire précitée, elle n'a lieu que sur les bords, tandis que dans le centre du triangle, l'accolement ne se faisant pas, les deux parois internes demeurent séparées l'une de l'autre par un espace clos de toutes parts. On a appelé improprement cet espace *ventricule de la cloison transparente*, d'une façon plus malheureuse encore *cinquième ventricule*; l'expression de ventricule ne doit pas être appliquée à cette cavité, puisqu'on doit la réserver, dans le langage anatomique précis, aux parties dilatées du canal nerveux, tapissées par l'épendyme.

Dans la partie postérieure de la région soudée, immédiatement au-devant du troisième ventricule, se différencie la *commissure antérieure* (fig. 30, *ca*) : système de fibres transversales unitives reliant les deux hémisphères, qui paraît sur les coupes frontales (verticales et transversales) comme une strie blanche, et sur les coupes sagittales verticales et longitudinales comme un petit cercle clair.

Le long de la ligne d'insertion du septum lucidum sur la lame terminale et par conséquent sur la paroi du troisième ventricule, on voit apparaître de

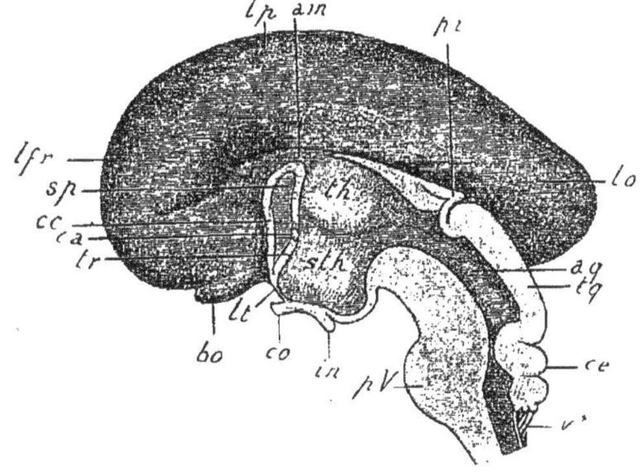

Fig. 30. — Cerveau d'un embryon humain de la première moitié du 4e mois, sectionné suivant le plan médian (d'après Mihalkovics).

lfr, face interne du lobe frontal. — *lp*, face interne du lobe pariétal. — *lo*, face interne du lobe occipital. — *am*, arc marginal. — *lt*, lame terminale. — *sp*, septum lucidum. — *cc*, ébauche du corps calleux. — *tr*, ébauche des piliers antérieurs du trigone. — *ca*, commissure antérieure sectionnée transversalement. — *bo*, bulbe olfactif. — *co*, chiasma des nerfs optiques. — *in*, infundibulum. — *th*, couche optique. — *sth*, région sous-thalamique. — *pi*, diverticule pinéal. — *tq*, tubercules quadrijumeaux. — *aq*, aqueduc de Sylvius. — *pV*, pont de Varole. — *ce*, cervelet. — *v*, toile choroïdienne du 4e ventricule.

chaque côté un faisceau de fibres nerveuses verticales que l'on peut suivre sur le plancher du troisième ventricule jusque dans la région mamillaire. Ces deux tractus sont des parties du *trigone* ou *fornix*, nommé aussi *voûte à trois piliers* (plus exactement à quatre piliers); ce sont les *piliers antérieurs du trigone* (fig. 30, *tr*). Comme ce sont des épaississements de la lame terminale et que celle-ci limite en avant et en dessous le trou de Monro primitif, on comprend que de par la présence de ces organes le trou de Monro se trouvera réduit. Il finira par n'être plus qu'une simple fente située entre les piliers antérieurs du trigone, qui la limitent en avant, et en arrière la couche optique qui la rétrécit en se développant toujours davantage. Les plexus choroïdes paraîtront s'engager librement dans cette fente, dont ils ne seront en réalité que très voisins par leur partie antérieure, la plus importante.

Du plancher du troisième ventricule les piliers antérieurs montent sur les faces latérales de la cloison transparente; puis, s'infléchissant en arrière, ils quittent la cloison là où celle-ci cesse d'exister, et s'appliquent à la face infé-

[PRENANT.]

rieure de ce bourrelet que nous avons appelé l'arc marginal et dont ils suivent la destinée.

Le bord inférieur de l'arc marginal, contigu à l'épithélium des plexus choroïdes, différencie des fibres longitudinales qui continuent les piliers antérieurs du trigone et forment les *piliers postérieurs du trigone*. Les deux arcs marginaux se soudant sur une certaine étendue dans leur portion antérieure, les piliers antérieurs et les piliers postérieurs du trigone confluent en une masse impaire et médiane qui n'est autre que le corps même du trigone. A côté des piliers postérieurs du trigone les arcs marginaux produisent encore une autre

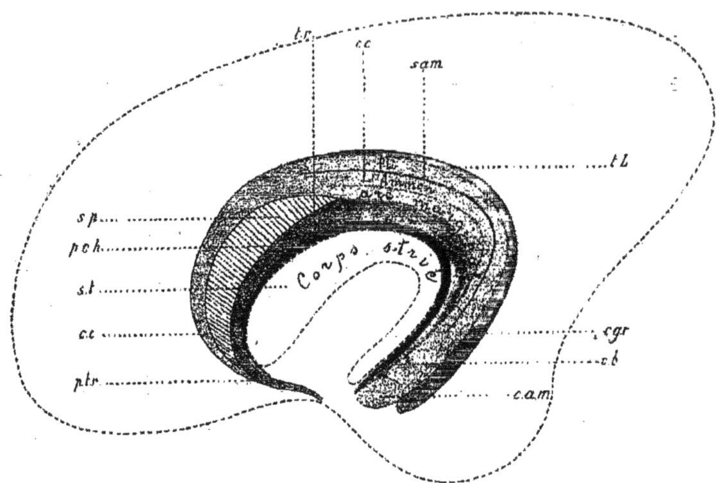

FIG. 31. — Figure schématique montrant la disposition des différentes formations enroulées autour du ganglion cérébral (corps strié).

st, corps strié. — *pch*, plexus choroïde (en rouge). — *tr*, trigone. — *ptr*, pilier antérieur du trigone. — *sp*, *septum lucidum*. — *cc*, *cc*, corps calleux. — *sam*, sillon d'Ammon. — *cam*, corne d'Ammon. — *cgr*, corps godronné, prolongement de *cc*. — *tL*, tractus de Lancisi. — *cb*, corps bordant, prolongement du trigone.

bandelette, le *corps frangé* (*fimbria*), aussi appelé *corps bordé*. Ainsi le trigone reconnaît une double origine : sa portion antérieure (piliers antérieurs) provient d'un épaississement de la lame terminale ; sa partie postérieure (corps et piliers postérieurs) est formée aux dépens de l'arc marginal.

Un peu plus tard que le trigone, se montre, sur les coupes transversales, dans la partie la plus élevée de la cloison des hémisphères, au-dessus du trigone par conséquent, une bande blanche, fibreuse, dont les fibres se recourbent de chaque côté en haut et en dehors pour atteindre l'écorce cérébrale. C'est là la première ébauche d'une puissante commissure interhémisphérique, le *corps calleux* (fig. 30, *cc*). Des coupes médianes et verticales montrent que cette commissure n'existe d'abord que dans la partie la plus antérieure des hémisphères cérébraux, et qu'elle est représentée par un épaississement du bord supérieur de la cloison transparente, dont les piliers antérieurs du trigone forment d'autre part le bord inférieur. La portion antérieure du corps calleux ainsi constituée s'appelle le *genou*. Plus tard, le développement du corps calleux se poursuit peu à peu d'avant en arrière. De même que le bord inférieur de l'arc marginal produisait, après soudure des deux arcs droit et gauche, le corps du trigone, de même son bord supérieur fusionné avec celui du côté opposé constitue le corps calleux même et le *bourrelet* de ce corps. Le corps calleux n'est pas prolongé en arrière, dans le lobe temporal, par une formation issue de l'arc marginal, comparable au pilier postérieur du trigone. Mais l'arc marginal produit, là où il devient libre de toute soudure et où cesse le corps calleux, parallèlement au corps bordé et dans toute l'étendue du lobe temporal, un *corps bordant* ou *corps godronné* (*gyrus dentatus*).

Enfin, la partie la plus élevée du bord supérieur de l'arc marginal fournit une bandelette, le *tænia tecta* ou *tractus de Lancisi*, qui repose sur la face supérieure du corps calleux et qu'on rattache d'habitude en anatomie descriptive à cet organe. Les tractus de Lancisi se prolongent eux aussi, comme l'arc marginal dont ils dérivent, jusque dans le lobe temporal.

Ainsi l'on voit, par exemple à l'inspection de la figure schématique 31, que concentriquement au corps strié (*st*) et concentriquement les unes aux autres sont disposées un système de commissures interhémisphériques et de formations plus ou moins rudimentaires de l'écorce cérébrale, qui règnent sur toute la longueur du ventricule latéral et de son prolongement temporal. Ce sont essentiellement : le pli choroïdien avec les plexus choroïdes latéraux (*pch*) ; — le pli arqué (corne d'Ammon) (*cam*) ; — l'arc marginal avec les formations qui en dérivent, savoir, le trigone (*tr* et *ptr*), le corps bordant (*cb*), le corps calleux (*cc*) avec le corps godronné (*cgr*) et les tractus de Lancisi (*tL*). Il faut y ajouter une bande arciforme de paroi cérébrale, une circonvolution, bornée supérieurement par un sillon, le sillon *calloso-marginal* ; c'est la *circonvolution de l'ourlet* ou *du corps calleux* continuée par la *circonvolution de l'hippocampe*. La plupart de ces formations se retrouveront en anatomie descriptive comme parois des cornes temporales du ventricule latéral.

Dans la partie de la paroi interne qui correspond au lobe occipital se produit aussi un sillon qui peut être considéré comme un prolongement du sillon arqué, auquel il succède aussi chronologiquement ; c'est la *scissure calcarine*, qui se détache à angle obtus du sillon arqué et va jusque près de l'extrémité du lobe occipital. De même que le sillon arqué, elle repousse la paroi cérébrale en dedans ; ainsi se forme un pli saillant dans la corne occipitale du ventricule latéral, qui s'en trouve rétrécie ; c'est le *calcar* ou *petit hippocampe*.

La formation du corps calleux unissant les deux hémisphères au fond de la scissure interhémisphérique et la fusion des deux arcs marginaux pour constituer le trigone et le corps calleux ont amené, on le comprend, une nouvelle manière d'être dans la faux cérébrale, qui remplit la scissure interhémisphérique. La faux s'atrophie entre les deux arcs marginaux qui se soudent ; la partie inférieure ou ventrale, avec les plexus choroïdes latéraux et la toile choroïdienne qui en dépendent, s'est trouvée séparée, par l'interposition du corps calleux et du trigone, de la partie supérieure, la faux proprement dite ou définitive qui est demeurée au-dessus de ces organes.

L'histogenèse et la formation systématique (systématogenèse) du cerveau antérieur n'ont pas encore été étudiées d'une manière suivie, comme l'ont été par His celles du cerveau rhomboïdal.

On sait cependant, relativement à l'écorce cérébrale, que celle-ci au début a la constitution histologique fondamentale de toute paroi nerveuse embryonnaire. On y retrouve, décrits il est vrai par les auteurs (Vignal, par exemple) sous d'autres noms, la plaque interne, le manteau et une assise externe de neurosponge. C'est le manteau qui ici comme ailleurs produit les fibres nerveuses. Cette couche se différencie en un certain nombre de strates déjà reconnaissables au cinquième mois de la vie fœtale. La plus caractéristique de ces strates est constituée par de grandes cellules pyramidales.

Quant aux fibres nerveuses, elles se groupent en systèmes, qui sont les uns des *systèmes commissuraux*, les autres des *systèmes longitudinaux* ou *de projection*. Nous connaissons déjà les premiers qui relient entre eux les deux hémisphères (corps calleux, trigone, commissure blanche antérieure). Il faut leur ajouter des *systèmes d'association* représentés par des fibres qui unissent différentes régions d'un même hémisphère. Les systèmes de projection sont contenus dans une formation qui fait suite aux groupes fibreux du pédoncule cérébral et que l'on voit apparaître dans l'épaisseur des ganglions cérébraux (couche optique et noyaux du corps strié), et qui de là irradie dans tout l'hémisphère (*couronne rayonnante*).

§ 5. — DEVELOPPEMENT DES ENVELOPPES CÉRÉBRALES

Le cerveau embryonnaire est enfoui dans un tissu conjonctif duquel dériveront les enveloppes du cerveau ou *méninges* cérébrales et la capsule crânienne (Voy. t. Ier, p. 383, pour l'origine de ce tissu et pour sa différenciation en capsule membraneuse du crâne et en méninges).

En même temps que le cerveau se partage, de la façon qui vient d'être étudiée, en plusieurs régions successives, la capsule crânienne envoie entre les vésicules cérébrales des prolongements transversaux semi-lunaires, qui sur les coupes antéro-postérieures et médianes figurent des éperons triangulaires de tissu conjonctif (fig. 32). Ces prolongements divisent la cavité crânienne en un certain nombre de *chambres crâniennes* correspondant aux différentes vésicules cérébrales. Il y aura donc cinq chambres crâniennes séparées par quatre prolongements de la capsule du crâne.

D'autre part à la base du crâne se développe, par le fait de l'incurvation céphalique, un autre prolongement, le *pilier moyen du crâne* (fig. 32, *pm*), sous-jacent au cerveau moyen et séparant le cerveau intermédiaire du cerveau postérieur. Le nom de pilier moyen du crâne n'est pas complètement justifié; car cette formation conjonctive n'interviendra que très peu dans la constitution de la base du crâne, et ne jouera même qu'un rôle insignifiant dans la formation des méninges; il subira en effet une régression presque complète à la suite du redressement de la courbure céphalique. La partie inférieure seule du pilier moyen du crâne s'ossifiera, pour former la « selle turcique » du sphénoïde.

Des quatre prolongements dorsaux de la capsule crânienne, le premier et le troisième seuls persistent, sous les noms de *prolongements méningés antérieur* et *postérieur*, destinés à devenir respectivement la *faux cérébrale* et la *tente du cervelet*.

Le prolongement méningé antérieur, situé entre le cerveau antérieur secondaire et le cerveau intermédiaire, se continue en avant, entre les deux hémisphères, par une lame falciforme, dirigée verticalement et antéro-postérieurement, la faux du cerveau proprement dite. Celle-ci se continue en arrière et de chaque côté en deux lamelles également falciformes qui s'insinuent entre la face interne des hémisphères et la paroi externe du cerveau intermédiaire et, circonscrivant les trous de Monro primitifs, parviennent jusqu'à la base du crâne où elles se perdent. L'union de la faux cérébrale avec le prolongement méningé postérieur se fait de la façon suivante. Pendant l'expansion des hémisphères au-dessus du cerveau intermédiaire, la scissure interhémisphérique et par suite la faux cérébrale s'allongent d'avant en arrière. Quand les hémisphères sont parvenus au-dessus du cerveau postérieur, la faux cérébrale s'unit avec le prolongement méningé postérieur.

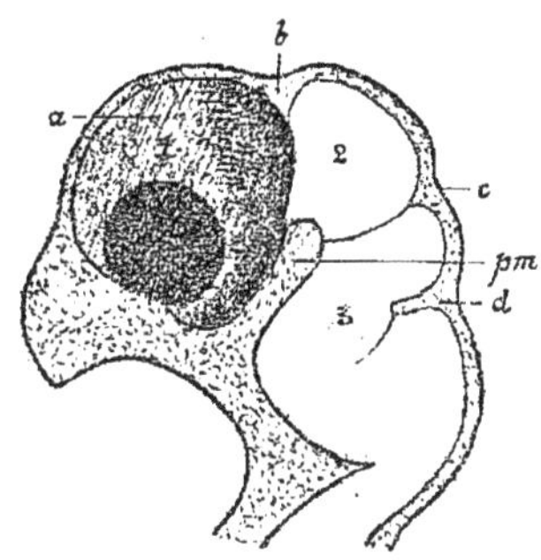

Fig. 32.
Coupe antéro-postérieure et médiane de la tête d'un embryon humain (demi-schématique, d'après Dursy).

pm, pilier moyen du crâne. — 1, chambre antérieure du crâne subdivisée par la cloison médiane *a*. — 2, chambre moyenne limitée par les prolongements méningiens *b* et *c*. — 3, chambre postérieure subdivisée par le prolongement méningien *d* en deux compartiments successifs. Le cerveau n'est pas représenté.

Quant à celui-ci, qui devient la tente du cervelet, il s'enfonce entre le cerveau moyen et le cervelet et s'unit secondairement à la faux cérébrale. Les extrémités du croissant que représente la tente du cervelet descendent jusqu'au pilier moyen du crâne, par conséquent jusqu'à la selle turcique qui en dérive, et s'attachent à cette dernière.

Le tissu conjonctif qui entoure le cerveau et les prolongements de ce tissu qui viennent d'être décrits fournissent les ébauches des diverses enveloppes cérébrales ou méninges. Immédiatement à la surface du cerveau le tissu se distingue par la formation précoce d'un réseau capillaire serré, et devient la *pie-mère*. La couche de tissu qui est située immédiatement en dehors de celle-ci est pauvre en vaisseaux, lâchement constituée et étroitement unie à la pie-mère; c'est l'*arachnoïde*. Elle est recouverte par une lame de tissu condensé, fibreux, la *dure-mère*. A la face interne de la dure-mère se développe un endothélium, grâce auquel l'ébauche durale se sépare de l'ébauche arachnoïdienne; ainsi naît un interstice, l'*espace subdural*. Dans l'arachnoïde se forment çà et là des fentes et des lacunes, *espaces subarachnoïdiens*.

Le développement des enveloppes de la moelle ou *méninges spinales* n'offre rien de particulier; on y retrouve la différenciation en pie-mère, arachnoïde et dure-mère[1].

1. Ce chapitre embryologique emprunte principalement ses matériaux aux ouvrages suivants, que l'on pourra consulter pour de plus amples renseignements :

Mihalkovics, *Entwicklungsgeschichte des Gehirns*. Leipzig, 1880.

Loewe. *Beitræge zur Anatomie und Entwickelungsgeschichte des Nervensystems*, Leipzig, 1880.

His. 1° Die Formentwicklung des menschlichen Vorderhirns vom Ende des ersten bis zum Beginn des dritten. Monats. — 2° Zur Geschichte des Gehirns. — 3° Die Entwicklung des menschlichen Rautenhirns vom Ende des ersten bis zum Beginn des dritten Monats. *Abhandh. d. math.-phys. Kl. d. Kgl. Sæchs. Ges. d. Wiss.*, 1888, 89, 90.

Nous renvoyons aussi à notre ouvrage (*Éléments d'embryologie de l'homme et des vertébrés*, t. II, Organogénie. Paris. Steinheil, 1896.

[*PRENANT.*]

CHAPITRE DEUXIÈME

HISTOLOGIE GÉNÉRALE DU SYSTÈME NERVEUX

Par A. NICOLAS

Le système nerveux comprend : des *organes centraux*, moelle épinière, cerveau (avec ses subdivisions) et cervelet, auxquels il convient de rattacher les *ganglions* qui, ainsi qu'on l'a vu, en dérivent directement, et des *nerfs* qui mettent ces organes en relation les uns avec les autres, d'une part, et avec les régions de l'organisme situées en dehors d'eux, d'autre part.

Si l'on examine comparativement les caractères macroscopiques des centres nerveux et ceux des nerfs, il n'est pas besoin d'une étude bien approfondie pour constater entre eux des différences assez notables.

Les nerfs se présentent sous la forme de cordons plus ou moins volumineux, cylindriques ou aplatis, presque inextensibles, du moins à l'état frais, relativement durs et résistants. Leur couleur est généralement blanche, certains d'entre eux cependant, notamment ceux qui font partie du système sympathique, sont d'un gris jaunâtre ou rosé. Il est facile de se convaincre que leur masse n'est pas homogène : pour cela il suffit de dilacérer un tronc nerveux avec des pinces ou de le couper en travers et d'examiner la surface de section. On constate alors qu'il est constitué par des petits cordons groupés en faisceaux parallèles que maintient réunis une quantité plus ou moins considérable de tissu conjonctif.

Considérons, maintenant, ces notions sommaires une fois acquises, les centres nerveux, débarrassés, cela va sans dire, des enveloppes qui les recouvrent. Ce qui frappe immédiatement c'est que leur coloration extérieure varie suivant la région que l'on examine. Si la surface de la moelle est blanche, comme un nerf, celle des hémisphères cérébraux, par exemple, est grisâtre. Vient-on à faire des coupes intéressant un endroit quelconque, partout on retrouve ces mêmes différences. Ici des zones grises, ou d'un gris rosé, là des zones blanches. En certaines régions la teinte est foncée, presque noire; ailleurs elle est d'un jaune ocreux tirant sur le rouge. Ces particularités qui sautent aux yeux ont permis de dire que les centres nerveux sont formés de deux substances ; une *substance grise* et une *substance blanche*. Il est essentiel de savoir dès maintenant que ces expressions n'ont de valeur que parce qu'elles impliquent une structure spéciale et par suite des propriétés particulières.

Les centres nerveux se laissent couper aisément comme une masse pâteuse, épaisse et homogène. A l'état frais ils jouissent d'une certaine élasticité et le doigt qui déprime leur surface ne laisse pas de trace, à moins que la pression n'ait dépassé une certaine limite. Ils se ramollissent très rapidement après la mort. La substance grise est pulpeuse, possède peu de cohésion, s'écrase sous le doigt, et se désagrège sous un faible courant d'eau. La substance blanche est plus résistante, mais jamais au même degré que les troncs nerveux périphériques.

Les caractères physiques des ganglions se rapprochent beaucoup de ceux de la substance grise, tout en variant selon qu'il s'agit de tel ou tel d'entre eux.

Il résulte de ce qui précède qu'à première vue les centres nerveux et les nerfs ne paraissent pas constitués de la même façon. Mais une étude plus approfondie, basée sur l'examen microscopique, nous montre que cette conclusion n'est vraie que dans une certaine mesure. En réalité on trouve dans toute l'étendue des centres nerveux et dans tous les ganglions l'élément constitutif essentiel des nerfs périphériques; par contre, les nerfs, d'une manière générale, sont privés des éléments dont la présence suffit à caractériser les organes encéphalo-médullaires et ganglionnaires : Les nerfs périphériques et la substance blanche des centres nerveux sont composés de fibres, dites *fibres nerveuses*. La substance grise et les ganglions renferment également des fibres, mais sont formés surtout par des cellules, les *cellules nerveuses* ou *ganglionnaires*.

La différence structurale est donc particulièrement accentuée entre la substance grise (ou les ganglions) et les nerfs. Elle est insignifiante entre les nerfs et la substance blanche, et ne porte que sur des caractères d'ordre secondaire.

La substance blanche résulte du groupement de cordons de fibres qui font partie intégrante de l'axe cérébro-spinal, tandis que les nerfs proprement dits abandonnent cet axe et rayonnent dans toutes les directions. Si ceux-ci méritent le nom de *nerfs périphériques*, les premiers méritent celui de *nerfs centraux*. Il est à noter que tous les nerfs périphériques sont centraux dans une partie de leur trajet tandis qu'il y a des nerfs, c'est-à-dire des fibres nerveuses, qui ne quittent à aucun moment l'axe encéphalo-médullaire et sont par conséquent exclusivement des nerfs centraux.

Quant à la substance grise, constituée essentiellement par des cellules, elle représente un lieu d'origine pour certaines fibres, un lieu de terminaison pour d'autres, qu'il s'agisse de fibres périphériques ou qu'il s'agisse de fibres centrales.

Ces notions sont de la plus haute importance et doivent toujours être présentes à l'esprit. Chaque fois qu'en étudiant les centres nerveux on aura sous les yeux une région grise, on pourra, en dehors de tout examen microscopique, diagnostiquer une agglomération de cellules nerveuses; chaque fois au contraire qu'on verra une région blanche on sera sûr qu'on se trouve en présence de fibres nerveuses.

Les éléments nerveux, fibres et cellules, dont il a été uniquement question jusqu'ici, ne forment à eux seuls ni les nerfs ni les organes centraux. Ils sont associés à d'autres éléments dont nous signalons ici seulement l'existence en les groupant sous la rubrique de : *éléments de soutien*. — Enfin nerfs et centres reçoivent des *vaisseaux*.

Nous étudierons successivement dans les pages qui vont suivre :

1° La cellule nerveuse;

2° Les rapports des cellules nerveuses entre elles;

3° Les fibres nerveuses;

4° Les rapports des fibres avec les cellules;

5° Les éléments de soutien;

6° Les vaisseaux.

Ainsi que nous allons le voir, ce n'est que pour les besoins de la description que les cellules nerveuses se trouvent séparées des fibres. En réalité, et c'est là une loi d'une importance capitale qui doit servir de guide dans les études neurologiques, la fibre nerveuse est le prolongement de la cellule nerveuse; toute cellule suppose une fibre; toute fibre émane d'une cellule.

Nous nous attacherons surtout, sans négliger les détails essentiels d'ordre purement histologique, à faire connaître les relations envisagées à un point de vue général, et telles qu'on les comprend actuellement, des cellules nerveuses entre elles d'une part, et avec les fibres nerveuses d'autre part. Les découvertes admirables faites pendant le cours de ces dernières années ont porté une lumière éclatante sur cette question auparavant si obscure, et, si le problème de la texture du système nerveux n'est pas encore entièrement résolu dans tous ses détails, du moins se trouve-t-il aujourd'hui extrêmement simplifié. La plupart des progrès réalisés sont dus à deux méthodes différentes imaginées, l'une en 1875 par Golgi (de Pavie), l'autre en 1886 par Ehrlich (de Berlin). Nous ne ferons qu'indiquer sommairement le principe de ces méthodes. La méthode de Golgi, telle qu'on l'emploie actuellement, consiste à traiter les organes, nerveux ou autres, dont on veut étudier les nerfs, par un mélange en proportions déterminées de bichromate de potasse et d'acide osmique. Après un séjour convenable mais de peu de durée dans ce liquide la pièce est portée dans une solution de nitrate d'argent où on la laisse quelque temps, puis enfin débitée en coupes. Dans ces conditions les cellules nerveuses avec leurs prolongements se montrent colorées en noir. Les images sont d'une netteté et d'une finesse remarquables. On peut suivre les prolongements des cellules avec la plus grande facilité et constater leurs connexions.

La méthode d'Ehrlich est basée sur ce fait que le bleu de méthylène colore d'une façon spécifique les cellules nerveuses et surtout les nerfs avec leurs terminaisons, à l'état vivant. Il suffit alors d'injecter dans le système vasculaire d'un animal vivant une solution de bleu de méthylène ou de traiter un tissu vivant par cette substance pour obtenir une coloration qui, comme celle de Golgi, permet de poursuivre les plus fines ramifications nerveuses jusque dans leurs moindres détails.

Parmi les histologistes dont les recherches ont le plus contribué à étendre nos connaissances en anatomie nerveuse, par l'application de ces méthodes, nous citerons, outre Golgi, Ehrlich et leurs élèves, R. Cajal et son frère Pedro Ramon, Kœlliker, Retzius, von Lenhossék, van Gehuchten, Dogiel, Arnstein, Smirnow, Lavdowsky, E. Müller, Apathy, Bethe, etc. C'est à leurs travaux que nous emprunterons les faits sur lesquels reposera notre description.

§ I. — CELLULE NERVEUSE.

La cellule nerveuse, appelée aussi cellule ganglionnaire, représente l'élément fondamental du système nerveux, aussi bien au point de vue anatomique qu'au point de vue physiologique. C'est la cellule nerveuse qui donne naissance à la fibre nerveuse, c'est elle qui est le point de départ des impulsions motrices, le centre des perceptions sensitives et des manifestations psychiques. Elle représente l'élément actif, que la fibre, élément conducteur, met en relations avec les organes périphériques.

Au point de vue morphologique la cellule nerveuse est uniquement caractérisée par ce fait qu'elle est directement en relation au moins avec une fibre nerveuse. En d'autres termes toutes les cellules nerveuses sont munies au moins d'un prolongement qui se continue avec une fibre nerveuse ou mieux qui devient une fibre nerveuse. La constatation de ce rapport suffit, mais est nécessaire, pour que l'on puisse affirmer la nature nerveuse d'un élément. Les autres caractères de la cellule nerveuse n'ont rien de spécifique, de sorte que, dans bien des cas, la signification d'éléments soupçonnés d'être nerveux ne peut être établie, faute de pouvoir reconnaître leur prolongement nerveux, que d'une façon approximative. A cet égard les méthodes indiquées plus haut ont facilité singulièrement les déterminations.

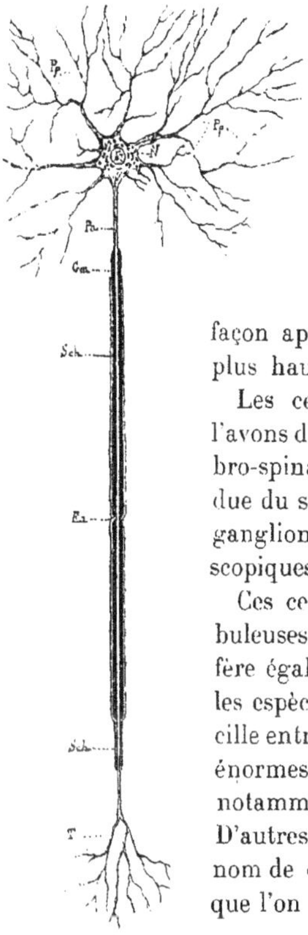

Les cellules nerveuses se rencontrent ainsi que nous l'avons déjà dit, dans toutes les régions grises de l'axe cérébro-spinal, dans les ganglions spinaux et dans toute l'étendue du système sympathique où elles se groupent en amas ganglionnaires plus ou moins importants, parfois microscopiques.

Ces cellules affectent des formes variables : elles sont globuleuses, piriformes, fusiformes ou étoilées. Leur taille diffère également beaucoup suivant les régions, ou suivant les espèces animales. Chez les Vertébrés supérieurs elle oscille entre 8 et 100 μ. Il en est qui atteignent des dimensions énormes (200 à 300 μ) et deviennent visibles à l'œil nu, notamment chez les Poissons et chez certains Invertébrés. D'autres au contraire sont si petites qu'elles ont mérité le nom de « grains » (par ex. : rétine, écorce du cervelet) et que l'on a méconnu longtemps leur nature nerveuse.

Fig. 33.
Figure schématique montrant comment le prolongement cylindre-axe, *Pa*, prend part à la constitution d'une fibre nerveuse à myéline. — *N.* Noyau de la cellule nerveuse. — *Pp.* Prolongements protoplasmiques. — *Gm.* Gaine de myéline. — *Sch.* Gaine de Schwann. — *Ea.* Étranglement annulaire. — *T.* Ramifications terminales du cylindre-axe.

Après avoir indiqué les particularités morphologiques des principales espèces de cellules nerveuses nous étudierons leur constitution intime en envisageant successivement les caractères de leur protoplasma et de leur noyau.

Prolongements de la cellule nerveuse. — Toute cellule nerveuse émet, avons-nous dit déjà, au moins un prolongement, lequel devient une fibre nerveuse. Il est beaucoup plus conforme à la réalité de dire que *ce prolongement est d'emblée une fibre nerveuse.* Voici en effet comment les choses se passent (fig. 33).

Le plus ordinairement, à une certaine distance de la cellule-mère, ce prolongement se revêt d'une substance spéciale, la myéline, qui se dépose en un mince étui dont il formerait l'axe. A ce moment le prolongement, disons la fibre, qui était d'abord *nu*, devient donc une *fibre à myéline*, mais le prolongement lui-même conserve ses caractères primitifs. Plus loin encore, de nouveaux éléments peuvent se surajouter à cette première enveloppe, myélinique; en un mot la fibre se complique, mais ce qui en est la partie essentielle, caractéristique, c'est toujours le prolongement, la fibre émanée de la cellule, qui a gardé ses attributs et les gardera jusqu'à la terminaison du nerf. Il est donc juste de dire que ce prolongement est, dès son origine, une fibre nerveuse, une fibre nerveuse de la forme la plus simple. Dans certains cas ceci est encore plus net, car le prolongement reste jusqu'à sa terminaison ce qu'il était au moment où il quitte la cellule, c'est-à-dire reste dépourvu de gaine myélinique. La fibre nerveuse est nue d'un bout à l'autre.

Le fait que le prolongement dont nous nous occupons maintenant arrive à constituer, après un certain trajet, la partie axiale d'une fibre à myéline, partie axiale appelée depuis longtemps, avant qu'on ne connaisse son origine : cylindre-axe, l'a fait désigner sous le nom de *prolongement cylindraxile* ou *axone*.

Découvert par Rudolph Wagner (1851) dans les cellules des lobes électriques du cerveau de la Torpille, revu ensuite par Remak (1854) dans les cellules de la moelle épinière du Bœuf, le prolongement cylindraxile a été étudié pour la première fois d'une façon suivie par Deiters (1865). C'est à cet histologiste que revient l'honneur d'avoir montré que son existence et sa continuité avec une fibre nerveuse sont des faits constants; qu'il s'agit d'une loi générale applicable à toutes les espèces de cellules nerveuses. Aussi le prolongement cylindraxile est-il connu également sous le nom de *prolongement de Deiters*.

Quand une cellule nerveuse ne possède qu'un seul prolongement, celui-ci est un prolongement cylindraxile, et la cellule est dite *unipolaire*. Quand elle en a deux on admet communément qu'ils ont l'un et l'autre la même valeur, qu'ils sont par conséquent cylindraxiles : la cellule est *bipolaire*. Enfin quand elle présente plusieurs prolongements, l'un d'entre eux au moins est cylindraxile, c'est-à-dire devient une fibre nerveuse, les autres sont désignés sous le nom de *prolongements protoplasmiques* et l'on discute encore sur leur signification et sur leurs rapports. Les cellules de cette dernière catégorie sont dites *multipolaires*. Ces expressions de bipolaire et de multipolaire, si l'on prend comme base d'appréciation de la polarité la nature fonctionnelle des prolongements, ne sont exactes qu'autant que les deux prolongements de la cellule bipolaire et plus de deux dans les cellules multipolaires sont nerveux, cylindraxiles ou non. Nous verrons plus loin ce que l'on pense actuellement de cette question.

Quant aux cellules dépourvues de tout prolongement, *apolaires*, leur existence, chez les Vertébrés et en dehors de la période embryonnaire, est tout à fait problématique. On est de plus en plus autorisé à la nier.

Cellules multipolaires. — Ce type se rencontre chez tous les Vertébrés dans les régions grises de la moelle et de l'encéphale, dans la rétine et dans les divers ganglions du sympathique (Mammifères et Oiseaux seulement). Il est caractérisé, avons-nous dit, par la multiplicité des prolongements qui partent du corps cellulaire, et que l'on classe, depuis Deiters, en deux catégories : 1° prolongement cylindraxile, 2° prolongements protoplasmiques.

Prolongements protoplasmiques. — Les prolongements protoplasmiques, quant à leur nombre, à leur calibre, à leur mode d'origine et de distribution, sont soumis à des variations innombrables, que nous ne saurions décrire ici. Cependant leurs dispositions sont généralement très semblables pour toutes les cellules d'une région donnée : par exemple les cellules de Purkinje du cervelet, les cellules pyramidales de l'écorce cérébrale... (fig. 35).

Ces prolongements, plus ou moins épais à leur origine sur le corps cellulaire, ont des contours irréguliers, épineux ; ils se divisent bientôt, émettent des branches latérales, rayonnent en tous sens en se ramifiant sans cesse avec une richesse étonnante et finalement se terminent à une distance parfois très grande. Pour se faire une idée de l'abondance extraordinaire des ramifications

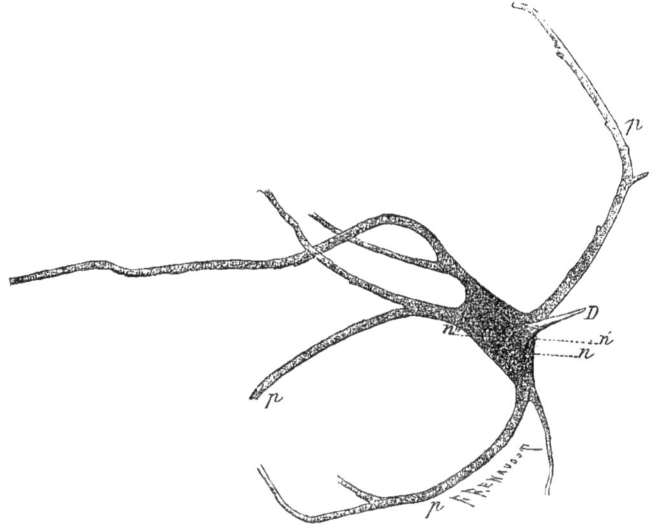

Fig. 34. — (D'après Ranvier.)

Une cellule nerveuse des cornes de la moelle épinière de l'homme, isolée après injection interstitielle de sérum iodé. — *D*, prolongement de Deiters, cassé au niveau de son point rétréci ; *p*, prolongements protoplasmiques ; *n*, noyau ganglionnaire ; *n'*, son nucléole ; *n''*, son nucléolule.

protoplasmiques, on n'a qu'à jeter un coup d'œil sur les figures 34 et 35 qui ne sont nullement schématiques. On ne saurait mieux les comparer qu'à des arbres ou à des rameaux touffus, d'où le nom de *dendrites* appliqué aux prolongements protoplasmiques (His).

Nous verrons plus tard les opinions relatives au mode de terminaison des dendrites.

Prolongement cylindraxile. — Chaque cellule multipolaire n'émet habituellement qu'un prolongement cylindraxile. C'est la règle pour les cellules de l'axe cérébro-spinal, et l'on ne connait jusqu'à présent que les exceptions suivantes : certains éléments de l'écorce cérébrale fournissent deux, parfois trois prolongements cylindraxiles (R. Cajal) (B, fig. 35); des cellules du lobe optique des Oiseaux et de la substance gélatineuse de Rolando en posséderaient également deux (R. Cajal). En ce qui concerne le lobe optique des Oiseaux, le fait a été mis en doute par van Gehuchten. Enfin les cellules ganglionnaires du sympathique ont peut-être plus d'un prolongement cylindraxile, mais on n'est pas

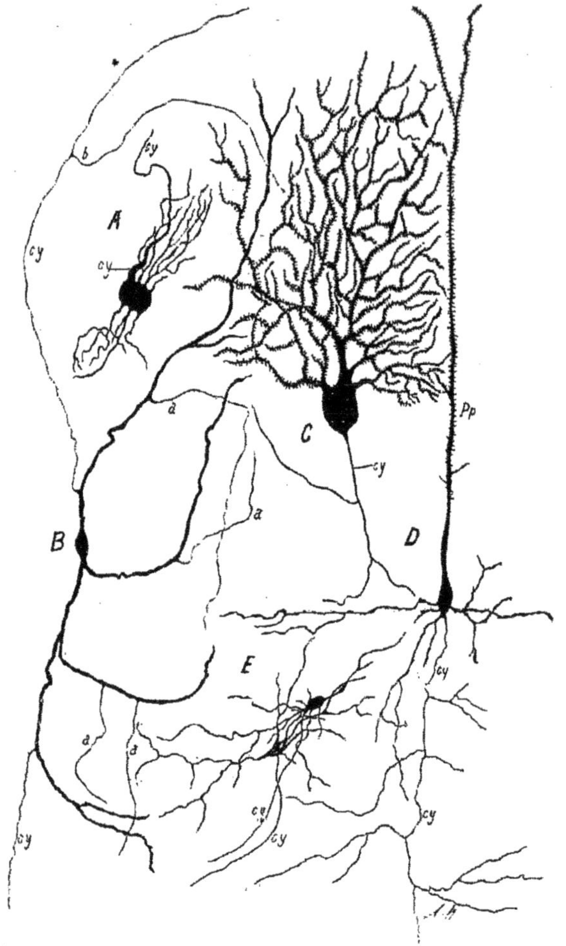

Fig. 35. — Divers types de cellules nerveuses colorées par la méthode rapide de Golgi.

A. — Cellule nerveuse du ganglion cervical supérieur d'un embryon humain de 25 cm. (d'après van Gehuchten).

B. — Cellule de la couche moléculaire de l'écorce cérébrale de lapin âgé de 8 jours (d'après R. Cajal); *cy*, cylindre-axes polaires ou principaux ; *a*, cylindre-axes surnuméraires partant de diverses branches protoplasmiques ; *b*, ramifications des cylindre-axes.

C. — Cellule de Purkinje de l'écorce cérébelleuse d'un chat de 15 jours (d'après R. Cajal).

D. — Grande cellule pyramidale de l'écorce cérébrale d'une souris âgée de 1 mois (d'après R. Cajal). *Pp*, prolongement protoplasmique épineux périphérique.

E. — Deux cellules radiculaires des cornes antérieures de la moelle d'un poulet au 8e jour d'incubation (d'après van Gehuchten).

Dans toutes les figures, *cy* indique le prolongement cylindre-axe.

définitivement fixé sur ce point, malgré les travaux de Kœlliker, Cajal, van Gehuchten, His jun.

Le prolongement cylindraxile naît, ou bien directement du corps cellulaire, ou bien de l'un des prolongements protoplasmiques, parfois à une distance considérable de la cellule (fig. 35). Ce dernier cas paraît même être la règle pour certaines variétés de cellules (cellules de la couche superficielle de l'écorce cérébrale, petites cellules de la couche granuleuse du cervelet). Tantôt il se détache brusquement, tantôt il présente à son origine un évasement conique (cône polaire). Ce qui le distingue des prolongements protoplasmiques c'est son calibre régulier, son aspect lisse et aussi la manière dont il se comporte ultérieurement. Il faut convenir cependant que dans bien des cas ces caractères ne sont pas des plus nets et que le diagnostic différentiel est très malaisé, sinon impossible à faire.

Nous laisserons de côté pour le moment tout ce qui a trait à la destinée ultérieure des prolongements protoplasmiques et du prolongement cylindraxile pour y revenir dans un paragraphe spécial.

Cellules bipolaires. — Le type le plus simple de cellule bipolaire est représenté par certains éléments nerveux périphériques, notamment par les cellules bipolaires de la muqueuse olfactive et par les cellules bipolaires de la rétine. On l'observe également dans tous les ganglions cérébro-spinaux pendant la période embryonnaire (fig. 36), mais seuls les éléments de ces ganglions chez les Poissons, ainsi que ceux des ganglions de Scarpa et de Corti du nerf auditif chez les Vertébrés supérieurs, conservent cette forme à l'état adulte.

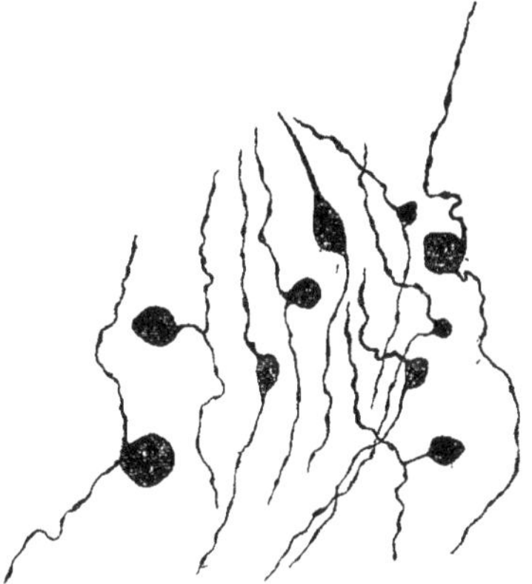

FIG. 36. — Cellules opposito-bipolaires et unipolaires, ainsi que leurs formes intermédiaires, provenant d'un ganglion spinal d'un embryon de canard au dix-septième jour d'incubation (d'après van Gehuchten).

Une variété très intéressante de cellule bipolaire est celle dite à fibre spirale (fig. 37).

Les cellules bipolaires à fibre spirale, découvertes par Beale et Arnold (1863), s'observent dans le système sympathique (plexus cardiaque, pulmonaire, etc.) des Amphibiens. On en a trouvé aussi chez les Reptiles (Smirnow), mais pas chez les Oiseaux ni chez les Mammifères. Ces éléments sont caractérisés par ce fait que l'un des prolongements décrit d'abord autour de l'autre, qui est rectiligne, un certain nombre de tours de spire, plus ou moins rapprochés, puis le quitte pour suivre une direction opposée à celle qu'il prend. L'origine de la fibre spirale est bien élucidée aujourd'hui, grâce aux recherches d'Arnold, Kollmann, Arnstein, Courvoisier, Smirnow, Retzius, Ehrlich... etc. La cellule nerveuse est entourée d'un réseau extrêmement délicat de fibrilles qui ne semblent avoir avec elle que des rapports de contact. C'est de ce réseau que naît la fibre spirale. Les tours de spire commencent souvent déjà sur la cellule et quelquefois seulement au niveau de l'origine du prolongement rectiligne. Leur nombre est très variable.

Il est à noter que du réseau péricellulaire partent également des fibrilles qui vont s'anastomoser avec les réseaux péricellulaires d'éléments voisins (Courvoisier, Smirnow).

Quant au prolongement rectiligne on le voit sortir du corps cellulaire sans qu'il paraisse présenter rien de particulier, puis à une certaine distance de la cellule il s'entoure d'une gaine de myéline et se divise (Schwalbe, Smirnow) à la manière du prolongement des cellules unipolaires. Le prolongement spiral lui aussi peut posséder une mince enveloppe myélinique et se diviser après un trajet plus ou moins long.

On n'est pas d'accord sur la destinée ultérieure des deux prolongements malgré les travaux de Beale, Arnold, Bidder, Courvoisier, Ranvier, Arnstein, Ehrlich, Retzius, Smirnow. L'opinion qui paraît mériter le plus de crédit est que la fibre spirale va se terminer soit dans les fibres musculaires striées (cœur) soit dans les fibres lisses des vaisseaux (fibres vasomotrices). La fibre rectiligne rejoint un faisceau de fibres nerveuses, mais on ne sait pas où elle se rend.

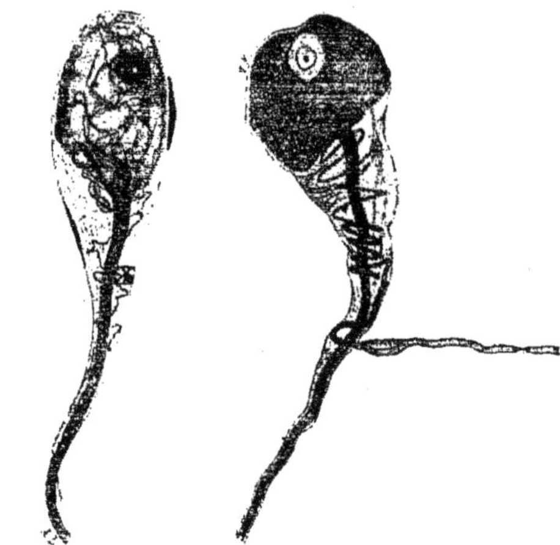

Fig. 37. — Deux cellules à fibre spirale du tronc du sympathique de la grenouille (d'après Smirnow).

Dans la cellule de gauche on voit l'origine de la fibre spirale aux dépens d'un réseau péricellulaire très délicat.

Cellules unipolaires. — La forme unipolaire n'est souvent qu'une modification de la forme bipolaire. Ainsi dans les ganglions spinaux des embryons d'Oiseaux, de Mammifères, de Reptiles et d'Amphibiens toutes les cellules sont primitivement opposito-polaires, c'est-à-dire émettent par chacun de leurs pôles un prolongement, puis, petit à petit, et par suite de l'accroissement unilatéral du corps cellulaire, les deux prolongements paraissent naître sur l'une des faces de celui-ci; la distance qui les sépare devient alors de moins en moins considérable, ils arrivent à se toucher et finalement se fusionnent en un prolongement apparemment unique (fig. 36 et 38). Cette fusion ne s'opère que sur une étendue variable à partir de la cellule-mère, et à une certaine distance les deux prolongements s'écartent de nouveau. Ces étapes successives que parcourent, lors de l'ontogénèse, les cellules des ganglions spinaux des Vertébrés supérieurs, sont fixées chez certains Poissons (Pétromyzon). L'on retrouve chez eux à l'état d'adulte toutes les formes de passage entre les éléments bipolaires et les éléments unipolaires (Freud).

Ce qui précède nous rend compte immédiatement des dispositions qu'on observe à l'état adulte dans les ganglions cérébro-spinaux des Mammifères, pour ne parler que d'eux. En un point de la cellule, habituellement globuleuse ou ovoïde, émerge un prolongement qui presque immédiatement se revêt d'une gaine de myéline. Il décrit quelques flexuosités ou demeure rectiligne, puis, après un trajet plus ou moins long, se divise en deux branches qui s'écartent en formant avec lui un angle droit ou presque droit. Cette disposition remarquable, découverte par Ranvier, a reçu de lui le nom significatif de bifurcation en T ou en Y (fig. 38). C'est donc seulement au point de vue morphologique que ces éléments peuvent être considérés comme unipolaires. Au point de vue physiologique ils sont véritablement bipolaires.

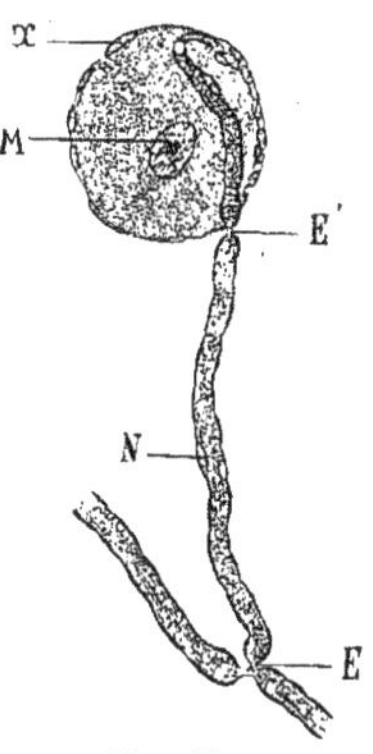

Fig. 38.
(D'après Ranvier.)

Une cellule nerveuse d'un ganglion spinal du lapin, isolée par dissociation après injection interstitielle d'une solution d'acide osmique à 2 pour 100. — *E*, étranglement du tube en *T*; *N*, noyau du premier segment de la branche cellulaire du *T*; *E'*, premier étranglement de la branche cellulaire; *M*, noyau ganglionnaire; *x*, noyau de l'épithélium sous-capsulaire.

Dans les cellules des ganglions spinaux de la grenouille, il existe, au niveau de l'émergence du prolongement, un amas granuleux en forme de croissant, renfermant plusieurs noyaux, et que l'on appelle la *plaque polaire*. Certains histologistes sont tentés de rattacher cette formation à la gaine d'enveloppe de la cellule (Voy. plus loin).

Des cellules unipolaires existent encore dans le système nerveux central des animaux inférieurs : chez la Salamandre (van Gehuchten); cellules motrices du Lombric (Lenhossek, Retzius); chez les Crustacés (Retzius) et les Hirudinées (Apathy).

STRUCTURE DES CELLULES NERVEUSES

Toute cellule nerveuse comprend du protoplasma et un noyau; de plus, selon certains auteurs, une membrane limite, très fine et d'ailleurs non isolable.

Le protoplasma accumulé en quantité plus ou moins considérable autour du noyau, le corps de la cellule en un mot, est composé des éléments principaux suivants: 1° protoplasma différencié, structuré (spongioplasme, réticulum, masse filaire); 2° protoplasma non organisé, amorphe (hyaloplasme, enchylème, masse interfilaire); 3° substance chromophile (corps de Nissl, corps tigroïdes). A ces éléments s'ajoutent des granulations fuchsinophiles (neurosomes) et souvent du pigment. Enfin dans certaines cellules on a signalé l'existence d'une sphère attractive.

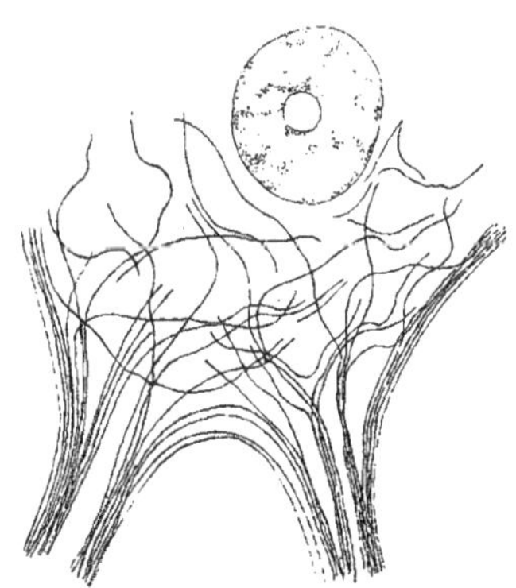

Fig. 39. — Une partie d'une cellule motrice de la corne antérieure de la moelle, chez le chien, montrant les neurofibrilles indépendantes (d'après Bethe).

Les prolongements dits protoplasmiques ont en tout la même structure que le corps cellulaire, mais le prolongement cylindraxile n'est constitué que par du protoplasma différencié (fibrilles isolées ou en réseau) et par un enchylème amorphe.

1. — **Protoplasma différencié.** — On tend de plus en plus à admettre que le cytoplasme des éléments nerveux renferme des fibrilles (neurofibrilles);

mais tandis que les uns n'y voient que des fibrilles isolées qui gardent sur toute leur longueur leur individualité (fig. 39), d'autres, affirmant l'existence d'anastomoses, décrivent un véritable réticulum à mailles plus ou moins serrées (fig. 40). Cette charpente se continuerait, en se régularisant, dans les prolongements protoplasmiques et aussi dans le prolongement cylindraxile, de même que les

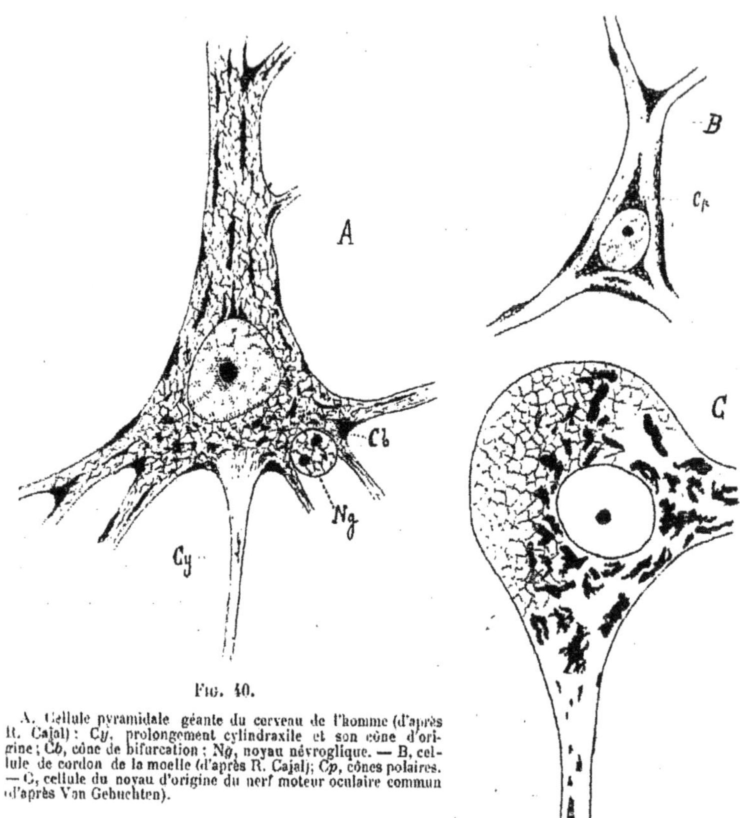

Fig. 40.

A. Cellule pyramidale géante du cerveau de l'homme (d'après R. Cajal) : *Cy*, prolongement cylindraxile et son cône d'origine ; *Cb*, cône de bifurcation ; *Ng*, noyau névroglique. — B, cellule de cordon de la moelle (d'après R. Cajal); *Cp*, cônes polaires. — C, cellule du noyau d'origine du nerf moteur oculaire commun (d'après Van Gebuchten).

fibrilles indépendantes se poursuivraient du corps cellulaire dans ces prolongements et vice-versa.

II. — **Substance chromophile.** (Fig. 40, 41 et 42). — L'emploi des couleurs basiques d'aniline, notamment du bleu de méthylène (méthode de Nissl), a révélé dans la plupart des cellules nerveuses la présence de grains qui manifestent une affinité spéciale pour ces substances et auxquels on a donné le nom de *grains chromophiles*, *corps* ou *corpuscules de Nissl*, ou encore de *corps tigroïdes* à cause de l'aspect tigré que prennent les cellules ainsi colorées.

Toutes les cellules nerveuses n'en renferment pas (*cellules caryochromes* de Nissl), par exemple les éléments du cervelet, du bulbe olfactif et de la rétine désignés autrefois sous le nom de grains. Celles qui en possèdent, et ce sont les plus nombreuses, sont dites *cellules somatochromes* (Nissl).

Les corps de Nissl ont des dimensions et des formes très variables. Tantôt ce sont des grains isolés ou des blocs à contours réguliers ou non, tantôt des bâtonnets allongés ou fusiformes, lisses, épineux ou noueux. Souvent ils constituent aux deux pôles du noyau un amas conique, le *capuchon nucléaire* de Nissl.

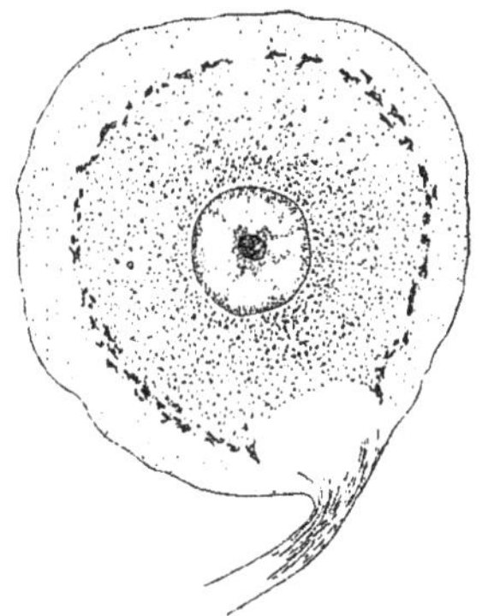

Fig. 41. — Grosse cellule claire d'un ganglion spinal de l'homme, d'après Lenhossék. Répartition des corps de Nissl, cône d'origine de l'axone.

Ces éléments chromophiles existent aussi dans les prolongements protoplasmatiques, du moins dans les plus volumineux. Au point de bifurcation d'un tronc ils forment un amas triangulaire, le *cône de bifurcation* de Nissl. On n'en trouve pas dans la zone du corps cellulaire d'où émerge le prolongement cylindraxile (*cône d'origine* du cylindre-axe, *cône polaire*), ni dans ce prolongement lui-même.

L'abondance et la répartition des corps de Nissl diffèrent beaucoup selon les éléments ganglionnaires considérés, et c'est en se basant sur ces variations que Nissl a pu classer ceux-ci en plusieurs catégories.

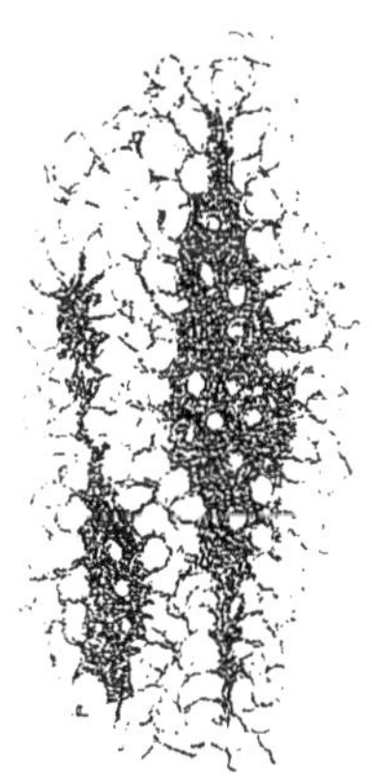

Fig. 42. — Groupes de grains chromatiques et spongioplasme d'une cellule motrice de la moelle du lapin (d'après R. Cajal).

A. — *Cellules stichochromes*, à grains volumineux disposés en rangées plus ou moins régulières (toutes les cellules de grande taille, par exemple : les cellules motrices de la moelle, du bulbe et de la protubérance ; les cellules pyramidales grandes et moyennes de l'écorce cérébrale, etc.).

B. — *Cellules arkyochromes*, à grains fins agencés en un réseau (cellules de Purkinje de l'écorce cérébelleuse, cellules du noyau ventral de l'acoustique).

C. — *Cellules gryochromes*, dans lesquelles la substance tigroïde est répartie sous forme de fines granulations isolées sans orientation bien déterminée (cellules des ganglions spinaux).

Ces types principaux comportent des variétés nombreuses et des formes de passage.

Les relations de la substance tigroïde avec le protoplasma différencié sont encore l'objet de controverses. Selon Cajal, les amas qu'elle forme, « loin d'être massifs, comprennent en réalité deux parties : un réseau ou peut-être un système d'alvéoles constitué par de la substance achromatique en continuité avec les trabécules du spongioplasme général, et une substance granuleuse basophile déposée comme une croûte autour de ces trabécules. Si le dépôt chromatique est excessif, la disposition alvéolaire originelle disparaît et le grain semble compact, mais ordinairement il ne fait qu'épaissir les trabécules du spongioplasme et rétrécir ses mailles ». Certains auteurs sont d'avis au contraire que la substance chromophile est tout à fait indépendante du protoplasma différencié, fibrilles ou réticulum.

Signification de la substance chromophile. — Nous ne savons à ce sujet rien de positif. Pour van Gehuchten la substance chromophile serait un matériel de réserve accumulé dans le spongioplasme pendant le repos de la cellule et destiné à être utilisé pendant le fonctionnement de celle-ci. Ce matériel serait susceptible de se désagréger et de se dissoudre quand la cellule est atteinte dans son intégrité anatomique ou troublée dans son activité physiologique.

Selon Marinesco les grains basophiles seraient des dépôts d'une substance douée d'une haute tension chimique (kinétoplasme) et capable d'augmenter l'énergie de l'onde nerveuse apportée à la cellule par ses expansions protoplasmatiques.

D'autres hypothèses ont été émises, mais celles qui viennent d'être brièvement indiquées paraissent, dans l'état actuel de la science, les plus soutenables.

III. — **Noyau.** — Le noyau de la cellule nerveuse est habituellement unique. Les éléments des ganglions sympathiques en possèdent cependant très souvent deux.

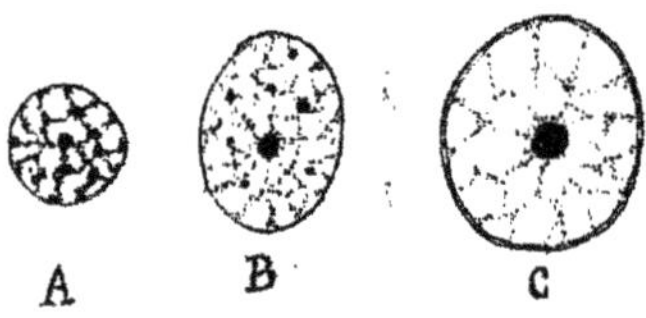

Fig. 43. — Trois types de noyaux de cellules nerveuses (d'après R. Cajal).

A, noyau d'un grain de cervelet; B, noyau d'une cellule pyramidale du cerveau; C, noyau d'une cellule motrice.

Sa forme est généralement sphérique mais peut être ovoïde ou triangulaire. Ses dimensions, variables, oscillent entre 4 μ (grains du cervelet) et 16 μ (cellules motrices de la moelle).

Sa structure est essentiellement la même que celle des autres espèces de noyau, seulement la chromatine s'y concentre d'habitude en un ou plusieurs grains plus ou moins volumineux, résultant eux-mêmes de la juxtaposition de plusieurs substances distinctes.

R. Cajal, se fondant sur l'abondance et la répartition de la chromatine, distingue (fig. 43) : 1° des noyaux à chromatine réticulée (éléments de petite taille tels que les grains du cervelet, les cellules bipolaires de la rétine, etc.); 2° des noyaux à chromatine centrale disposée en granulations, les unes volumineuses, les autres très petites (éléments de taille moyenne; grains du *fascia dentata*, cellules de cordons de la moelle, petites cellules pyramidales du cerveau); 3° des noyaux à chromatine concentrée en un seul nucléole homogène, sphérique et plus ou moins central (éléments de grande taille : cellules motrices, cellules des ganglions rachidiens, cellules de Purkinje, cellules pyramidales, etc.).

La charpente de linine du noyau ne présente rien de particulier. Sur ses travées sont disposées des granulations acidophiles (œdématine). Le suc nucléaire est transparent et amorphe à l'état vivant. Les réactifs coagulants lui donnent un aspect grenu. Quant à la membrane du noyau, homogène et à double contour, elle donne insertion d'un côté aux travées de linine, de l'autre à la charpente protoplasmique. Dans certains cas elle serait incrustée de chromatine.

Modifications fonctionnelles de la cellule nerveuse. — Une foule d'observateurs se sont attachés à déterminer les modifications que subit la cellule nerveuse sous l'influence de conditions expérimentales variées mettant en jeu son activité. Les limites restreintes de cet article ne nous permettent pas de nous étendre sur cette importante question, aussi nous bornerons-nous à l'indiquer en rapportant les conclusions dont van Gehuchten fait suivre l'exposé de toutes ses recherches :

Pour le *protoplasma cellulaire* l'activité normale se traduit par une turgescence entraînant à sa suite une augmentation de volume du corps cellulaire accompagnée d'une diminution dans la quantité de la substance chromophile. L'activité poussée jusqu'à la fatigue a pour conséquence une diminution ou une rétraction du corps cellulaire.

Pour le *noyau*, l'activité normale amène sa turgescence. L'activité poussée jusqu'à la fatigue provoque une diminution du volume et une déformation du noyau avec des modifications dans sa partie chromatique.

Rapports des cellules nerveuses entre elles. — Destinée du prolongement cylindraxile et des prolongements protoplasmiques. — La question des rapports des cellules nerveuses entre elles d'une part, et avec les fibres nerveuses d'autre part, est à coup sûr l'une des plus importantes qu'ait à résoudre l'histologie. La physiologie, en nous montrant les connexions étroites qui relient entre elles toutes les fonctions du système nerveux, les plus simples comme les plus compliquées, prouve que ces rapports existent. A cet égard il n'y a pas de doute, mais quel est le substratum anatomique de ces relations? C'est sur ce point que les avis diffèrent. Trois opinions principales sont en présence.

1° Les cellules nerveuses s'anastomosent entre elles par l'intermédiaire des ramifications de leurs prolongements protoplasmiques.

2° Les prolongements protoplasmiques ne s'anastomosent pas. Les connexions entre les cellules sont établies par un réseau *nerveux* compliqué, à la formation duquel contribuent divers éléments.

3° Ni les prolongements protoplasmiques ni les prolongements cylindraxiles ne s'anastomosent entre eux. Les cellules restent parfaitement indépendantes les unes des autres.

I

Gerlach (1871) est l'auteur de cette conception. D'après lui, les prolongements protoplasmiques, après s'être divisés de plus en plus, finissent par se résoudre en fibrilles extrêmement fines qui s'anastomosent entre elles et avec les fibrilles semblables des cellules voisines. De cette manière toute l'étendue de la substance grise est occupée par un réseau extraordinairement riche et délicat grâce auquel les cellules nerveuses sont mises en relation les unes avec les autres par des voies multiples. De plus, les fibrilles de ce réseau se groupent entre elles de façon à former des *fibres nerveuses* qui quittent la substance grise et vont prendre part à la constitution de la substance blanche ou des racines postérieures de la moelle. Les nerfs ont donc une double origine :

les uns naissent *directement* de la cellule nerveuse, à l'état de prolongement cylindraxile ou de Deiters; les autres en dérivent *indirectement* par l'intermédiaire du réseau que constituent les ramifications ultimes de leurs prolongements protoplasmiques. Telle est, dans ses traits essentiels, la *théorie de Gerlach* qui fut généralement acceptée. Actuellement la majorité des histologistes rejettent les vues de Gerlach. Quelques-uns cependant, sans les accepter entièrement, affirment l'existence de connexions directes entre des cellules nerveuses plus ou moins rapprochées, par l'intermédiaire de prolongements protoplasmiques (fig. 44). Parmi ceux qui tout récemment ont apporté à l'appui de cette opinion des observations dont on ne saurait nier la valeur, nous citerons Dogiel, Masius, Eberth et Bunge, Ballowitz.

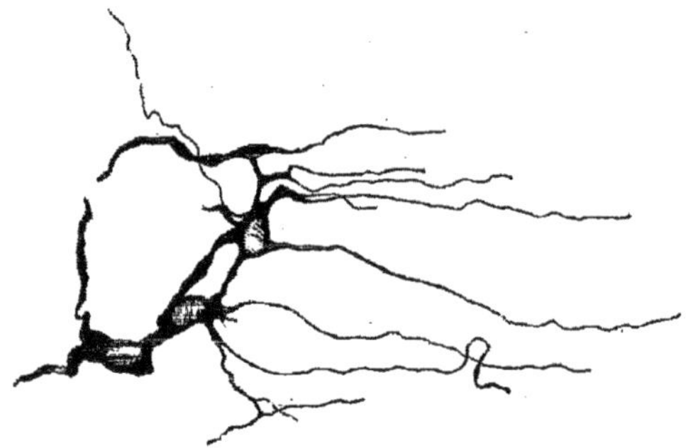

Fig. 44. — Cellules nerveuses anastomosees. Peau du bourrelet du pouce de la grenouille (d'après Eberth et Bunge).

II

Tout autre est l'opinion de Golgi, que nous allons résumer ici. D'après cet auteur les prolongements protoplasmiques des cellules nerveuses ne sont pas de nature nerveuse (au sens physiologique du mot) et ne s'anastomosent jamais; le réseau de Gerlach n'existe donc pas et voici comment s'établissent les relations de cellule à cellule et de cellule à fibre nerveuse. Golgi distingue deux types de cellules nerveuses qui diffèrent par la manière dont se comporte le prolongement cylindraxile.

Type I (fig. 45). — Le prolongement cylindraxile quitte la cellule, fournit chemin faisant quelques fibres collatérales, mais tout en gardant son individualité, et finalement, après un certain trajet, se continue avec une fibre à myéline. C'est là, à part les fibrilles collatérales, le type décrit par Deiters. Nous pouvons l'appeler avec v. Lenhossék : *type de Deiters*.

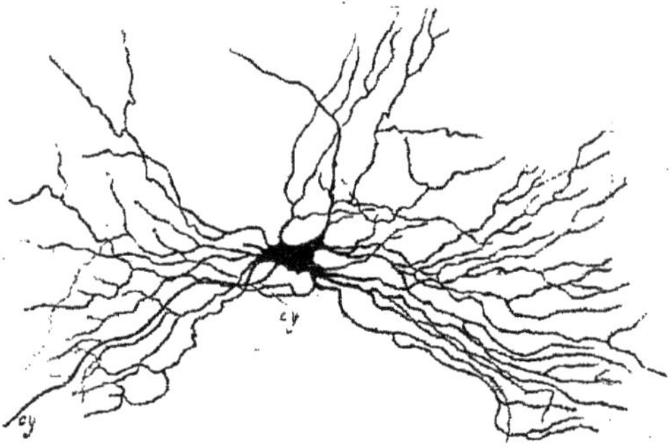

Fig. 45. — Type I de Golgi (type de Deiters). Cellule radiculaire de la corne antérieure de la moelle dorsale d'un chien nouveau-né (d'après R. Cajal). — *cy*, prolongement cylindraxile.

Type II (fig. 46). — Le prolongement cylindraxile presque aussitôt après sa naissance perd son individualité, c'est-à-dire se ramifie successivement en branches de plus en plus délicates constituant dans leur ensemble une arborisation. Ce type mérite le nom de *type de Golgi* (Waldeyer, Lenhossék). Il est donc caractérisé par ce fait que le prolongement cylindraxile ne devient pas une fibre à myéline et, sans quitter la substance grise, se termine plus ou moins loin de la cellule-mère.

Golgi, pour certaines raisons, considérait les cellules du type I comme des cellules motrices et les cellules du type II comme des cellules sensitives.

Telles sont les variétés de cellules. Golgi admet alors que les éléments sont mis en rapport par un *réseau nerveux diffus* extraordinairement délicat et compliqué qui occupe toute l'étendue des couches de la substance grise des centres nerveux. Ce réseau est formé : 1° par les fibrilles collatérales du prolongement cylindraxile des cellules du type I; 2° par les ramifications tout entières du prolongement cylindraxile des cellules du type II; 3° par des fibrilles résultant de la décomposition des fibres nerveuses qui, perdant leur individualité, viennent se confondre dans le réseau; enfin 4° par les ramifications terminales de fibrilles collatérales émanées des fibres nerveuses de la substance blanche. Tous les éléments nerveux des centres, sans exception, contribuent donc à la formation du réseau nerveux.

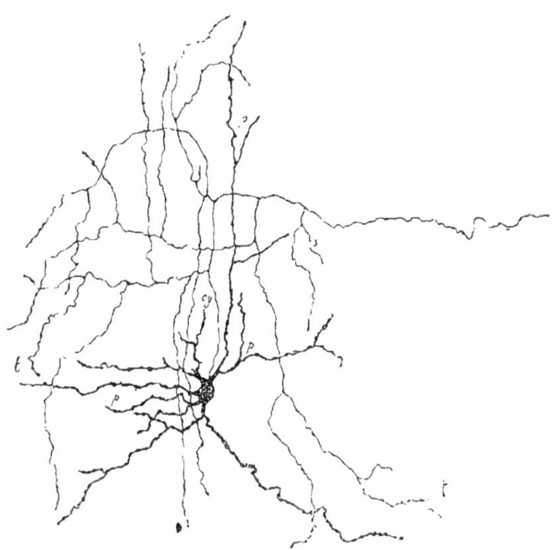

Fig. 46. — Type II de Golgi (type de Golgi). Cellule de la 4e couche de l'écorce cérébrale d'un lapin nouveau-né.
cy, prolongement cylindraxile et ses collatérales; — *t*, ramuscules variqueux terminaux; — *p*, prolongements protoplasmiques.

Il convient de dire que Golgi attribue au mot réseau une signification conventionnelle. Il est possible qu'il s'agisse plutôt d'un lacis extrêmement serré dont les fibrilles, d'une ténuité excessive, sont intriquées étroitement.

En somme la *théorie de Golgi* diffère essentiellement de la *théorie de Gerlach*, en ce que pour Gerlach le réseau est formé par des ramifications protoplasmiques, tandis que pour Golgi il est formé par des ramifications nerveuses.

Les découvertes de Golgi ont eu un retentissement considérable et ont été le point de départ de nombreux travaux qui les ont confirmées en partie, tout en faisant connaître des faits nouveaux.

Les cellules du type II sont de beaucoup moins répandues que celles du type I. On les trouve surtout en abondance dans l'écorce du cervelet (Golgi, R. Cajal, Kœlliker, van Gehuchten, Retzius); on les rencontre également dans l'écorce cérébrale (Golgi, Martinotti, Cajal); dans le lobe optique des Oiseaux (Cajal, van Gehuchten), des Reptiles et des Batraciens (Pedro Ramon); dans la moelle épinière (Golgi, Kœlliker, van Gehuchten, Lenkossék); dans la rétine (Tartuferi, Cajal, Dogiel, Bacqui)... etc.

L'existence de branches collatérales s'est trouvée vérifiée par tous les observateurs et c'est là un des faits les plus importants et les mieux démontrés aujourd'hui. Toutes les fibres des racines postérieures (sensibles) de la moelle, des nerfs crâniens sensitifs, des cordons blancs médullaires (fig. 47) et encéphaliques émettent sur leur trajet des branches qui s'en échappent sous un angle plus ou moins droit et vont se ramifier dans la substance grise pour prendre part, selon Golgi, à la constitution du réseau nerveux.

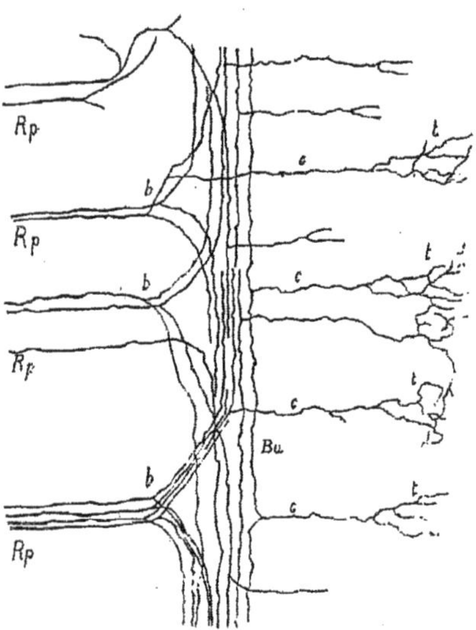

Fig. 47. — Figure destinée à montrer les ramifications collatérales des prolongements cylindraxiles. — Coupe longitudinale sagittale de la moelle d'un embryon humain de 20 cm. (d'après v. Lenhossék).

Rp, fibres des racines postérieures (prolongements centraux des cellules des ganglions spinaux); — *b*, leur bifurcation; — *Bu*, fibres longitudinales du cordon de Burdach; *c*, collatérales; — *t*, arborisations terminales des collatérales s'épuisant au voisinage des cellules de la substance grise médullaire.

Les fibres cylindraxiles qui émanent des cellules de la corne antérieure de la moelle (motrices) émettent aussi des collatérales mais d'une façon inconstante et d'ailleurs en petit nombre (R. Cajal).

Enfin on sait aussi aujourd'hui que les prolongements cylindraxiles des cellules du type I, dès qu'ils ont quitté la substance grise, ou même avant, se bifurquent, chaque branche de bifurcation pouvant à son tour se bifurquer encore plus loin, de sorte qu'en définitive, à une cellule correspondent deux, trois ou quatre cylindre-axes (cellules à cylindre-axe complexe de R. Cajal).

III

La dernière opinion dont nous avons à nous occuper maintenant et qui paraît de plus en plus prévaloir, malgré les affirmations contraires de Golgi, est qu'il n'existe nulle part de réseau, ni de réseau formé aux dépens des prolongements protoplasmiques, ni de réseau nerveux, comme l'entend Golgi. Soutenue d'abord par Forel (de Zürich), cette théorie a été adoptée par R. Cajal, Kœlliker, van Gehuchten, Retzius, Lenhossék, Waldeyer, Erik Müller... etc. Pour ces auteurs, tous les prolongements émanés de la cellule nerveuse, directement ou indirectement (ramifications protoplasmiques, cylindre-axes et leurs collatérales) se terminent par des extrémités libres, et cela qu'il s'agisse de terminaisons dans l'intérieur même de la substance grise ou de terminaisons périphériques dans les divers organes ou tissus de l'économie. Nulle part les fibrilles terminales ne s'anastomosent, nulle part par conséquent il n'y a de réseau. La cellule nerveuse avec ses prolongements représente une individualité, indépendante de ses voisines (*neurone* de Waldeyer).

Signification fonctionnelle des prolongements de la cellule nerveuse. — La division établie par Deiters, et conservée depuis, des prolongements de la cellule nerveuse en prolongements protoplasmiques et prolongement cylindraxile implique-t-elle une nature et par suite une valeur physiologique différentes pour ces deux catégories? En d'autres termes sont-ils les uns et les autres *nerveux*? à l'heure actuelle les avis sont partagés.

Golgi et ses élèves prétendent que les prolongements protoplasmiques servent exclusivement à la nutrition de la cellule. Ils iraient se mettre en rapport avec les vaisseaux et y puiseraient, pour ainsi dire, les matériaux nutritifs. Ne s'anastomosant pas entre eux et n'ayant aucune relation avec les fibres nerveuses ils ne sauraient en aucune manière jouer le rôle d'appareils de conduction. La conception de Golgi s'appuie sur des arguments tirés de la répartition des prolongements protoplasmiques en certaines régions dépourvues de fibres nerveuses proprement dites et sur certains détails de structure (Schaffer).

Au contraire la majorité des neurologistes (Ramon Cajal, Kœlliker, Lenhossék, Retzius, van Gehuchten, Lavdowsky, Dogiel) se refusent à admettre une distinction aussi tranchée entre les prolongements protoplasmiques et le prolongement cylindraxile. Tout en reconnaissant à ce dernier une valeur particulière qu'indiquent assez son apparition ontogénétique précoce, et sa constance, souvent à l'exclusion de tout autre prolongement, chez les Vertébrés comme chez les Invertébrés, ils soutiennent qu'il est impossible de méconnaître la nature nerveuse des prolongements protoplasmiques. Sans doute ils interviennent dans la nutrition. Leur présence augmentant dans des proportions considérables la surface de la cellule et, par suite, ses points de contact avec le milieu ambiant, les échanges se trouvent favorisés. Mais à ce point de vue leur rôle ne diffère pas de celui des prolongements de n'importe quelle variété de cellule (les cellules conjonctives ou osseuses par exemple). Seulement en plus ils partagent avec le ou les prolongements cylindraxiles la propriété de conduire l'influx nerveux. Divers arguments militent en faveur de cette manière de voir. Nous n'en citerons que quelques-uns. D'abord la structure des prolongements protoplasmiques est la même que celle du corps cellulaire; elle est aussi, du moins dans bien des cas, la même que celle du ou des prolongements cylindraxiles (structure fibrillaire). Il n'y a donc pas de raison anatomique qui puisse autoriser à attribuer aux uns et aux autres une signification tout à fait différente. De plus, très souvent le prolongement cylindraxile émerge non pas du corps cellulaire mais de l'un des prolongements protoplasmiques, et quelquefois à une très grande distance de la cellule. Il est clair que dans ces cas tout le segment protoplasmique compris entre la cellule et le point d'émergence de la fibre cylindraxile sert à la conduction, est nerveux. Pourquoi ce qui est vrai d'une fraction de prolongement ne le serait-il pas de sa totalité?

Enfin, en diverses régions (bulbe olfactif, muqueuse linguale, etc.), les rapports entre des terminaisons nerveuses et des cellules nerveuses s'établissent uniquement par l'intermédiaire de prolongements protoplasmiques. La transmission de l'influx nerveux doit fatalement se faire par ces derniers.

La connaissance de ces faits et d'autres encore, l'étude du système nerveux des Invertébrés notamment, autorisent aujourd'hui à penser que *tous* les prolongements de la cellule nerveuse ont la même valeur, au point de vue physiologique. Tous sont des émanations de cette cellule et vont se terminer plus ou moins loin en se ramifiant (v. Lenhossék). Parmi ces prolongements il en est un qui est constant et caractérisé par son apparition précoce. C'est le prolongement cylindraxile ou *prolongement principal*, qui constitue l'attribut primordial de la cellule nerveuse. Les autres prolongements sont des *prolongements accessoires*, prolongements protoplasmiques ou dendrites. Ces dendrites naissent ou bien directement du corps cellulaire, ce sont alors des *cytodendrites* (Retzius), ou bien du prolongement principal, sous forme de collatérales, ce sont ici des *cylindrodendrites* (Retzius).

Les diverses espèces de cellules ne diffèrent les unes des autres que par la présence ou l'absence des cytodendrites, les cylindrodendrites existant constamment. Elles ne diffèrent en somme que par la plus ou moins grande abondance des voies de conduction collatérales et aussi par l'étendue et la dissémination plus ou moins considérable de ces voies. Ces variétés ne constituent pas des différences fondamentales. Quant aux dispositions du prolongement principal ou cylindraxile, elles sont toujours essentiellement les mêmes; partout il fournit des cylindrodendrites. Les deux catégories de cellules nerveuses (type I et type II) ne se distinguent que par l'étendue de leur prolongement cylindraxile. Les cellules du type I (type de Deiters) sont des cellules à *prolongement cylindraxile long* (Ramon Cajal); les cellules du type II (type de Golgi) sont des cellules à *prolongement cylindraxile court* (Ramon Cajal).

Il nous reste à dire quelques mots des conclusions qu'on peut tirer, au point de vue du mode de transmission des excitations nerveuses, des faits qui viennent d'être exposés.

Deux théories basées sur la manière dont on comprend les relations des cellules entre elles et avec les nerfs, sont en présence. Ou bien la transmission et la dissémination de l'influx nerveux d'une cellule à l'autre se font par *continuité*, c'est le cas si l'on admet des anastomoses soit entre les prolongements protoplasmiques seuls, soit entre les prolongements cylindraxiles (ou leurs ramifications) seuls, soit enfin entre les prolongements protoplasmiques et les prolongements cylindraxiles (Masius); ou bien la transmission se fait simplement par *contiguïté*.

C'est là l'opinion de ceux qui nient toute anastomose entre les prolongements des cellules quels qu'ils soient (Ramon Cajal, His, Kœlliker, Retzius, Lenhossék, Waldeyer, van Gehuchten, etc.).

Dans cette dernière hypothèse les prolongements d'une cellule nerveuse donnée et leurs ramifications vont tous se terminer, après un trajet aussi long qu'on voudra, à proximité soit d'une autre cellule, soit des prolongements de cette cellule, mais par des extrémités libres, sans qu'il y ait continuité de substance entre les uns et les autres. Il ne pourra donc y avoir de transmission directe des excitations; cette transmission se fera à distance ou par contact si, comme c'est souvent le cas, ce contact existe.

On peut se demander maintenant dans quel sens se fait, au sein des divers prolongements de la cellule nerveuse, la transmission des excitations nerveuses. Mais auparavant il convient de s'entendre sur la valeur qu'il faut attribuer aux mots centre et périphérie, origine et terminaison, appliqués au système nerveux, car elle varie selon qu'on se place au point de vue de l'anatomie descriptive, au point de vue génétique ou au point de vue physiologique (Waldeyer).

Au point de vue de l'anatomie descriptive, le centre c'est l'axe cérébro-spinal, tous les nerfs en émanent et y trouvent par conséquent leur origine. Terminaison et périphérie sont deux expressions synonymes et s'expliquent assez.

Au *point de vue génétique*, le centre d'une fibre nerveuse, son lieu d'origine, se trouvent dans la cellule nerveuse dont elle n'est qu'un prolongement, que cette cellule soit logée à la périphérie, au sens anatomique de ce mot, ou dans les centres encéphalo-médullaires. Ainsi la plupart des nerfs sensitifs ont, ainsi que l'a démontré His, leur lieu d'origine dans les cellules des ganglions cérébro-spinaux, tandis que d'autres (nerf olfactif par exemple) naissent de cellules nerveuses superficielles situées dans un revêtement épithélial. La terminaison d'une telle fibre nerveuse est à l'endroit où elle s'est arrêtée, une fois sa croissance terminée, c'est-à-dire qu'elle se fait en des régions très variables suivant les cas. Le mot de périphérie est pris ici par rapport à la cellule centrale, cellule d'origine de la fibre nerveuse.

Au *point de vue physiologique*, l'origine de la fibre est l'endroit d'où part l'excitation, sa terminaison le lieu où celle-ci aboutit.

Il est facile de constater que pour certaines fibres nerveuses le sens des mots origine et terminaison est le même quel que soit le point de vue: ainsi pour les fibres motrices. Il n'en est pas de même pour les fibres sensitives ni pour les fibres dites *centrales* qui naissent et se terminent dans l'axe cérébro-spinal sans le quitter à aucun moment. Des détails circonstanciés nous entraîneraient beaucoup trop loin, et nous revenons à la question posée plus haut. Dans quel sens se fait la transmission des excitations nerveuses? Considérant la cellule nerveuse comme le centre de la fibre nous pouvons dire que dans le prolongement cylindraxile la transmission est toujours centrifuge, c'est-à-dire *cellulifuge* (Kœlliker). Dans les prolongements protoplasmiques elle paraît pouvoir être à la fois centrifuge et centripète ou mieux cellulifuge et *cellulipète*. On est obligé d'admettre cette conduction indifférente pour expliquer les associations fonctionnelles. Cependant dans certains cas, de par les relations des prolongements protoplasmiques avec les terminaisons nerveuses (bulbe olfactif), on est autorisé à penser que la transmission dans ces prolongements est exclusivement cellulipète. Telle paraît être la loi. Comporte-t-elle des exceptions? On serait tenté de le croire si l'on considère certaines fibres nerveuses, en particulier le prolongement dit périphérique des cellules des ganglions cérébro-spinaux. Ce prolongement en effet se recouvre de myéline, et va se terminer à la périphérie, comme le prolongement central va se terminer dans la substance grise. Dans ce dernier, la transmission est cellulifuge (à partir de la cellule ganglionnaire); dans le premier au contraire elle est incontestablement cellulipète et cependant ce prolongement paraît bien être un prolongement cylindraxile.

Ce serait donc là une exception à la loi qui veut que la conduction soit cellulifuge dans les prolongements cylindraxiles. Diverses raisons autorisent à penser avec R. Cajal et van Gehuchten que cette exception n'est qu'apparente et qu'en réalité le prolongement périphérique de la cellule ganglionnaire spinale a la valeur, sinon au point de vue morphologique, du moins au point de vue fonctionnel, d'un prolongement protoplasmique. Dans ces conditions les cellules bipolaires rentreraient dans le schéma général, du moins celles qui appartiennent aux ganglions cérébro-rachidiens. Quant aux cellules bipolaires à fibre spirale, la signification respective de chacun des prolongements reste incertaine, faute de données suffisantes.

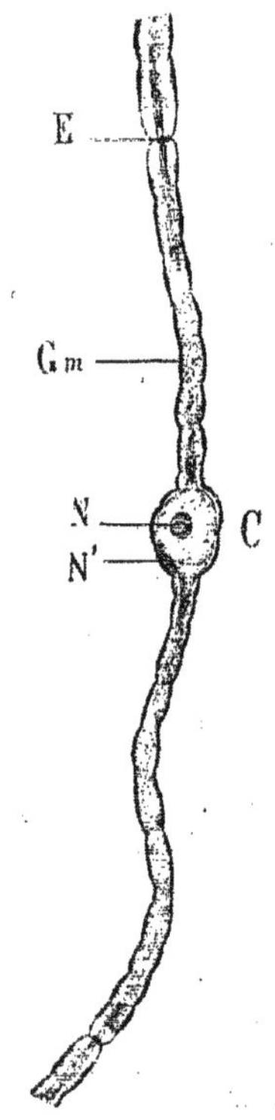

Fig. 48.
(D'après Ranvier.)

Un tube nerveux de la branche sacculaire du nerf auditif du brochet avec sa cellule ganglionnaire *C*; — *N*, noyau de cette cellule; *N'*, noyau du segment interannulaire qui se trouve au niveau de la cellule ganglionnaire; *Gm*, gaine de myéline qui se continue sur la cellule: *E*, étranglement annulaire.

Enveloppes des cellules nerveuses. — Nous avons dit précédemment que les cellules nerveuses ne possédaient pas de membrane propre, protoplasmique, en revanche elles sont souvent entourées d'une membrane spéciale que nous retrouverons quand nous décrirons la fibre nerveuse, parce qu'elle se prolonge sur celle-ci, et que l'on appelle la *gaine de Schwann*. De plus on connaît des cellules nerveuses qui sont entourées d'une *enveloppe de myéline* comme une fibre nerveuse. M. Schultze les a découvertes dans le nerf acoustique du brochet (fig. 48).

Les cellules nerveuses revêtues d'une gaine de Schwann s'observent exclusivement dans les ganglions périphériques, cérébro-spinaux ou sympathiques. Les cellules des centres (moelle et encéphale) ne sont en rapport qu'avec le système de soutien de la substance grise, mais sont dépourvues de toute enveloppe : ce sont des cellules nues (Schwalbe).

La gaine de Schwann se présente comme une membrane délicate extrêmement mince et transparente qui s'applique sur toute la surface du corps de la cellule. Quand celui-ci se rétracte, sous l'action des réactifs, il se forme un espace entre lui et la membrane qui devient alors très évidente. A sa face interne font saillie des noyaux en nombre variable : ce fait indique assez que la gaine est constituée par l'assemblage de cellules plates. La preuve directe en a été faite depuis longtemps, pour la première fois par Fraentzel, par l'emploi du nitrate d'argent qui met en évidence les contours polygonaux de ces cellules.

§ II. — FIBRES NERVEUSES

L'élément essentiel de toutes les fibres nerveuses est le prolongement cylindraxile d'une cellule nerveuse. Nous avons déjà, à plusieurs reprises, insisté sur ce fait. Ce prolongement peut, dans toute son étendue depuis la cellule-mère jusqu'à sa terminaison, rester *nu*, dépourvu de toute enveloppe. Le plus souvent il se montre recouvert tantôt par une mince membrane, la *gaine de Schwann*; tantôt par une substance spéciale, la myéline, qui lui constitue une gaine, *gaine de myéline* ou *gaine médullaire*; tantôt enfin à la fois par une gaine de myéline et par une membrane de Schwann. A chacune de ces manières d'être correspond un type de fibre nerveuse. On peut donc, avec M. Schultze, partager les fibres nerveuses en deux grandes catégories, chacune d'elles comprenant deux subdivisions.

A. Fibres nerveuses sans myéline (amyéliniques) . . .	1° Sans gaine de Schwann. 2° Avec gaine de Schwann.
B. Fibres nerveuses à myéline (myéliniques).	3° Sans gaine de Schwann. 4° Avec gaine de Schwann.

Il convient de remarquer (Kœlliker) que ces diverses formes peuvent très bien se succéder le long d'une seule et même fibre. Si nous considérons (fig. 33) par exemple une fibre nerveuse motrice, nous voyons qu'à son origine, et sur une certaine longueur à partir de la cellule des cornes antérieures de la moelle qui lui donne naissance, elle est représentée par un cylindraxe nu. Puis, ce cylindre-axe se recouvre d'une gaine de myéline. Plus loin, à cette gaine de myéline se surajoute une membrane, la gaine de Schwann. Dans cet état la fibre nerveuse est aussi compliquée qu'elle peut l'être. Le cylindre-axe conserve ses deux gaines dans la plus grande partie de son trajet; mais il peut cependant, chemin faisant, perdre momentanément son enveloppe médullaire (Schiefferdecker). Enfin, au voisinage de sa terminaison, la fibre nerveuse perd sa myéline. La gaine de Schwann subsiste alors seule; puis elle disparaît à son tour et le cylindre-axe reste, jusqu'à sa terminaison ultime, nu, comme il était à son origine.

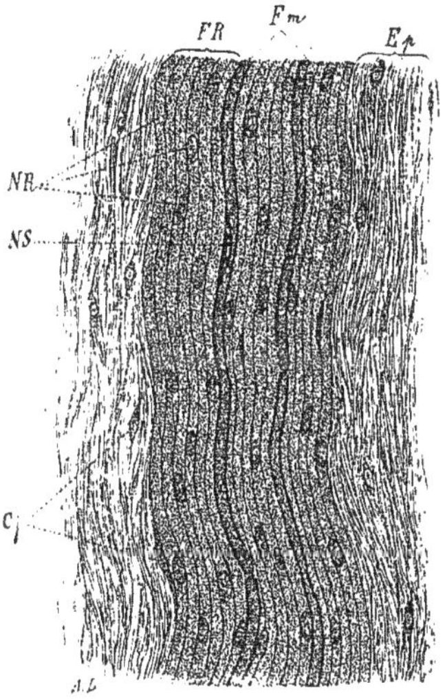

Fig. 49. — (D'après Schiefferdecker et Kossel.) — Fragment du tronc du nerf grand-sympathique de l'homme, fixé par l'acide osmique.

Au sein d'un faisceau de fibres de Remak sont logées deux fibres à myéline *FM*. — *Cj*, cellules de tissu conjonctif; *Ep*, gaine conjonctive; *NR*, noyaux des fibres de Remak; *NS*, noyau de la gaine de Schwann d'une fibre à myéline; *FR*, fibres de Remak avec leurs noyaux vus de face et alors ovalaires, ou de profil, et alors aplatis.

1° **Fibres nerveuses sans myéline et sans gaine de Schwann.** — (*Cylindre-axes nus*). Toutes les fibres nerveuses des organes centraux dans les premières phases du développement sont des cylindre-axes nus. Petit à petit elles acquièrent une gaine de myéline, sauf chez les

Vertébrés inférieurs (Amphioxus, Cyclostomes), où elles restent toujours dans cet état. Chez l'adulte les cylindre-axes ne sont nus qu'à leur extrémité terminale, périphérique (muscles, muqueuses, glandes..., etc.) ou centrale (substance grise, ganglions).

Les cylindre-axes nus sont généralement caractérisés par un aspect variqueux, moniliforme, tout à fait spécial. On pense que ces varicosités sont dues au gonflement de la substance interstitielle qui accompagne les fibrilles cylindraxiles.

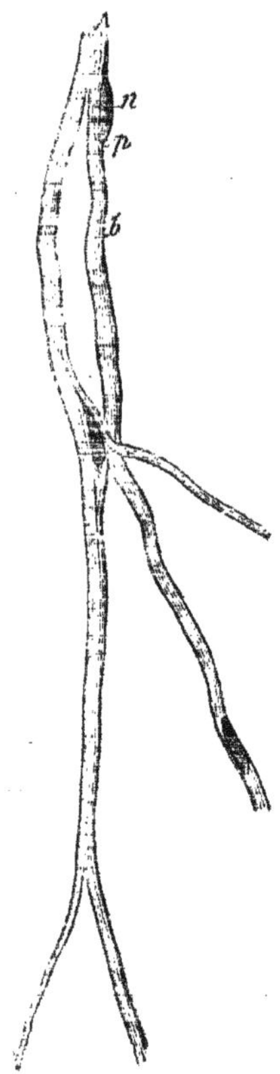

Fig. 50. (D'après Ranvier.)

Portion du réseau des fibres de Remak du pneumogastrique du chien. — *n*, noyau ; *p*, protoplasme qui l'entoure ; *b*, stries qui correspondent à des fibrilles.

1° Fibres nerveuses sans myéline, avec gaine de Schwann. — Nous avons vu, à propos des enveloppes des cellules nerveuses, que la gaine de Schwann était une membrane mince formée par la juxtaposition d'éléments cellulaires aplatis, plus ou moins nombreux. Une membrane de ce genre recouvre seule les cylindre-axes qui ont perdu leur enveloppe médullaire au voisinage de leur terminaison. Elle leur constitue un étui complet qui se moule exactement sur eux.

C'est là une des variétés de cette catégorie de fibres. Il en est une deuxième, plus importante, qui forme un groupe à part et que l'on connaît aussi sous le nom de *fibres nerveuses grises*, ou *fibres de Remak*.

Les fibres de Remak (fig. 49) se rencontrent dans toute l'étendue du système du grand sympathique ; on les trouve d'ailleurs aussi dans les troncs nerveux appartenant au système cérébro-spinal, mais en petite proportion, mélangées à des fibres à myéline. Le nerf olfactif en est exclusivement composé.

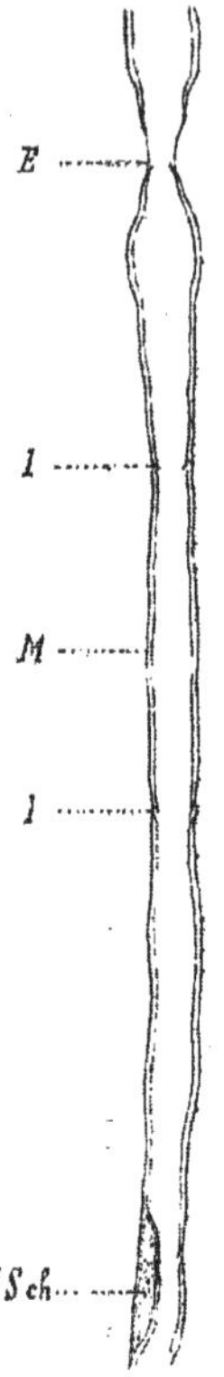

Fig. 51. — (D'après Schiefferdecker et Kossel.) — Fragment d'une fibre à myéline du nerf sciatique de la grenouille, examiné à l'état frais.

E, étranglement annulaire ; *M*, gaine de myéline ; *NSch*, noyau de la gaine de Schwann ; *I*, *I*, incisures de la gaine de myéline.

L'absence de myéline donne aux nerfs résultant du groupement de ces fibres une certaine translucidité, en même temps que cette coloration grise qui les fait distinguer facilement.

Leur constitution est assez simple. Chaque fibre est formée d'un faisceau de fibrilles à la surface duquel se trouvent, disséminés en quantité plus ou moins considérable, des noyaux ovalaires, indices de la présence d'une gaine. Le nombre des fibrilles étant variable, il s'ensuit que les dimensions de la fibre elle-même différeront. De fait, il en est de très fines paraissant ne renfermer qu'une ou deux fibrilles entourées de leur gaine. D'autres fois au contraire la fibre est volumineuse et comprend un certain nombre de faisceaux, tous renfermés dans une gaine de Schwann commune. Pour certains auteurs (Schiefferdecker) cette gaine serait incomplète, plus ou moins suivant les régions et suivant les espèces animales.

Quant à la manière dont les fibres de Remak se comportent les unes vis-à-vis des autres pour constituer un nerf, elle n'est peut-être pas la même partout. Ranvier prétend qu'elles ne sont pas simplement placées les unes à côté des autres, comme le sont les fibres nerveuses à myéline mais « qu'elles forment à l'intérieur du nerf, en s'unissant et en se divisant, un vaste plexus dont les mailles sont dans tous les plans (fig. 50) ». Quelques histologistes, sans nier la possibilité de ces anastomoses, n'ont pu en constater l'existence dans certains nerfs sympathiques.

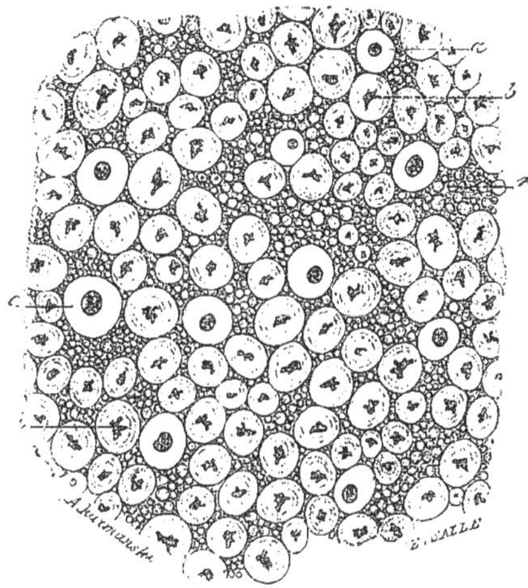

Fig. 52. — (D'après Ranvier.)

Section transversale de l'un des faisceaux du sciatique du chien. — *a*, tubes nerveux sectionnés dans le voisinage immédiat des étranglements annulaires ; *b*, tubes nerveux sectionnés dans différents points de la longueur des segments interannulaires ; *r*, fibres de Remak.

3° et 4° **Fibres nerveuses à myéline, sans gaine de Schwann et fibres à myéline avec gaine de Schwann.** — Les fibres nerveuses de la substance blanche des organes centraux et celles qui constituent le nerf optique possèdent toutes une enveloppe de myéline ; celles de ces fibres qui sortent de l'axe cérébro-spinal sont en outre munies, dès l'instant où elles quittent cet axe, d'une gaine de Schwann qu'elles conservent jusqu'à une faible distance de leur terminaison.

Les fibres de cette deuxième variété s'observent donc dans tous les nerfs périphériques, dans les ganglions spinaux et, mélangées à des fibres de Remak, dans les cordons et ganglions du sympathique. Ce sont elles que nous allons décrire. Nous indiquerons seulement après en quoi elles diffèrent des fibres centrales.

Les fibres des nerfs périphériques sont aussi désignées sous les noms de *fibres blanches*. En effet, vues en masse, elles présentent cette coloration, due à ce que la myéline réfléchit fortement la lumière. On les appelle aussi *fibres à double contour* à cause de l'aspect qu'elles présentent quand on les étudie à l'état frais. Examinées dans ces conditions, elles apparaissent (fig. 51) comme des cylindres réguliers, clairs et transparents dans lesquels on distingue « une partie centrale qui devient légèrement obscure quand on éloigne l'objectif, et de chaque côté une bordure qui paraît brillante dans les mêmes conditions (Ranvier) ». La partie centrale répond au cylindre-axe, la partie périphérique à la gaine médullaire. On a cru autrefois (Leuwenhoek), trompé par l'aspect que nous venons d'indiquer, que la fibre nerveuse était creuse, d'où le nom de *tube nerveux* qu'on persiste à conserver, malgré l'erreur qu'il consacre.

Le diamètre des fibres (fig. 52) varie notablement non seulement selon les espèces animales, mais, chez le même individu, selon les nerfs ; il varie aussi selon l'âge : les fibres nerveuses de l'adulte ont une épaisseur beaucoup plus considérable que celles du nouveau-né (Schiller). Dans un même tronc nerveux on trouve à côté de fibres fines de grosses fibres et l'écart peut aller de 1,5 μ à 25 μ. Il ne semble pas y avoir de rapport entre le diamètre des fibres et leur signification fonctionnelle. On a dit pourtant que les fibres sensitives étaient plus grêles que les fibres motrices. De même, on n'a pas trouvé de relation entre la taille de l'animal et le calibre des fibres. Par contre il paraît y en avoir une entre celui-ci et la longueur de la fibre, en ce sens que les fibres les plus longues sont en même temps généralement les plus épaisses (Schwalbe).

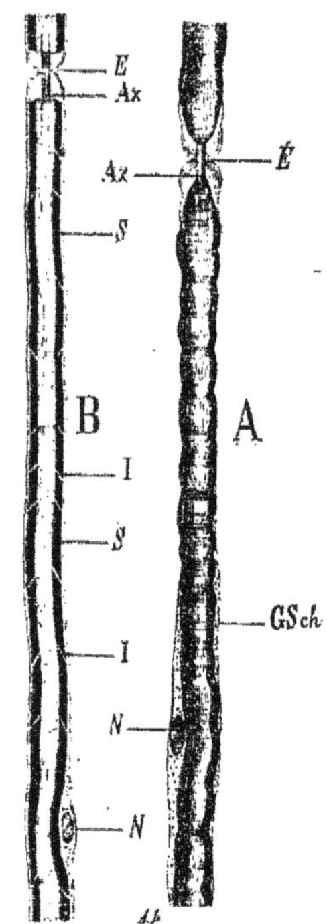

Fig. 53.
(D'après Schwalbe).

Fibres nerveuses à myéline. — Ax, cylindre-axe ; *GSch.* gaine de Schwann. — *N*,*N*, noyaux de la gaine de Schwann entourés d'une mince couche protoplasmique granuleuse. — *E*,*E*, étranglements de Ranvier. A ce niveau, la gaine médullaire cesse brusquement d'un côté et de l'autre, de sorte que le cylindre-axe se trouve à découvert sur une petite étendue. — *I*, incisures séparant les segments cylindro-coniques *S*,*S*.

Gaine de myéline. — La myéline entoure le cylindre-axe comme un manchon et n'a avec lui que des rapports de contiguïté (fig. 53). En dehors, elle répond à la membrane de Schwann. Ce manchon n'est pas continu, en d'autres termes, ne règne pas sur toute la longueur du cylindre-axe. Il présente des interruptions qui se répètent de distance en distance à des intervalles plus ou moins réguliers et que l'on appelle des *étranglements annulaires* (Ranvier). Le segment de fibre nerveuse compris entre deux étranglements annulaires successifs s'appelle *segment interannulaire.* Les diverses questions que nous avons à examiner sont donc les suivantes : 1° Constitution de la gaine myélinique ; 2° Dispositions de la fibre nerveuse au niveau des étranglements annulaires. Nous verrons ultérieurement quelle est la signification du segment interannulaire.

Constitution de la gaine myélinique. — La myéline est une substance éminemment altérable. Quand on fait agir sur elle de l'eau ou un liquide dont le pouvoir fixateur est insuffisant, elle subit une série de transformations que l'on a considérées longtemps comme le résultat de sa coagulation. Ces transformations varient du reste selon le réactif employé, et selon les conditions dans lesquelles il a agi. Sous l'influence de l'eau, la myéline (fig. 54), au niveau des brisures que la dissociation a produites « s'échappe sous la forme de bourgeons filamenteux. On dirait des fils transparents enroulés sur eux-mêmes. Ces fils se gonflent peu à peu, leurs contours deviennent moins nets, ils semblent se fondre les uns dans les autres, et, au bout d'une demi-heure à une heure, les bourgeons filamenteux sont devenus des boules de dimensions variables avec un bord très réfringent et des stries concentriques rappelant incomplètement les fils qui les composaient.... Finalement la myéline mise en liberté est transformée tout entière en sphères ou en boyaux plus ou moins allongés, limités par un double contour formant une bordure réfringente plus ou moins épaisse » (Ranvier). Traitée par l'eau faiblement salée ou le liquide de Müller (solution de bichromate de potasse et de sulfate de soude) la gaine de myéline se décompose en lamelles minces (Pertik) dont l'agencement irrégulier donne lieu à des images variées (état feuilleté). Nous nous bornerons à ces quelques indications, voulant simplement attirer l'attention sur la facilité avec laquelle la myéline se modifie et prend les aspects les plus divers, circonstance qui complique singulièrement l'interprétation des détails que l'on peut être à même d'observer.

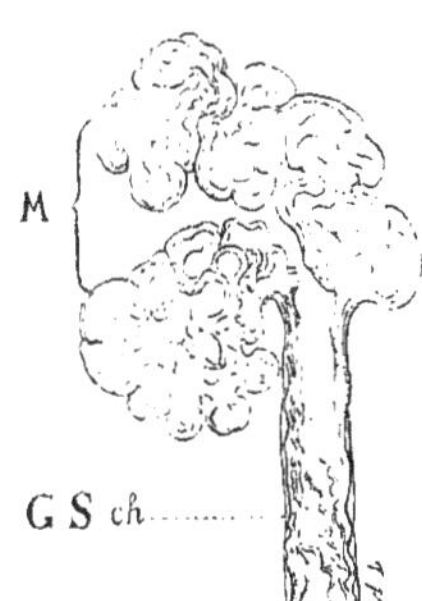

Fig. 54.
(D'après Schiefferdecker et Kossel.)

Extrémité libre d'une fibre à myéline du nerf sciatique de grenouille examinée dans la solution d'eau salée physiologique (ou dans l'eau pure). La myéline fait hernie sous forme de boyaux irréguliers ou de boursouflures (*M*). *GSch*, gaine de Schwann.

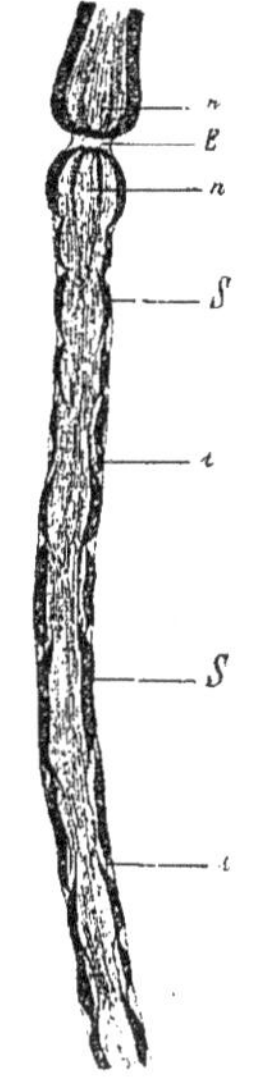

Fig. 55.
(D'après Ranvier.)

Tube nerveux du sciatique de la grenouille, dissocié directement dans une solution d'acide osmique à 1 pour 100. — *E*, étranglement annulaire; *rr*, renflements terminaux munis de côtes saillantes; *ii*, incisures obliques; *SS*, segments cylindro-coniques.

En se plaçant dans des conditions déterminées on constate que la gaine de myéline, dans l'étendue d'un segment interannulaire, est interrompue par des fentes dirigées obliquement depuis la gaine de Schwann jusqu'à la surface du cylindre-axe, intéressant par conséquent, c'est le cas le plus fréquent, toute son épaisseur (fig. 55). Ces fentes connues sous le nom d'*incisures de Schmidt* ou de *Lantermann* forment donc des entonnoirs plus ou moins courts, suivant qu'elles sont plus ou moins obliques, et partagent la gaine médullaire en segments dits *segments cylindro-coniques*, disposés à la suite l'un de l'autre. Habituellement le sommet tronqué d'un segment donné s'emboîte dans la base du segment suivant, en s'insinuant entre elle et la surface du cylindre-axe. La largeur des incisures de Schmidt varie. Quelquefois elles sont libres dans toute leur étendue, mais souvent aussi elles se montrent cloisonnées par de fines lamelles qui se présentent, quand on examine les bords d'une fibre, sous la forme de fibrilles parallèles tendues entre la face profonde du cône emboîtant et la face superficielle du cône emboîté (fig. 56, A).

Pour pénétrer plus avant dans la constitution intime de la gaine de myéline, il a fallu des recherches histochimiques délicates. On est arrivé, en dissolvant par des réactifs convenables certains de ses composants chimiques, ou en employant certaines matières fixatrices ou colorantes, on est arrivé, disons-nous, à déceler des détails de structure très complexes sur la valeur desquels on est loin d'être fixé.

Depuis longtemps divers histologistes, parmi lesquels nous citerons Stilling, Schmidt, Lantermann, Mac Carthy, avaient signalé l'existence, dans la gaine médullaire, de fibrilles ou de réseaux. Les uns les avaient considérés comme des productions artificielles, les autres comme des formations normales. Ewald et Kühne, à la suite de recherches sur la digestibilité des différents tissus par le ferment pancréatique, démontrèrent ensuite la présence dans le tissu nerveux d'une substance qui montrait une résistance particulière à la digestion et possédait toutes les propriétés de la substance cornée des tissus épidermiques. Pour cette raison ils l'appelèrent *névrokératine*. Dans les fibres nerveuses la névrokératine constitue une charpente qui occupe toute l'épaisseur de l'enveloppe médullaire (fig. 57) formant en dedans, au pourtour du cylindre-axe, une *gaine cornée interne*, et en dehors, sous la membrane de Schwann, une *gaine cornée externe*. Entre les deux gaines sont tendues des travées ramifiées plus ou moins délicates. Il va sans dire que pour mettre en évidence ce réseau de

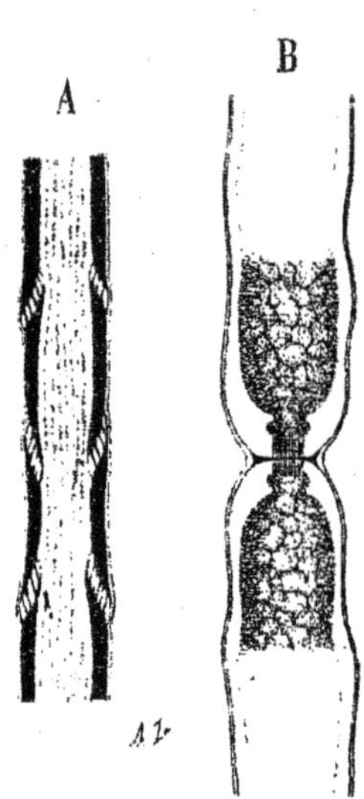

Fig. 56. — (D'après L. Gedoelst).

A. Fibre nerveuse du crapaud traitée par l'acide osmique. Coupe longitudinale microscopique. On voit, en coupe, les fines lamelles tendues dans les intervalles des extrémités des segments cylindro-coniques. — *B*. Fibre nerveuse du pigeon. Liqueur de Perenyi osmiquée, alcool à 70°, glycérine. — Fibrilles du cylindre-axe traversant la cloison qui sépare deux segments interannulaires.

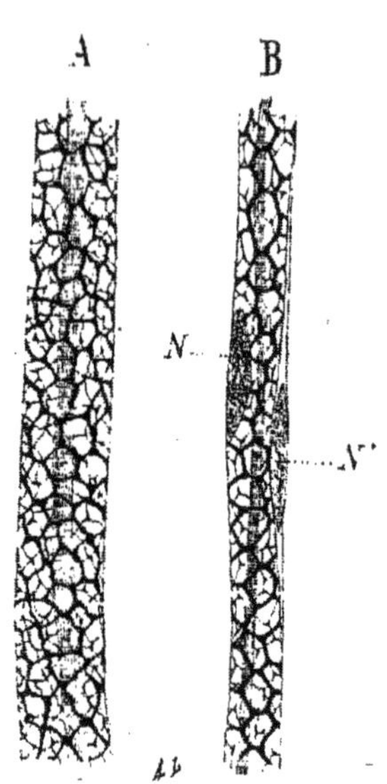

Fig. 57. — (D'après L. Gedoelst).

A. Fibre du nerf sciatique du crapaud ordinaire traitée successivement par l'alcool absolu, l'alcool bouillant, puis l'éther. — *B*. Fibre du nerf sciatique du chat (nouveau-né) traitée de la même manière que la fibre *A*. — *N*. Noyau de la gaine de Schwann. — *N'*. Noyau de la gaine de Henle. — Ces deux figures montrent sous deux aspects un peu différents le réseau de névrokératine.

névrokératine il faut faire usage d'une méthode spéciale. Les observations de Ewald et Kühne furent confirmées, mais tandis que les uns considèrent la charpente cornée comme un produit artificiel résultant de l'action des réactifs coagulants, les autres se prononcent en faveur de la préexistence (Schwalbe, Gedoelst), tout en n'acceptant pas cependant dans son intégrité la description de ces auteurs (fig. 57).

Enfin il nous reste à parler d'une disposition sur laquelle Rezzonico et surtout Golgi ont attiré l'attention. Ces auteurs ont observé l'existence de fils spirales qui, partant du cylindre-axe, s'enroulent autour de lui en formant des cercles de plus en plus étendus jusqu'à atteindre la membrane de Schwann où ils se terminent. Ces fibres spirales dessinent ainsi des entonnoirs dont le sommet entoure plus ou moins étroitement le cylindre-axe, tandis que la base correspond à la surface interne de la gaine de Schwann. Ceci, Mondino, Cattani, Marenghi et Villa, après Golgi, apportèrent de nouveaux renseignements sur ces formations remarquables qu'ils considèrent comme une disposition spéciale de la névrokératine.

Nature de la myéline. — La composition chimique de la myéline est encore imparfaitement connue. D'après les recherches de Gedoelst, le réseau de Kühne et Ewald est formé d'une substance congénère de la plastine, laquelle, on le sait, constitue le réticulum qu'on rencontre dans toutes les cellules. En outre, la myéline contient au moins deux substances différentes par leurs propriétés physiques et chimiques. « Ces deux substances sont toutes deux solubles dans l'alcool bouillant et l'éther. La première noircit intensément sous l'action de l'acide osmique, se laisse attaquer par la pepsine, n'est pas détruite par la pancréatine. La seconde est inattaquable par la pepsine et la pancréatine; elle ne réduit pas l'acide osmique, gonfle intensément sous l'action de l'eau et donne naissance à des figures myéliques. »

Gedoelst considère ces deux substances comme étant la première de la lécithine, la seconde de la cérébrine. Il est d'ailleurs très probable qu'elles ne forment pas à elles seules toute la masse de la myéline. En tout cas ces deux composés ne se trouvent pas mélangés : l'un, la lécithine, imprègne les travées du réseau de névrokératine (plastinien), l'autre, la cérébrine, en occupe les mailles.

Étranglements annulaires. — Les étranglements annulaires se manifestent, quand on examine des nerfs traités par l'acide osmique, comme des barres transversales claires qui partagent chaque tube nerveux en segments plus ou moins longs colorés en noir par le réactif. Au niveau de ces intervalles clairs il n'existe donc pas de myéline. La gaine médullaire s'arrête de part et d'autre en se limitant par une extrémité convexe, légèrement dilatée et bosselée tandis que le cylindre-axe seul traverse l'espace compris entre les deux segments de myéline (fig. 55).

Ces étranglements, d'autant plus accentués, on le comprend facilement, que la gaine de myéline est plus épaisse, sont en général d'autant plus rapprochés que la fibre nerveuse est plus fine et d'autant plus écartés qu'elle est plus volumineuse (Ranvier, Key et Retzius).

Ainsi Key et Retzius ont trouvé que, chez l'homme, pour des fibres larges de 2 μ l'écartement des étranglements est de 89 à 92 μ, tandis que pour des fibres épaisses de 16 μ la distance qui les sépare atteint 872 à 962 μ.

[NICOLAS.]

On a beaucoup discuté sur la constitution du tube nerveux au niveau des étranglements annulaires. Les uns ont prétendu qu'il existait là une substance disposée sous forme d'une sorte de disque (disque intermédiaire) percé en son milieu pour laisser passer le cylindre-axe (Schiefferdecker, fig. 58 A). D'autres y ont vu : d'abord un anneau périphérique, dépendance de la membrane de Schwann à la présence duquel est dû l'étranglement (fig. 60 B); puis en dedans de cet anneau un corps en forme de lentille biconvexe (renflement biconique) traversé par le cylindre-axe qui lui adhère (Ranvier). L'opinion qui nous paraît la plus acceptable est que les segments interannulaires sont séparés les uns des autres par une membrane continue à sa périphérie avec la membrane de Schwann et traversée par les fibrilles du cylindre-axe (Gedoelst, fig. 56 B). Les aspects si variés que l'on a décrits résultent des conditions diverses dans lesquelles les auteurs se sont placés et des réactifs qu'ils ont employés.

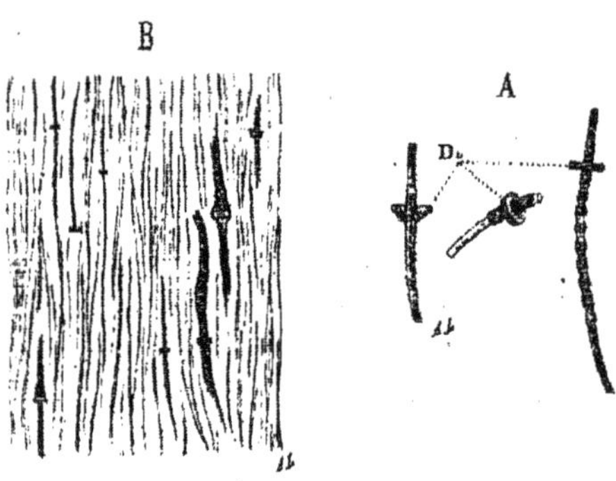

Fig. 58. — (D'après Schiefferdecker et Kossel.)

A. Fragments de cylindre-axes de la moelle épinière du bœuf, après traitement par une solution de nitrate d'argent à 1/4 pour 100, et destruction de la myéline par le chloroforme. On voit l'aspect qu'offre le précipité granuleux d'argent et la situation qu'il occupe au pourtour du cylindre-axe. — *Di.* Disques intermédiaires (vus de profil et de trois quarts) de Schiefferdecker. — *St.* Stries de Frommann. — *B.* Coupe longitudinale de moelle épinière de grenouille après traitement par une solution de nitrate d'argent à 1/4 pour 100.

Gaine de Schwann. — La gaine de Schwann des fibres nerveuses à myéline est une membrane amorphe, transparente et douée d'une certaine élasticité. Elle est appliquée sur la gaine de myéline si intimement qu'elle se confond avec son contour et qu'on ne la voit bien, sous forme d'une ligne mince, que là où la moelle fait défaut, c'est-à-dire au niveau des incisures de Schmidt, et des étranglements annulaires.

On peut aussi, pour la mettre en évidence, se servir de procédés spéciaux.

A la face interne de la gaine de Schwann on aperçoit de distance en distance des noyaux allongés, ovalaires, logés dans des dépressions de la gaine médullaire. Ces noyaux, *noyaux de la gaine de Schwann*, sont entourés d'une mince couche de protoplasma granuleux. Leur nombre varie suivant les espèces animales. Chez les Vertébrés supérieurs il n'en existe d'habitude qu'un seul par segment interannulaire; il est situé alors à peu près à égale distance des deux extrémités de ce segment. Chez les Poissons ils sont infiniment plus nombreux (5 à 16 chez le brochet, d'après Key et Retzius).

La gaine de Schwann au niveau des étranglements annulaires cesse, naturellement, de recouvrir la myéline et s'incurve en dedans pour se rapprocher du cylindre-axe mis à nu par l'absence de celle-ci. C'est même à ce fait qu'est dû l'étranglement. Mais, à ce moment, comment se comporte-t-elle? Se continue-t-elle sur le segment interannulaire voisin? En d'autres termes la gaine de Schwann est-elle continue ou interrompue à chaque étranglement annulaire?

Les avis sont partagés. Pour les uns chaque segment interannulaire possède une gaine de Schwann qui lui est propre et, au niveau de l'étranglement annulaire, chaque gaine se soude à sa voisine. Pour d'autres au contraire la gaine n'est pas interrompue par la présence de l'étranglement annulaire : elle passe comme un pont, d'un segment à l'autre. Du reste, qu'elle soit continue ou non, on n'est pas non plus d'accord sur les relations qu'elle contracte avec la cloison de l'étranglement, disque intermédiaire, renflement biconique, ou mem-

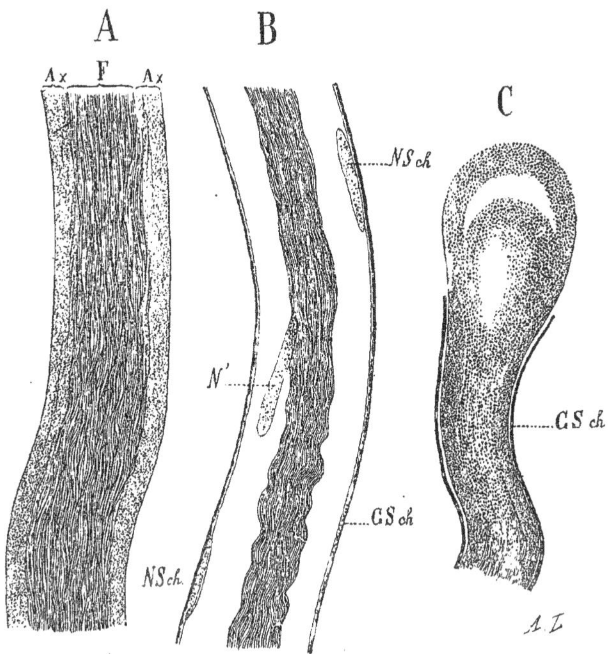

Fig. 59. — (D'après Schiefferdecker et Kossel.)

Fibres nerveuses de *Petromyzon fluviatilis*. *A*, fibre à l'état vivant d'un nerf moteur du globe de l'œil ; *B*, fibre du nerf trijumeau fixée par le liquide de Hermann ; *C*, extrémité d'une fibre du nerf trijumeau examinée à l'état frais.

Ces figures montrent la constitution fibrillaire du cylindre-axe (*F*) et la couche homogène (*Ax*) (axoplasme de Schiefferdecker) qui entoure le faisceau de fibrilles. *GSch*, gaine de Schwann et son noyau vu de profil, *NSch*, ou de face, *N'*. Dans la figure *C*, les fibrilles se sont décomposées, vers l'extrémité, en granulations et tout le contenu de la gaine de Schwann fait hernie sous forme d'une saillie ovoïde.

brane. Nous pensons que la membrane perforée dont nous avons admis l'existence s'attache par sa périphérie sur la gaine de Schwann.

Cylindre-axe. — Ce que nous avons déjà dit à maintes reprises du prolongement cylindraxile nous permettra d'être bref ici. Sur des fibres nerveuses examinées à l'état frais, le cylindre-axe se montre le plus souvent comme un cordon homogène ou très finement grenu, masqué plus ou moins complètement par la gaine de myéline. Il faut, pour reconnaître son individualité et pour étudier sa constitution, faire usage de méthodes spéciales ou s'adresser à des espèces animales particulièrement propres à ce genre de recherches (Poissons, Invertébrés).

[*NICOLAS.*]

Le cylindre-axe possède une structure, mais tandis que pour les uns cette structure serait réticulée ou spongieuse (Bütschli, H. Held, R. Cajal, etc.), pour d'autres elle serait fibrillaire. Cette dernière opinion est la plus généralement répandue. Le cylindre-axe serait ainsi formé par un faisceau de fibrilles, fibrilles nerveuses primitives, prolongées dans une substance fondamentale transparente, liquide suivant les uns (sérum nerveux de Kupffer), semi-fluide (neuroplasme de Kœlliker) ou molle comme une gelée (axoplasme de Schiefferdecker) suivant d'autres. Cette substance serait inerte et le rôle actif dans la conduction nerveuse serait dévolu aux fibrilles. Elle comble non seulement les interstices des fibrilles mais encore s'amasse à la périphérie du faisceau en une couche corticale, d'épaisseur variable, assez résistante, l'*écorce du cylindre-axe* (fig. 59).

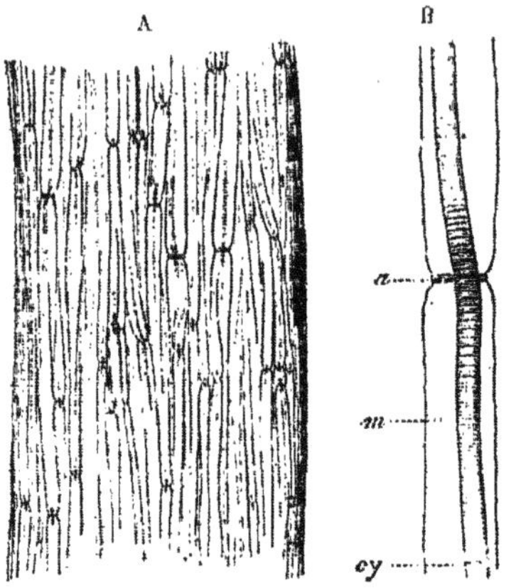

A B a m cy

Fig. 60. — (D'après Ranvier.)

A Nerf thoracique de la souris formé par un seul faisceau nerveux, imprégné par le nitrate d'argent. La gaine de Henle a été enlevée. Les étranglements annulaires dessinés par l'argent figurent des croix latines.

B. Un tube nerveux du nerf sciatique du lapin adulte isolé après imprégnation d'argent : *a*, étranglement annulaire ; *m*, gaine médullaire ; *cy*, cylindre-axe.

Les fibrilles nerveuses sont très altérables et se décomposent facilement en fines granulations qui se fluidifient rapidement. Leur diamètre paraît être assez constant chez les Vertébrés et serait d'environ 0,4 μ. (Schiefferdecker).

Nous savons d'où proviennent les fibrilles du cylindre-axe. Elles ne sont que la continuation des fibrilles du corps d'une cellule nerveuse. Quand, dans le cours de son trajet, un nerf se divise, le faisceau cylindraxile se partage en deux ou plusieurs faisceaux secondaires égaux ou inégaux qui, à leur tour, sont susceptibles de se diviser plus loin.

On doit admettre que la somme totale des fibrilles primitives des branches de division reste toujours égale, quel que soit le nombre de ces branches à la somme des fibrilles du prolongement cylindraxile. Dans ces conditions le cylindre-axe renfermera un nombre de fibrilles de plus en plus restreint, au fur et à mesure que les divisions du tube initial se multiplieront, et les ramifications terminales pourront être réduites à une seule fibrille.

La division des tubes nerveux en deux ou plusieurs branches se fait toujours au niveau d'un étranglement annulaire. En réalité ce n'est donc que le cylindre-axe qui se divise, chacune de ses branches se recouvre ensuite d'une enveloppe de myéline avec gaine de Schwann ou d'une gaine de Schwann seule.

Il nous reste à examiner un dernier point. Quand on traite des tubes nerveux par une solution de nitrate d'argent et qu'on les expose ensuite à l'action de la lumière, on constate que le sel d'argent s'est trouvé réduit au niveau des étranglements annulaires et dessine là des images noires ou brunes en forme de croix (croix latines de Ranvier) (fig. 60). La branche transversale de la croix correspond à la ligne de soudure des gaines de Schwann (Ranvier) ou au disque intermédiaire (Schiefferdecker), ou encore à la membrane qui sépare les deux segments interannulaires. La branche verticale, de longueur variable selon qu'on a laissé le nerf en contact avec le réactif plus ou moins longtemps, est striée (stries de Frommann) dans le sens transversal par des bandes alternativement sombres et claires. Les stries sombres pâlissent de plus en plus à mesure qu'on s'éloigne de l'étranglement. L'aspect est en somme celui que prennent les cellules nerveuses placées dans les mêmes conditions et la même interprétation peut convenir. Il est à remarquer toutefois que, d'après de Moor, la constitution chimique du cylindre-axe ne serait pas la même au voisinage de l'étranglement annulaire et au milieu du segment, de sorte qu'il y a là des conditions différentes dont il faudrait tenir compte lorsqu'il s'agit d'apprécier la valeur des imprégnations argentiques.

On a soutenu que la striation n'intéresse nullement les fibrilles cylindraxiles elles-mêmes. Elles seraient dues à des précipités grumeleux déposés à la surface du cylindre-axe (Schiefferdecker) ou à la coloration d'anneaux périphériques de nevrokératine (Marenghi et Villa).

Quelle que soit la signification des croix latines, leur apparition au niveau des étranglements interannulaires indique, et c'est là une donnée importante, que ces endroits constituent des portes d'entrée que les liquides traversent facilement pour atteindre le cylindre-axe, tandis que la gaine de myéline complètement imperméable leur oppose une barrière infranchissable. On peut d'ailleurs arriver également à démontrer ce fait en faisant agir sur les nerfs des solutions de matières colorantes.

Signification du segment interannulaire. — Il est bien démontré aujourd'hui que le cylindre-axe est continu sur toute la longueur de la fibre nerveuse, il n'est donc question ici que de la gaine de myéline et de la gaine de Schwann du segment interannulaire.

Ranvier assimile le segment interannulaire à une cellule adipeuse qui entourerait comme un manchon le cylindre-axe. Cette cellule serait ainsi constituée : la couche de protoplasma que nous avons signalée autour du noyau de la gaine de Schwann s'étendrait en une lame mince à la face interne de cette gaine et dans toute son étendue. Au niveau des étranglements annulaires cette lame se replierait et passerait sur le cylindre-axe en lui formant une enveloppe distincte (soi-disant gaine de Mauthner). « Les choses ainsi comprises, la lame protoplasmique d'un segment interannulaire circonscrit une cavité close, et le cylindre-axe, bien qu'il soit libre dans cette cavité, y est simplement contenu, à la manière d'un organe dans un sac séreux » (Ranvier). La myéline se trouve comprise entre la lame de protoplasme qui revêt le cylindre-axe et celle qui double la gaine de Schwann. « Quant à celle-ci elle est une formation secondaire, comme la membrane de la cellule adipeuse ; elle ne revêt que la surface du protoplasma qui est à découvert, et c'est ainsi qu'elle forme une enveloppe simple autour du tube nerveux » (Ranvier).

La conception de Ranvier, pour séduisante qu'elle soit, n'est pas à l'abri de toute critique, elle repose sur des dispositions qui ont été niées formellement : ainsi la lame protoplasmique péri-axiale n'est généralement pas admise ; la gaine de Schwann est considérée par beaucoup d'auteurs comme continue d'un segment à l'autre, etc.

Néanmoins il paraît très vraisemblable que la gaine de myéline avec la gaine de Schwann et son noyau représentent une formation ayant la valeur d'une cellule complète. Gedoelst a appuyé cette opinion sur des observations précises et montré que le segment interannulaire comprend : une membrane, la gaine de Schwann ; un noyau, le noyau de celle-ci, entouré d'une faible quantité de protoplasma non différencié ; enfin un réticulum plastinien, le réseau de Ewald et Kühne, renfermant dans ses mailles un enchylème. Chaque cellule ainsi constituée est séparée de sa voisine par une véritable « plaque cellulaire » que traverse le cylindre-axe. On pourrait comparer l'ensemble de ces cellules disposées bout à bout le long d'un cylindre-axe aux cellules d'un mycélium de champignon ou d'une algue filamenteuse. Le segment interannulaire de la fibre nerveuse possède donc l'organisation caractéristique de toutes les cellules tant animales que végétales (Gedoelst).

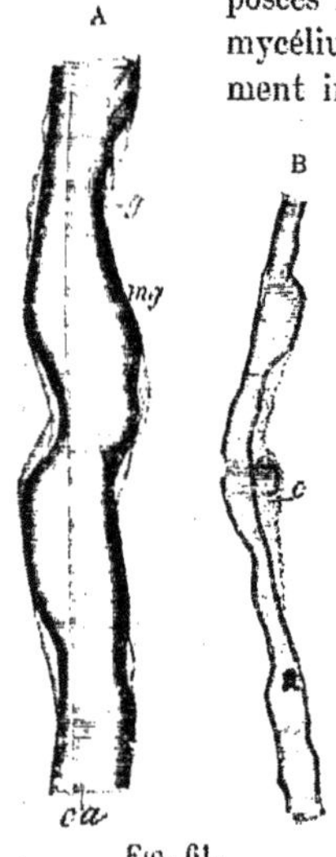

Fig. 61.
(D'après Ranvier.)
Tubes nerveux des cordons antérieurs de la moelle épinière du chien : *mg*, gaine de myéline ; *g*, enveloppe périphérique ; *c*, noyau et protoplasma que l'on observe à la surface de quelques rares tubes nerveux.

Quoique cette théorie soit encore passible d'objections, c'est celle que nous accepterons, car elle nous paraît le mieux s'harmoniser avec les faits.

Relativement à la signification fonctionnelle de la gaine de myéline on est réduit à des hypothèses. On dit volontiers qu'elle joue le rôle d'un appareil protecteur, qu'elle a pour but d'isoler la transmission nerveuse, mais il suffit de faire remarquer qu'une multitude de nerfs ne possèdent ni cette gaine ni quelque autre enveloppe qui pourrait la remplacer et cependant l'indépendance de ces nerfs au point de vue de la conduction paraît n'en pas moins exister. Est-elle plutôt destinée à protéger le cylindre-axe contre l'action des milieux ambiants ? Assure-t-elle à ce cylindre-axe l'apport de matériaux nutritifs spéciaux en régularisant les échanges qui ne peuvent se faire qu'à certains endroits ? Ce sont là des questions qui, dans l'état actuel de la science, restent sans réponse.

Fibres des centres. — Les fibres de la substance blanche des centres nerveux et celles du nerf optique ne possèdent pas de gaine de Schwann. A la surface de la gaine de myéline il existerait seulement une mince couche protoplasmique renfermant de distance en distance un noyau (fig. 60). Il n'est pas prouvé cependant que cette couche protoplasmique soit continue. En tout cas le noyau est bien l'homologue du noyau de la gaine de Schwann. Un autre caractère distinctif entre ces fibres et celles des nerfs périphériques serait qu'elles ne présentent pas d'étranglements annulaires. Cependant, à l'aide du nitrate d'argent, on a pu mettre en évidence (Tourneux et Legoff), sur le trajet des tubes nerveux, des anneaux transversaux noirâtres semblables à ceux qu'on produit, dans les mêmes circonstances, au niveau des étranglements des tubes nerveux périphériques. Schiefferdecker a réussi également à obtenir sur les tubes nerveux médullaires la production de croix latines (fig. 58, B). Malgré ces observations l'existence d'étranglements annulaires sur les fibres centrales est mise en doute par Kœlliker.

Rapports des fibres nerveuses avec les cellules nerveuses. — Nous nous sommes déjà, à propos de la destinée du prolongement cylindraxile et des prolongements protoplasmiques (voy. p. 67), étendu sur cette question. Elle peut se résumer en quelques mots.

Il est prouvé, d'une façon générale, que la fibre nerveuse, par son cylindre-axe, est le prolongement direct d'une cellule nerveuse. Il s'agit de savoir si toutes les fibres nerveuses sont dans ce cas ou bien au contraire s'il en est qui ont une autre origine. Gerlach admettait que des fibres nerveuses dérivaient du réseau protoplasmique et pensait que ces fibres étaient sensitives. Golgi au contraire fait naître ces fibres aux dépens du réseau nerveux diffus, à la formation duquel elles prennent part, par convergence et groupement en un faisceau de fibrilles de ce réseau. Tous deux par conséquent reconnaissent qu'à côté des fibres émanées directement des cellules il y en a d'autres qui n'en proviennent qu'indirectement. Aujourd'hui la majorité des histologistes n'admettent pas ce second mode d'origine. Toute fibre nerveuse, c'est-à-dire tout cylindre-axe, fait suite à un prolongement de cellule, que ce prolongement soit cylindraxile ou protoplasmique (Dogiel). Les fibrilles que Golgi a décrites comme donnant naissance à des fibres doivent être interprétées autrement : ce sont des *terminaisons* de fibres.

Les fibres nerveuses en effet affectent avec les cellules nerveuses des relations non seulement à leur origine, relations à ce moment tout à fait étroites, mais encore à leur terminaison. Nous en parlerons dans le paragraphe suivant.

Terminaison des fibres nerveuses. — La description des terminaisons nerveuses doit être faite à propos de chaque tissu et de chaque organe; aussi voulons-nous donner simplement ici un aperçu d'ensemble sur leur manière d'être.

Il n'y a pas encore bien longtemps on distinguait deux grandes catégories de terminaisons : 1° les terminaisons par des extrémités libres; 2° les terminaisons dans les cellules spéciales. Actuellement on tend de plus en plus, depuis l'emploi des méthodes de Golgi et d'Ehrlich, à admettre qu'il n'existe absolument que des terminaisons libres. Quand une fibre nerveuse se continue à la périphérie avec une cellule, ce n'est pas parce qu'elle s'y termine, mais c'est parce qu'elle y prend naissance. Il n'y a donc pas là un mode de terminaison, mais une origine aux dépens d'une véritable cellule nerveuse.

Pour les fibres motrices nous savons qu'elles émanent de cellules de la substance grise de l'axe cérébro-rachidien ou de cellules ganglionnaires du sympathique. Les fibres qui ne quittent à aucun moment les centres proviennent toutes, cela va sans dire, de cellules situées dans toute l'étendue de ceux-ci. Les unes et les autres se ramifient pendant leur trajet, chacune des branches se résolvant en fin de compte en fibrilles terminales qui entrent en relation soit avec les éléments contractiles soit avec d'autres cellules nerveuses. Mais ces relations ne sont que des relations de contiguïté. La fibrille motrice vient se mettre au contact, souvent par une sorte de bouton terminal, avec la substance contractile; la fibrille centrale au contact du protoplasma d'une cellule nerveuse. On a constaté par exemple en divers endroits des centres nerveux (lobe olfactif, écorce cérébelleuse.... etc.), des terminaisons affectant la forme d'une sorte de houppe qui s'étale sur une cellule nerveuse en l'entourant de toutes parts d'un lacis serré de fibrilles délicates. Du reste on admet qu'il peut ne pas y avoir contact, à proprement parler, et qu'alors la transmission de l'excitation nerveuse se fait par l'intermédiaire d'une substance interstitielle diffuse (His).

Les fibres sensitives dérivent, ainsi que l'embryologie nous l'a appris, ou bien des cellules des ganglions spinaux ou bien des cellules qui sont restées à la surface de l'organisme, logées dans un revêtement épithélial, ou bien enfin de cellules plus ou moins profondément situées et dont les relations avec la surface se sont maintenues grâce à des prolongements qui les relient à cette surface. Le second cas est le plus simple : la cellule sensorielle superficielle donne *naissance* à une fibre qui a sa *terminaison* plus loin, dans un ganglion ou dans les centres. C'est aussi, à ce qu'il semble, peut-être le plus rare, car des fibres que l'on croyait autrefois se continuer avec des cellules d'un épithélium sensoriel, paraissent en réalité se terminer seulement à leur contact par des extrémités libres (cellules gustatives, cellules auditives, cellules tactiles). S'il en est ainsi, des fibres sensitives se *terminent à la périphérie*. Toutefois si l'on tient compte du sens de la transmission nerveuse, si l'on considère que la cellule (ganglionnaire ou spinale) est le centre physiologique de la fibre, on arrive à reconnaître qu'à proprement parler il ne s'agit pas d'une terminaison mais bien d'une origine. Ce n'est une terminaison qu'au point de vue génétique. Il faut chercher la terminaison physiologique véritable, génétique aussi celle-ci, à l'extrémité de la fibre dite centrale qui va se ramifier soit dans un ganglion soit dans la substance grise à proximité des cellules des noyaux désignés à tort sous le nom de noyaux d'origine et qui sont réellement, pour les nerfs sensitifs, des lieux de terminaison.

§ III. — ÉLÉMENTS DE SOUTIEN

Sous cette dénomination dont le sens est purement physiologique, nous comprenons à la fois les éléments d'origine ectodermique qui, dans les centres nerveux, sont associés aux cellules et aux fibres nerveuses pour leur constituer une charpente, et les éléments conjonctifs des nerfs périphériques et des ganglions. On remarquera que la gaine de myéline et la gaine de Schwann font partie, en somme, du système de soutien, mais leurs relations si étroites et si caractéristiques avec les éléments nerveux nous autorisaient à les étudier en même temps que ceux-ci.

A. — ÉLÉMENTS DE SOUTIEN DES CENTRES NERVEUX

Le tissu de soutien des centres nerveux est connu depuis Virchow sous le nom de *névroglie*. Son origine et ses caractères anatomiques ont fait l'objet de nombreuses discussions et aujourd'hui seulement l'accord s'est établi à peu près unanimement sur les points principaux. Nous envisagerons ici uniquement les éléments de ce tissu en les considérant soit isolément soit dans leurs connexions avec les éléments voisins. L'étude de leur répartition sera faite à propos des diverses régions des centres.

Les éléments de la névroglie sont représentés par des cellules de forme généralement étoilée, munies de prolongements nombreux et richement ramifiés. On les rencontre dans toute l'étendue de la substance blanche et de la substance grise de même que dans la rétine qui est, on le sait, un dérivé des vésicules cérébrales. Ces éléments peuvent être partagés en deux catégories : 1° les cellules épendymaires, 2° les cellules de Deiters.

La plupart d'entre eux, sinon tous, dérivent de l'épithélium de la plaque médullaire, ou mieux des spongioblastes de His, et sont les homologues des éléments de soutien des organes sensoriels (auditif, gustatif et olfactif).

1° **Cellules épendymaires.** — Les cellules épendymaires (fig. 62 et 63), comme leur nom l'indique, tapissent les cavités du tube encéphalo-médullaire, formant une seule couche qui a tous les caractères d'un épithélium cylindrique à cils vibratiles. Par son extrémité profonde, chaque cellule émet un prolongement qui s'enfonce radiairement dans la profondeur. La méthode de Golgi a montré que ce prolongement, au moins chez les embryons et les animaux jeunes, traversait toute l'épaisseur de la paroi médullaire ou cérébrale et se terminait à la surface de celle-ci sous la pie-mère, soit par une espèce d'extrémité en crochet (Retzius), soit par un épaississement conique. Pendant son trajet chaque prolongement émet de petites branches latérales variqueuses, surtout abondantes dans la substance grise. Jamais il ne s'anastomose avec les prolongements des cellules voisines.

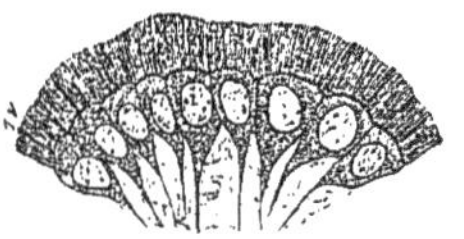

FIG. 62.
(D'après Schiefferdecker et Kossel.)
Épithélium de revêtement du ventricule latéral du chat.

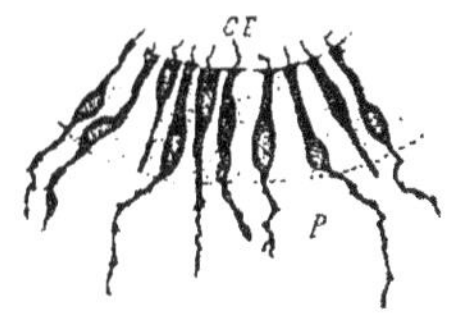

FIG. 63. — Cellules épendymaires de la moelle d'un embryon humain de 23 cm. (d'après v. Lenhossek), méthode de Golgi.
CE. Cavité ventriculaire. — *P.* Prolongements périphériques des cellules épithéliales. — Les cils vibratiles sont agglutinés en un bâtonnet plus ou moins onduleux.

Au niveau de la moelle épinière et dans les régions qui correspondent aux sillons longitudinaux antérieur et postérieur, les cellules épendymaires présentent des dispositions particulières, résultant de ce qu'elles sont serrées les unes contre les autres.

Cellules de Deiters. (fig. 64). — Appelées encore « cellules-araignées » (Jastrowitz), ou « cellules en pinceau » (Boll). Ces cellules sont disséminées dans toute l'étendue des centres nerveux. On les a réparties en deux groupes qui diffèrent par leur situation : le premier groupe comprend des *cellules superficielles*, logées tout à fait à la périphérie soit de la moelle, soit du cerveau (et cervelet) et en rapport par des prolongements radiés avec la pie-mère. Le second groupe comprend des *cellules profondes*, lesquelles n'ont pas de relations avec la surface et envoient leurs prolongements dans toutes les directions.

Les cellules superficielles, comme les cellules profondes, n'ont donc aucune connexion avec le canal central. R. Cajal et v. Lenhossék les considèrent comme des cellules épendymaires déplacées et privées secondairement de toute relation avec la surface épendymaire, mais tandis que R. Cajal pense que c'est le cas pour toutes, Lenhossék et Kœlliker sont d'avis que seulement celles qui se forment dans les premiers stades du développement ont cette origine. Celles qui naîtraient plus tard proviendraient des cellules de la couche germinale de l'ébauche médullaire.

Les cellules de Deiters possèdent un corps cellulaire relativement petit et un noyau assez volumineux. Elles émettent des prolongements fibrillaires parfois extrêmement nombreux. C'est là l'opinion la plus généralement répandue, mais certains auteurs décrivent tout autrement les relations des cellules et des fibrilles. D'après Ranvier les fibrilles de la névroglie ne partent pas des cellules, mais ne font que les traverser (fig. 65). « Elles passent à côté du noyau et sont plongées dans le protoplasma qui l'entoure. Lorsqu'elles émergent de la cellule, le protoplasma les accompagne encore sur une certaine longueur et souvent en unit deux ou trois qui se séparent ensuite (Ranvier). »

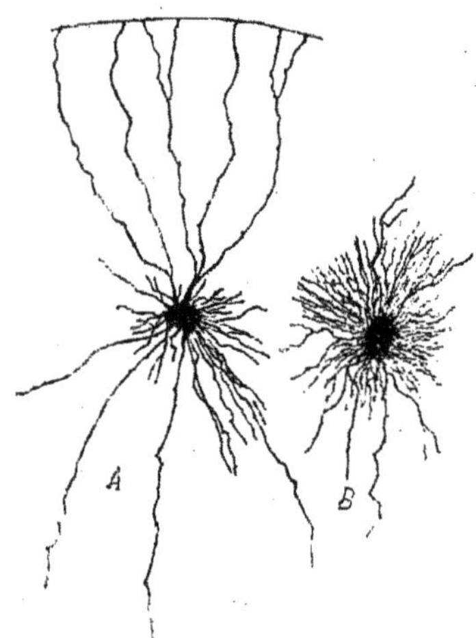

Fig. 64. — Cellules de la névroglie (méthode de Golgi) de la moelle d'un embryon humain de 30 cm.

A. Cellule superficielle. — B. Cellule de la substance grise.

Les cellules névrogliques seraient donc simplement en contact avec les fibrilles. Il paraît probable cependant que cette absence de connexions entre cellules et fibrilles est secondaire et que, originellement, celles-ci ne sont que des prolongements cellulaires. Plus tard ces prolongements, subissant une différenciation particulière, tendent à s'individualiser de plus en plus. En même temps la cellule s'atrophie peut-être, en tout cas perd de plus en plus de son importance par rapport aux fibrilles et ne semble plus avoir avec elles que des rapports de voisinage.

Quoi qu'il en soit, les cellules de Deiters sont logées entre les cellules nerveuses et dans les interstices des fibres (fig. 65). Leurs prolongements se répandent de toutes parts et s'entrelacent de façon à former un feutrage délicat. Elles affectent avec les vaisseaux des relations étroites, les accompagnent en leur constituant des sortes de gaines. Il paraît même établi qu'elles entrent en contact avec les capillaires et jouent ainsi un rôle dans le transport et la dissémination des liquides nutritifs (fig. 66).

B. — ÉLÉMENTS DE SOUTIEN DES NERFS PÉRIPHÉRIQUES ET DES GANGLIONS NERVEUX

Nerfs périphériques cérébro-spinaux. — Les éléments de soutien des nerfs et des ganglions sont tous d'origine et de nature conjonctives.

Dans les nerfs les fibres nerveuses (fig. 67) sont groupées en faisceaux (*faisceaux secondaires* de W. Krause) dont le nombre varie selon la taille du tronc nerveux. Ces faisceaux, orientés dans la direction même du nerf, s'envoient de distance en distance des anastomoses qui s'échappent à angle aigu et vont rejoindre plus ou moins loin un faisceau voisin. Il s'ensuit qu'un nerf ne résulte pas du groupement de faisceaux parallèles et indépendants mais représente plutôt une formation plexiforme (W. Krause).

Chaque faisceau nerveux secondaire est entouré directement par un système de lamelles concentriques (fig. 67, *Gp*), le *périnèvre* ou *gaine lamelleuse* (Ranvier).

Les lamelles de la gaine lamelleuse sont plus ou moins abondantes suivant les nerfs. « Les nerfs les plus fins (il en est qui, au voisinage de leurs termi-

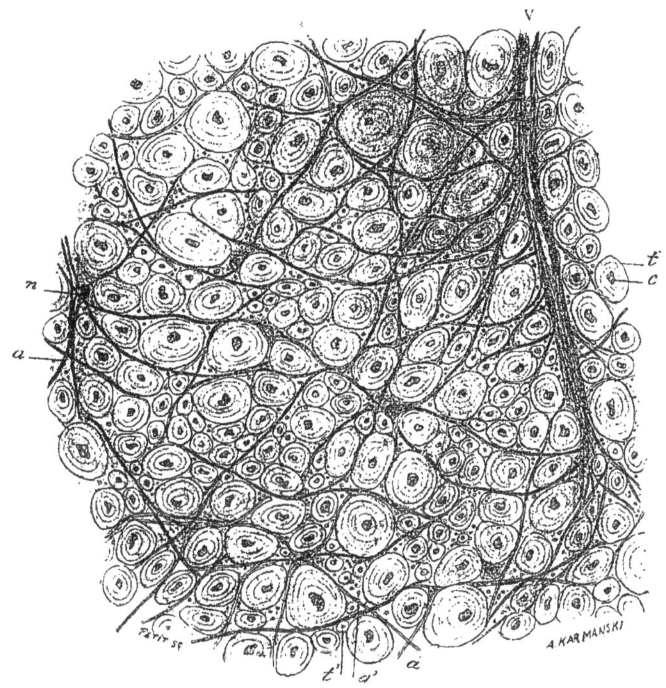

Fig. 65. — (D'après Ranvier.)

Coupe transversale d'un cordon antérieur de la moelle épinière du bœuf. — *a*, fibres de la névroglie ; *t*, tubes nerveux coupés transversalement : *c*, cylindre-axe ; *t*, tube nerveux de petit diamètre ; V, vaisseau sanguin entouré d'un manchon de névroglie.

naisons périphériques, sont réduits à un seul tube nerveux) possèdent une gaine lamelleuse extrêmement simple constituée par une membrane connective enroulée en forme de tube (*gaine de Henle*). Sur les faisceaux nerveux d'un diamètre notable, cette gaine est formée par plusieurs lames superposées. Enfin sur les plus gros faisceaux nerveux et même quelquefois sur de petits nerfs situés superficiellement ou dans des régions qui sont soumises à des frottements ou à des pressions (la main, les doigts, la plante du pied), cette gaine acquiert une épaisseur considérable, et se montre composée d'un grand nombre de couches concentriques » (Ranvier).

Quel que soit d'ailleurs le nombre des lamelles, leur structure est toujours essentiellement la même. Des faisceaux conjonctifs aplatis placés les uns à côté des autres ou entre-croisés, mélangés à des éléments élastiques, se groupent de façon à former une membrane d'épaisseur variable, souvent percée de trous. Sur chacune de ses faces, ou seulement sur une seule, cette membrane est revêtue d'une couche continue de cellules plates. La gaine lamelleuse des dernières ramifications nerveuses est même réduite à cette simple couche endothéliale (gaine de Henle) (fig. 68). L'existence d'éléments élastiques (grains, fibres ou plaques) dans la gaine lamelleuse rend compte de l'aspect moiré particulier

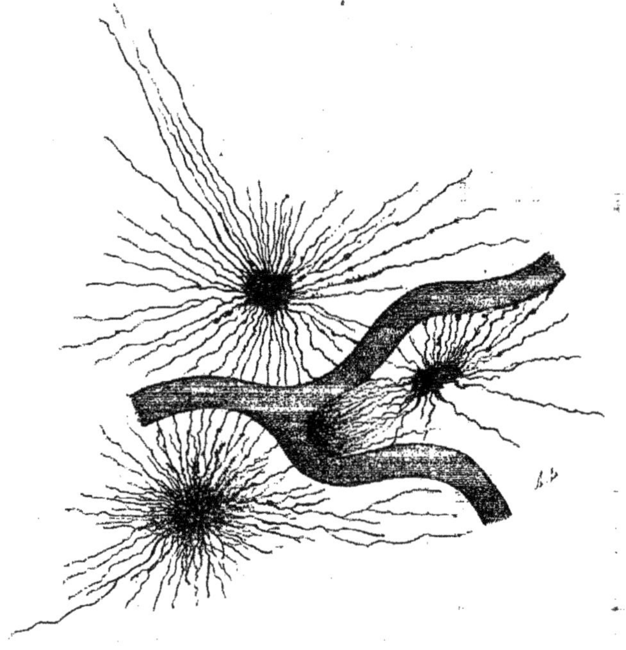

FIG. 66. — (D'après M. Lavdowsky.)

Cellules névrogliques de la moelle épinière du chat en connexion par leurs prolongements avec des vaisseaux capillaires.

que prennent les faisceaux nerveux frais quand on les isole. La rétraction de ces éléments plisse délicatement la gaine dans le sens transversal et produit ces stries faciles à constater à la lumière réfléchie.

Ajoutons enfin que les diverses lamelles ne sont pas indépendantes mais s'unissent les unes avec les autres par des feuillets irrégulièrement disposés et recouverts, eux aussi, d'un endothélium (système de tentes de Ranvier).

Le tissu conjonctif pénètre à l'intérieur des faisceaux nerveux où il prend le nom d'*endonèvre* (Key et Retzius) ou de *tissu conjonctif intrafasciculaire*. Il est disposé : soit sous forme de lames qui partent des couches les plus internes de la gaine lamelleuse et décomposent le faisceau secondaire en une quantité plus ou moins considérable de *faisceaux primaires* (W. Krause); soit sous forme de fibrilles distinctes et de cellules connectives qui s'insinuent dans les

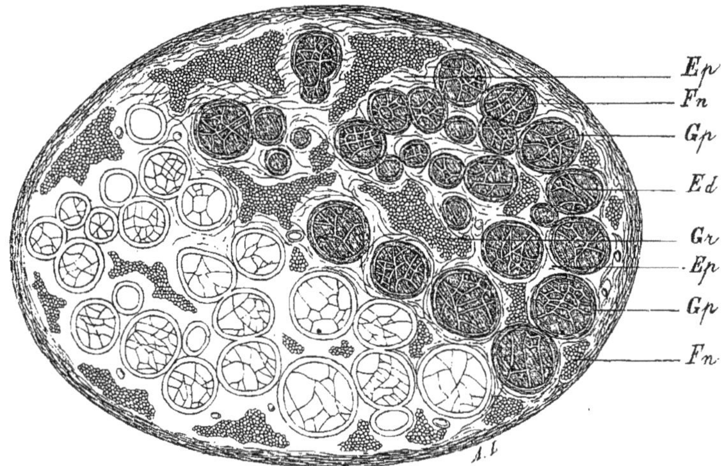

FIG. 67. — (D'après Key et Retzius, emprunté à Schwalbe.)

Coupe transversale du sciatique de l'homme.
La partie inférieure gauche de la figure a été laissée inachevée. On reconnaît les faisceaux de fibres nerveuses (*Fn*) entourés de leur périnèvre ou gaine lamelleuse, *gp*. Le tissu conjonctif péri-fasciculaire ou épinèvre, *Ep*, renferme de la graisse, *Gr*. A l'intérieur des faisceaux de fibres nerveuses les travées anastomosées représentent le *tissu conjonctif intra-fasciculaire* ou endonèvre, *Ed*.

interstices des fibres nerveuses auxquelles elles constituent des gaines, *gaines fibrillaires*, souvent incomplètes et situées en dehors de la membrane de Schwann. L'endonèvre ne renferme pas de fibres élastiques.

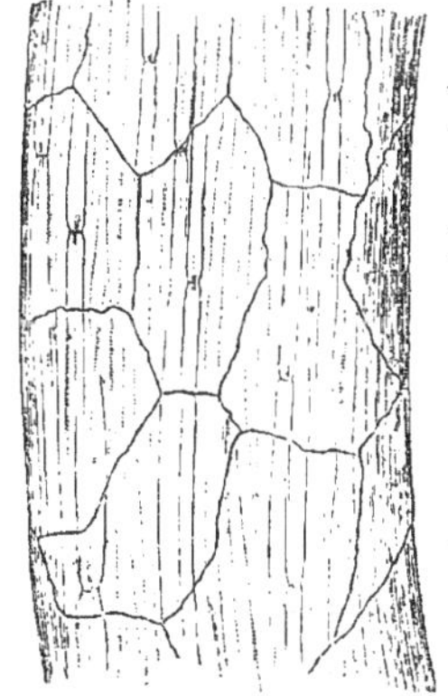

FIG. 68. — (D'après Ranvier.)

Nerf thoracique de la souris, formé par un seul faisceau nerveux, imprégné d'argent. Endothélium de la gaine de Henle.

Enfin tous les faisceaux nerveux (secondaires) sont entourés et réunis ensemble par une masse commune de tissu conjonctif, l'*épinèvre* de Key et Retzius, *tissu conjonctif périfasciculaire* de Ranvier, dont la structure est semblable à celle du tissu conjonctif lâche. On y rencontre en effet des faisceaux connectifs de diamètre variable orientés dans le sens longitudinal, des fibres élastiques agencées en réseau, des cellules conjonctives plates et munies de prolongements, enfin des cellules adipeuses disséminées ou groupées en amas plus ou moins abondants. Il est à remarquer que le tissu périfasciculaire dans les points les plus voisins des faisceaux nerveux prend peu à peu la forme de lames. « Seulement ces lames, au lieu d'être minces et constituées par un treillis de fibres fines comme celles de la gaine lamelleuse, ne sont, comparativement à ces dernières, que des nattes grossières » (Ranvier).

Ganglions spinaux. — Les ganglions spinaux sont entourés par une capsule conjonctive continue avec la gaine piale des racines postérieures et d'où partent des cloisons qui s'enfoncent dans l'intérieur du ganglion pour y délimiter des loges incomplètes où sont placées les cellules. Capsule et cloisons sont d'épaisseur variable suivant les espèces animales.

Nerfs et ganglions sympathiques. — « Les cordons sympathiques, leurs branches périphériques, leurs rameaux communicants, ont tous une gaine lamelleuse. Cette gaine s'étale et se poursuit à la surface des ganglions sympathiques, qui se trouvent ainsi munis d'une gaine lamelleuse, exactement comme les faisceaux nerveux qui en émanent. Le tissu conjonctif intrafasciculaire des cordons sympathiques ne diffère pas de celui des nerfs cérébro-spinaux. Dans les ganglions on observe des cloisons connectives résistantes qui donnent à la charpente du ganglion une très grande solidité et en rendent la dissociation difficile » (Ranvier).

§ IV. — VAISSEAUX SANGUINS

Nerfs périphériques et nerfs sympathiques. — Les nerfs les plus fins ne possèdent pas de vaisseaux propres, mais les faisceaux isolés, ou groupés en nerfs plus volumineux, renferment des artères, des veines et des capillaires. Ces vaisseaux forment un *système intrafasciculaire*, c'est-à-dire compris dans l'intérieur même du faisceau nerveux en dedans de la gaine lamelleuse, et un *système périfasciculaire*, bien entendu dans les nerfs composés de plusieurs faisceaux. Les branches qui viennent constituer le système intrafasciculaire traversent la gaine lamelleuse (ou en sortent). Toutes affectent une direction générale longitudinale, elles courent soit entre les tubes nerveux, soit entre les faisceaux et s'envoient des anastomoses transversales ou obliques. Les artérioles et les veinules du système intrafasciculaire sont comprises dans des lames intrafasciculaires, tandis que les vaisseaux capillaires sont en rapport avec les tubes nerveux ou en sont seulement séparés par quelques fibres de tissu conjonctif (Ranvier).

Ganglions. — Les vaisseaux sanguins des ganglions sympathiques des Mammifères présentent une disposition très intéressante mise en lumière par Ranvier. « Les artères sont petites, se divisent, se subdivisent et viennent se perdre dans un réseau capillaire dont les mailles, assez larges, renferment chacune plusieurs cellules ganglionnaires. »

Les veines, non seulement sont très volumineuses, mais elles sont tortueuses, variqueuses et se terminent le plus souvent par des culs-de-sac, dans lesquels viennent se jeter quelques-unes des branches efférentes du réseau capillaire. Les autres branches aboutissent à d'autres points du plexus veineux. Ranvier appelle ces veines dilatées « *sinus veineux des ganglions sympathiques* » et les compare aux sinus veineux de la dure-mère et aux plexus veineux rachidiens.

Dans les ganglions spinaux les mailles du réseau capillaire sont petites et ne circonscrivent qu'une seule cellule ganglionnaire. Les veines ne présentent rien de particulier, sauf chez certains animaux (Amphibiens).

Centres nerveux. — Nous n'avons qu'un mot à dire des vaisseaux des centres nerveux. Leurs dispositions diffèrent dans la substance blanche et dans la substance grise. D'une façon générale, dans la substance blanche les réseaux capillaires forment des mailles allongées dans le sens des faisceaux de fibres, tandis que dans la substance grise ces mailles sont beaucoup plus étroites et de dimensions à peu près égales dans tous les sens. La substance grise est infiniment plus vasculaire que la substance blanche, et cela se conçoit aisément puisque c'est dans son épaisseur que se trouvent les cellules, éléments actifs. Les échanges nutritifs doivent s'y faire beaucoup plus énergiquement qu'au niveau des conducteurs nerveux.

§ V. — VAISSEAUX LYMPHATIQUES.

Il n'y a pas dans toute l'étendue du système nerveux de vaisseaux lymphatiques à proprement parler. Il n'y a que des espaces virtuels, des interstices qu'on peut mettre en évidence par divers procédés d'injection et qui représentent les voies de circulation habituelles des liquides nourriciers. Ces espaces, espaces ou fentes lymphatiques, communiquent sans doute avec de véritables vaisseaux lymphatiques. Ranvier a démontré le fait pour les nerfs périphériques. Cependant certains auteurs (Key et Retzius) considèrent le système des espaces lymphatiques des nerfs périphériques comme étant complètement clos et seulement en communication avec les espaces séreux du système nerveux central, espaces sous-dural et sous-arachnoïdien.

Dans les nerfs périphériques les fentes lymphatiques sont comprises dans le tissu conjonctif intrafasciculaire entre les fibres nerveuses qu'elles entourent complètement, puis entre les lamelles de la gaine lamelleuse. De là elles communiqueraient avec les interstices ou les mailles du tissu conjonctif périfasciculaire dans lesquelles prendraient alors naissance les vaisseaux lymphatiques du nerf.

Les échanges nutritifs entre ces espaces et les fibres nerveuses elles-mêmes se font au travers des étranglements annulaires, les liquides pouvant peut-être circuler autour du cylindre-axe dans un *espace péri-axial* qui le sépare de la gaine de myéline.

Dans les ganglions et dans les centres nerveux on a décrit des *espaces lymphatiques péri-cellulaires* qui se prolongeraient même tout autour des prolongements de la cellule (Obersteiner, Rossbach et Sehrwald, Friedmann, Paladino). Les voies les mieux connues sont certainement celles qui accompagnent les vaisseaux, artérioles, veinules et capillaires, *espaces péri-vasculaires* (Key et Retzius, Boll, His, Schwalbe), et qui débouchent à la surface des centres dans les espaces sous-arachnoïdiens ou épi-cérébraux.

LIVRE DEUXIÈME

ENVELOPPES DES CENTRES NERVEUX OU MÉNINGES[1]

par M. CHARPY.

La masse nerveuse encéphalo-médullaire est recouverte par des enveloppes que les anciens ont appelées *méninges*, c'est-à-dire membranes, et qu'un anatomiste arabe a qualifiées du nom de *mères*, dans le sens de membranes protectrices et nourricières.

On n'a longtemps distingué que deux méninges, la méninge dure ou épaisse qui est la dure-mère, et la méninge molle ou mince qui comprenait l'arachnoïde et la pie-mère. Il en est ainsi d'ailleurs pendant un stade de la vie embryonnaire, où le tissu mésenchymateux qui entoure la capsule nerveuse est disposé sur deux couches, une externe et une interne, séparées par un espace lymphatique. Plus tard on a reconnu que la méninge molle était formée de deux feuillets de structure différente, unis entre eux par le tissu sous-arachnoïdien.

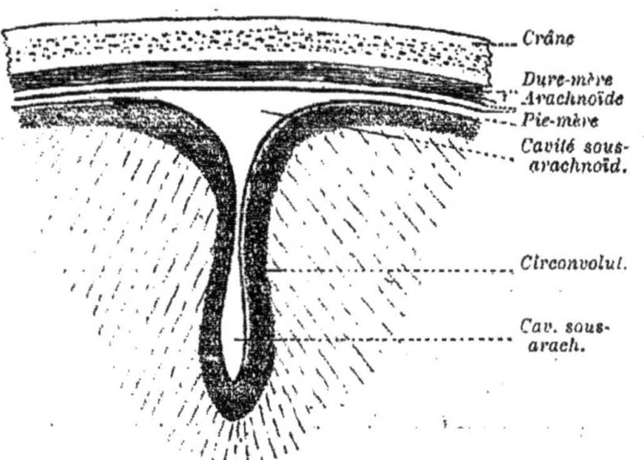

Fig. 69. — Les trois méninges. Coupe schématique passant par une scissure de l'écorce cérébrale.

La pie-mère en rouge.

Il y a donc autour de la moelle et du cerveau trois membranes ou méninges, qui sont de dehors en dedans : une membrane fibreuse, la dure-mère — une membrane séreuse, l'arachnoïde — une membrane vasculaire, la pie-mère. Entre la dure-mère et l'arachnoïde est une cavité séreuse, dite cavité arachnoïdienne ou subdurale; entre l'arachnoïde et la pie-mère se dispose un tissu aréolaire, dit tissu sous-arachnoïdien, dont les mailles communicantes constituent l'espace sous-arachnoïdien et renferment le liquide céphalo-rachidien.

« C'est grâce à ces enveloppes, auxquelles il faut ajouter la boite osseuse

1. La disposition des méninges ne peut être bien comprise que si l'on connait celle des centres nerveux qu'elles enveloppent. Nous engageons donc les débutants à réserver ce chapitre et à ne l'aborder qu'après avoir acquis une connaissance suffisante des formes extérieures de la moelle et du cerveau.

« crânienne et rachidienne, qu'un organe dont aucun autre n'égale la délica-
« tesse de tissu, peut rester impassible au milieu des mouvements les plus
« actifs du corps, et qu'il faut, pour lui communiquer des commotions dange-
« reuses, des chocs assez violents pour rompre les os eux-mêmes (Leuret). »

DURE-MÈRE

La dure-mère dans son ensemble reproduit la forme de la boîte crânienne et du canal rachidien; isolée, elle figure une capsule terminée par un tube. Elle a l'aspect typique du tissu fibreux strié et nacré, et ressemble à une aponévrose épaisse; c'est la pachyméninge, par opposition à la leptoméninge ou méninge mince. On la divise en dure-mère crânienne et dure-mère rachidienne.

§ I. — DURE-MÈRE CRANIENNE

La dure-mère crânienne épouse rigoureusement la forme du crâne, car elle sert de périoste à sa face interne; de là son ancien nom d'endocrâne, le périoste externe étant le péricrâne. Elle présente deux faces.

1° Sa *face externe* n'est pas lisse, mais rugueuse, hérissée de prolongements de deux espèces, les filaments vasculaires et les canaux fibreux. Les *filaments vasculaires* se voient bien sous l'eau ; ils sont pleins, contiennent des vaisseaux et quelquefois des nerfs au milieu de leur tissu conjonctif et s'engagent à travers les sutures ou dans les fins pertuis de la surface osseuse, entrées des canaux de Havers. — Les *canaux fibreux* sont des prolongements tubulés qui tapissent les parois des grands trous vasculaires et nerveux, accumulés surtout à la base, tels que les trous ovale, grand rond, optique, déchiré postérieur, condylien, auditif, etc.... Au sortir de ces orifices ou conduits osseux, la dure-mère se continue d'une part avec le périoste externe du crâne, d'autre part avec la gaine externe des nerfs dont elle devient la gaine durale. En certains points, comme dans la voûte des fosses nasales, la dure-mère est prolongée par le feuillet périostique de la muqueuse; mais, dans toutes ces transitions, il y a des changements dans la structure histologique.

C'est par ces prolongements externes que la dure-mère adhère à la face interne du crâne. L'adhérence est toujours beaucoup plus forte à la base. A la voûte, elle n'est sensible que sur les lèvres de la gouttière sagittale et au niveau des sutures, tandis qu'à la base elle est générale, très accusée sur la gouttière ethmoïdale, l'arête des petites ailes du sphénoïde, le bord supérieur du rocher, la gouttière basilaire, le trou occipital. C'est qu'à la base du crâne sont accumulés les sinus et les trous de passage ; ainsi les ailes du sphénoïde contiennent en arrière le sinus sphéno-pariétal, l'arête du rocher loge le sinus pétreux supérieur, les apophyses clinoïdes sont à la jonction de veines et de sinus importants, et quant aux nombreux trous de passage où la dure-mère s'enfonce et s'insère, il en est qui contiennent des nerfs particulièrement délicats qui ne pourraient s'accommoder de la moindre oscillation des membranes. Chez l'enfant, les adhérences de la voûte sont beaucoup plus nombreuses et plus résistantes que chez l'adulte, car la dure-mère, fonctionnant comme périoste, envoie de tout côté à la table interne de l'os des prolongements nutritifs fibro-vasculaires. Chez le vieillard il est de règle que la voûte adhère plus ou moins, quelquefois au point de rendre impossible l'ablation de la calotte crânienne; cette adhérence anormale est due à des tractus fibreux denses, qui pénètrent dans les lacunes osseuses, surtout au voisinage des lacs et des sinus, et sont une expression de la sclérose sénile; les granulations de Pacchioni, quand elles sont

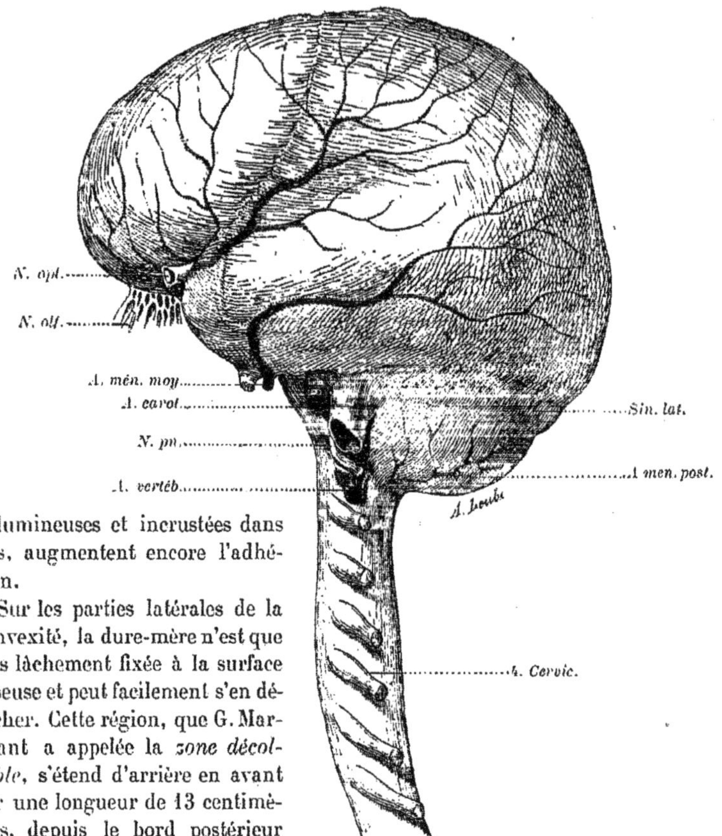

Fig. 70. — Le sac dural (figure imitée d'Hirschfeld).
La veine jugulaire interne en bleu.

volumineuses et incrustées dans l'os, augmentent encore l'adhésion.

Sur les parties latérales de la convexité, la dure-mère n'est que très lâchement fixée à la surface osseuse et peut facilement s'en détacher. Cette région, que G. Marchant a appelée la *zone décollable*, s'étend d'arrière en avant sur une longueur de 13 centimètres, depuis le bord postérieur des ailes du sphénoïde jusqu'à 2 ou 3 centimètres de la protubérance occipitale; de haut en bas, sur un trajet de 12 centimètres, elle commence un peu au dehors de la faux du cerveau pour finir au-dessus de la branche horizontale du sinus latéral et de la jonction du sphénoïde avec le rocher. Le sang s'épanche à ce niveau dans les fractures du crâne, surtout dans le cas de rupture des vaisseaux méningés moyens; la quantité de cet épanchement extra-dural est de 150 grammes en moyenne.

C'est dans ces mêmes régions à faible adhérence filamenteuse qu'on a admis autrefois et redécrit plus récemment un *espace épidural*, compris entre la face externe de la dure-mère et la face interne de la voûte crânienne. Cet espace cloisonné serait recouvert d'endothélium, comme les cavités séreuses; il communique avec les fentes lymphatiques creusées dans l'épaisseur de la dure-mère, par elles avec la cavité subdurale où il déverse normalement sa lymphe, par conséquent de l'extérieur à l'intérieur, autant qu'on en peut juger par les résultats des injections expérimentales (Michel). La plupart des anatomistes décrivent cet espace épidural, sans l'avoir contrôlé, je crois; il est bon d'ajouter que Key et Retzius n'ont pu en aucune façon en constater l'existence.

2° La *face interne* de la dure-mère, face pariétale de la séreuse arachnoïdienne, est lisse, humide, brillante, excepté vers la base de la grande faux où elle prend un aspect criblé, trabéculaire. Elle n'est pas, comme la dure-mère spinale, unie au feuillet viscéral par des ponts ligamenteux; la cavité n'est interrompue que par le passage des nerfs et des vaisseaux qui vont au cerveau ou en proviennent.

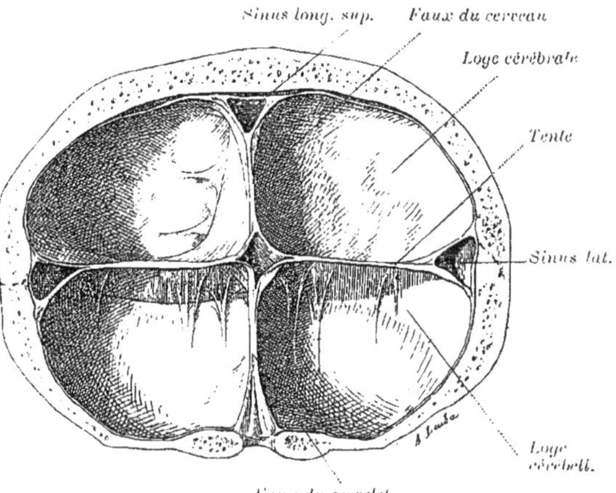

Fig. 71. — Prolongement crucial de la dure-mère.

Coupe frontale, passant par la tente du cervelet; au centre, le pressoir d'Hérophile

La dure-mère crânienne contient dans son épaisseur des cavités endothéliales. Les unes canaliculées, à section triangulaire, arrondie ou irrégulière, abondantes surtout à la base, sont les *sinus veineux*; les autres, disposées en espaces aplatis, localisées à des points restreints, sont les *lacs sanguins*.

Elle émet par sa face interne des replis de grandeurs différentes, qui cloisonnent la cavité générale et la divisent en loges secondaires. Les grands replis sont représentés par deux lames, l'une antéro-postérieure et médiane, l'autre transversale, qui se coupent à angle droit au niveau de la protubérance occipitale interne, en formant le *prolongement crucial* (processus cruciatus) ou grande croix de la dure-mère (fig. 71). La branche transversale de la croix est la tente du cervelet, la branche verticale supérieure est la faux du cerveau, la branche inférieure, la faux du cervelet. Les petits replis comprennent : la tente pituitaire, la tente des nerfs olfactifs, le sac endolymphatique et la cavité de Meckel.

1° **Faux du cerveau ou Grande faux.** — C'est une lame fibreuse tendue dans le sens sagittal, à travers la fente interhémisphérique, depuis l'apophyse crista-galli, attache antérieure, jusqu'à l'arête de la tente cérébelleuse, attache postérieure. Cette lame est unique chez l'adulte, mais elle est originairement formée par un véritable plissement de la dure-mère dont les deux feuillets ne tardent pas à se confondre (Salvi).

La faux mérite ce nom à tous les points de vue, par sa forme et par l'épaississement de sa base et de son bord convexe. — La base, longue de 4 à 5 centimètres, située en arrière, très inclinée en arrière et en bas, s'insère perpendiculairement sur la tente du cervelet qu'elle tient tendue; elle renferme le sinus droit et reçoit en avant la veine de Galien. — La pointe ou sommet, tron-

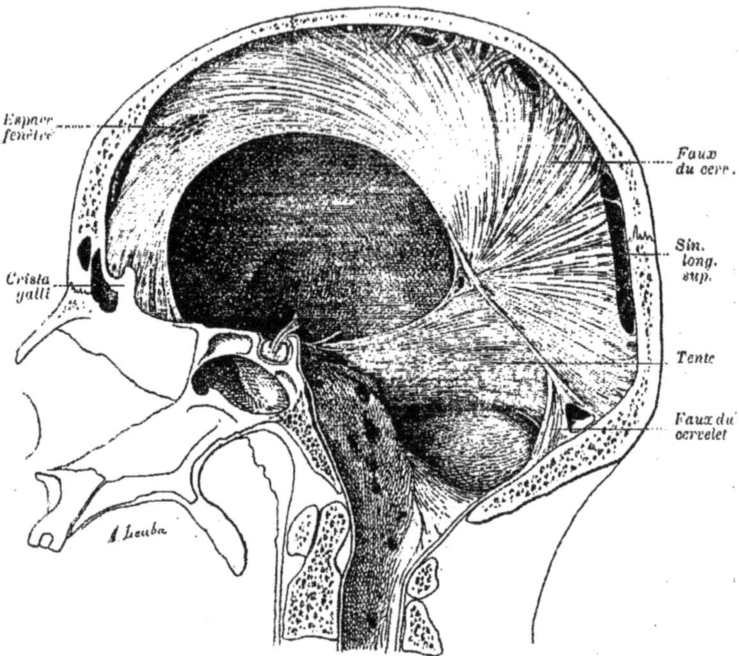

Fig. 72. — La faux du cerveau et la faux du cervelet.

Vue de côté. La faux du cervelet montre la face inférieure de sa moitié droite ; dure-mère basilaire et rachidienne.

quée, s'attache à l'apophyse crista-galli qu'elle enveloppe et en avant d'elle s'enfonce dans le trou borgne qu'elle tapisse; ce petit cul-de-sac ampullaire est l'origine du sinus longitudinal supérieur; il reçoit quelquefois, et encore chez l'enfant seulement, une veine ethmoïdo-frontale. — Le bord supérieur, convexe et large, s'étend sur la ligne médiane depuis le trou borgne jusqu'à la protubérance occipitale interne, et correspond successivement à la crête frontale, à la gouttière sagittale et à la gouttière occipitale; il contient le sinus supérieur. — Le bord inférieur, concave, mince, coupant, surtout en avant, est en rapport avec le corps calleux dont il est séparé par un espace de 2 millimètres en moyenne; il en est plus éloigné en avant, tandis qu'en arrière il le touche presque au niveau du bourrelet et de l'abouchement de la veine de Galien. Il contient le sinus longitudinal inférieur ou lui envoie des tractus pour l'envelopper; à son extrémité postérieure, il se dédouble pour entourer la veine de Galien. — Les deux faces sont en rapport avec la face interne des hémisphères. Leur largeur est de 15 millimètres en avant, de 45 à 50 en arrière. Elles sont presque toujours *fenêtrées* à l'union du tiers antérieur avec le tiers postérieur; tantôt c'est une surface grillagée résultant de la raréfaction des fibres, tantôt c'est un trou complet, ovalaire, de 1 à 3 centimètres, accompagné ou non de lacunes plus petites. A travers ces vides, les faces correspondantes des hémi-

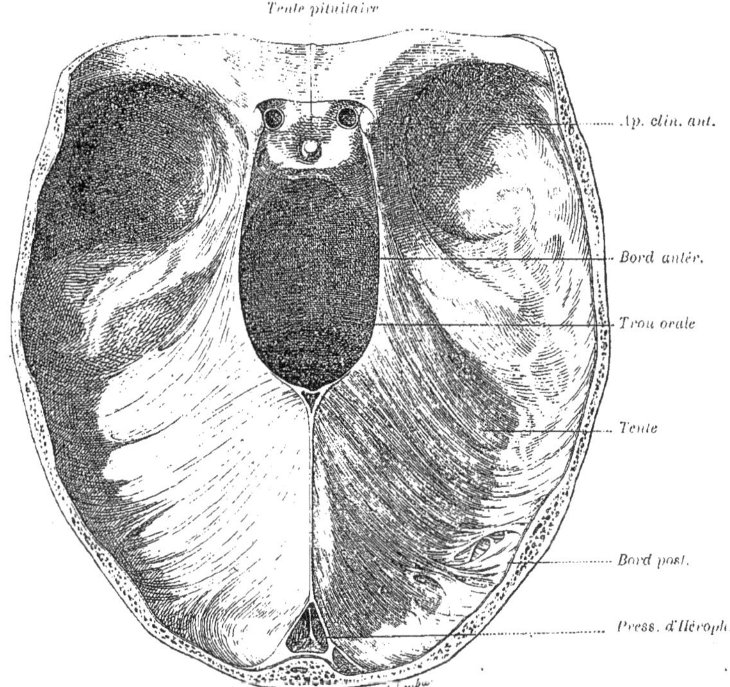

FIG. 73. — La tente du cervelet et le trou ovale de Pacchioni.

sphères sont au contact; elles peuvent même normalement contracter certaines adhérences, à plus forte raison dans les états inflammatoires.

Le rôle principal de la faux est de protéger les hémisphères dans le sens transversal, soit en limitant les déplacements latéraux, soit en empêchant la pression d'un hémisphère sur l'autre dans le décubitus sur le côté. Accessoirement elle sert à maintenir la tension de la tente du cervelet. Peut-être même contribue-t-elle à suspendre le cerveau par ses attaches avec la pie-mère qui lui est fixée en plusieurs points, sur ses bords surtout, à l'aide de prolongements filamenteux, de veines et de granulations pacchioniennes (Trolard).

2° **Tente du cervelet**. — Cette cloison transversale complète les fosses cérébrales inférieures. Elle figure un toit à deux versants, disposition qui soulage le cervelet en atténuant les pressions verticales du cerveau; l'arête du toit, longue de 5 centimètres, dirigée d'avant en arrière et très inclinée dans ce sens, contient le sinus droit et reçoit l'attache de la faux du cerveau. Ces deux membranes se tendent réciproquement, la section de l'une relâche l'autre. Sur la face supérieure, légèrement convexe, de la tente reposent les lobes occipitaux; sa face inférieure se moule sur les hémisphères cérébelleux; sous l'arête du toit ou sommet de la voûte membraneuse est logé le vermis supérieur.

La tente est fortement échancrée en avant et présente dans le sens horizontal une forme semilunaire. — Le *bord postérieur* ou bord convexe, grande circonférence, s'attache aux lèvres de la gouttière latérale de l'occipital et renferme à ce niveau le sinus latéral, puis il suit le bord supérieur du rocher, que longe aussi le sinus pétreux supérieur; son extrémité se fixe aux apophyses clinoïdes postérieures, et ferme par une paroi membraneuse l'espace qui sépare ces apophyses du sommet du rocher et de son bord supérieur. Dans cette paroi sont creusés en dehors l'entrée de la cavité de Meckel, en dedans les orifices des canaux fibreux où s'engagent les nerfs moteurs de l'œil. — Le *bord antérieur* ou concave, circonférence interne ou antérieure de la tente, est libre. Ses extrémités croisent en X celles du bord postérieur et vont s'insérer aux apophyses clinoïdes antérieures, constituant ainsi entre le sommet du rocher et la base des petites ailes du sphénoïde une cloison antéro-postérieure, qui est la paroi externe du sinus caverneux. Entre ce bord antérieur et la gouttière basilaire est un orifice situé dans le plan horizontal, allongé dans le sens antéro-postérieur dans lequel il mesure de 40 à 50 millimètres, étroit en arrière, large en avant de 35 millimètres, comparé tantôt à une parabole, tantôt à une porte gothique; il porte le nom de *trou ovale de Pacchioni*, ou trou occipital supérieur. Il correspond au passage du cerveau moyen; il est rempli par les tubercules quadrijumeaux et l'origine des pédondules cérébraux, accessoirement par la glande pinéale, l'extrémité du vermis cérébelleux supérieur, la fin de l'artère basilaire et la veine de Galien. Par lui la cavité cérébelleuse communique avec la cavité cérébrale.

La tente du cervelet, osseuse chez beaucoup d'animaux, notamment chez les carnivores, protège le cervelet contre la pression du cerveau. C'est aussi un réservoir du sang veineux, car elle contient des sinus et des lacs sanguins.

3° **Faux du cervelet.** — La faux du cervelet ou petite faux est, comme la grande faux dont elle semble la continuation, dirigée d'arrière en avant sur la ligne médiane, depuis la protubérance occipitale interne jusqu'au trou occipital. Sa base, qui regarde en haut, se fixe à la face inférieure de la tente cérébelleuse sur une longueur de 20 à 25 millimètres; son sommet finit en se bifurquant sur les côtés du trou occipital et contient dans ses branches de division les sinus occipitaux. Le bord postérieur, convexe, est attaché à la crête occipitale interne; le bord antérieur, concave, libre, occupe l'échancrure postérieure du cervelet. Ses fonctions sont analogues à celles de la grande faux.

On a vu la faux du cervelet déjetée d'un côté, absente partiellement ou totalement, double, même triple, bifurquée en bas ou bien réunie dans ses deux branches par un repli falciforme. Plusieurs de ces anomalies sont en rapport avec la présence d'une fossette médiane sur l'occipital.

La nature et la disposition de ces grandes cloisons, faux et tente du cerveau et du cervelet, suggèrent deux remarques intéressantes. Tout d'abord nous devons les considérer comme des replis ou des émanations de la dure-mère totale, avec les deux feuillets externe et interne dont nous parlerons plus loin; car ces cloisons sont susceptibles de s'ossifier. La faux du cerveau est osseuse complètement chez le dauphin, partiellement chez le phoque; la tente du cervelet l'est aussi chez beaucoup d'animaux, et même chez l'homme il n'est pas rare, dans certaines conditions, telles que la sénilité, l'aliénation, de rencontrer des ossifications plus ou moins vastes de la faux du cerveau. Aussi a-t-on pu

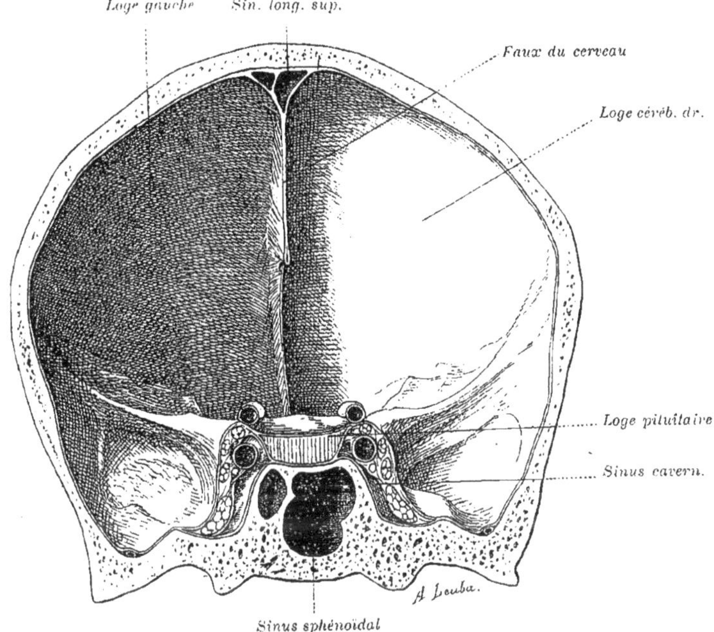

Fig. 74. — Les loges cérébrales, droite et gauche.

Vues sur une coupe frontale du crâne; la faux du cerveau est coupée transversalement; on voit en raccourci son attache antérieure.

dire que ces cloisons appartenaient à l'ossature crânienne. — En second lieu la grande cavité crânienne se trouve divisée en trois cavités secondaires ou loges, une inférieure ou cérébelleuse et deux supérieures ou cérébrales; ce fait est important, comme l'a montré Niemeyer, pour l'interprétation des phénomènes des maladies en foyer, telles qu'une hémorragie, un abcès, une tumeur. La loge cérébelleuse est la mieux fermée par la gouttière basilaire, la tente du cervelet et la partie inférieure de l'occipital; elle communique en bas avec la cavité rachidienne par le trou occipital (trou occipito-inférieur), en haut avec les loges cérébrales par le trou ovale de Pacchioni (trou occipito-supérieur). On conçoit qu'une affection évoluant dans cette loge fermée amène la compression des organes qui y sont contenus, et qu'en particulier sur le bord coupant et fibreux du trou ovale puissent se produire un étranglement du pédicule cérébral, une compression des veines de Galien. Les loges cérébrales droite et gauche ne sont complètement indépendantes qu'en arrière, où la base de la faux les isole sur une longueur de 4 à 5 centimètres, et en avant, au point d'attache de cette même faux sur l'apophyse crista-galli ; partout ailleurs elles communiquent par-dessous la faux ou même à travers elle, dans sa portion fenêtrée ; mais malgré cela la distinction des deux cavités reste encore très marquée, et ce n'est pas sans raison que les anciens anatomistes appelaient la grande faux, le *médiastin* du cerveau.

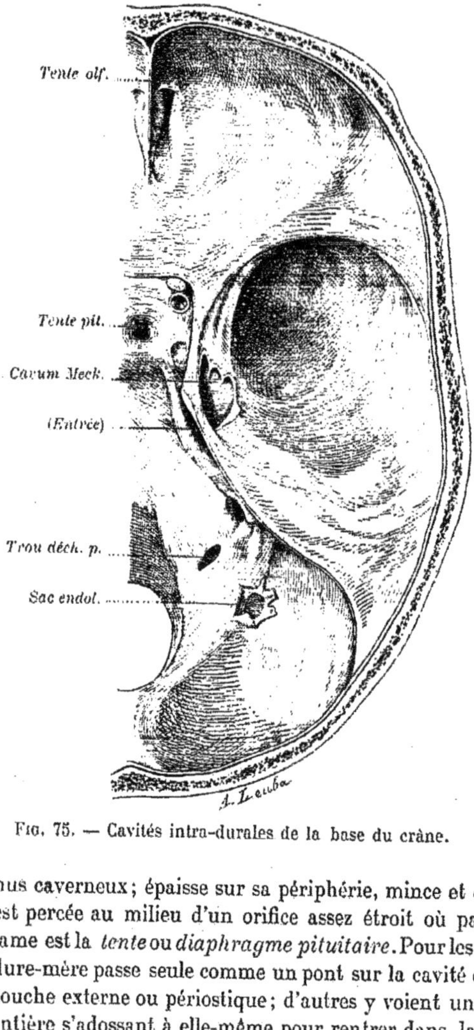

Fig. 75. — Cavités intra-durales de la base du crâne.

4° *Tente pituitaire.* — On appelle tente ou repli pituitaire, diaphragme de la selle turcique, opercule de l'hypophyse, la lame durale qui ferme comme un toit la selle turcique occupée par la glande pituitaire. La dure-mère tapisse la paroi antérieure, le plancher et la paroi postérieure de cette cavité, toutes parties osseuses auxquelles elle sert de périoste ; sur les côtés elle se relève pour constituer la paroi latérale et fermer l'espace compris entre les apophyses clinoïdes antérieures et postérieures. Elle émet encore une lame horizontale, plafond ou toit de la cavité, qui se continue sur son pourtour avec la dure-mère de la gouttière optique, de la lame quadrilatère et de la paroi supérieure du sinus caverneux ; épaisse sur sa périphérie, mince et déprimée vers le centre, elle est percée au milieu d'un orifice assez étroit où passe la tige pituitaire. Cette lame est la *tente* ou *diaphragme pituitaire*. Pour les uns, la couche interne de la dure-mère passe seule comme un pont sur la cavité que tapisse profondément la couche externe ou périostique ; d'autres y voient une plicature de la dure-mère entière s'adossant à elle-même pour rentrer dans la selle turcique et se replier à nouveau du côté opposé. Au fond ce sont là de simples interprétations qu'il est difficile de démontrer. Ce qui est certain c'est que le feuillet [périostique ou profond de la cavité est très épais, qu'il est creusé en avant d'un assez vaste canal transversal qui est la branche antérieure du *sinus coronaire*, en arrière d'un autre canal beaucoup plus étroit, branche postérieure du même sinus, et que dans toute sa partie profonde antérieure qui correspond au lobe épithélial de la glande pituitaire, mais non au lobe nerveux, sont incrustés des sinus constituant un réseau intercaverneux (Voy. la figure à l'article : Glande pituitaire).

5° ***Tente des nerfs olfactifs***. — Trolard a décrit sous ce nom un repli horizontal de la dure-mère qui s'avance en forme de toit sur la paroi antérieure de la gouttière olfactive. Ce repli, dont le bord antérieur est convexe et adhérent, le postérieur concave et libre, limite avec l'extrémité de la gouttière olfactive, revêtue elle-même par la dure-mère profonde, une petite cavité de 3 à 4 millimètres où vient s'insinuer la pointe du bulbe olfactif. La tente olfactive peut s'ossifier par expansion de l'apophyse crista-galli. Sur les sujets dont la gouttière ethmoïdale finit en fente étroite, le repli fibreux est difficile à reconnaître.

6° ***Sac endolymphatique***. — L'extrémité en cul-de-sac du canal endolymphatique, qui passe par l'aqueduc du vestibule et provient de l'utricule et du saccule, apparaît sur la face postérieure du rocher, un peu au-dessus du golfe de la jugulaire interne, et s'y étale en une cavité aplatie qui est le sac endolymphatique, décrit déjà par Cotugno sous le nom de cavité membraneuse de l'aqueduc du vestibule. Ce sac est formé par un dédoublement de la dure-mère qui constitue une petite cavité de 10 millimètres sur 5, dont la paroi lisse, humide, est revêtue d'épithélium.

7° ***Cavité de Meckel***. — La cavité de Meckel, *cavum Meckelii*, est une loge fibreuse aplatie, produite elle aussi par un dédoublement de la dure-mère, et située sur la face antérieure du rocher près de son sommet. En arrière une large fente transversale, dont la lèvre supérieure est formée par l'extrémité de la grande circonférence de la tente cérébelleuse, donne accès dans la cavité et laisse passer le tronc du trijumeau qui est loin d'ailleurs de remplir toute la fente; la cavité loge le ganglion de Gasser et l'origine de ses trois branches efférentes.

Structure. — La dure-mère crânienne, épaisse de plus d'un demi-millimètre, a un aspect fibreux, une teinte perlée, gris rosé : elle se rapproche beaucoup plus des aponévroses que du périoste. Elle est composée d'un grand nombre de lamelles conjonctives aplaties et superposées, fortement unies entre elles. Chaque lamelle comprend des faisceaux conjonctifs avec leurs cellules ordinaires, et un petit nombre seulement de fibres élastiques et de grandes cellules que Waldeyer appelle cellules du tissu périvasculaire et qu'il assimile aux cellules plasmatiques, tandis que Jacques est porté à y voir des myéloplaxes.

Aussi la membrane possède-t-elle une grande ténacité, une faible extensibilité, une très faible élasticité; elle suffit à contenir la masse cérébrale dans de vastes pertes de substance osseuse; elle se déchire rarement dans les traumatismes, mais se décolle facilement.

Sa face externe est, d'après les anatomistes qui admettent un espace épidural, tapissée par un endothélium entre et sur les prolongements filamenteux. Sa face interne possède sûrement un endothélium, qui paraît être pourvu de stomates établissant des communications entre l'espace subdural et les fentes lymphatiques de la dure-mère. On discute encore pour savoir si cet endothélium repose ou non sur une membrane élastique fenêtrée, d'ailleurs très mince, qui serait analogue à la couche élastique des autres séreuses, et représenterait avec l'épithélium le feuillet pariétal de l'arachnoïde.

Dans un grand nombre de points les faisceaux conjonctifs n'ont pas de disposition fixe et régulière, mais dans certaines régions ils sont *orientés* en direction définie. Sur la convexité, les fibres profondes sont dirigées en arrière et en dehors, les fibres superficielles en arrière et en dedans; de chaque côté de la ligne médiane, les fibres transversales, assez espacées, ont un aspect pectiné et sont facilement éraillées par les granulations de Pacchioni. Dans la faux du cerveau les fibres rayonnent de l'extrémité antérieure de la base sur tout le bord convexe et se croisent en avant avec d'autres irradiations venues de l'apophyse crista-galli; de ce même centre (base de la faux) partent les fibres qui se déploient de chaque côté en éventail sur la tente du cervelet.

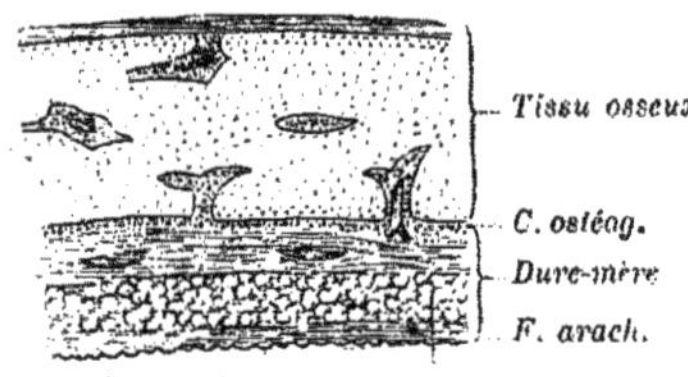

Fig. 76. — Structure de la dure-mère.
Coupe par la voûte crânienne d'un enfant; faible grossissement.

Il semble bien que la dure-mère cérébrale soit formée de deux feuillets différents, intimement unis d'ailleurs et composés chacun d'une série de lames conjonctives, un feuillet externe ou périostique, un feuillet interne ou dural proprement dit. Le feuillet externe fonctionne comme périoste endocrânien et, concurremment avec le périoste externe ou péricrâne, travaille à l'édification de l'os; il peut même réparer partiellement ou complètement des pertes de substance, des trous de trépanation, quand ils ne sont pas trop grands (Chipault, *Acad. de Médecine*, 1899). Assez souvent chez les vieillards, les aliénés, les femmes enceintes, des plaques osseuses qu'on trouve sur la convexité, dans la grande faux, dans la tente du cervelet, rappellent le caractère périostique de la dure-mère. Ce feuillet est aussi un peu plus mou et plus vasculaire, au moins chez l'enfant. Le feuillet interne est le feuillet dural propre; il se subdivise à son tour en deux couches très inégales, la couche durale interne, et le feuillet pariétal de l'arachnoïde qui comprend pour les uns l'endothélium seul, pour d'autres l'endothélium et une membrane élastique.

Les raisons qui portent à admettre cette dualité de la dure-mère crânienne sont les suivantes : 1° Les deux feuillets peuvent se séparer sans trop de difficulté dans le bas âge, l'externe est le plus épais et contient les gros vaisseaux. 2° Ils paraissent être normalement écartés et distincts dans certaines régions, telles que la cavité de Meckel, le sac endolymphatique. L'exemple des sinus est contestable. Trolard a cité un cas où sur toute la convexité, la région médiane exceptée, la dure-mère était dédoublée en deux feuillets de même structure histologique, faiblement adhérents. Nous verrons plus loin que, dans le canal rachidien, le périoste et la dure-mère sont deux membranes distinctes, unies seulement au niveau du trou occipital. 3° La réaction pathologique n'est pas la même pour les deux feuillets (Poirier). C'est essentiellement aux dépens du feuillet externe que se développent les sarcomes, les ostéomes en plaque ou en tumeur. Les pachyméningites ont une évolution différente suivant qu'elles sont externes ou internes.

Les fonctions de la dure-mère crânienne sont multiples. Elle est le périoste interne du crâne; elle est le réservoir veineux de l'encéphale, grâce aux sinus qu'elle contient dans son épaisseur; par elle-même, par ses canaux fibreux extérieurs où passent les nerfs crâniens, par l'armature intérieure de la faux du cerveau et de la tente du cervelet, elle est un organe de soutien et de protection pour la masse nerveuse totale comme pour ses expansions périphériques.

§ II — DURE-MÈRE RACHIDIENNE

La dure-mère rachidienne diffère de la dure-mère crânienne par ce fait fondamental, qu'elle n'est pas périostique, et par plusieurs caractères secondaires.

Au niveau du trou occipital où elle commence, elle adhère encore intimement à la surface osseuse; mais, dès la troisième vertèbre cervicale, elle se dédouble en deux feuillets : un feuillet externe ou périostique mince, qui se moule sur toutes les saillies et les dépressions du canal rachidien, un feuillet interne plus épais, la dure-mère proprement dite, qui correspond à la couche interne de la méninge crânienne et se modèle sur la forme de la moelle, mais non sur celle du canal osseux. Cette différence dans la disposition des deux portions crânienne et spinale de la dure-mère tient à l'adaptation de l'organe à un squelette différent; le cerveau est dans une capsule osseuse rigide et continue, la moelle dans un tube à pièces articulées et mobiles.

La dure-mère rachidienne, le périoste étant désormais mis à part, est un cylindre fibreux terminé en bas en entonnoir, et présentant des variations de calibre en relation avec celles de la moelle : il est plus large au niveau des renflements, plus grand par conséquent à la région cervicale qu'à la région lombaire, il est plus étroit à la région dorsale. La coupe transversale montre que ce cylindre ne remplit pas la totalité de la cavité rachidienne, et qu'il est séparé de la face osseuse revêtue de son périoste par un certain espace renfermant des veines et du tissu cellulo-adipeux; à son tour, il est loin d'être rempli par la moelle, dont il est éloigné par l'interposition de l'arachnoïde et d'une nappe de tissu sous-arachnoïdien infiltré de liquide. Cette disproportion entre la moelle et son contenant, la membrane fibreuse, est surtout marquée dans les régions à mouvements étendus comme la région cervicale. (Voy. la fig. 84.)

1° La *face externe* de la dure-mère spinale n'est pas assimilable à celle de la dure-mère crânienne. Dépourvue d'adhérences sur la plus grande partie de son étendue, elle est lisse, tapissée d'endothélium, et limite en dedans l'*espace épidural*, que quelques auteurs, Waldeyer notamment, assimilent à un espace lymphatique. Cet espace compris entre le périoste et la dure-mère est vaste, en arrière surtout contre les lames vertébrales; mais il est en grande partie comblé par des plexus veineux intra-rachidiens, du tissu cellulaire et une graisse molle, fluide, rougeâtre, facilement déplaçable, gélatineuse chez l'enfant, abondante surtout à la région sacrée. Trolard a signalé l'insertion du ligament cervical postérieur à la dure-mère entre l'occipital et l'atlas, plus bas entre l'atlas et l'axis.

De cette face externe partent deux espèces de prolongements, les prolongements ligamenteux et les gaines des nerfs rachidiens, qui constituent l'appareil de fixation de la dure-mère.

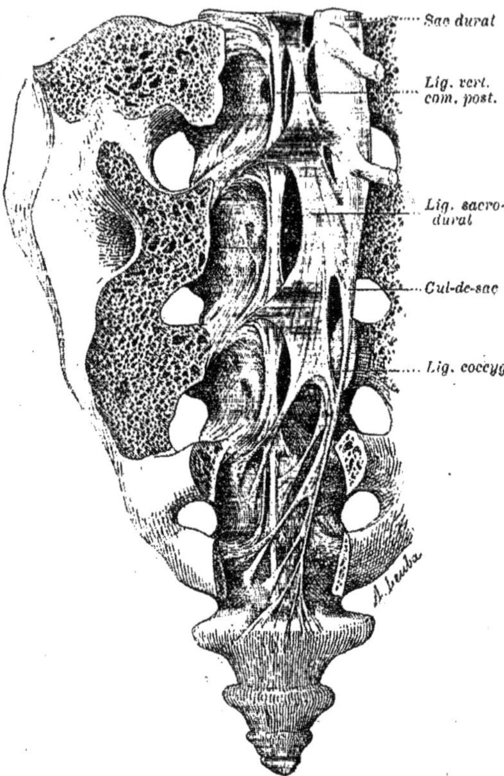

Fig. 77. — Ligament sacro-dural.

Le canal sacré est ouvert par sa face postérieure ; le sac dural et le ligament coccygien sont tirés en arrière pour bien montrer le ligament (bleu) qui est placé de champ.

Les *prolongements ligamenteux* n'existent bien marqués que sur la face antérieure. Ce sont des lames assez denses, qui de la ligne médiane antérieure du sac dural se portent obliquement de chaque côté en bas et en avant et se fixent au ligament vertébral postérieur. Courts et serrés à la région cervicale, à peine reconnaissables à la région thoracique, ils reparaissent plus longs et espacés à la région lombaire. A partir de la quatrième lombaire, ils commencent à se condenser et forment une cloison médiane, forte, fenêtrée, qui descend jusqu'aux dernières sacrées et fixe tout à la fois le cul-de-sal dural et le filum terminale : c'est le *ligament sacré antérieur* de la dure-mère, de Trolard, ou *ligament sacro-dural* (fig. 77). Le rôle de ces prolongements, multipliés aux points à mouvements étendus (courbure cervicale, courbure lombaire), est d'immobiliser l'étui dural dans le sens antéro-postérieur et de l'amarrer à la partie antérieure du canal où sont les passages des nerfs rachidiens.

Les *gaines durales* des nerfs complètent ce système de fixation transversale. Un nerf rachidien est, comme on le sait, composé de deux racines, une antérieure et une postérieure qui est ganglionnée. Chaque racine traverse la dure-mère par un trou indépendant, et à sa sortie reçoit de la méninge une gaine fibreuse propre qui l'enveloppe jusqu'au delà du ganglion où elle se confond avec le névrilemme du nerf mixte; il y a donc deux gaines distinctes pour chaque nerf, jusqu'à la fusion des racines. Au niveau du trou de conjugaison, elles sont intimement unies au périoste par des tractus fibreux. Dans la région sacrée, où les nerfs ont un long trajet à parcourir pour aller de la dure-mère au trou sacré, ces gaines sont remarquablement longues.

A ces deux espèces de prolongements, Hofmann ajoute et figure : des *ligaments dorso-latéraux*, propres à la région sacrée, qui, naissant de chaque côté de la dure-mère près du cône terminal, vont se fixer à la partie postérieure du canal osseux, et des *ligaments interspinaux*, particuliers aux trois premiers nerfs cervicaux, dont ils relient entre elles les gaines durales en les embrassant dans une double lamelle à direction frontale.

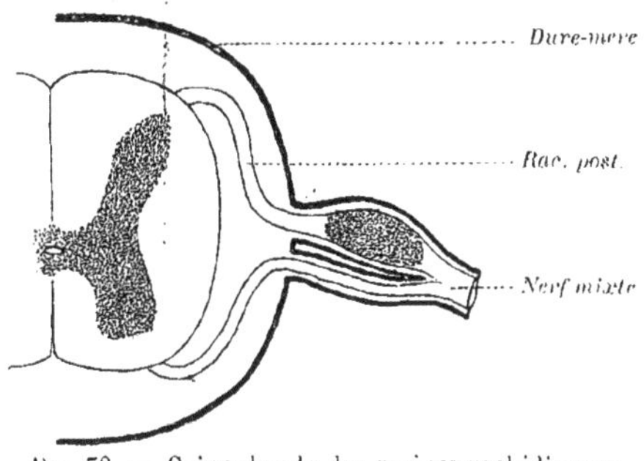

Fig. 78. — Gaine durale des racines rachidiennes. Coupe transversale.

Trolard. Recherches sur l'anatomie des méninges spinales. *Arch. de physiol.*, 1888. — Hofmann. Fixation de la dure-mère au canal vertébral. *Arch. f. Anatomie*, 1898.

2° La *face interne* de la dure-mère est lisse, humide, séreuse comme dans la région crânienne, mais avec cette différence qu'elle est reliée régulièrement à la moelle par des cloisons nombreuses, dont les principales sont placées latéralement (ligaments dentelés) et les autres sur la ligne médiane antéro-postérieure; ainsi est empêché le ballottement de la moelle dans sa grande cavité fibreuse.

3° L'*extrémité supérieure* de la dure-mère nous présente la fusion des deux feuillets périostique et dural en une seule membrane qui adhère intimement non seulement au pourtour du trou occipital, mais encore à la face postérieure du corps de l'axis.

4° L'*extrémité inférieure* finit en un cône mousse qui rappelle la forme du cône médullaire, mais ne lui correspond pas topographiquement. Tandis que le sommet de la moelle est au niveau de la seconde vertèbre lombaire, le sommet du *cône dural*, dont l'ascension a été moindre que celle de la moelle dans la période fœtale, correspond à la seconde vertèbre sacrée, à 8 centimètres en moyenne au-dessus du sommet du sacrum. C'est par erreur que quelques auteurs ont indiqué sa limite au commencement ou à la fin du canal du sacrum. (Voy. aux notes p. 113.)

En réalité, la dure-mère ne finit pas au sommet du cône dural. Nous verrons, en décrivant le filum terminale, qu'elle lui fournit une gaine continue et se prolonge avec lui jusque sur la face postérieure du coccyx, où elle se fixe par des filaments en éventail. Là, comme chez l'embryon, est la vraie terminaison de le dure-mère rachidienne. Cette partie amincie et étirée du sac dural est le *ligament coccygien*.

[*CHARPY.*]

Fixée ainsi à ses deux extrémités au coccyx et au trou vertébral, limitée en outre dans ses mouvements par ses attaches transversales à la cavité rachidienne (prolongements ligamenteux, gaines des nerfs), la dure-mère ne peut subir qu'une faible élongation. Celle-ci est à peine mesurable dans l'extension par suspension, elle n'est guère sensible que dans la flexion forcée où elle atteint

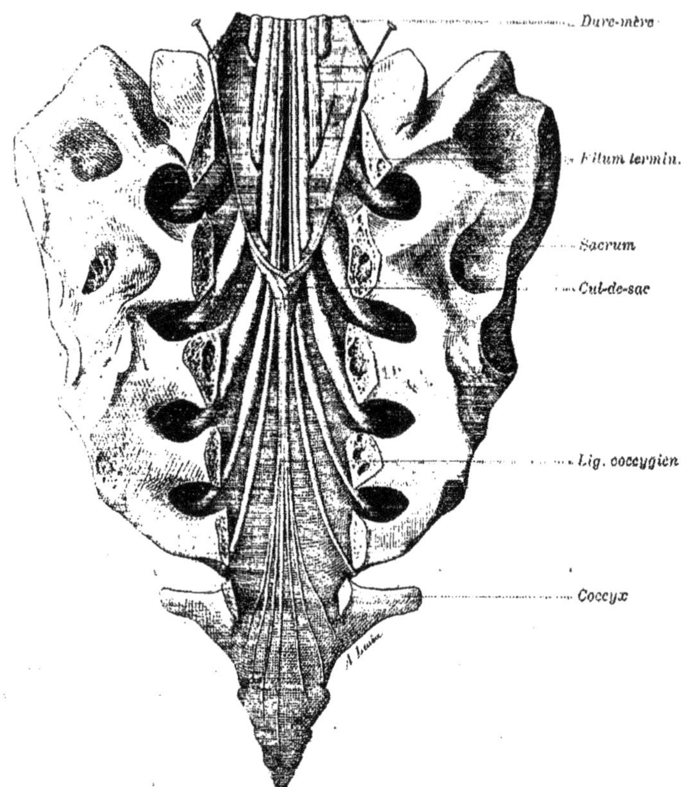

Fig. 79. — Le filum terminale.

Le canal sacré et la dure-mère rachidienne sont ouverts par leur partie postérieure ; la dure-mère est en bleu. Le filum en rouge.

de 5 à 8 mm., dont une partie seulement se répercute sur la moelle, ainsi que nous l'exposerons en traitant de la fixité de la moelle.

Structure. — La structure de la dure-mère rachidienne diffère à plusieurs points de vue de celle de la dure-mère crânienne. Elle est, comme elle, une membrane fibreuse, épaisse, en arrière surtout, et composée de lamelles conjonctives superposées. Mais les fibres sont orientées dans un seul sens, elles sont parallèles et verticales; les réseaux élastiques, rares au crâne, sont ici abondants. Les artères, fournies par les branches radiculaires des artères qui s'échelonnent sur le trajet de la moelle, sont peu importantes; les mailles de leur réseau sont larges et verticalement dirigées, il n'y a pas de dilatation ampullaire des radicules veineuses, il n'y a ni lacs ni sinus. Les voies lymphatiques sont les mêmes. L'existence de nerfs, autrefois contestée, est aujourd'hui démontrée (Rüdinger, Alexander), et comme pour la dure-mère crânienne on admet des nerfs vasculaires et des nerfs sensitifs ; quelques filets paraissent se rendre à la moelle en longeant les dents du ligament dentelé.

Vaisseaux et nerfs de la dure-mère crânienne.

I. Vaisseaux. — Les *artères* de la dure-mère crânienne sont relativement nombreuses et importantes. Il faut compter en première ligne les trois artères méningées : la *méningée antérieure*, petite branche des ethmoïdales (ophtalmique), pour l'étage orbitaire; — la *méningée moyenne* ou grande méningée, qui née de la maxillaire interne passe par le trou sphéno-épineux, accompagnée quelquefois par la petite méningée du trou ovale; elles vont à toute la région latérale de la voûte; — enfin la *méningée postérieure*, branche de la vertébrale (Cruveilhier), qui entre par le trou occipital et se distribue à la tente et à la dure-mère cérébelleuse (fig. 70). Les artères accessoires sont : les rameaux méningés de la carotide interne dans le sinus caverneux ou à sa sortie, de l'ophtalmique, de la stylo-mastoïdienne, la branche méningée de la pharyngienne ascendante, qui traverse le trou déchiré postérieur, et les artères que l'occipitale envoie à l'endocrâne à travers le trou pariétal, le trou mastoïdien ou même les trous de la base. Ajoutons encore de petits rameaux fournis par la cérébelleuse supérieure à la tente du cervelet, par la cérébrale moyenne à la région latérale, par les artères des circonvolutions à la dure-mère de la partie médiane, par la cérébrale antérieure au niveau du genou à la faux du cerveau (Sappey, Langer). Tous les gros troncs de ces artères sont situés dans le feuillet externe de la dure-mère et font relief à sa surface; il résulte de cette position qu'ils creusent dans les os des sillons vasculaires, et que quand ils sont rompus par un traumatisme l'épanchement sanguin se fait ordinairement entre la dure-mère et l'os. Les artères durales sont anastomotiques, et peuvent être toutes injectées, y compris les artères cérébrales (au moins chez l'enfant), par la méningée moyenne.

Toutefois cette richesse artérielle n'est qu'apparente. La plupart de ces vaisseaux sont périostiques et s'épuisent en rameaux *perforants* qui pénètrent dans le tissu osseux; les rameaux duraux proprement dits sont grêles et peu nombreux.

Le *système veineux* de la dure-mère comprend les réservoirs des veines cérébrales, sinus et lacs sanguins, et les veines durales propres. Nous ne nous occupons que de ces dernières. Si l'on veut se rendre compte de leur richesse, il faut examiner une tête d'enfant naturellement ou artificiellement congestionnée; la dure-mère paraît noire et a l'aspect du tissu érectile.

On distingue deux réseaux veineux, un superficiel et un profond. Le réseau profond occupe le feuillet interne; il est peu développé, ses branches grêles limitent de larges mailles à dessin varié suivant les régions; dans certains points ce sont de fines étoiles qui se montrent sur la face interne. Il présente une particularité remarquable : les capillaires et les radicules veineux montrent par places des dilatations ampullaires, qui, injectées, ont fait croire autrefois à l'existence d'un réseau lymphatique avec son aspect sacculaire caractéristique. Le réseau profond se déverse dans le réseau superficiel. — Le réseau superficiel est très différent. Il occupe la couche la plus superficielle du feuillet externe. Ici pas d'ampoules, mais un réseau de grosses branches limitant des mailles étroites, de formes très irrégulières, en buissons serrés sur la faux. Les vaisseaux efférents vont se jeter, les uns dans les veines satellites des artères, notamment dans les veines méningées moyennes, les autres dans les sinus de la dure-mère. La plupart de ces veines sont d'ailleurs d'origine osseuse, elles s'injectent par le diploé du crâne et restent en partie sur la table interne quand on décolle la dure-mère; aussi le réseau diploétique et le réseau dural superficiel sont-ils largement communicants. Michel, chez le chien, et Langer, chez l'homme, soutiennent, en se fondant sur leurs injections, que le réseau veineux externe n'est pas relié au réseau artériel par des capillaires, mais que ces deux ordres de vaisseaux, artère et veine, passent directement l'un dans l'autre, à la façon des canaux dérivatifs, disposition qui permettrait une prompte évacuation du sang et serait une soupape de sûreté contre la stase sanguine.

On n'a pas démontré dans la dure-mère l'existence d'un véritable *réseau lymphatique* canaliculé, car les réseaux injectés et décrits comme tels ne sont vraisemblablement que les vaisseaux ampullaires, capillaires et veineux, dont nous venons de parler. Jusqu'à présent on ne connaît comme voies lymphatiques qu'un système de fentes communicantes, creusées entre les lamelles conjonctives, et endothéliales au moins par places; leur disposition rappelle celle des fentes cornéennes. Les injections montrent qu'elles communiquent avec l'espace subdural ou cavité arachnoïdienne et y déversent leur lymphe; quelques auteurs admettent en outre une communication avec un espace épidural. Est-ce au système lymphatique qu'il faut rattacher ces réseaux endothéliaux qu'Obersteiner décrit et figure autour des vaisseaux sanguins, et qu'il tend à considérer comme une annexe de ces derniers?

La question des lymphatiques de la dure-mère ne saurait être considérée comme épuisée; car Mascagni, Fohmann, Arnold et récemment Poirier ont injecté des troncs lymphatiques sur le trajet de l'artère méningée moyenne.

II. Nerfs. — Les *nerfs* sont de deux espèces, les nerfs vasculaires et les nerfs propres.

1° Les *nerfs vasculaires* accompagnent les artères autour desquelles ils s'anastomosent en plexus serré. Les antérieurs et les moyens, accolés à l'artère méningée moyenne, proviennent du plexus sympathique de l'artère maxillaire interne; les postérieurs, du plexus de la carotide interne.

2° Les *nerfs propres*, nerfs récurrents d'Arnold, proviennent des nerfs crâniens; quelques-uns pourtant émanent des nerfs sympathiques vasculaires. Cruveilhier recommande pour leur étude des pièces ayant macéré dans une solution d'acide nitrique. On distingue : les nerfs *antérieurs*, très grêles, qui viennent du filet ethmoïdal de l'ophtalmique (trijumeau) et se répandent dans la dure-mère de la gouttière ethmoïdale; les nerfs *moyens*, au nombre de quatre ou cinq de chaque côté, qui naissent du ganglion de Gasser (Cruveilhier), s'irradient sur la convexité, et arrivent au voisinage de la faux; les nerfs *postérieurs*, au nombre de cinq ou six, Sappey dit un seul, qui viennent de la branche ophtalmique dès sa sortie du ganglion de Gasser, se recourbent pour suivre un trajet récurrent, passent dans la gaine du pathétique et abordent la tente du cervelet par sa petite circonférence; de ce point ils s'irradient dans la tente et dans la base de la faux du cerveau qu'ils remontent jusqu'à une hauteur de quelques centimètres. — A la base du crâne, Arnold a signalé un rameau issu du ganglion jugulaire du pneumogastrique qui, par le trou déchiré postérieur, va à la fosse occipitale et à la branche descendante du sinus latéral.

La description d'Arnold et de Luschka, qui ont étudié spécialement les nerfs de la dure-mère, est différente de celle de nos auteurs classiques. Ils distinguent : 1° le nerf récurrent de l'ophtalmique, qui va se distribuer au sinus latéral, au sinus pétreux supérieur, et à l'extrémité postérieure du sinus long. supérieur. C'est celui que nous avons décrit sous le nom de nerf postérieur, nerf de la tente; — 2° le nerf récurrent du maxillaire supérieur, nerf qui s'unit au précédent ou bien suit une des branches de l'artère méningée moyenne; — 3° les deux nerfs récurrents du maxillaire inférieur. Le premier, nerf *épineux* de Luschka, se détache au-dessous du trou ovale, rentre par le trou sphéno-épineux, suit l'artère méningée et se distribue à la dure-mère du rocher, du pariétal, de la grande aile du sphénoïde, en général à la fosse moyenne du crâne. Le second, né du lingual, suit la gaine de l'hypoglosse jusqu'au trou condylien antérieur, passe par ce trou et s'épuise dans la dure-mère occipitale et les sinus occipitaux.

Comme on le voit, si on excepte le rameau du pneumogastrique et quelques filets émanés des plexus sympathiques périvasculaires, c'est le trijumeau qui fournit la totalité des nerfs propres de la dure-mère. Luschka pensait que ces nerfs étaient exclusivement destinés aux os du crâne et aux sinus, d'où le nom de sinu-osseux qu'il leur donnait, de même qu'il appelait sinu-vertébraux ceux de la dure-mère rachidienne. Il pensait que les nerfs des sinus jouaient un rôle important dans les sensations de tension sanguine et par suite dans la régulation vasculaire, opinion corroborée par ce fait que Krause a découvert des corpuscules de Pacini dans les sinus et sur le trajet des nerfs pétreux.

Mais Alexander (*Arch. f. micr. Anat.*, 1875) a montré qu'il y avait, en outre des nerfs vasculaires, des *nerfs propres* de la dure-mère. Ces nerfs sont même très nombreux et forment de riches réseaux dans l'épaisseur de la méninge, soit chez les mammifères soit chez l'homme, ainsi qu'il résulte des recherches de d'Abundo (*Riforma medica*, 1894), d'Acquisto et Pusateri, et de Jacques (*Journal de l'Anat.*, 1895). Du reste l'expérimentation et l'anatomie pathologique avaient appris depuis longtemps que la dure-mère est très sensible et que son irritation provoque des douleurs et des contractures.

De ces réseaux, où prédominent les fibres myéliniques, partent des filets qui se terminent par des arborisations à fibrilles nues, soit dans le tissu conjonctif soit entre les cellules endothéliales de la face arachnoïdienne. Jacques n'a retrouvé chez le chien ni les corpuscules de Vater signalés par Krause, ni les cellules ganglionnaires de Nahmacher.

Une disposition semblable existe sur la dure-mère spinale; seulement les nerfs cérébro-spinaux et sympathique s'y fusionnent en un tronc commun, le *nerf sinu-vertébral* (*Névrologie*, p. 932).

Rapports du cul-de-sac dural. — Malgré les dessins corrects de Bourgery et Jacob et d'Hirschfeld, nos classiques français avaient méconnu le niveau du cône dural, c'est-à-dire la 2e vertèbre sacrée, exactement décrit et figuré cependant par les auteurs allemands, Luschka, Rüdinger, Pfitzner, etc. Trolard (*Arch. de physiol.*, 1888) a rectifié cette erreur. Wagner (*Arch. f. Anatomie*, 1890), qui a étudié le sac injecté, a trouvé sur cinq adultes, et conformément à Luschka, le cône dural à la 2e vertèbre sacrée, le point le plus bas étant le bord inférieur de cette vertèbre. Il est un peu plus bas chez l'enfant. Sur vingt enfants de zéro à douze mois, le sac dural finissait entre l'extrémité inférieure de la seconde vertèbre sacrée et l'extrémité supérieure de la troisième; ce dernier rapport existait dans les trois quarts des cas. Ces chiffres sont importants à connaître pour savoir jusqu'où peut s'étendre l'ablation du sacrum dans la méthode de Kraske. — Pfitzner (*Morpholog. Jahrbuch*, 1884), qui a pris pour repère les trous sacrés, signale de notables différences individuelles. Chez l'adulte comme chez le nouveau-né, le sommet du cône dural est compris entre le premier et le troisième trou vertébral; dix-sept adultes, hommes ou femmes, donnent huit fois le second trou sacré, sept fois le premier et deux fois le troisième; cinq nouveau-nés une fois le premier, une fois le troisième et trois fois le second. — Labbé (*Th. de Montpellier*, 1892) indique aussi le niveau de la deuxième vertèbre sacrée comme un niveau constant sur 20 adultes examinés; de même Morestin (*Th. de Paris*, 1894); et Chipault (*Revue neurologique*, 1894).

Comme nous l'avons dit, les anciens anatomistes ne reconnaissaient que deux méninges, la méninge épaisse, pachyméninge, et la méninge mince, leptoméninge, devenues plus tard la méninge dure et la méninge molle. La découverte du feuillet viscéral de l'arachnoïde et l'assimilation que fit Bichat de la cavité arachnoïdienne à une cavité séreuse ordinaire conduisirent à distinguer et à décrire trois membranes, la dure-mère, l'arachnoïde et la pie-mère. C'est contre cette conception classique que s'est élevée l'école allemande dans ces dernières années, avec Luschka d'abord, puis surtout avec Key et Retzius, tout récemment encore avec Merkel. La séreuse de Bichat n'existe pas; l'arachnoïde et la pie-mère ne sont séparables à aucun point de vue, ni par l'embryologie, ni par leur structure, ni par leur fonction, ni par leurs maladies; il n'y a qu'une seule membrane ayant pour corps le tissu sous-arachnoïdien, pour limitante externe l'arachnoïde, pour limitante interne la pie-mère. Il faut donc revenir à l'opinion ancienne et ne distinguer que deux membranes, la dure-mère et la méninge molle séparées par l'espace subdural.

Je resterai fidèle à la description classique et cela pour deux raisons : 1° Le changement proposé est surtout apparent. Il n'y en a pas moins une arachnoïde et une pie-mère, et ce n'est pas la peine de nier la cavité séreuse arachnoïdienne de Bichat pour la remplacer par l'espace subdural qui lui est identique. L'assimilation complète de l'arachnoïde à la pie-mère est contestable à tous les points de vue qu'on a invoqués, et s'il y a analogie, il n'y a pas identité; sans compter que la structure histologique de ces membranes est loin d'être complètement connue. D'après Salvi (*Histogenèse et structure des méninges*, 1898) l'arachnoïde se développe, comme les deux autres membranes, mais plus tardivement, aux dépens de la méninge primitive unique; 2° Du moment qu'au fond les divergences portent plutôt sur la manière de grouper les couches, il y a intérêt pour l'exposition du sujet à choisir le groupement le plus clair, le plus intelligible, et à ce point de vue la distinction formelle d'une membrane séreuse, l'arachnoïde et d'une membrane vasculaire, la pie-mère, s'impose à qui écrit pour enseigner.

ARACHNOÏDE

L'arachnoïde est une membrane séreuse interposée entre la dure-mère et la pie-mère. Au témoignage de Ruysch, elle a été décrite pour la première fois par la Société anatomique d'Amsterdam (1664), qui reconnut le feuillet viscéral et lui donna le nom d'*arachnoïde*, membrane en toile d'araignée, nom jusque-là réservé à une des enveloppes de l'œil.

Elle se compose de deux feuillets, séparés par une cavité séreuse dont la coupe est une fente capillaire (*cavité arachnoïdienne*), et réunis en certains points, notamment au passage des nerfs et des vaisseaux ; elle possède un feuillet pariétal et un feuillet viscéral. Le *feuillet pariétal* a été admis par Bichat qui, reconnaissant la nature séreuse de la cavité, fut conduit à la limiter extérieurement par une paroi continue avec la paroi intérieure; mais ce feuillet ne se voit pas à l'œil nu et ne peut se disséquer, il fait corps avec la face interne de la dure-mère, sur laquelle il est représenté par une simple couche d'endothélium, suivant les uns, par un endothélium et une lame élastique suivant les autres. Le *feuillet viscéral* au contraire est isolable sous forme d'une membrane mince, transparente, invasculaire, de teinte blanc grisâtre. Sa face externe est libre, lisse et humide, elle regarde la cavité séreuse. Sa face interne, celle qui regarde les centres nerveux, émet des prolongements filamenteux qui la relient à la pie-mère et constituent le *tissu sous-arachnoïdien*; elle n'est donc libre et semblable à la face externe que par place, dans les intervalles en forme de voûte qui séparent les colonnettes sous-jacentes.

Il y a lieu de distinguer une arachnoïde cérébrale ou crânienne et une arachnoïde spinale ou rachidienne.

§ I. — ARACHNOÏDE CÉRÉBRALE OU CRANIENNE.

Il n'est question ici que du feuillet viscéral, le seul qui soit anatomiquement isolable. L'arachnoïde cérébrale couvre en masse les organes, c'est-à-dire qu'elle se modèle seulement sur leur forme générale, mais non sur les accidents secondaires de la surface; elle n'entre pas, comme la pie-mère, dans les fissures ou les sillons. Aussi Magendie a-t-il eu raison de dire que l'arachnoïde s'adapte exactement aux formes de la dure-mère et non à celles des organes nerveux. Sur les parties en relief, comme le dos des circonvolutions, elle se colle en quelque sorte à la pie-mère dont elle est alors très rapprochée et difficilement séparable, et toutes deux s'appliquent étroitement sur le relief de la partie; dans les scissures et les sillons, elle laisse la pie-mère plonger au fond de la dépression et passe directement comme un pont d'une lèvre à l'autre de la fente; dans les grandes inflexions et les grandes irrégularités de la surface, sur la ligne médiane, elle s'étend par-dessus les creux et s'éloigne notablement de la pie-mère qui forme les parois de réservoirs dont l'arachnoïde est en quelque sorte le couvercle. Ces réservoirs sont les *confluents sous-arachnoïdiens*.

Nous l'étudierons d'abord à la base, puis sur la convexité de l'encéphale.

1° Sur la base du cerveau. — Sur la ligne médiane, d'avant en arrière, l'arachnoïde dédoublée s'enfonce entre les deux lobes frontaux, mais seulement dans la partie antérieure, là où la faux du cerveau sépare complètement les deux hémisphères. Dans la partie postérieure, à 1 centimètre en avant du bord antérieur du chiasma, elle passe en pont sur la dépression préchiasmatique au

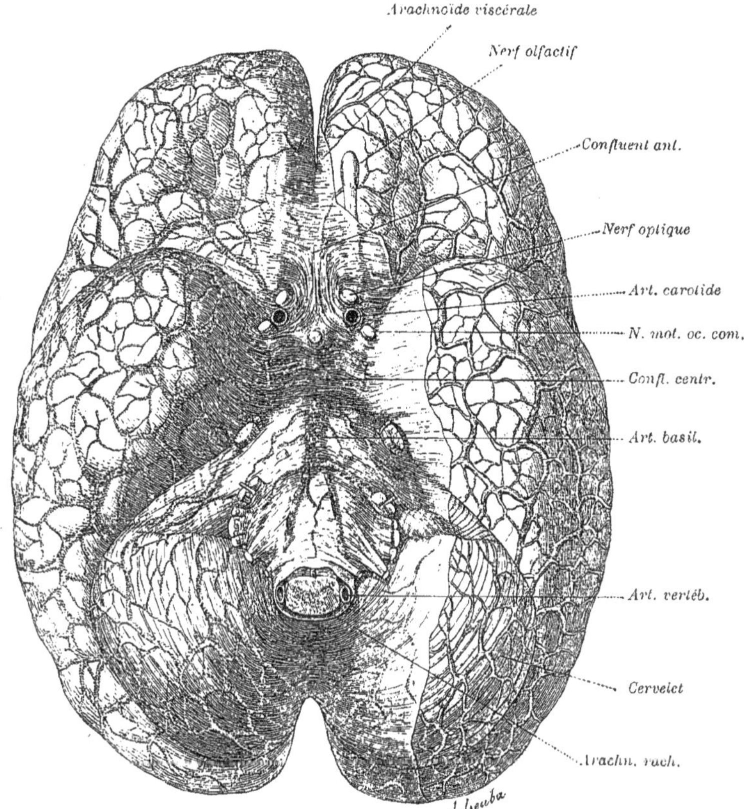

FIG. 80. — Arachnoïde crânienne sur la base de l'encéphale (d'après Hirschfeld).

Le feuillet viscéral est seul représenté. A droite, ce feuillet partiellement excisé laisse voir le cerveau et le cervelet, avec leurs veines, recouverts par la pie-mère.

fond de laquelle est le bec du corps calleux, et ferme le *confluent antérieur*. Il en est de même pour la vaste anfractuosité losangique comprise entre le chiasma et les pédoncules cérébraux, au centre même de la base; l'arachnoïde limite le *confluent inférieur* d'où émerge la tige pituitaire qu'elle engaine. Puis elle passe sur la protubérance et le bulbe qu'elle enveloppe, soulevée par le tronc basilaire et les artères vertébrales.

Sur les côtés, l'arachnoïde couvre la face orbitaire des lobes frontaux; elle applique sans l'envelopper le pédoncule olfactif dans le sillon qui le loge, mais enveloppe son bulbe terminal qui est d'ailleurs situé en partie dans une petite cavité durale, la tente des nerfs olfactifs. Du lobe frontal elle s'étend sur le lobe temporal par-dessus la scissure de Sylvius qu'elle clôt et transforme en un vaste canal, puis revêt la face inférieure des lobes temporal et occipital; de leur bord interne elle passe directement sur le bord antérieur de la protubérance et le cervelet, recouvre la face inférieure de ce dernier, y compris les dépressions qui circonscrivent le lobule du pneumogastrique, et aborde le bulbe latéralement, sur cette gouttière d'où émergent des nerfs crâniens échelonnés. Enfin, derrière le bulbe, la séreuse qui a tapissé les faces internes des hémisphères cérébelleux et a passé de l'une à l'autre en ne se déprimant que pour loger la petite faux, se jette sur la face postérieure du bulbe et rejoint l'arachnoïde bulbaire sur les côtés postérieurs du 4e ventricule; de là, entre le cervelet et le bulbe, un nouvel *opercule* arachnoïdien, formant un nouveau confluent, le *confluent postérieur*.

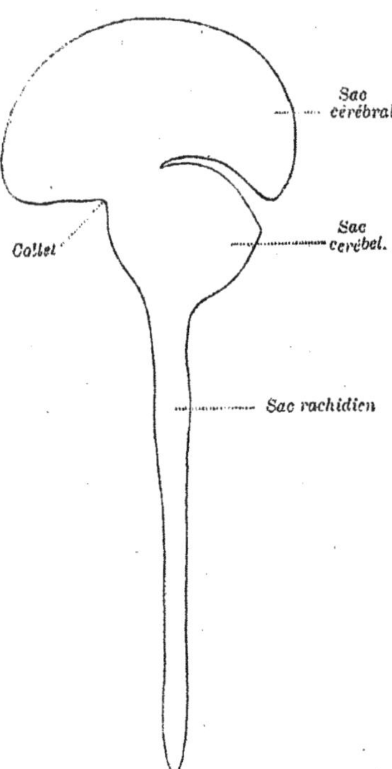

Fig. 81. — Le sac arachnoïdien.

Disposition d'ensemble du feuillet viscéral. Le sac rachidien a été raccourci à dessein.

2° **Sur la convexité.** — Le trajet de l'arachnoïde est plus simple. Comme à la base, elle enveloppe uniformément la masse des circonvolutions du cerveau et du cervelet, sans pénétrer entre elles. Sur la ligne médiane, elle tapisse les faces internes des deux hémisphères; l'interposition de la faux du cerveau sépare l'arachnoïde droite de l'arachnoïde gauche; elles se rejoignent sous le bord libre de cette faux, et comme ce bord libre est d'autant plus éloigné du corps calleux qu'il se rapproche plus de son extrémité antérieure, il en résulte en avant un espace triangulaire où les faces internes des deux lobes frontaux sont au contact sur une hauteur de 5 à 6 millimètres, par leurs deux pies-mères accolées, sans interposition ni de la faux, ni de l'arachnoïde; cet espace sous-arachnoïdien, effilé en arrière, s'élargit en avant sur le genou du corps calleux et débouche dans le confluent antérieur.

A la jonction du cerveau et du cervelet, entre le bourrelet du corps calleux, les tubercules quadrijumeaux et le vermis supérieur, l'arachnoïde passant du grand sur le petit cerveau, en se réfléchissant sur le bord libre de la tente cérébelleuse, forme un nouveau pont, déprimé par l'émergence des veines de Galien, et couvre un nouveau réservoir, le *confluent supérieur*. A ce niveau le *sac arachnoïdien* du cerveau s'unit avec celui du cervelet par une partie rétrécie ou *col*.

Bien que le feuillet pariétal et le feuillet viscéral soient séparés sur la plus grande partie de leur étendue, il y a cependant des points où ils se raccordent sous forme de ponts jetés d'une face à l'autre; ces ponts sont les *gaines arachnoïdiennes* des vaisseaux et des nerfs, et la gaine de la tige pituitaire.

Peu d'artères traversent la cavité intra-arachnoïdienne pour aller au cerveau; ce sont la carotide interne, et les quelques artérioles que les artères cérébrales donnent à la dure-mère; mais de nombreuses et grosses veines émergent de la surface des centres nerveux pour se jeter dans les sinus. On en trouve notamment à la base, au débouché des veines sylviennes dans le sinus pétreux, sur tout le bord sagittal où s'échelonnent les veines tributaires du sinus long. supérieur, à la base de la faux qui reçoit les veines de Galien, le long du sinus latéral qu'abordent à la fois des veines cérébrales et des veines cérébelleuses. Ces artères et ces veines, quand elles traversent la cavité séreuse, sont enveloppées par un manchon, une gaine arachnoïdienne, de sorte qu'elles ne pénètrent pas dans la cavité.

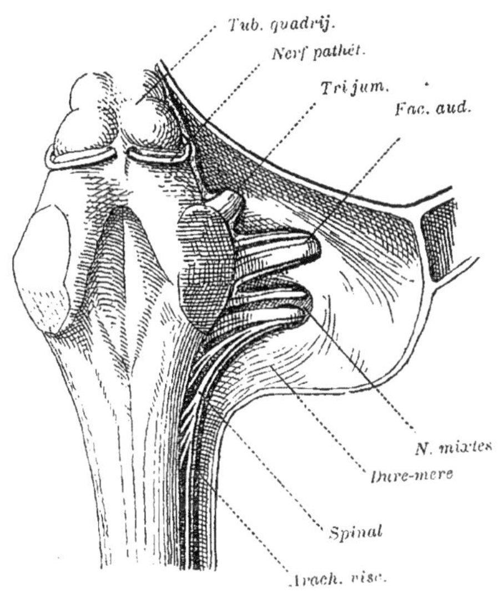

Fig. 82. — Gaines arachnoïdiennes des nerfs crâniens.

Le bulbe et la protubérance vus en place par leur face postérieure. Les nerfs crâniens et rachidiens émergent de ces centres nerveux en s'engageant dans les trous de la base du crâne. — L'arachnoïde est indiquée par un trait noir renforcé

Il en est de même des nerfs. Les nerfs crâniens, émergeant à la surface des centres nerveux, rampent d'abord sur cette surface sous l'arachnoïde viscérale qui les soutient et les applique contre la face profonde. Arrivés au niveau du trou osseux de la base crânienne par où ils doivent s'engager, ils quittent l'espace sous-arachnoïdien, traversent obliquement la cavité arachnoïdienne et atteignent leur canal de sortie; le feuillet viscéral de l'arachnoïde se réfléchit sur eux, les emmanchonne et s'unit au feuillet pariétal en formant avec lui un cul-de-sac sur l'orifice interne du canal osseux. Ces *gaines arachnoïdiennes des nerfs*, qui ont la forme de tuyaux membraneux, sont très courtes et le cul-de-sac est à peine appréciable; pour les voir, il faut soulever avec précaution le cerveau au-dessus de la base crânienne et regarder les gaines qu'on étire sans les rompre, ou mieux encore enlever avec soin la pièce correspondante de la dure-mère. Il n'y a d'exception que pour les gaines de l'olfactif et du facial, qui sont plus longues. La gaine de l'olfactif s'étend sous la lame criblée de l'ethmoïde. La gaine du facial-auditif, car elle est commune à ces deux nerfs, se prolonge jusqu'au fond du conduit auditif interne, sur une longueur de plusieurs millimètres, et son cul-de-sac est près de la lame criblée du rocher. C'est à la déchirure de ces gaines qu'on attribue l'écoulement du liquide céphalo-rachidien dans les fractures de la base du crâne, notamment de l'ethmoïde et du rocher; il faut supposer alors que le liquide filtre, non par la cavité ouverte du cul-de-sac qui mène dans l'espace subdural, espace à peine mouillé, mais par l'intérieur de la gaine elle-même qui seul communique avec les réservoirs du liquide. Mais peut-être aussi y a-t-il des désordres plus graves que la simple déchirure d'une gaine; Luschka attribue l'écoulement du liquide, dans les fractures du rocher, à la déchirure de la vaste citerne sous-arachnoïdienne qui siège entre le cervelet et le bord externe de l'isthme, à l'union de l'occipital et du rocher.

La dernière gaine est la *gaine pituitaire*. Émanation du feuillet qui sert de plancher au grand confluent inférieur, elle entoure la tige pituitaire sortant du confluent, jusqu'à l'orifice de la tente durale de l'hypophyse où elle s'unit au feuillet pariétal.

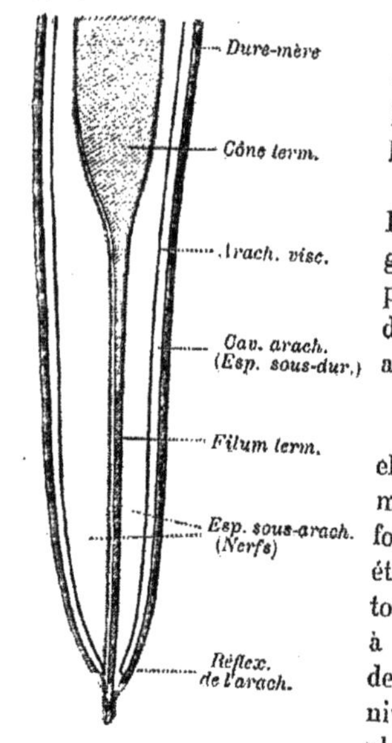

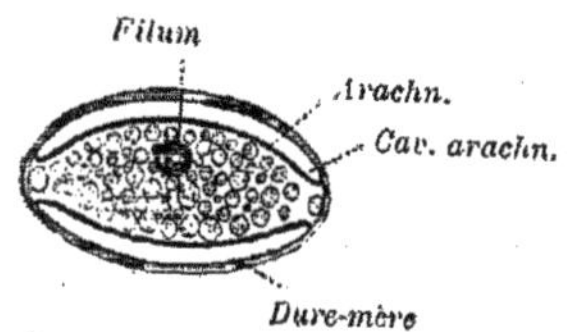

FIG. 83. — Disposition de l'arachnoïde à l'extrémité inférieure de la moelle (coupes schématiques longitudinale et transversale).

La pie-mère en rouge.

La coupe transversale passe par la queue de cheval.

L'arachnoïde crânienne, dans les points où elle est à l'état de membrane isolée, est une membrane conjonctive, non élastique. Elle est formée de faisceaux conjonctifs très minces, étendus sur un seul plan et s'entre-croisant en tous sens; de là un réseau plus ou moins serré, à mailles très irrégulières. Un tissu fibreux dense la double en certains points, comme au niveau des grands sillons, et surtout sur la périphérie du confluent inférieur, autour de l'hexagone artériel de Willis. Dans les régions où l'arachnoïde se confond avec la pie-mère, comme sur la crête des circonvolutions, les faisceaux conjonctifs prennent ordinairement une direction allongée dans le sens de la circonvolution ou du sillon. Les deux faces de la couche conjonctive sont revêtues d'endothélium; la face externe, qui regarde la dure-mère, a le même épithélium que le feuillet pariétal, en nappe continue; la face interne ou piale possède également un épithélium plat, à contours cellulaires peu distincts, qui se prolonge sur les trabécules arachnoïdiennes.

On ne connaît à l'arachnoïde ni vaisseaux sanguins, ni lymphatiques, ni nerfs. Elle est nourrie par le liquide céphalo-rachidien qui baigne sa face interne. On a bien signalé quelques éléments nerveux; Volkmann a trouvé un plexus chez les ruminants, Bochdaleck et Luschka des filets nerveux chez l'homme; mais ces observations déjà anciennes sont restées isolées et auraient besoin de confirmation.

§ II. — ARACHNOÏDE SPINALE OU RACHIDIENNE

L'arachnoïde spinale (son feuillet viscéral) est la continuation directe de l'arachnoïde cérébrale qui entoure le bulbe. Elle aussi engaine en bloc la moelle et la queue de cheval et représente un long entonnoir cylindro-conique; mais elle diffère de l'arachnoïde crânienne par plusieurs caractères importants.

Tandis que cette dernière est en somme appliquée sur le cerveau et le cervelet, l'arachnoïde spinale est juxtaposée plus étroitement à la dure-mère dont elle suit rigoureusement les variations de forme; elle reste éloignée de la pie-mère et par conséquent de la moelle par un espace considérable, et sensiblement égal sur les divers points de la longueur et de la circonférence. Sa disposition est donc régulière, et sa capacité beaucoup plus grande que celle de la moelle. En second lieu sa face externe est moins libre qu'au crâne, elle est unie au feuillet pariétal par des filaments très déliés qui cloisonnent la cavité séreuse; au contraire sa face interne ou piale est libre sur la plus grande partie de sa circonférence, et n'est reliée à la pie-mère, à distance comme nous l'avons dit, que dans quelques points définis, les racines antérieures et postérieures des nerfs rachidiens, les ligaments dentelés et la cloison médiane postérieure. Ces organes, tendus comme des rayons entre les deux méninges piale et arachnoïdale, sont engainés par du tissu sous-arachnoïdien. De là un vaste espace circulaire, entre l'arachnoïde et la moelle, à peine cloisonné, et rempli de liquide.

A la partie inférieure, l'arachnoïde se prolonge comme la dure-mère bien au delà de la moelle, jusqu'au sommet du cône dural (2ᵉ sacrée). Elle enveloppe en bloc la queue de cheval et au sommet du cône se réfléchit en cul-de-sac pour se continuer avec le feuillet pariétal.

La cavité arachnoïdienne, ou espace subdural, est traversée par les racines nerveuses antérieures et postérieures, qui contiennent en même temps les artères et veines, et par le sommet des dents du ligament dentelé. Chacune de ces parties reçoit, comme au crâne, une *gaine arachnoïdienne*, manchon infundibuliforme extrêmement court, qui sert de lieu de raccord aux deux feuillets de la séreuse.

L'arachnoïde spinale présente quelques particularités de structure. On distingue dans son feuillet viscéral, malgré sa minceur, deux couches différentes : une couche externe de fins faisceaux conjonctifs disposés longitudinalement et parallèles entre eux, mais non rigoureusement juxtaposés, d'où des fentes que comble le revêtement endothélial; une couche interne, réticulée, riche en fibres élastiques, montrant dans la direction de ses trabécules une direction surtout transversale. Un endothélium recouvre les deux faces de la méninge. Il n'y a ni vaisseaux ni nerfs.

Elle est assez souvent le siège de *plaques ossiformes*, beaucoup plus rares sur l'arachnoïde cérébrale. Ces plaques, plus communes chez les sujets âgés et dans les maladies chroniques des centres nerveux, se rencontrent aussi chez des sujets sains. Sur vingt moelles de sujets normaux, Schulz les a rencontrées six fois, et quatre fois les sujets avaient de vingt-cinq à trente-cinq ans. Elles sont ordinairement multiples; leur forme est étoilée. Elles sont formées de fibro-cartilage infiltré de sels calcaires.

PIE-MÈRE

La pie-mère est la plus interne des trois méninges. Elle se présente sous la forme d'une membrane mince, remarquablement vasculaire (matrix vasculosa), membrane nourricière de la substance nerveuse par les vaisseaux qu'elle porte, comparée par les anciens au chorion de l'utérus gravide. C'est un auteur monastique du moyen âge qui a traduit de l'arabe le mot membrane fine par membrane pie, religieuse, sans doute par opposition à la membrane rude et grossière, la dure-mère. A sa fonction vasculaire, il faut ajouter un rôle de contention; Galien observe avec raison que sans elle la substance cérébrale s'affaisserait et se déformerait.

La pie-mère se comporte différemment sur la moelle et sur l'encéphale; il y a avantage à commencer la description par la pie-mère spinale.

§ I. — PIE-MÈRE SPINALE OU RACHIDIENNE.

La pie-mère spinale enveloppe en fourreau la moelle épinière et épouse rigoureusement sa forme. Elle est beaucoup plus épaisse que sur le cerveau, elle est dense, résistante, demi-transparente; isolée et détendue, elle est d'un blanc nacré. Quelquefois, à la région cervicale surtout, mais de préférence au bulbe, comme nous le dirons plus tard, elle prend une teinte ardoisée, produite par la pigmentation de sa couche profonde.

Elle contient la moelle qui la tend; cette tension fait paraître la moelle plus consistante qu'elle n'est par elle-même, sans sa gaine, et elle est cause que sur une coupe transversale fraîche la substance nerveuse fait hernie. Bien qu'elle envoie dans la moelle de nombreux prolongements radiés, il n'y a cependant pas adhérence de tissu, autre que celle qui résulte de cette disposition mécanique; on peut, sans déchirer ou entamer la surface de la moelle, enlever la pie-mère par grands lambeaux ou même la retrousser complètement, à la condition d'opérer sur une moelle très fraîche, ou sur une moelle de nouveau-né qui est plus ferme, ou sur une moelle qui a trempé dans l'alcool.

A la partie inférieure, la pie-mère entoure le filum terminale, prolongement atrophié de la moelle. Le filum comprend deux parties, une interne contenue dans le sac dural, une externe qui va de la dure-mère au coccyx. La pie-mère enveloppe le filament interne, intra-dural, et s'applique en haut sur la substance nerveuse que contient le filum; en bas, dans les deux tiers inférieurs environ, où il n'y a plus de moelle, sur le cordon cellulo-adipeux qui la remplace et qui renferme des nerfs et des vaisseaux (Voy. fig. 83). Il n'en est pas de même sur le filament externe, extra-dural par rapport à la cavité du sac. La gaine fibreuse qui le constitue et qui porte le nom de *ligament coccygien* est un prolongement de la dure-mère, du sommet de son cône étiré en tube mince; elle contient des nerfs et des vaisseaux très fins qu'entoure une lame celluleuse. Cette lame est-elle une formation continue, qu'on puisse considérer comme la suite de la pie-mère supérieure? c'est une question douteuse.

La pie-mère spinale est composée de deux couches, externe et interne, que, depuis Retzius, on décrit de la façon suivante : 1° La couche externe ou superficielle, très variable chez les animaux, atteint chez l'homme son plus grand développement. Elle comprend : un plan de fibres conjonctives épaisses, serrées parallèlement, à direction longitudinale comme le grand axe de la moelle, et sur les deux faces de cette lame conjonctive un revêtement endothélial, l'un sur la face qui regarde l'espace sous-arachnoïdien, l'autre sur la surface qui confine à la couche interne. Cette couche est facilement séparable de la suivante, au moins chez le fœtus. — 2° La couche interne ou profonde mince, mais ferme, est l'*intima pia* de Retzius. Malgré sa grande minceur, on y distingue un plan central de fibres conjonctives rigides, à direction circulaire, qui ne sont pas exactement parallèles entre elles mais se coupent en réseau; sur les deux faces de ce plan un réseau élastique, et sur la face périphérique de chacun de ces réseaux un endothélium. C'est entre le réseau élastique profond et la couche des fibres circulaires que s'intercalent quelquefois des cellules ramifiées pigmentées, qui donnent à certaines parties de la moelle et de l'encéphale une teinte enfumée. Ce pigment est très abondant chez certains animaux, le mouton notamment; il n'est pas en rapport avec la couleur des cheveux.

On voit que les deux couches externe et interne de la pie-mère se regardent par une face endothéliale, et limitent un espace capillaire lymphatique, l'espace lymphatique de la pie-mère ou intra-pial. La face profonde ou médullaire de la couche interne, par conséquent de la pie-mère entière, est en rapport avec la mince couche marginale de névroglie qui entoure la moelle, et elle lui adhère, car sur la face interne de la pie-mère arrachée on retrouve souvent des lambeaux de névroglie. La grande majorité des observateurs n'admettent plus aujourd'hui qu'il y ait entre la pie-mère et le cerveau ou la moelle, ni la couche de très petites cellules que Fleisch a décrite autrefois à la surface de l'encéphale sous le nom de *cuticulum*, ni l'espace vide circulaire communiquant avec les fentes de la substance blanche, que His a appelé l'*espace épispinal*.

En résumé, la superposition des plans et des couches de la pie-mère est la suivante :

Tissu sous-arachnoïdien.

- Pie-mère. . .
  - Couche externe
    - Endothélium.
    - Couche conjonctive à fibres verticales.
    - Endothélium.
  - Espace lymphatique.
  - Couche interne (intima)
    - Endothélium.
    - Réseau élastique.
    - Couche conjonctive à fibres circulaires.
    - — cellules pigmentaires.
    - Réseau élastique.
    - Endothélium.

Névroglie marginale.

Les *vaisseaux sanguins* de la pie-mère sont ceux de la moelle elle-même. Ils sont représentés par les artères radiculaires qui pénètrent avec les racines nerveuses antérieures et postérieures, et par les artères vertébrales que l'on peut assimiler à deux volumineuses radiculaires; il en est de même des veines qui montrent une disposition très analogue. Arrivés à la surface de la moelle ces vaisseaux, par leurs branches transversales et de nouvelles branches longitudinales qu'ils émettent, constituent le réseau anastomotique artériel et le plexus veineux de la pie-mère, tous deux beaucoup plus développés sur la face postérieure de la moelle.

[*CHARPY*.]

Il faut noter les points suivants : 1° Le réseau sanguin spinal n'a ni la richesse ni les gros vaisseaux de la pie-mère cérébrale. Aussi dit-on généralement que la pie-mère spinale n'est pas une vraie membrane vasculaire, mais plutôt une gaine fibreuse de contention, un névrilemme. Kadyi, au contraire, qui a injecté un grand nombre de moelles, estime que la pie-mère rachidienne est proportionnellement aussi vasculaire que la pie-mère crânienne; si les vaisseaux sont moins nombreux et moins volumineux, c'est que la quantité de substance nerveuse à nourrir (environ un cm. carré par section) est bien inférieure à celle du cerveau. Nous ferons observer en outre que la surface extérieure de la moelle est de la substance blanche; or dans tous les centres nerveux les surfaces blanches, de faible activité physiologique, ont un faible réseau vasculaire, la nutrition des parties grises profondes étant assurée par des artères directes venues des troncs mêmes et non du réseau. C'est donc avec la pie-mère de la base du cerveau qu'il faut comparer celle de la moelle, et il est probable que leur vascularisation est relativement égale. — 2° Le réseau est contenu entre les deux couches de la pie-mère, entre la couche externe et la couche interne, par conséquent dans l'espace lymphatique intra-pial qui les sépare; c'est de là que partent les branches perforantes qui traversent la couche interne et s'engagent dans les fissures de la moelle. Les gros troncs sont comme au cerveau dans l'espace sous-arachnoïdien. Quant à l'artère spinale antérieure, logée à l'entrée du sillon médian, en dehors de la pie-mère qui s'invagine tout entière dans ce sillon, elle est fixée à la face externe de la pie-mère par une *bandelette ligamenteuse* qu'on voit sur toute la hauteur de la moelle, bien marquée surtout à la région lombaire (fig. 107). Cette bandelette me paraît être constituée par du tissu sous-arachnoïdien, car elle se prolonge sur les racines antérieures. La veine ou les veines médianes, plus profondes que l'artère, et primitivement extra-piales, se trouvent emprisonnées dans la méninge par la coalescence des deux feuillets. — 3° Le réseau vasculaire est uniquement artériel et veineux (Kadyi); il n'émet point de capillaires, ceux-ci ne se montrent que dans la moelle. La pie-mère se nourrirait donc par le liquide céphalo-rachidien et par le plasma qui exsude des vaisseaux du réseau; elle servirait de support au réservoir vasculaire de la moelle, mais comme elle ne possède pas de capillaires propres, elle pourrait au sens strict être considérée comme une membrane invasculaire, au même titre que l'arachnoïde et le tissu sous-arachnoïdien.

L'existence de véritables *lymphatiques* dans la pie-mère est très discutée. Mascagni, mais surtout Fohmann et Fr. Arnold ont injecté autrefois un riche système lymphatique montrant des troncs gros et petits qui encadrent des réseaux serrés; on en trouvera un dessin dans l'Anatomie de Krause. S'agit-il de lymphatiques réels, comme Poirier tend à le croire? ceux-ci appartiennent-ils à la pie-mère ou au tissu sous-arachnoïdien? ou bien faut-il admettre avec d'autres observateurs que l'injection a rempli uniquement les gaines périvasculaires, gaines d'ailleurs endothéliales et lymphatiques, qui s'ouvrent dans les espaces sous-arachnoïdiens?

Il y a des *nerfs* nombreux. La couche externe de la pie-mère renferme un riche plexus de fibres nerveuses dont les mailles sont allongées dans le sens de la moelle et contiennent des cellules ganglionnaires à leurs points nodaux; on le désigne quelquefois sous le nom de *plexus de Purkinje*. Les branches afférentes lui viennent des plexus sympathiques qui entourent l'artère spinale antérieure et les artères radiculaires, peut-être aussi des racines postérieures. Ce plexus, qu'on peut suivre même sur le filum terminale, est très probablement formé de nerfs vasculaires, sympathiques ou spinaux; Retzius a vu les fibres qui s'en détachent perdre leur gaine de myéline et s'accoler aux vaisseaux. — Existe-il aussi des nerfs sensitifs propres pour la pie-mère? Aronson aurait suivi des nerfs émanés directement de la moelle, et allant se terminer dans la pie-mère par des corpuscules analogues à ceux de Meissner; Retzius indique des filets qui se perdent dans le tissu conjonctif. De toute manière la question des nerfs de la pie-mère reste très confuse, et on ne doit pas oublier que plusieurs des faits signalés n'ont été observés que sur des animaux.

La pie-mère émet par ses deux faces des prolongements, les uns externes, les autres internes, qui l'unissent aux tissus voisins.

Les *prolongements externes* sont représentés d'abord par les ligaments dentelés que nous allons décrire, puis par des cloisons tendues entre sa face externe et l'arachnoïde, cloisons que l'on considère maintenant comme formées plutôt par le tissu sous-arachnoïdien et que nous étudierons avec lui, enfin par de fines lamelles qui s'engagent dans les racines nerveuses, ainsi que nous le verrons quand nous parlerons des rapports des nerfs avec les méninges.

Les *prolongements internes* sont en revanche très nombreux; nous les décrirons en détail avec la charpente conjonctive de la moelle. Nous verrons alors que sur toute la périphérie de la moelle, par toutes ses fissures et ses sillons, s'engagent des lamelles de pie-mère qui se disposent en cloisons radiées, que ces lamelles pénètrent par des entonnoirs de la surface conduisant aux fissures, et qu'elles contiennent les vaisseaux médullaires auxquels elles fournissent une tunique adventice. Ces prolongements sont constitués par la couche interne, l'intima pia; mais il s'y joint aussi des fibres et des lamelles de la couche externe, qui s'enfoncent dans les parties évasées des sillons.

Il faut mettre à part le prolongement du sillon médian antérieur. Ce n'est pas un prolongement vrai; c'est un reploiement, une invagination de la pie-mère tout entière dans un intervalle naturel, dû au type morphologique de la moelle et non à la pénétration de vaisseaux dans une masse pleine. Plus tard il est vrai, et même dès l'enfance, les deux pies-mères droite et gauche du sillon se soudent en un seul feuillet qui donne l'aspect d'une cloison ordinaire; la distinction originelle n'en est pas moins fondamentale.

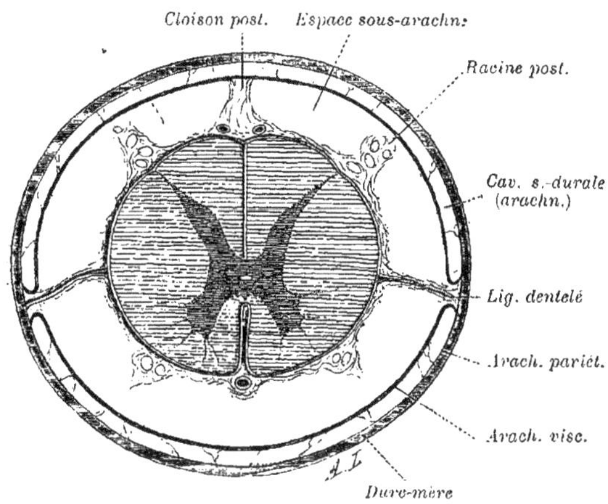

Fig. 84. — Arachnoïde rachidienne, vue sur une coupe transversale.

La dure-mère en bleu; la pie-mère en rouge, recouverte par le tissu sous-arachnoïdien. La face antérieure de la moelle regarde en bas.

Ligaments dentelés. — Les ligaments dentelés sont deux bandes fibreuses festonnées, étendues de chaque côté de la moelle et sur toute sa longueur, entre la pie-mère et la dure-mère. Ils sont placés dans le plan frontal; ils ont donc une face antérieure et une face postérieure, un bord interne et un bord externe. Ils divisent la cavité cylindrique que circonscrit la dure-mère en deux demi-cylindres communicants, l'un antérieur, l'autre postérieur.

Le *bord interne* ou adhérent est rectiligne et mince; il s'attache à la couche externe de la pie-mère, qui présente en ce point son maximum de densité et d'épaisseur; la ligne d'insertion correspond à la face latérale de la moelle, au cordon latéral qui se trouve ainsi divisé topographiquement en deux moitiés, entre les racines antérieures et postérieures. Le *bord externe* ou libre est épais et festonné; il est découpé en une série de dents dont le sommet seul se fixe à la dure-mère, tandis que les arcades intermédiaires sont libres de toute adhérence. La *face antérieure* est en rapport avec les racines antérieures et leurs vaisseaux; la *face postérieure*, avec les racines postérieures et leurs vaisseaux, au cou avec les racines du spinal. Chaque dent ou feston, en forme de triangle à bords concaves, se fixe par son sommet, quelquefois prolongé en languette, à la face interne de la dure-mère; ce point d'insertion est toujours situé entre les orifices que traversent les racines des nerfs rachidiens, sur la même ligne verticale et à égale distance de la paire rachidienne supérieure et de la paire inférieure; l'alternance est régulière entre les points de sortie des racines et les dents du ligament. On compte ordinairement vingt et une dents, chiffre qui peut varier de dix-huit à vingt-trois. La première, qui est longue, s'insère immédiatement au-dessus du trou du 1er nerf rachidien et du passage de l'artère vertébrale; la dernière est entre le douzième nerf dorsal et le premier nerf lombaire, par conséquent en haut du renflement lombaire; mais le ruban ligamenteux de son bord inférieur se poursuit en liséré jusqu'au commencement du cône terminal. Toutes les dents ne sont pas identiques comme forme ni comme longueur; il n'est pas rare non plus qu'il n'y en ait qu'une seule pour deux paires nerveuses superposées, et cette disposition irrégulière, assez commune à la région lombaire, influe sur le nombre total des festons.

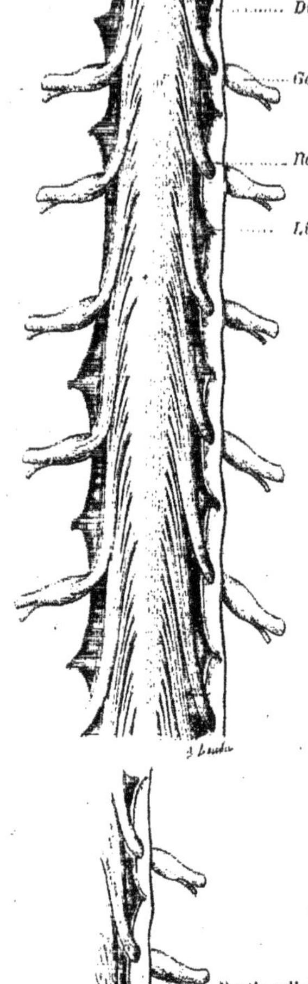

Fig. 85. — Les ligaments dentelés (rouge).

La dure-mère ouverte est rejetée sur les côtés; la moelle est vue par sa face antérieure (d'après Hirschfeld).

La *structure* fibreuse du ligament dentelé et sa double insertion l'ont fait considérer tantôt comme appartenant à la dure-mère, tantôt comme une émanation de la pie-mère, ou enfin comme une formation mixte. C'est une membrane conjonctive où l'on reconnaît même à l'œil nu deux parties différentes. Tout le bord libre qui circonscrit les côtés de la dent, son sommet et le bord concave des arcades est un ruban épais, ferme, d'aspect tendineux, dont les fibres courent dans le sens des ondulations de ce bord et vont s'irradier dans les lamelles conjonctives de la dure-mère. Le reste, c'est-à-dire le bord adhérent, la base de la bande intermédiaire et la partie intérieure de la dent, est un tissu criblé, réticulé, où l'on distingue deux lames, une antérieure, une postérieure, émanées du feuillet externe de la pie-mère et séparées à leur origine par un petit intervalle triangulaire. Les faisceaux conjonctifs s'y croisent en sens variés ; il semble cependant que la direction dominante est celle de fibres parallèles à la moelle, coupées de fibres obliquement transversales. Cette disposition tend à faire considérer le ligament dentelé comme une expansion alaire, un soulèvement latéral de la couche externe de la pie-mère. La dent elle-même, triangle saillant de la bande ligamenteuse, reçoit de l'arachnoïde une gaine infundibuliforme, au moment où elle traverse l'espace subdural pour atteindre la dure-mère.

Par sa position dans le plan vertico-transversal, son parallélisme avec les racines nerveuses, le ligament dentelé fixe la moelle de chaque côté et l'empêche de ballotter latéralement, fixation d'autant plus nécessaire que la moelle est plongée dans une vaste cavité pleine de liquide (l'espace sous-arachnoïdien) et qu'entre la moelle et la colonne vertébrale sont suspendus les nerfs rachidiens et les vaisseaux radiculaires. En outre, le ligament dentelé sépare la grande cavité sous-arachnoïdienne en deux chambres, antérieure et postérieure, communicantes sans doute entre les dents, mais ayant pourtant une certaine indépendance.

§ II. — PIE-MÈRE CÉRÉBRALE OU CRANIENNE

La pie-mère cérébrale se distingue de la pie-mère spinale par plusieurs caractères tranchés. Elle est beaucoup plus mince, étant constituée uniquement par la couche interne, par conséquent plus transparente et moins solide ; elle est aussi plus vasculaire. Au moins est-elle ainsi sur la convexité du cerveau et du cervelet, car on trouve à la base, sur les pédoncules cérébraux, la protubérance et le bulbe, régions où la membrane tapisse de la substance blanche, une pie-mère de transition, plus épaisse, moins vasculaire, intermédiaire entre le type cérébral et le type spinal. Dans ces mêmes régions, surtout au niveau de l'espace perforé antérieur et sur la face antérieure du bulbe, la pie-mère prend souvent une teinte sale, ardoisée ; nous avons dit que cette pigmentation, qu'on voit aussi sur la moelle, était très marquée chez certains animaux.

Son trajet est celui d'une toile collante rigoureusement appliquée sur la surface de l'encéphale. Elle ne couvre pas le cerveau en masse, comme l'arachnoïde, elle pénètre dans toutes les dépressions, notamment dans les scissures et les sillons ; elle s'y invagine, tapissant les deux faces et le fond, comme pour le sillon antérieur de la moelle, avec cette différence qu'au cerveau les parties adossées de la membrane ne se fusionnent pas, quoi qu'on en ait dit. La surface réelle de la pie-mère serait donc considérable, si on la déplissait, beaucoup plus vaste que la surface apparente, et égale à l'étendue de l'écorce supposée elle-même étalée. — La pie-mère cérébelleuse offre cette particularité qu'elle ne s'invagine pas dans les sillons, elle y envoie une cloison simple détachée de sa face profonde, comme dans les sillons ordinaires de la moelle ; cette disposition m'a paru exister même pour les grands sillons du cervelet, tels que le grand sillon circonférentiel. Je signale l'enveloppe que la pie-mère fournit à la tige et à la glande pituitaire, au moins à son lobe nerveux.

La *face externe* n'émet aucun prolongement comparable aux ligaments dentelés. Elle n'est libre qu'en partie, car elle donne attache aux filaments du tissu sous-arachnoïdien beaucoup plus nombreux ici qu'à la moelle, étendus même en couche dense sur les saillies des circonvolutions. Ce même tissu sépare au fond des sillons les faces opposées de la pie-mère. En certains points, au lieu d'attacher la pie-mère à l'arachnoïde, il l'attache à elle-même; ainsi on voit quelquefois sous la faux du cerveau, dans la partie antérieure où l'arachnoïde manque, les pies-mères adossées des deux hémisphères adhérer entre elles, ou même à travers le trou de la faux, ou bien contracter des adhérences avec le bord inférieur de cette même faux; de même la pie-mère cérébelleuse avec la circonférence antérieure de la tente.

La *face interne*, comparable en cela à celle de la pie-mère médullaire, donne naissance à un grand nombre de filaments qui pénètrent dans la substance cérébrale; mais au lieu de lames ou cloisons étendues en membrane et s'engageant dans de longues fissures, ce sont des prolongements coniques qui entrent par les entonnoirs de la surface dans les canaux vasculaires; ils portent avec eux les vaisseaux nourriciers de l'écorce. Si le cerveau est frais, normal, surtout s'il y a beaucoup de liquide céphalo-rachidien, la pie-mère se laisse détacher du cerveau avec la plus grande facilité, sans comparaison mieux qu'à la moelle, elle n'adhère en aucune façon ni en aucun point. Après le décollement on est surpris de voir qu'il ne reste pas trace sur le cerveau de l'arrachement des filaments; on ne constate de trous appréciables, de piqueté ou de pointillé vasculaire que dans les espaces perforés antérieur et postérieur où les vaisseaux sont gros, ou bien ailleurs en cas de congestion réelle. Si la pie-mère s'enlève aussi aisément, c'est que les filaments vasculaires sont très fins, de forme conique, non anastomosés, et aussi que les vaisseaux sont entourés d'un système lacunaire qui les empêche d'adhérer à la substance nerveuse.

Structure. — La *structure* de la pie-mère cérébrale est bien simplifiée. Elle ne comprend que la couche interne de la pie-mère spinale, elle est réduite à l'intima pia, avec sa lame conjonctive entre deux réseaux élastiques, et un revêtement endothélial sur les faces libres de ces réseaux.

La lame conjonctive n'est pas formée de fibres circulaires; les fibres en quantité très variable s'entre-croisent en tous sens. La plupart des auteurs n'admettent sous l'intima ni le cuticulum cellulaire de Fleisch, ni l'espace épicérébral de His. Dans les régions où la pie-mère est plus épaisse et prend le type spinal, comme au fond des confluents sous-arachnoïdiens ou sur l'isthme de l'encéphale, une mince couche externe s'ajoute à la couche profonde. Il n'y a pas de tissu adipeux. Les lipomes, qu'on a observés à la surface du cerveau et que Virchow regarde comme ayant leur origine dans la pie-mère ou dans le tissu sous-arachnoïdien, naissent d'un tissu graisseux accidentel, hétérotopique. Il est cependant fréquent de voir une mince traînée adipeuse sur le raphé du corps calleux et sur celui du trigone, et il est d'autre part remarquable que le raphé calleux soit un siège d'élection pour les lipomes du cerveau. On a signalé aussi de petits amas graisseux dans le confluent inférieur, au voisinage des tubercules mamillaires, encore un siège des lipomes.

Ce que nous avons dit des *vaisseaux* et des *nerfs* de la pie-mère spinale s'applique à la pie-mère encéphalique. Les gros troncs artériels sont situés dans les espaces sous-arachnoïdiens; le réseau des artérioles n'est pas placé comme à la moelle entre les deux couches, puisque la couche externe fait défaut, mais appliqué sur la face externe de la pie-mère réduite à l'intima, par des lamelles sous-arachnoïdiennes. Ce réseau est formé de branches plus grosses et plus rapprochées que celles du réseau médullaire, et c'est ce qui a valu à la méninge le nom de matrix vasculosa, chorion du cerveau; mais cette prépondérance tient peut-être à la nécessité de nourrir une plus grande quantité de substance nerveuse; en tous cas la pie-mère de la base, qui recouvre surtout de la substance blanche, est beaucoup moins vasculaire que celle de l'écorce grise. Il ne paraît pas y avoir de capillaires; la pie-mère n'a pas de vaisseaux propres, elle est littéralement invasculaire. Les veines sont grosses, nombreuses, peu flexueuses; elles n'accompagnent pas les artères. — Nous avons discuté la question des lymphatiques à propos de la pie-mère rachidienne.

Il en est de même des nerfs. Les plexus vasculaires des artères cérébrales, que Kœlliker a suivis jusque dans le cerveau sur des artères de 90 μ, tirent leurs nerfs de deux sources : du sympathique, par les plexus de la carotide interne, de la vertébrale, de l'hexagone de Willis, et des nerfs crâniens de la base, notamment de l'oculo-moteur commun et du glosso-pharyngien, peut-être même directement de certains points du mésocéphale. Ces nerfs vasculaires ont-ils une double action physiologique? La pie-mère possède-t-elle des nerfs propres, sensitifs? Il faut faire les mêmes réserves que pour la moelle. Sur la pie-mère qui entoure le bulbe olfactif du lapin, Lœwe a décrit des cellules ganglionnaires, plus tard il les a interprétées comme cellules tactiles. Cet exemple montre combien il serait imprudent de généraliser des faits isolés.

Toiles choroïdiennes et plexus choroïdes. — De même qu'elle se replie et s'enfonce dans les sillons des hémisphères, de même la pie-mère se prolonge dans les deux grandes fentes transversales, dont l'une coupe le cerveau à sa base, grande fente de Bichat, et dont l'autre sépare en arrière le bulbe du cervelet, sur la voûte postérieure du quatrième ventricule. Ces replis qui s'avancent dans les ventricules constituent la *pie-mère interne* ou intérieure, par opposition à la pie-mère externe, que nous venons de décrire sur la surface extérieure; ils ne diffèrent pas au fond des prolongements qui tapissent une scissure quelconque de la convexité. Au premier abord il semble que la pie-mère interne est complètement libre dans les ventricules et sans rapport de continuité avec leurs parois, mais en réalité elle ne fait que s'invaginer dans ces cavités comme un organe dans une cavité séreuse; un feuillet viscéral épendymaire la recouvre toujours de son épithélium, reste lui-même de l'ancienne paroi d'une vésicule cérébrale. Non seulement la pie-mère interne est toujours appliquée intimement sur une surface nerveuse, mais il faut remarquer que cette surface nerveuse ventriculaire (le trigone excepté) a été extérieure à une certaine époque embryonnaire. La pie-mère interne est donc celle qui recouvre les parties de la surface primitive de l'encéphale, qui sont devenues profondes par les inflexions

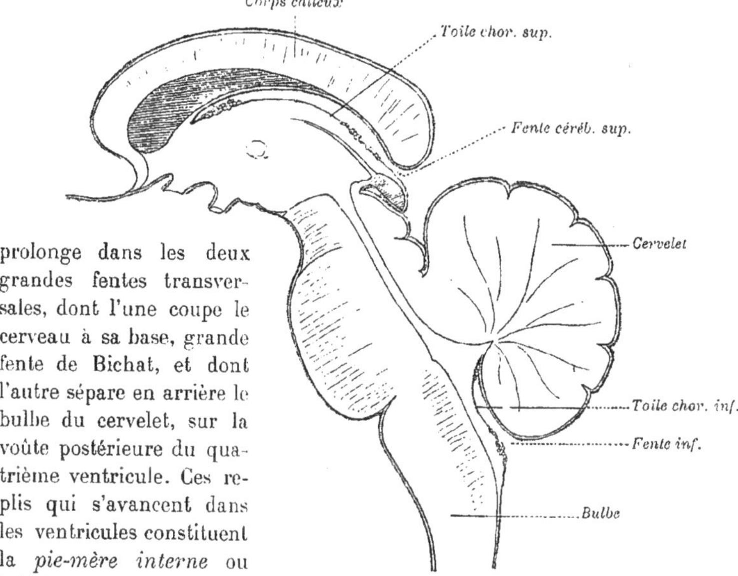

Fig. 86. — Invagination de la pie-mère dans les fentes cérébrales; formation des toiles choroïdiennes.
La pie-mère rouge. Vue schématique sur une coupe ant.-post.

du cerveau en croissance, et qui sont sur leur plus grande étendue restées à l'état de structure élémentaire.

La pie-mère interne comprend : les toiles choroïdiennes et les plexus choroïdes. Dans les ventricules cérébraux, on trouve la toile choroïdienne supérieure ou du ventricule moyen et les plexus choroïdes des ventricules latéraux ; dans le quatrième ventricule, la toile choroïdienne inférieure et les plexus choroïdes de ce ventricule. Les mots de choroïde ou chorioïde signifient en forme de chorion, par comparaison avec le chorion fœtal.

Toile choroïdienne supérieure ou du ventricule moyen. — La toile choroïdienne supérieure, ou toile triangulaire, est cette partie de la pie-mère qui recouvre le toit du ventricule moyen. C'est par la portion transversale de la fente de Bichat, sous le bourrelet du corps calleux, que s'engage la méninge vasculaire pour s'étaler au-dessous du trigone, au-dessus du toit ou paroi supérieure du ventricule, paroi réduite à une lame épithéliale invisible à l'œil nu.

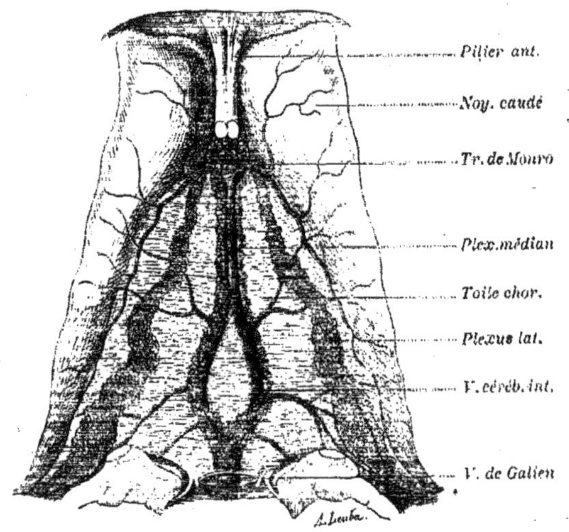

Fig. 87. — La toile choroïdienne supérieure ou du 3e ventricule.

Vue par sa face supérieure. Plexus choroïdes en rouge. Le corps calleux et le trigone ont été enlevés ; sous la toile choroïd. sont les couches optiques et le 3e ventricule.

La toile choroïdienne a une forme triangulaire équilatérale, le sommet en avant ; elle est sensiblement dans le plan horizontal. La face supérieure ou dorsale, convexe d'avant en arrière comme la courbe de la couche optique, concave transversalement, se moule sur la face inférieure du trigone qu'elle nourrit par de nombreux vaisseaux. La face inférieure, ventrale, repose sur la face supérieure des couches optiques et entre elles passe comme un pont par-dessus le ventricule moyen, fermé seulement par son invisible lamelle épithéliale. En arrière elle recouvre la glande pinéale et lui adhère sur sa partie postérieure. Les bords latéraux correspondent au sillon choroïdien de la couche optique ; en dehors de ce sillon ils se renflent pour former les plexus choroïdes. Le sommet, placé en avant, est tronqué et bifide ; il est en rapport avec la face postérieure des piliers antérieurs du trigone, entre les deux trous de Monro par où s'engagent ses deux pointes. La base, ou bord postérieur, s'étend en arrière le long de la portion moyenne de la fente de Bichat, sous le corps calleux et sur les tubercules quadrijumeaux ; elle se continue à ce niveau avec la pie-mère cérébrale et cérébelleuse.

Dans l'épaisseur de la toile choroïdienne, entre ses deux feuillets, on aperçoit d'abord les deux veines de Galien qui cheminent côte à côte d'avant en arrière et se réunissent en un tronc unique, au niveau de la base, après avoir momentanément divergé; elles reçoivent de chaque côté six veines dont les troncs s'irradient dans la toile, puis les plexus choroïdes du ventricule moyen.

Plexus choroïdes du ventricule moyen ou plexus ch. médians (fig. 87 et 88). — Les plexus choroïdes du ventricule moyen sont deux minces traînées de granulations rouges, qui suivent le bord externe des veines de Galien. On les voit bien sous l'eau en observant la face inférieure de la toile choroïdienne. Comme les veines qu'ils accompagnent, ces cordons sont d'abord parallèles et presque juxtaposés, puis divergents en ellipse. Ils font saillie sur la face inférieure de la toile qu'ils refoulent dans la cavité ventriculaire, et qui se trouve entre eux déprimée en gouttière. En avant, les deux plexus sont réunis encore par un cordon de même nature ou cordon d'union qui joint leurs deux extrémités derrière le trigone sur une étendue de 5 millimètres; chaque extrémité s'engage dans le trou de Monro, en devenant plexus choroïde latéral. En arrière, les plexus médians, s'écartant comme les veines de Galien, longent les bords de la glande pinéale à laquelle ils adhèrent (plexus chor. de la glande pinéale de Vicq d'Azyr), puis s'épaississent et s'unissent derrière la glande; en même temps la gouttière qui les séparait s'élargit en une niche dans laquelle s'encadre la glande pinéale, c'est le *recessus pinealis* de Reichert, diverticule supérieur de la glande pinéale.

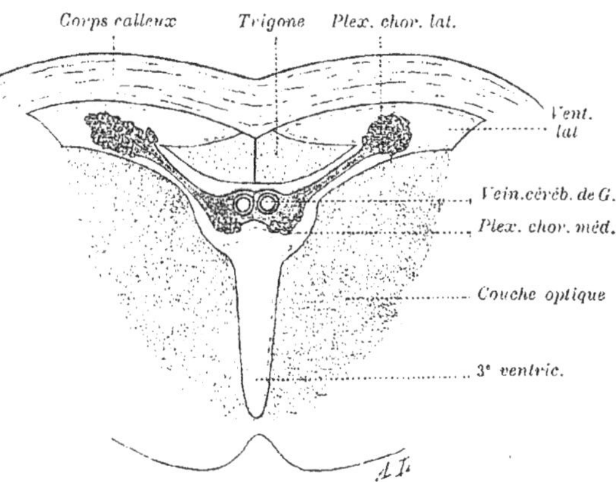

Fig. 88. — Disposition de la toile et des plexus choroïdes.

Une coupe frontale (vertico-transv.) a ouvert les trois ventricules et sectionné les plexus perpendiculairement. Une ligne pointillée indique l'épithélium des cavités et celui des plexus.

Plexus choroïdes des ventricules latéraux (fig. 87, 88 et 89). — Ces plexus choroïdes sont la partie de la pie-mère invaginée dans les ventricules latéraux dont elle a refoulé la paroi interne; ils se continuent en haut avec la toile choroïdienne, en bas avec la pie-mère de la base du cerveau.

Chacun d'eux, droit et gauche, occupe l'étage supérieur et l'étage inférieur du ventricule latéral; il est conformé en U placé de champ et ouvert en avant; les branches de l'U ne sont pas rectilignes, mais ondulées.

Dans l'étage supérieur ou corne frontale du ventricule, le plexus très étroit serpente d'avant en arrière, en rapport par sa face supérieure avec le corps calleux, par sa face inférieure avec la couche optique qu'il suit et qu'il recouvre sans lui adhérer. Le bord externe, frangé, découpé, est libre, quelquefois replié par-dessus le bord externe du trigone. Le bord interne est adhérent, ou plus exactement il est continu avec le bord externe de la toile choroïdienne, ce que l'on verra bien en enlevant avec précaution le trigone cérébral; le plexus choroïde n'est donc à ce niveau que l'épanouissement latéral de la toile, il est son véritable bord externe renflé pour contenir les vaisseaux. A ce même point de jonction, l'épendyme du ventricule moyen et celui du ventricule latéral se réfléchissent et s'adossent pour se continuer, le premier sur le plexus choroïde, le second sur la toile choroïdienne; entre les deux culs-de-sac la pie-mère

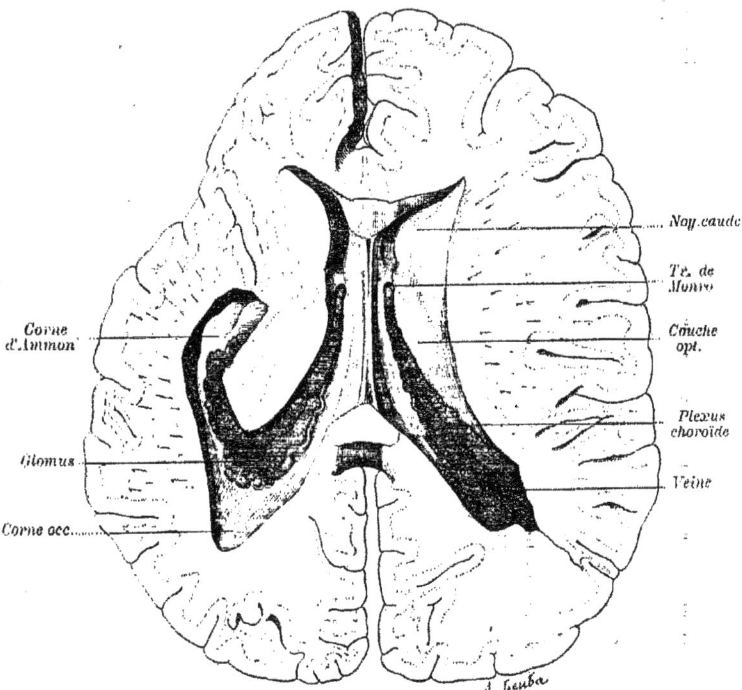

Fig. 89. — Plexus choroïdes des ventricules latéraux.

Les ventricules lat. sont ouverts par leur face supérieure; au milieu, le trigone laissé en place empêche de voir la toile choroïdienne sous-jacente.

du plexus adhère directement à la couche optique, elle lui donne et elle en reçoit de nombreux vaisseaux. Ainsi se trouvent clos et séparés l'un de l'autre le troisième ventricule et le ventricule latéral, occlusion fragile d'ailleurs, facilement rompue dans les grandes hémorragies qui inondent les deux ventricules. En avant, le plexus choroïde de plus en plus étroit passe par le trou de Monro, le longe si l'on aime mieux, et se réunit en arc à l'extrémité antérieure du plexus médian correspondant (fig. 87); les plexus des deux ventricules forment donc un système continu, un double triangle juxtaposé. En arrière, le plexus se réfléchit autour du pédoncule cérébral, sur lequel s'enroule le ventricule, pour passer dans l'étage inférieur.

Le plexus choroïde ne donne pas de prolongement à la corne occipitale; mais, au moment où il se réfléchit, il présente un renflement noueux, qui atteint jusqu'à 3 millimètres d'épaisseur et par son bord postérieur épais, très convexe, fait saillie dans la corne occipitale. Ce renflement porte le nom de *glomus* (peloton); il correspond aux extrémités de la base de la toile choroïdienne. On y trouve assez souvent des kystes.

Dans l'étage inférieur, corne temporale, le plexus choroïde suit une direction antéro-postérieure, il est beaucoup plus large que dans sa partie supérieure et s'étale sur la corne d'Ammon qu'il recouvre en grande partie. Là encore son bord externe est libre, flottant; son bord interne est continu, non plus avec la toile, mais avec la pie-mère qui tapisse les deux lèvres de la fente de Bichat.

Structure de la toile choroïdienne supérieure et des plexus choroïdes. — La *toile choroïdienne* est composée de deux feuillets pie-mériens, puisqu'elle est un repli de la pie-mère extérieure. Il y a un feuillet supérieur, pie-mère du trigone, qui provient d'ailleurs de la soudure de deux feuillets latéraux du cerveau embryonnaire; et un feuillet inférieur qui s'applique sur la paroi supérieure du ventricule moyen, paroi réduite à une couche épithéliale; c'est là l'épithélium de la toile, il ne lui appartient pas en propre. En avant et sur les côtés, les deux feuillets en se rejoignant circonscrivent entre eux un sac aplati. En arrière les deux feuillets s'écartent, l'un pour monter sur le corps calleux, l'autre pour descendre sur les tubercules quadrijumeaux (fig. 86); cet écartement, qui correspond à la base, laisse le sac ouvert en arrière, et c'est par là que pénètrent les artères et le tissu sous-arachnoïdien du confluent supérieur qui va remplir le sac, c'est par là aussi que sortent les veines de Galien.

Les artères viennent de trois sources : des choroïdiennes postérieures (branche des cérébrales postérieures), des cérébelleuses supérieures par des rameaux récurrents, et des branches terminales de la choroïdienne antérieure. Les veines se jettent dans la veine de Galien ou dans un de ses affluents. On ne connaît pas de nerfs.

Les *plexus choroïdes* sont des touffes vasculaires de la pie-mère des ventricules. Ils ont un aspect granuleux. Il faut les observer à la loupe et dans l'eau; on reconnaît alors que ces granulations, auxquelles la présence d'une anse vasculaire donne une teinte rougeâtre, sont des lamelles frangées, ou plus exactement des touffes de vaisseaux contenues dans des végétations conjonctives. Luschka a donné à cette végétation le nom de villosité choroïdienne. Le type est une inflorescence pédiculée, longue de 1 mm. 5 à 2 mm., avec division en lobes et en lobules, ordinairement disposés en grappe. Il y a des villosités sessiles; il en est de courtes et peu ramifiées, d'autres avec des lobules tertiaires. Elles sont espacées ou serrées comme du velours.

La *villosité choroïdienne* est composée : 1° de tissu conjonctif lâche et mou, à fibres conjonctives minces, clairsemées, plus pauvre encore en fibres elastiques; c'est surtout à la périphérie que la structure est indécise; 2° d'une anse capillaire au milieu de l'atmosphère conjonctive; 3° d'un revêtement épithélial. Les anses capillaires, très larges et très contournées, donnent aux lobules de la villosité leur forme papillaire; elles naissent du réseau capillaire interposé entre l'artère et la veine principale, ou encore directement d'une branche artérielle. L'épithélium qui recouvre la surface libre du plexus choroïde, et par conséquent de chaque villosité, ne lui appartient pas originellement; c'est l'ancienne paroi de la vésicule embryonnaire hémisphérique qui ne s'est pas transformée en substance nerveuse et dont le revêtement épendymaire a seul persisté. Il est à une seule couche; les cellules cubiques ont des angles allongés par lesquels elles s'enchâssent; elles sont granuleuses, possèdent un noyau central très net et un gros grain réfringent que l'on présume être une matière grasse colorée. Chez les embryons de mammifères, ces cellules sont ciliées. En considérant cette persistance du revêtement épithélial en même temps que la transformation de ses cellules, qui ne sont pas identiques à celles de l'épendyme bien que continues avec elles, on a considéré la villosité choroïdienne comme une glande dévaginée, chargée de sécréter le liquide céphalo-rachidien des ventricules, opinion qui est sans démonstration directe.

Les artères des plexus choroïdes lui viennent de la choroïdienne antérieure pour la partie qui occupe la corne temporale, de la choroïdienne postérieure pour le plexus de la corne frontale. Ces vaisseaux ne fournissent pas seulement aux plexus, mais encore à la paroi nerveuse. Il y a une veine principale, la veine des plexus choroïdes, qui se rend dans la veine de Galien. Fohmann a décrit des vaisseaux lymphatiques dont le tronc collecteur longerait cette même veine de Galien. On ne connaît pas de nerfs.

[CHARPY.]

Les *fonctions* des plexus choroïdes paraissent avoir leur plus grande activité dans la vie fœtale et se rapporter surtout à la nutrition et à l'accroissement du cerveau (Luschka). Ceci n'implique pas qu'ils soient sans usage dans la vie adulte, et probablement ils sont des organes sécréteurs du liquide ventriculaire. Mais leur plus grande activité à l'époque du développement cérébral est indiquée par ces deux faits, qu'ils sont alors proportionnellement plus vastes et plus vasculaires, et qu'ils subissent de bonne heure des dégénérescences semblables à celles de la glande pinéale. On y voit apparaître des granulations graisseuses, du pigment brun, des corps amylacés, des concrétions de cholestérine, des concrétions calcaires de carbonate et phosphate de chaux (sable cérébral, psammome) qui peuvent atteindre chez le cheval de vastes dimensions, enfin des kystes que nous avons dit être fréquents surtout dans le glomus de la corne occipitale.

Findlay. The choroïd plexus of the lateral ventricles, *Brain*, 1899.

Toile choroïdienne inférieure ou du quatrième ventricule. — La toile choroïdienne inférieure est un repli de la pie-mère invaginée dans la fente transversale qui sépare en arrière le bulbe du cervelet, fente cérébrale postérieure

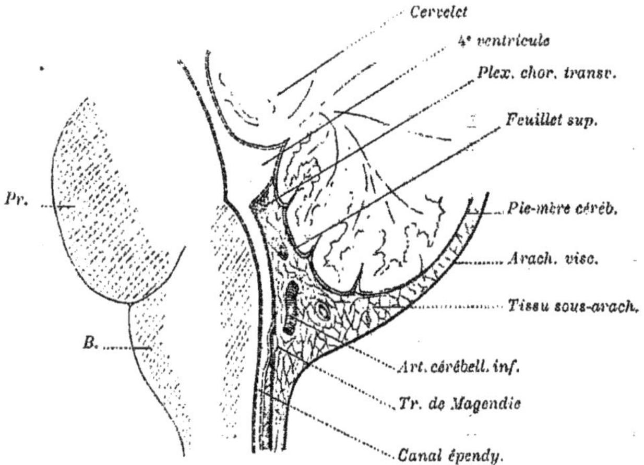

Fig. 90. — Toile choroïdienne du 4e ventricule (rouge), en coupe antéro-postérieure.

Les deux feuillets sont très écartés pour montrer le réseau sous-arachnoïdien et ses vaisseaux. Une ligne pointillée indique l'épithélium de la cavité ventriculaire et du canal de l'épendyme.

ou inférieure (fig. 86). Elle est obliquement dirigée en haut et en avant, plus près de la verticale que de l'horizontale, et située entre la mince voûte épithéliale du quatrième ventricule, dans sa moitié postérieure, et la face inférieure du cervelet qui proémine en arrière sur cette voûte ventriculaire.

Sa forme est celle d'un triangle à base antérieure, tournée par conséquent en sens inverse de la toile choroïdienne supérieure. Elle mesure d'avant en arrière de 15 à 20 millimètres. Sa face inférieure, ventrale, est mince; elle recouvre le plancher du quatrième ventricule ou plus exactement le feuillet épithélial qui ferme en voûte ou en toit cette cavité, et qu'on appelle chez l'embryon la membrane obturante. Sa face supérieure, dorsale, tapisse le vermis inférieur et les tonsilles cérébelleuses. Les bords correspondent aux bords du plancher dans sa moitié postérieure, par conséquent aux corps restiformes. La base, dirigée en avant, est la ligne où se replie la pie-mère invaginée; elle répond à la luette et au bord libre des valvules de Tarin. Le sommet est en arrière, à la pointe du calamus, au niveau de l'obex; c'est là qu'est percé le trou de Magendie qui fait communiquer la cavité du ventricule avec l'espace sous-arachnoïdien postérieur.

Dans l'épaisseur de la toile choroïdienne rampe par place l'artère cérébelleuse postérieure et inférieure.

Plexus choroïdes du quatrième ventricule. — Luschka a bien montré qu'ils sont disposés comme ceux de la toile choroïdienne supérieure. Il a distingué des plexus médians et des plexus latéraux.

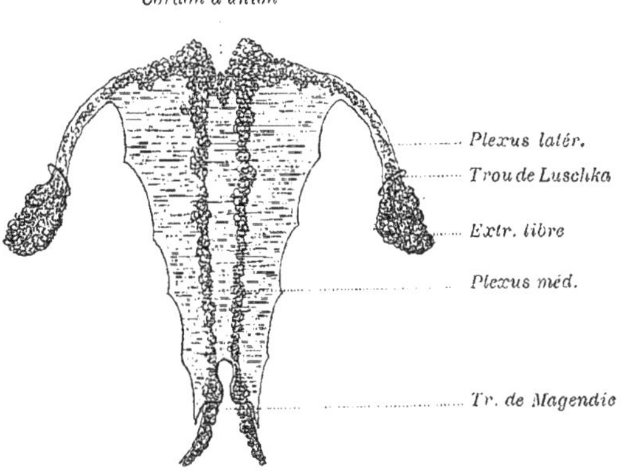

FIG. 91. — Toile choroïdienne inférieure ou du 4e ventricule.

La toile et ses plexus, vus par leur face supérieure, sont supposés isolés et étalés.

Les *plexus médians* sont deux minces traînées de granulations qui cheminent dans la toile d'arrière en avant, l'une à côté de l'autre, en relief sur la face inférieure qu'elles occupent. En arrière ils finissent par un léger renflement, ou bien sortent par le trou de Magendie et se prolongent sur la face inférieure du vermis. En avant ils sont reliés par un cordon d'union transversal, situé au niveau du nodule de la luette et tout à fait comparable au

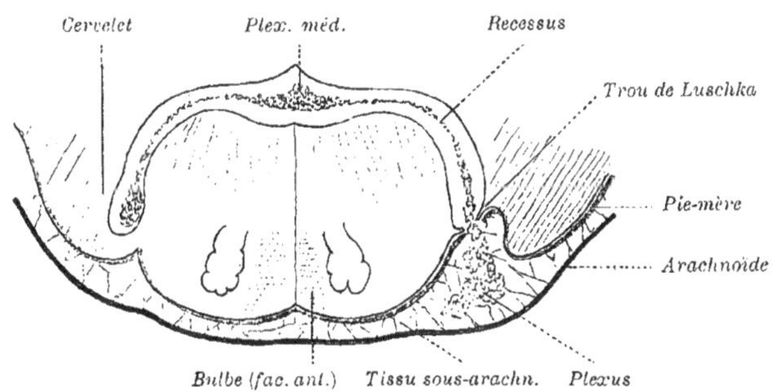

FIG. 92. — Plexus choroïdes du recessus latéral. Dessin schématique d'une coupe transversale passant par la base du bulbe (en partie d'après Hess).

Les plexus latéraux (rouge) sont coupés dans le sens de leur longueur; à droite, ils sortent par le trou de Luschka; à gauche, on les suppose n'ayant pas encore perforé l'écorce nerveuse.

cordon qui unit les plexus médians du ventricule moyen. Du point de jonction partent les plexus latéraux.

Les *plexus latéraux* sont transversalement dirigés dans la base de la toile, depuis l'extrémité antérieure des plexus médians avec lesquels ils se continuent jusqu'aux angles latéraux du ventricule. A ce niveau, c'est-à-dire dans le diverticule latéral (*recessus lateralis*), ils s'amincissent pour sortir du ventricule par le trou de Luschka. Leur extrémité externe, renflée en massue et contournée, est libre à l'extérieur (fig. 91 et 93). On voit sans préparation sa masse granuleuse sur le pédicule du lobule du pneumogastrique, car à ce niveau elle a rompu la mince paroi ventriculaire et produit le trou de Luschka par où elle est sortie. C'est à cette partie extérieure qu'on donnait autrefois le nom de *plexus chor. du pneumogastrique* ou encore celui d'*Ala* (Reichert). Elle correspond sur la dure-mère à la région du sac endolymphatique.

Schwalbe fait remarquer que les plexus choroïdes médians et latéraux du cerveau et du bulbe figurent de part et d'autre un T dont la branche verticale serait dédoublée; le T est régulier pour le quatrième ventricule, tandis que dans les ventricules latéraux les branches transversales s'inclinent en arrière. En outre, les trois extrémités du T des plexus choroïdes du quatrième ventricule sont libres extérieurement dans l'espace sous-arachnoïdien, car elles sortent en arrière par le trou de Magendie, sur les côtés par les trous de Luschka.

Structure. — La structure de la toile choroïdienne inférieure et de ses plexus est la même que pour ceux des ventricules du cerveau. Là aussi la pie-mère invaginée forme un sac plat à deux feuillets; le feuillet supérieur est la pie-mère cérébelleuse, le feuillet inférieur est la pie-mère de la mince voûte épithéliale du ventricule, ce feuillet est donc sur sa face inférieure tapissé par un épithélium qui se continue avec l'épendyme. Dans le sac fermé en avant seulement, au niveau des plexus latéraux, sont contenus : d'abord du tissu sous-arachnoïdien, émanation de celui qui occupe le confluent postérieur, puis des artères, quelques veines et les lacis vasculaires des plexus choroïdes. Les artères nourricières viennent de la cérébelleuse inférieure et d'une branche ascendante de la spinale postérieure. Benedikt a décrit (1874) des nerfs dans la toile choroïdienne inférieure, mais il s'agissait probablement de ces formations nerveuses avortées que nous signalerons plus loin sous le nom de ligula, d'obex.,..

Les plexus choroïdes latéraux sont d'une manière générale plus développés chez les animaux que chez l'homme, ils sont énormes chez le cheval. Jusqu'au cinquième mois fœtal, les plexus occupent le demi-cercle postérieur du plancher ventriculaire, et sont constitués par de nombreux vaisseaux nés dans le tissu réticulé qui s'étend entre le bulbe et le cervelet. Cette forme et cette situation ne persistent que très rarement chez l'homme adulte, et chez quelques animaux (rat); l'enfoncement profond de l'artère cérébelleuse postérieure et inférieure dans le ventricule indique encore la situation originelle des plexus. Bientôt ceux-ci, refoulés par le cervelet, se rapprochent de la ligne médiane et de là s'étendent transversalement dans le sens de la moindre résistance; ils repoussent la capsule nerveuse et la pie-mère, les perforent (trous de Luschka) et sortent sous l'arachnoïde emportant avec eux des restes de la paroi ventriculaire qu'ils ont détruite (tœniæ, ligulæ).

CAVITÉS SEREUSES

En se superposant les méninges limitent entre elles des espaces ou cavités, remplis par du liquide. Entre la dure-mère et l'arachnoïde (feuillet viscéral) est la cavité arachnoïdienne ou subdurale; entre l'arachnoïde et la pie-mère, l'espace sous-arachnoïdien. Nous avons déjà fait observer que la pie-mère spinale contenait entre ses deux couches une mince fente lymphatique; nous avons dit aussi que la plupart des anatomistes n'admettaient pas entre la pie-mère et la surface des centres nerveux les espaces épispinal et épicérébral décrits par His.

§ I. — CAVITÉ ARACHNOÏDIENNE OU ESPACE SUBDURAL

Si nous adoptons comme synonyme, et concurremment avec l'ancienne dénomination de cavité arachnoïdienne ou intra-arachnoïdienne, le terme de cavité ou d'espace subdural, qu'il aurait mieux valu appeler sous-dural, c'est que d'abord il est admis par l'usage, et qu'ensuite il prête moins à la confusion avec l'espace sous-arachnoïdien. Cet espace est compris entre la dure-mère et l'arachnoïde. Pour Bichat et pour tous nos classiques à la suite, c'est une véritable cavité séreuse ; le feuillet viscéral est l'arachnoïde visible par-dessus la pie-mère, le feuillet pariétal est l'arachnoïde invisible qui, réduite à un endothélium avec ou sans membrane basale, tapisse la face interne de la dure-mère. Sa nature séreuse semble démontrée par ces faits : que la cavité est close, les deux feuillets se raccordent en certains points, grâce aux gaines arachnoïdiennes des vaisseaux et de la tige pituitaire, et que les injections qu'on y pousse aboutissent à de véritables lymphatiques, vaisseaux et ganglions, comme nous le verrons plus loin. Ajoutons que les gros vaisseaux, en se plaçant et en se ramifiant dans l'espace sous-arachnoïdien, séparent nettement l'arachnoïde de la pie-mère. Une partie de l'école allemande au contraire considère l'arachnoïde viscérale et la pie-mère comme inséparables, constituant la méninge molle ; elle n'en est pas moins obligée d'admettre entre la dure-mère et l'arachnoïde un espace endothélial, l'espace subdural, et de le décrire à peu près comme le décrivait Bichat. Si l'on veut généraliser, il paraît plus logique de réunir la dure-mère avec l'arachnoïde, et non celle-ci avec la pie-mère, et de considérer la dure-mère spinale et le feuillet interne de la dure-mère crânienne comme étant le feuillet pariétal de la séreuse, feuillet qui est toujours beaucoup plus épais que l'autre, comme on le voit pour le péricarde.

La cavité subdurale est comme toute cavité séreuse un espace capillaire, une simple fente sur la coupe ; les deux feuillets glissent l'un sur l'autre, à peine mouillés par le liquide arachnoïdien. Ce liquide n'existe donc qu'en très minime quantité ; il faut sur l'animal vivant râcler les parois de la cavité pour en recueillir un peu ; il est un peu plus abondant après la mort, par transsudation cadavérique, encore n'est-ce pas lui qui coule quand on extrait un cerveau (c'est le liquide céphalo-rachidien) ; il peut augmenter notablement dans certains cas d'atrophie cérébrale, d'hydrocéphalie externe. Sa nature chimique est celle des sérosités ordinaires de la plèvre et du péritoine, liquides légèrement visqueux, alcalins, coagulables par la chaleur. L'espace subdural du crâne se continue avec celui de la moelle qui s'étend jusqu'au sommet du cône dural. Tous deux sont semblables ; celui du cerveau est traversé par les vaisseaux et les nerfs qui vont de la surface cérébrale à la surface osseuse et sont engainés par un repli de la séreuse, de sorte qu'ils ne sont pas au sens littéral contenus dans la cavité ; celui de la moelle par les racines nerveuses et par les dents du ligament dentelé, également engainées par l'arachnoïde. Cruveilhier signale en outre entre les deux faces de nombreux et minces filaments d'union, plus abondants à la région cervicale ; on les voit surtout le long du raphé postérieur de l'arachnoïde.

La cavité arachnoïdienne est la vraie cavité séreuse des centres nerveux, celle qu'on peut assimiler aux cavités pleurale, péricardique, péritonéale, avec des différences notables toutefois : l'absence de hile vasculaire, l'absorption du feuillet pariétal par une membrane fibreuse autonome, l'interposition d'une autre membrane sécrétante entre le feuillet viscéral et l'organe nerveux. Cet espace séreux sert probablement à faciliter les mouvements du cerveau et de le moelle en permettant le glissement des deux feuillets l'un sur l'autre. L'origine du liquide arachnoïdien est inconnue. Les voies d'écoulement ne sont pas nettement déterminées, et peut-être est-il simplement résorbé par les vaisseaux sous-jacents. En tout cas l'espace subdural ne communique pas avec la cavité sous-arachnoïdienne; c'est ce que montrent les injections expérimentales, et aussi les hémorragies qui s'y produisent; celles-ci n'envahissent pas l'espace sous-arachnoïdien; elles donnent lieu à un caillot mobile et non adhérent comme ceux de ce dernier espace. Expérimentalement on a constaté que les injections poussées dans l'espace subdural trouvaient une issue et pénétraient : 1° dans les vaisseaux lymphatiques et les ganglions profonds du cou, et dans les lymphatiques de la muqueuse nasale. Schwalbe (*Arch. f. micr. Anat.*, 1876, p. 45) rappelle qu'il

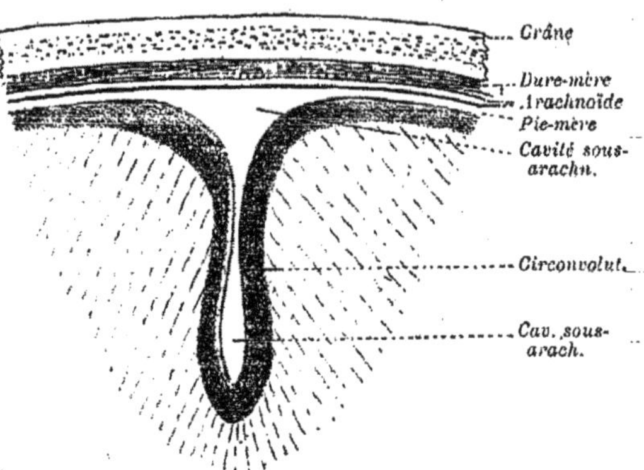

Fig. 93. — Les trois méninges et les cavités séreuses. Coupe schématique passant par une scissure de l'écorce cérébrale.

a vu le bleu de méthylène, injecté dans l'espace intra-arachnoïdien de la moelle du chien, passer dans les ganglions lombaires et de là dans le canal thoracique; — 2° dans les nerfs périphériques qui possèdent des espaces séreux continus avec ceux de la moelle et du cerveau, notamment dans les nerfs optique et auditif, ainsi que nous l'exposerons plus loin ; — 3° dans les lacunes et fentes lymphatiques de la dure-mère, par les stomates de l'endothélium. Toutes ces voies ont été observées chez les animaux; il n'est pas démontré qu'elles existent chez l'homme; chez lui, d'après quelques expériences faites sur le cadavre, on pense que le liquide s'écoule à peu près exclusivement dans les lacunes veineuses et les tissus de la dure-mère en passant par la petite cavité subdurale des granulations de Pacchioni.

§ II. — ESPACE SOUS-ARACHNOÏDIEN

Entre l'arachnoïde viscérale et la pie-mère, tantôt éloignées, tantôt rapprochées l'une de l'autre, est disposé un tissu aréolaire, le *tissu sous-arachnoïdien*. Ses aréoles forment une sorte d'éponge creusée de cavités partout communicantes dont l'ensemble constitue l'*espace sous-arachnoïdien*; celui-ci contient un liquide qui s'écoule en partie quand on extrait le cerveau, pour peu qu'on entame l'arachnoïde, c'est le *liquide céphalo-rachidien*.

Le tissu sous-arachnoïdien se voit bien par l'insufflation qui distend ses aréoles; Henle l'a justement comparé au tissu cellulaire sous-cutané dans l'œdème. Les aréoles sont de grandeurs très diverses; sur les parties saillantes de l'hémisphère, les cloisons incomplètes qui séparent les mailles sont étroites et serrées; au niveau du bulbe et de la protubérance, ce sont des filaments rou-

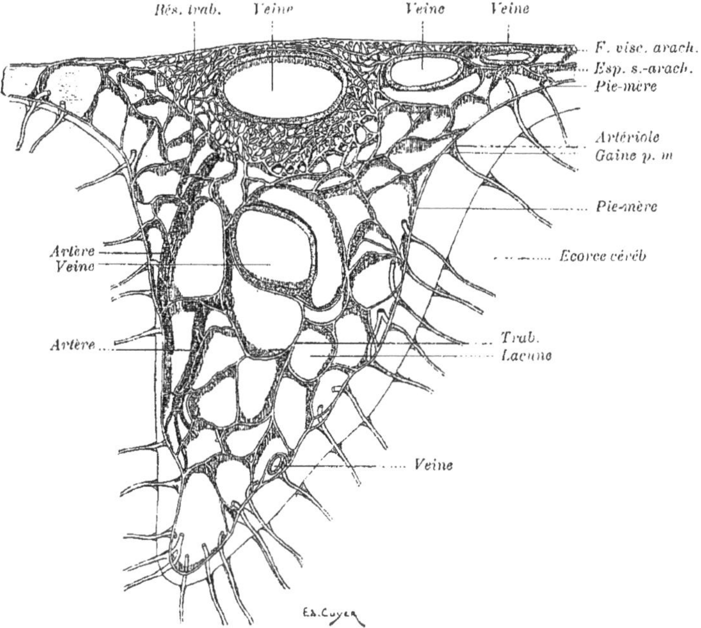

FIG. 94. — Espace sous-arachnoïdien (d'après Poirier, A. Key et Retzius).

Coupe transversale d'un sillon avec les parties voisines. — L'espace sous-arachnoïdien du cerveau a été injecté par l'espace sous-arachnoïdien de la moelle. — La masse à injection (*gélatine et bleu de Prusse*) a été enlevée; mais elle a coloré fortement les trabécules; elle s'est infiltrée jusque dans les gaines que la pie-mère envoie autour des artérioles qui pénètrent dans l'écorce des circonvolutions.

geâtres, résistants; dans les confluents, ils deviennent très longs et se condensent autour des vaisseaux. Les gros vaisseaux, tels que l'hexagone de Willis et les artères qui rampent à la surface, sont contenus dans le tissu sous-arachnoïdien et fixés par des travées qui s'attachent sur leur paroi externe, tandis que les petits vaisseaux, disposés en réseau étalé et non plus en troncs allongés, sont appliqués à la surface externe de la pie-mère sur le cerveau et entre les deux couches de la pie-mère sur la moelle.

Malgré de longues recherches, la *structure* du tissu sous-arachnoïdien est encore mal connue. Il est constitué par un réseau trabéculaire, dont les filaments fixés à la face profonde de l'arachnoïde viscérale et à la face externe de la pie-mère, relient ces deux membranes qui semblent leur servir de limitantes. Les trabécules se présentent sous les deux formes de cordons ou de lamelles; elles sont formées de minces faisceaux conjonctifs, tapissées par le même endothélium qui revêt la face interne de l'arachnoïde et la face opposée de la pie-mère.

L'espace cloisonné ainsi délimité, espace sous-arachnoïdien, peut être assimilé à une cavité lymphatique, car il est partout endothélial et il communique par des voies encore discutées avec des vaisseaux et des ganglions lymphatiques, notamment avec ceux du cou; toutefois si on appelle lymphe le liquide qu'il contient, c'est à la condition de donner à ce mot un sens très général.

Voy. SICARD. Les injections sous-arachnoïdiennes. *Thèse de Paris*, 1899.

La disposition de cet espace est différente sur l'encéphale et sur la moelle.

1° **Espace sous-arachnoïdien de l'encéphale.** — Autour de l'encéphale, la couche liquide est irrégulière; dans certains points elle n'a pas 1 millimètre d'épaisseur, dans d'autres elle atteint 1 centimètre. Elle se dispose en nappes, en canaux et en confluents.

Elle est en *nappe* mince sur les parties saillantes des circonvolutions cérébrales et sur les hémisphères du cervelet. Le réseau qui cloisonne l'espace est étroit et serré; aussi le liquide passe-t-il difficilement d'un côté à l'autre, et l'on voit souvent ces parties se détacher comme des îlots intacts dans les injections expérimentales ou dans les infiltrations purulentes.

Les *canaux* sont les espaces allongés qui correspondent aux dépressions de la surface. Leur forme est ordinairement celle d'un prisme à section triangulaire, les bords du triangle sont curvilignes à convexité intérieure. Les trabécules y sont longues et espacées. On distingue des canaux grands, moyens et petits. Les grands canaux ont été appelés *fleuves* par Duret, *citernes* par Retzius; les plus remarquables sont ceux des grandes scissures, de Sylvius surtout, ceux qui contournent les pédoncules cérébraux, canaux circumpédonculaires, et ceux de la protubérance. Le large espace qui s'étend en avant de la protubérance est divisé en trois canaux parallèles, un médian qui contient l'artère basilaire et deux latéraux. Le canal sylvien est légèrement déprimé à sa base par les bords libres des petites ailes du sphénoïde.

Les *confluents* (Magendie) ont reçu des noms variés : sinus arachnoïdiens, espaces sous-arachnoïdiens (Cruveilhier), citernes (Retzius), lacs (Duret). Ce sont des réservoirs situés sur la ligne médiane antéro-postérieure, impairs par conséquent, constitués par le passage en pont de l'arachnoïde sur les grandes inflexions du cerveau; ils reçoivent le débouché des grands canaux. Leur profondeur est toujours notable, elle atteint et dépasse un centimètre; comme celle des canaux, elle augmente avec l'âge et l'atrophie cérébrale. Le réseau qui les cloisonne est à grandes mailles; ils contiennent tous de gros vaisseaux, surtout artériels. Ce sont naturellement des points d'élection pour l'accumulation du liquide ou des exsudats dans les hémorragies, les méningites purulentes ou tuberculeuses, les œdèmes cérébraux.

On distingue quatre confluents : antérieur, postérieur, supérieur, inférieur.

1° **Confluent antérieur.** — Situé sur la face inférieure des hémisphères frontaux, il est préchiasmatique. Sa forme est celle d'un triangle dont la base dirigée en arrière est indiquée par le bord antérieur du chiasma et les deux nerfs optiques, et les bords par les lèvres de plus en plus rapprochées de la scissure interhémisphérique ; le sommet correspond au bec du corps calleux. Il contient les deux artères cérébrales antérieures avec leurs rameaux perforants. A son angle antérieur débouche le *canal sous-arachnoïdien du corps calleux*, qui résulte de l'éloignement de la faux du cerveau et de l'arachnoïde en avant et qui contourne le genou du corps calleux. Ses angles postérieurs communiquent avec les canaux sylviens et s'ouvrent dans le vaste confluent inférieur.

2° **Confluent inférieur.** — Le *confluent inférieur* ou *central* (sinus basal,

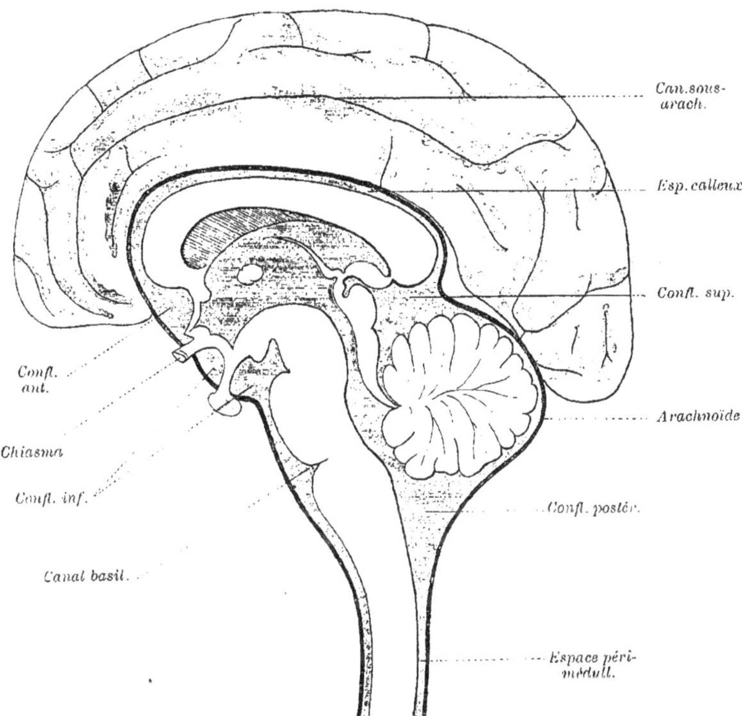

Fig. 95. — Confluents sous-arachnoïdiens, vus sur une coupe antéro-postérieure des centres nerveux.

Les confluents et les canaux sont injectés en bleu. — (Figure imitée de Retzius.)

espace sous-arachnoïdien antérieur de Cruveilhier), situé immédiatement en arrière du précédent, est cet espace quadrilatère qui occupe le centre même de la base de l'encéphale. Il est limité en avant par le bord antérieur du chiasma, en arrière par le bord antérieur de la protubérance, de chaque côté par le bord interne du lobe temporal. C'est un vaste réservoir, assez profond pour que des tumeurs de la base du crâne aient pu s'y développer sans comprimer le cerveau. Il communique en avant avec le confluent antérieur et les canaux sylviens, en arrière avec les canaux circumpédonculaires et les canaux protubérantiels. Une cloison transversale incomplète assez résistante, tendue d'un nerf moteur oculaire commun à l'autre et contenant au milieu l'infundibulum avec l'origine de la tige pituitaire, le subdivise en deux loges secondaires, l'une antérieure, l'autre postérieure. Cette dernière à son tour est traversée par une cloison imparfaite qui s'étend horizontalement de l'infundibulum à la bifurcation du tronc basilaire et délimite ainsi deux étages, un profond et un superficiel. L'insertion de ces cloisons et de fortes lamelles arachnoïdiennes sur les

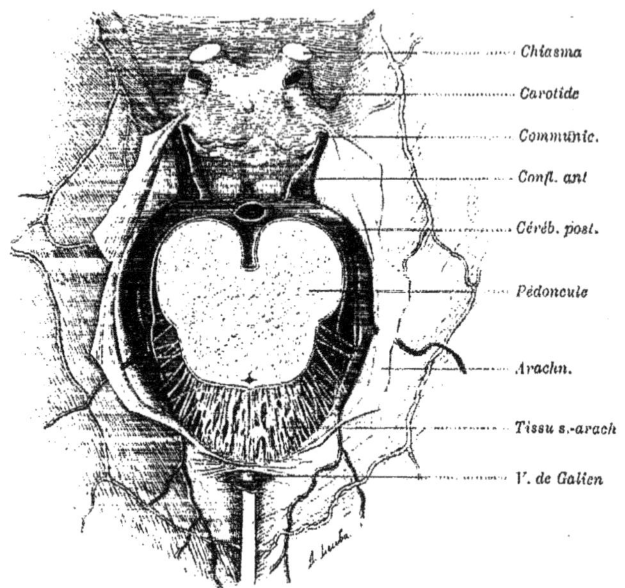

Fig. 96. — Confluent inférieur ou confluent central.

L'arachnoïde a été excisée au milieu pour montrer la loge postérieure du confluent, les canaux pédonculaires et le tissu sous-arachnoïdien du confluent supérieur au voisinage de la veine de Galien. — D'après Retzius.

gros vaisseaux de la base donnent lieu à une sorte de cercle fibreux qui circonscrit l'hexagone de Willis.

On a signalé aussi dans le tissu sous-arachnoïdien de la base la présence de lobules adipeux qu'on a vus produire de petits lipomes.

3° **Confluent supérieur.** — Le *confluent supérieur* est situé au niveau des tubercules quadrijumeaux. Sa forme est à peu près losangique ; l'angle antérieur tronqué correspond au bourrelet du corps calleux, l'angle postérieur au vermis supérieur du cervelet, les angles latéraux aux canaux sous-arachnoïdiens des pédoncules. Il contient la terminaison des artères cérébrales postérieures et la veine de Galien. Le canal du corps calleux, les canaux d'une partie de la face interne des hémisphères et de la face supérieure du cervelet débouchent dans ce réservoir ; à son tour, par les *canaux circumpédonculaires*, il se déverse dans le grand confluent central. On a appelé *citerne ambiante* l'ensemble des canaux des pédoncules et de leur réservoir supérieur ; cette citerne, en forme de gorgeret moulé sur le bord libre de la tente cérébelleuse, longe toute la partie moyenne de la fente de Bichat. C'est le tissu sous-arachnoïdien du confluent supérieur, qui s'enfonce abondant et serré entre les deux feuillets de la toile choroïdienne supérieure, et qui fournit une gaine adventice à la veine de Galien, déjà entourée à son origine par un repli de l'arachnoïde. Quant à l'arachnoïde qui recouvre le confluent, elle est remarquable par son épaisseur, par sa résistance, qui lui donne un caractère fibreux, et par son adhérence à la tente du cervelet.

4° **Confluent postérieur.** — Le *confluent postérieur* (espace sous-arachnoïdien postérieur, placé au-dessus du bulbe et au-dessous du cervelet, est le plus vaste de tous. Sa forme est irrégulièrement pyramidale; le sommet est dirigé en avant; les quatre faces convexes sont représentées par le vermis inférieur, les amygdales et la face supérieure du bulbe; la base est formée par la large toile arachnoïdienne qui s'étend verticalement en arrière entre le bulbe et les hémisphères du cervelet. Il contient l'artère cérébelleuse inférieure; son tissu sous-arachnoïdien s'enfonce en avant entre les deux feuillets de la toile choroïdienne inférieure. Près de son sommet est ouvert le trou de Magendie qui le fait communiquer avec le quatrième ventricule. Il reçoit les canaux de l'échancrure et de la face postérieure du cervelet et communique en arrière avec l'espace périmédullaire et péribulbaire, sur les côtés avec le confluent inférieur par les espaces qui longent les pédoncules cérébelleux.

2° **Espace sous-arachnoïdien de la moelle.** — L'espace sous-arachnoïdien spinal se distingue de l'espace cérébral par plusieurs caractères : sa grandeur, son uniformité, la régularité de ses cloisons.

Il est très vaste, en effet, car il occupe environ le tiers du diamètre du canal rachidien et la moelle est vraiment plongée dans un bain, ce qui lui permet de s'adapter aux mouvements étendus de la colonne. Il est uniforme dans sa disposition; c'est une gaine cylindrique, modelée sur la forme de la moelle, dilatée comme elle au niveau des renflements et terminée par un cul-de-sac conique qui finit avec le cul-de-sac dural à la deuxième vertèbre sacrée. Cette dernière partie est très large, elle contient la queue de cheval et a mérité le nom *d'ampoule terminale* ou *réservoir terminal.*

Le tissu sous-arachnoïdien qui le cloisonne est régulièrement disposé. Si l'on fait abstraction de quelques travées ou cloisons inconstantes jetées d'une face à l'autre, on voit que l'espace périmédullaire est divisé en deux moitiés, chacune hémicylindrique, par les ligaments dentelés qu'accompagnent des lamelles arachnoïdiennes; de là un espace antérieur et un espace postérieur, communiquant d'ailleurs entre les dents du ligament. L'*espace antérieur* est ordinairement libre; les trabécules sont rares et ne forment pas de cloisons étendues; il contient les racines antérieures avec leurs vaisseaux, appliquées en partie contre la moelle et le ligament dentelé. Le tissu sous-arachnoïdien tapisse en mince couche les quatre faces, il se condense sur la moelle pour soutenir les gros vaisseaux, notamment l'artère spinale antérieure, qu'il fixe contre le sillon médian à l'aide de lamelles condensées que nous décrirons à propos des vaisseaux de la moelle sous le nom de *bandelette ligamenteuse.* — L'*espace postérieur* ou dorsal est différent. La couche de tissu sous-arachnoïdien, qui revêt la face médullaire (tissu épipial de Retzius) et applique les gros troncs vasculaires contre la pie-mère, est plus épaisse. Elle s'étend d'abord sur les racines postérieures sous forme de membranules fenêtrées; puis sur la ligne médiane elle se condense en lamelles juxtaposées qui vont s'insérer à la face interne de l'arachnoïde. De là une cloison médiane longitudinale, *cloison postérieure*, signalée par Magendie (septum posticum des Allemands), dont l'attache excentrique est marquée par un sillon de l'arachnoïde viscérale (raphé médian de Magendie); elle sépare plus ou moins parfaitement l'espace postérieur en deux espaces latéraux contenant les racines postérieures. La cloison postérieure n'est représentée à la région cervicale supérieure que par de faibles travées, elle disparaît également dans la partie sacrée de la moelle, en sorte qu'en haut et en bas l'espace postérieur est unique.

A sa partie inférieure, au-dessous de la moelle et autour de la queue de cheval, l'espace sous-arachnoïdien forme une sorte de cylindre plat qui contient les nerfs et le filum. Ce segment élargi est l'*ampoule terminale* (réservoir, sinus terminal). La cloison postérieure et les ligaments dentelés n'existant plus à partir de la base du cône médullaire, il n'y a plus de séparation de la cavité générale. L'espace finit en cul-de-sac par un cône mousse qui correspond au sommet du sac dural; Wagner, qui a injecté de l'air et de l'eau par la région cervicale, a vu que l'injection ne traversait jamais le sac dural au niveau de la sortie du filum, et que même avec des injections fortes on obtenait tout au plus un décollement de quelques millimètres. C'est dans cette ampoule que l'on pénètre par la ponction lombaire, soit que l'on veuille retirer du liquide rachidien, soit qu'on se propose de faire des injections médicamenteuses. — A la partie supérieure, les ligaments dentelés cessent avec le premier nerf cervical, et la cloison postérieure plus tôt encore. Il en est donc comme de la partie terminale, l'espace sous-arachnoïdien n'est pas divisé en loges secondaires. C'est une gaine continue pleine de liquide dans laquelle est plongé le bulbe, et qui s'ouvre en avant dans l'espace sous-arachnoïdien de la face antérieure de la protubérance, en arrière dans le vaste confluent postérieur.

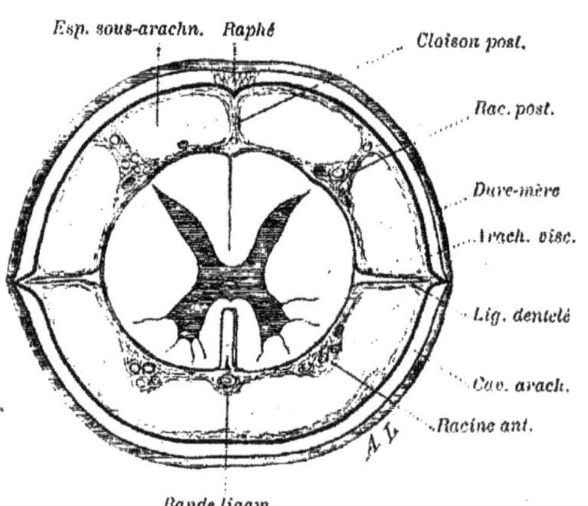

FIG. 97. — Espaces sous-arachnoïdiens de la moelle, vus en coupe transversale.

Les espaces partiellement cloisonnés sont injectés en bleu. La pie-mère, rouge, est recouverte par le tissu sous-arachnoïdien qui engaine aussi les vaisseaux. — La face antérieure de la moelle est en bas. — Imitée de Retzius.

GRANULATIONS DE PACCHIONI

Les granulations de Pacchioni sont une dépendance du tissu sous-arachnoïdien. Connues déjà de Willis, décrites avec soin par Pacchioni (1721), qui les considéra comme des glandes, elles ont dans ces dernières années été étudiées par de nombreux observateurs, surtout par Faivre (1853), Key et Retzius (1875) et Trolard. On les a encore appelées glandes de Pacchioni, granulations méningées, villosités ou franges arachnoïdiennes.

La granulation pacchionienne est une petite saillie blanc grisâtre ou rou-

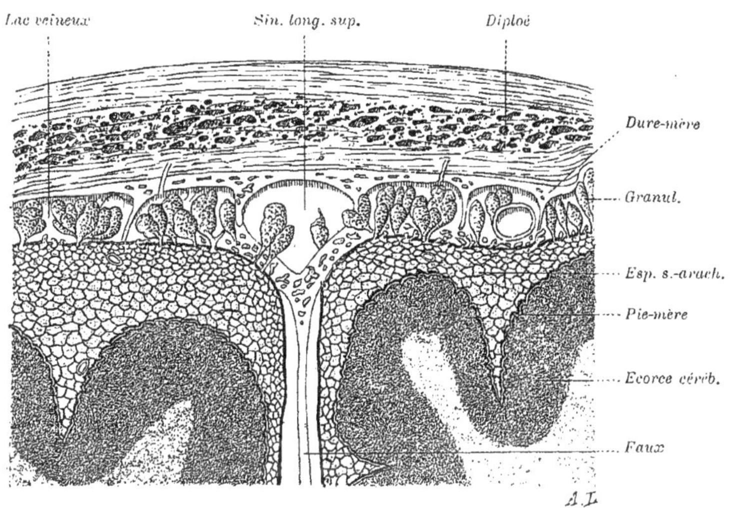

FIG. 98. — Granulations de Pacchioni.

Coupe transversale grossie, passant par la faux du cerveau, et intéressant le crâne, les méninges et l'écorce cérébrale. — (Poirier d'après Retzius).

geâtre, du volume ordinaire d'un grain de mil (1 à 2 millimètres) jusqu'à celui d'un grain de blé, qu'on trouve dans certaines régions définies des méninges cérébrales, à l'exclusion complète des enveloppes rachidiennes. Molle à ses débuts, elle prend plus tard une consistance ferme et résiste longtemps à la putréfaction. Sa forme typique est piriforme c'est-à-dire ovoïde avec un pédicule; elle est quelquefois sessile, et quand elle est volumineuse elle s'aplatit par pression. Il y a des granulations solitaires, mais presque toujours elles sont agglomérées en plaques ou groupes qui mesurent de 4 à 6 millimètres de côté. Leur nombre total est très variable d'un sujet à l'autre et aussi suivant l'interprétation des observateurs; on en trouvera souvent 200 à 300 chez un adulte, le double chez un vieillard.

Les anatomistes récents soutiennent que les granulations manquent, il est vrai, dans la première enfance, mais qu'elles apparaissent dès l'âge de dix ans, et qu'elles sont constantes chez l'adulte, à la condition qu'on les cherche avec soin dans les cavités de la dure-mère. Elles sont moins développées chez la femme. Avec l'âge, elles augmentent de nombre et de volume. Il y a toutefois des variations considérables et inexpliquées, tel sujet en est criblé, tel autre de même âge en présente à peine quelques-unes, au point qu'on peut les considérer comme absentes, si l'on ne s'en tient pas à la lettre.

Leur siège présente des points d'élection, en dehors desquels elles sont très rares et peu développées. Elles naissent du cerveau et du cervelet. Sur le cerveau on les trouve : le long du bord sagittal de l'hémisphère, de chaque côté du sinus long. supérieur qu'elles envahissent, et surtout à la partie moyenne de ce bord ; — sur la face interne de l'hémisphère, vers le tiers moyen ; — sur la face convexe, un peu en dehors du bord sagittal et parallèlement à lui, avec maximum dans la fosse frontale ; — sur le pôle du lobe temporal. Sur le cervelet, elles occupent : le vermis supérieur, en petit nombre, autour des veines de Galien et le long de la base de la grande faux ; — la grande circonférence du cervelet, d'où elles envahissent, souvent en grand nombre, le sinus latéral et ses lacs adjacents, et même le sinus pétreux supérieur.

L'origine des granulations méningées est dans le tissu sous-arachnoïdien dont elles représentent une sorte d'évagination polypeuse. Elles ont la structure de ce tissu, c'est-à-dire celle d'un réseau trabéculaire avec ses minces faisceaux connectifs et l'endothélium péritrabéculaire. Cette boule spongieuse présente au centre des aréoles plus vastes qu'à la périphérie ; elle est gonflée de liquide céphalo-rachidien et sur toute sa surface extérieure elle est revêtue et close par l'arachnoïde viscérale qui lui fournit sa gaine arachnoïdienne. Il n'y a pas de vaisseaux sanguins, hormis dans certaines villosités complexes et transformées. Les granulations anciennes subissent diverses dégénérescences ; elles deviennent fibreuses, s'incrustent de sels calcaires ou bien renferment des corpuscules amylacés.

Une fois née dans la couche la plus superficielle du tissu sous-arachnoïdien, la granulation tend constamment à végéter et à émigrer vers l'extérieur, peut-être par la pression du liquide qui la remplit. De *tache* molle et opaline sur le feuillet viscéral de l'arachnoïde, elle devient *villosité* papillaire, ferme, opaque, saillante dans l'espace subdural. Dans une troisième phase, elle refoule le feuillet interne de la dure-mère en profitant ordinairement des éraillures naturelles, et vient se loger tantôt au milieu des lamelles de cette membrane, tantôt, et c'est de beaucoup le cas le plus fréquent, dans une des cavités veineuses intradurales, telles que les sinus long. supérieur, latéral, droit, pétreux supérieur, les lacs qui avoisinent les sinus, les veines méningées. Elle est alors enclavée, et si l'on enlève la dure-mère sans précaution, on brise le pédicule fragile qui l'attachait à l'arachnoïde, et on peut croire que la granulation est d'origine durale. Enfin dans une dernière phase, la granulation perfore toute la dure-mère, ou plus exactement émerge hors de celle-ci avec sa mince gaine durale ; elle s'applique sur la face interne du crâne, creuse les os comme le ferait une tumeur et y détermine ces empreintes caractéristiques de l'âge, fréquentes surtout sur les pariétaux, assez communes dans les fosses frontales, sur l'occipital, etc. On a vu l'os être complètement perforé et la granulation, c'est-à-dire le paquet de granulations apparaître à l'extérieur sous les parties molles.

La troisième phase qui paraît correspondre à la granulation adulte est la plus caractéristique. Le pied ou pédicule de la granulation plonge dans le tissu sous-arachnoïdien avec lequel il se continue, il est perméable aux liquides, même à des globules de pus ou à des globules sanguins; la tête renflée en boule fait saillie dans la cavité d'un lac veineux ou d'un sinus veineux dont elle a refoulé le plancher. Outre l'arachnoïde viscérale qui lui sert de capsule, la villosité est donc entourée à distance par la dure-mère avec son feuillet arachnoïdien pariétal, c'est sa gaine durale; entre les deux se prolonge l'espace subdural qui forme une sorte de coiffe séreuse autour de la granulation, *sinus subdural*; ce sinus n'est pas fermé, il se continue avec la grande cavité subdurale ou arachnoïdienne autour du pédicule, mais à ce niveau il est en collerette si étroite qu'il y a une certaine indépendance entre les deux espaces séreux. La granulation ne baigne pas immédiatement dans le sang veineux; elle en est séparée par son espace lymphatique et sa gaine durale; le liquide qui s'exhale de son tissu spongieux traverse, pour venir se mêler au sang, l'enveloppe arachnoïdienne de la villosité, son sinus subdural, et la dure-mère revêtue sur ses deux faces d'épithélium pavimenteux, soit deux lames conjonctives et trois endothéliums.— Quand la granulation sort de la dure-mère pour se loger dans l'os, la gaine durale persiste très amincie, mais les endothéliums disparaissent par pression.

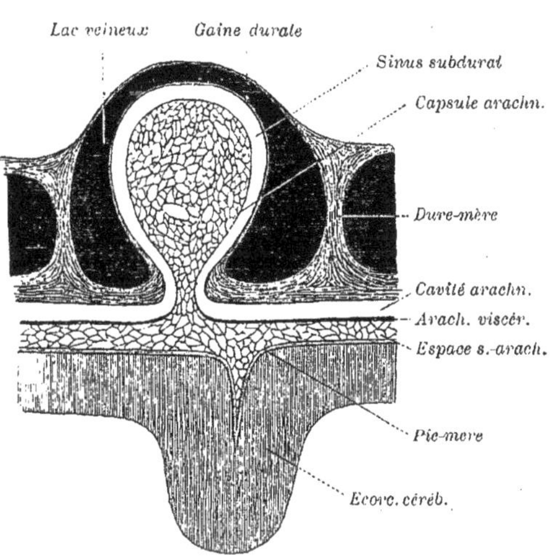

Fig. 99. — Structure d'une granulation de Pacchioni. Figure schématique d'après Schwalbe.

La dure-mère en bleu; les lacs veineux injectés en noir.

Le rôle des granulations méningées a donné lieu à des opinions très diverses. Pacchioni, qui leur attribuait une structure glandulaire, pensait qu'elles sécrétaient le liquide de la cavité arachnoïdienne, assimilé justement par lui à la lymphe des cavités séreuses. Dans ce siècle, au contraire, on les a généralement considérées comme des productions pathologiques, des néoplasies végétantes d'origine irritative, liées aux phénomènes d'ectasie que l'âge amène dans les réservoirs veineux de la dure-mère. A l'heure actuelle on revient à l'opinion ancienne; à la suite de Luschka, plus tard de Retzius, l'école allemande admet que ce sont des organes normaux, à fonction définie. On se fonde surtout sur ces faits : que les granulations sont constantes chez l'homme adulte, qu'elles existent chez les animaux domestiques, moins développées il est vrai et localisées de préférence à l'extrémité du lobe occipital, enfin que leur structure histologique est celle des méninges normales.

Leur fonction serait, d'après Luschka, celle des franges séreuses ordinaires; pour Trolard, ce seraient des organes suspenseurs du cerveau, les granulations enchâssées dans les cavités veineuses servant de rivets. L'opinion la plus répandue est celle de Key et Retzius. En poussant des injections colorées par l'espace sous-arachnoïdien, ces anatomistes ont vu l'injection distendre la granulation, puis sourdre à sa surface et de là traversant la gaine durale remplir les lacs, les sinus et les veines de la dure-mère. Comme d'autre part, la

[CHARPY.]

pression du liquide céphalo-rachidien est un peu supérieure à celle des veines, ils ont conclu de leurs expériences que pendant la vie le courant se faisait des granulations aux cavités veineuses, et que le liquide céphalo-rachidien trouvait là sa principale voie d'écoulement. De même la lymphe de la cavité subdurale peut, en pénétrant dans la coiffe séreuse qui enveloppe la villosité, s'échapper elle aussi dans les espaces veineux.

Au fond ce n'est qu'une hypothèse; il lui manque la confirmation par des expériences physiologiques. On n'a pas non plus expliqué pourquoi chez certains sujets les granulations sont en nombre infime, pourquoi elles apparaissent si tardivement, comment fonctionnent celles qui ne sont pas dans une cavité veineuse, comment s'écoule le liquide de la moelle.

LIQUIDE CÉPHALO-RACHIDIEN

Le liquide céphalo-rachidien ou sous-arachnoïdien, indiqué par Haller, démontré sur le cadavre par Cotugno (1764), considéré alors par la plupart des anatomistes comme un liquide de transsudation cadavérique, mis hors de doute enfin par Magendie (1825) qui prouva son existence sur l'animal vivant, est un liquide qui baigne tout le système nerveux central et probablement aussi le système nerveux périphérique.

Sa quantité a été estimée de 125 à 155 gr., moyenne de 20 cadavres (Cotugno); mais elle paraît n'être que de 65 gr. en moyenne (60 à 70 gr., Magendie et Luschka). Comme il augmente à mesure que les centres nerveux diminuent, il est plus abondant dans les atrophies cérébrales, notamment dans l'atrophie sénile; il arrive alors au chiffre de 200 à 300 gr. et jusqu'à 400 dans des cas exceptionnels. On a vu des malades atteints de fracture de la base du crâne perdre chaque jour sans inconvénient 200 gr. de liquide, ce qui prouve sa rapide reproduction. Il disparaît par imbibition environ 72 heures après la mort.

La part qui revient au cerveau dans le liquide total n'est pas fixe. Un encéphale extrait qu'on laisse égoutter dix minutes, sans toucher aux membranes, perd 10 à 25 gr. de liquide; coupé en tranches parallèles et abandonné une heure ou deux, il donne 28 à 56 gr. de liquide total, périphérique et central (Topinard).

Les renseignements suivants sont empruntés à A. Gaulhier (*Chimie biologique*, 1892). Le liquide céphalo-rachidien est limpide, incolore ou légèrement citrin, alcalin. Densité moyenne 1,005 (varie jusqu'à 1,020). Incoagulable par la chaleur. Il contient une très faible quantité de sérum-globuline, des matières minérales qui le rapprochent plus du plasma musculaire que du plasma sanguin, des traces de graisse, de cholestérine, et de pyrocatéchine, accidentellement de l'urée et du glucose.

C'est une humeur tout à fait particulière; l'appeler lymphe comme on tend de plus en plus à le faire, c'est enlever à ce mot un caractère chimique précis et vouloir dire seulement liquide dans lequel baigne un tissu.

Les deux analyses suivantes, dues la première à Ch. Robin, la seconde à Marchand, sont tout à fait concordantes entre elles; elles sont très analogues à l'analyse ancienne de Lassaigne, citée dans nos classiques, ainsi qu'à d'autres analyses de Méhu et de Schmidt, provenant d'un liquide qui s'écoulait par l'oreille à la suite de fracture, et d'un liquide d'hydrocéphalie chronique.

Eau	987 00	986 54
Albumine	1 10	1 10
Graisses	0 09	} 0 05
Cholestérine	0 21	
Extrait alcool. et aqueux (moins les sels) } Lactate de soude	2 75	2 23
Chlorures potassique et sodique	6 14	7 87
Phosphates terreux	0 10	0 10
Sulfate de potasse et de soude	0 20	} 0 11
Sel ammoniac	0 00	

Sources du liquide. — On ne connaît pas exactement l'origine du liquide céphalo-rachidien. Nous avons indiqué comme origine probable du liquide intra-ventriculaire les vaisseaux des plexus choroïdes, et sans doute aussi les vaisseaux sous-épendymaires. Pour le liquide sous-arachnoïdien, sa source est dans les vaisseaux de la pie-mère et de l'écorce des centres nerveux. Ces vaisseaux, artères et veines, les artères surtout, sont enveloppés d'une gaine lymphatique qui est interposée entre le vaisseau sanguin et les tissus, et qui puise peut-être dans ces deux origines les éléments de son liquide; les gaines à leur tour s'ouvrent dans l'espace sous-arachnoïdien. Mais la transsudation du plasma sanguin hors des vaisseaux dans les gaines lymphatiques et dans les espaces sous-arachnoïdiens est loin de tout expliquer; le liquide céphalo-rachidien a une composition chimique spéciale, caractéristique, qui suppose l'intervention d'un tissu modificateur encore indéterminé.

Écoulement du liquide. — Schwalbe, Key et Retzius ont conclu de leurs expériences soit sur le cadavre, soit sur l'animal vivant, qu'il existe plusieurs voies d'*écoulement* pour le liquide, bien qu'au fond ces expériences démontrent seulement des voies de *communication* entre les espaces sous-arachnoïdiens de l'extérieur.

Ces voies sont :

1° **Les gaines arachnoïdiennes des nerfs.** — Toutes les racines nerveuses et les nerfs émergeant du cerveau ou de la moelle sont entourés par une gaine arachnoïdienne, sous laquelle se prolonge le tissu réticulaire sous-arachnoïdien, en continuité avec l'espace des centres. On injecte donc le nerf en injectant l'espace sous-arachnoïdien. Il est à remarquer que ces voies séreuses périneurales aboutissent pour le nerf optique dans les tuniques mêmes du globe oculaire, pour le nerf olfactif dans les lymphatiques de la muqueuse nasale, pour le nerf auditif dans les espaces péri-lymphatiques de l'oreille interne. Flatau, de Berlin (1891), a constaté par de nombreuses injections sur le lapin que, pour l'olfactif, le liquide suit uniquement la voie des gaines périneurales, que de ces gaines il passe directement dans les réseaux lymphatiques de la muqueuse nasale, surtout au voisinage de la lame criblée, et que de là il peut gagner les vaisseaux et les ganglions du cou ou de la cavité naso-pharyngienne; mais jamais l'injection ne s'écoule à la surface de la muqueuse, comme l'a avancé Retzius qui a probablement eu affaire à des ruptures, par altération de l'épithélium.

2° **Les granulations de Pacchioni.** — Ce serait la voie de sortie la plus importante, voie indirecte d'ailleurs et supposant une filtration à travers deux membranes. Le liquide gonflant l'éponge de la granulation passe, à travers son enveloppe arachnoïdienne, dans l'espace subdural qui l'entoure en forme de coque, et de l'espace subdural, à travers la dure-mère très amincie, dans la cavité du sinus ou du lac sanguin où proémine cette granulation, par conséquent en plein sang veineux.

Le liquide céphalo-rachidien comprend non seulement le liquide péri-cérébral, mais aussi le liquide intra-ventriculaire et intra-épendymaire du cerveau et de la moelle.

Liquide intra-ventriculaire. — Toutes les cavités des centres nerveux renferment un liquide identique au liquide extérieur.

Les anciens qui le connaissaient l'appelaient pituite, et supposaient qu'il se déversait dans la glande pituitaire par l'infundibulum du troisième ventricule. Sa quantité est très minime; les faces opposées des ventricules sont au contact et seulement mouillées. Il augmente avec l'amaigrissement cérébral, il est donc un peu plus abondant dans les atrophies cachectiques et dans l'atrophie sénile; on trouve alors les cavités ventriculaires, surtout les cornes frontale et temporale des ventricules latéraux, béantes à la coupe et contenant du liquide. Dans les hydrocéphalies aiguës il ne dépasse pas trente grammes.

Le liquide ventriculaire est partout communicant dans l'intérieur des centres nerveux. Les ventricules latéraux communiquent en effet avec le troisième ventricule par les trous de Monro, le troisième ventricule avec le quatrième par l'aqueduc de Sylvius, et le quatrième ventricule avec le canal central de la moelle qui débouche à son angle postérieur. Il est probablement sécrété ou exsudé par les vaisseaux sous-épendymaires, et parmi ceux-ci il faut compter en première ligne les plexus choroïdes des ventricules; nous avons déjà dit que l'épithélium qui les recouvre n'est pas identique à celui de l'épendyme et qu'il a peut-être subi une transformation glandulaire.

Son rôle, comme celui des cavités, qui le renferment, paraît être de régulariser la tension intérieure des centres nerveux et de l'harmoniser avec la tension extérieure sujette à de grandes variations. On ne peut songer à une circulation du liquide ventriculaire, liquide en quantité minime, qui mouille des surfaces ou des tubes capillaires et n'a point d'agent propulseur; mais le fait qu'il est continu à travers toutes les cavités, qu'il peut augmenter ou diminuer par exsudation ou résorption, et enfin que par certains orifices dont nous allons parler il peut se déverser dans les espaces sous-arachnoïdiens, lui permet de varier par places sa quantité et sa tension et de servir aux centres nerveux de milieu élastique. L'autonomie relative de chacun des réservoirs du liquide ventriculaire est démontrée par les observations d'hydrocéphalie chronique où les ventricules cérébraux peuvent contenir jusqu'à deux ou trois litres de liquide, sans que celui-ci augmente dans la moelle.

Communication entre les cavités ventriculaires et les espaces sous-arachnoïdiens. — Les cavités ventriculaires n'étant que les anciennes vésicules cérébrales qui formaient un système de cavités closes, communiquant seulement entre elles, ne doivent pas avoir de débouché extérieur, et le liquide intra-ventriculaire est originellement sans relation avec le liquide céphalo-rachidien. Même dans leurs points les plus amincis, les parois des ventricules sont encore fermées par l'épithélium ancien et par la pie-mère qui le recouvre. Il faut donc que, dans le cours ultérieur du développement, l'épithélium et la pie-mère se résorbent en un point déterminé, qu'il se fasse un trou dans la paroi, pour que les deux liquides puissent se mêler. On a décrit des perforations semblables, et par conséquent des communications entre les espaces intérieurs et extérieurs, dans quatre régions différentes : 1° dans la fente de Bichat, partie antérieure, 2° dans la fente de Bichat, partie moyenne, par un canal périveineux, 3° à l'angle postérieur du quatrième ventricule, trou de Magendie, 4° à ses angles latéraux, trous de Luschka.

1° Fente latérale de Bichat. — La partie latérale ou antérieure de la fente de Bichat qui s'étend le long de la corne d'Ammon est fermée par une invagination de la pie-mère dans la corne temporale du ventricule; cette pie-mère, renflée en plexus choroïdes, est doublée par l'épithélium pariétal. Mierzejewsky et Merkel soutiennent d'après le résultat de leurs injections que la paroi ventriculaire se résorbe à ce niveau et qu'une communication s'établit entre l'intérieur et l'extérieur. Merkel, dans son *Anatomie* de 1890, affirme à nouveau ce qu'il avait constaté en 1872. Nous devons dire que la très grande majorité des anatomistes soutiennent qu'il n'y a là aucun orifice naturel et qu'il s'agit de ruptures artificielles.

2° **Canal de Bichat.** — Dans la partie transversale de la grande fente, entre le bourrelet du corps calleux et les tubercules quadrijumeaux, au milieu du confluent sous-arachnoïdien que traverse la grosse veine ascendante de Galien, Bichat a décrit un canal qui porte son nom. Suivant lui, l'arachnoïde forme autour de la veine de Galien un pli circulaire analogue à l'hiatus de Winslow; c'est l'orifice externe du *canal arachnoïdien*, orifice ovalaire qui peut être réduit à une simple fente. Il mène dans un canal formé par l'arachnoïde qui engaine la veine et lui est unie par quelques adhérences filamenteuses; l'orifice interne est situé sur la partie inférieure de la toile choroïdienne au-dessous et en avant de la glande pinéale. L'introduction d'un stylet et l'insufflation démontrent que ce canal s'ouvre dans le troisième ventricule et qu'il fait communiquer ce ventricule avec la cavité générale de l'arachnoïde ou cavité subdurale. L'arachnoïde irait donc par ce prolongement creux se continuer avec l'épithélium de la toile choroïdienne.

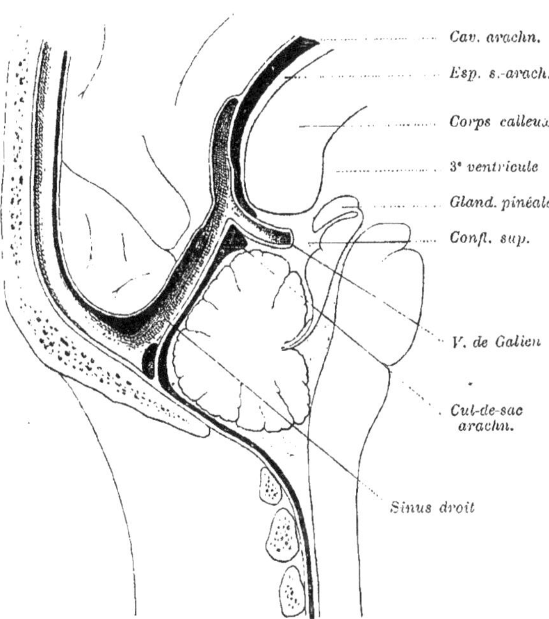

Fig. 100. — Disposition de l'arachnoïde sur la veine de Galien.

Une injection bleue remplit les espaces sous-arachnoïdiens du corps calleux, du cerveau et du confluent supérieur, et entre dans le 3e ventricule entre les deux feuillets de la toile choroïdienne. La cavité arachnoïdienne (noire) s'enfonce en cul-de-sac autour de la veine de Galien, mais ne communique pas avec les espaces s.-arachn. ou ventricul. (bleu). — Imité de Retzius.

Nous répéterons ici ce que nous avons dit pour l'orifice précédent. Le nombre des observateurs qui admettent l'existence du canal de Bichat est très restreint; pour la plupart, l'arachnoïde forme bien autour de la veine un repli plus ou moins profond, de 5 à 6 mm. de long, mais ce repli, cette gaine, est un cul-de-sac qui ne mène nulle part; au delà, la veine de Galien est engainée par le tissu sous-arachnoïdien (mais non par l'arachnoïde), qui lui sert d'adventice et se fond peu à peu dans le tissu cellulaire de la toile choroïdienne.

On aurait tort toutefois de rejeter d'une façon absolue et définitive les orifices de communication par la partie moyenne et les parties latérales de la fente de Bichat; je veux dire par là que ces communications peuvent n'être pas la règle et ne correspondre qu'à une minorité de cas. On ne peut pas en tout cas invoquer l'invraisemblance anatomique, car nous allons voir qu'aux trois angles du quatrième ventricule, superposables aux points en question des ventricules cérébraux, la paroi ventriculaire et la pie-mère se résorbent et se trouent sur presque tous les sujets.

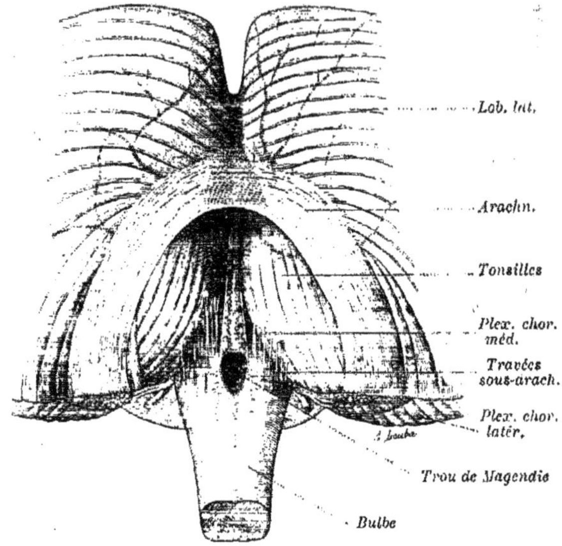

3° Trou de Magendie. — Haller et Cotugno admettaient la communication des liquides extra et intra-ventriculaires, mais sans pouvoir localiser le lieu de passage. Ce fut Magendie qui découvrit, à l'angle postérieur du quatrième ventricule, un orifice mettant en relation la cavité de ce ventricule avec le confluent postérieur sous-arachnoïdien. On a depuis lors publié de nombreux travaux sur cette question et plusieurs fois contesté l'existence même de l'orifice. Un des plus importants est celui de Hess (Das foramen Magendii, *Morph. Jahrb.*, 1885) qui a étudié trente cerveaux d'adultes, dix de nouveau-nés et 7 d'embryons, extraits avec un soin minutieux et durcis au liquide de Muller pour permettre des coupes fines.

Fig. 101. — Trou de Magendie.

Le cervelet et le bulbe sont vus par leur face postérieure; l'arachnoïde du confluent postérieur a été excisée. — D'après Retzius.

Le *trou de Magendie* est un orifice naturel percé dans le sommet de la toile choroïdienne inférieure, au niveau du bec du calamus qui occupe l'angle postérieur du plancher ventriculaire. Pour le bien voir, il faut inciser et détacher l'arachnoïde qui ferme en arrière le confluent postérieur et observer la partie antérieure de ce même confluent en soulevant doucement le cervelet ou le bulbe. On aperçoit alors sur la ligne médiane, à la naissance de la pie-mère qui s'élève du bulbe vers le cervelet (feuillet inférieur de la toile choroïdienne), une lacune circonscrite par la pie-mère et plus en dehors par des filaments sous-arachnoïdiens. Tantôt c'est un véritable trou ovalaire, net, un cintre fibreux ayant de 4 à 8 mm., que Sappey compare à un bec d'oiseau ouvert; tantôt, et c'est le cas le plus fréquent, la pie-mère est fenêtrée, grillagée, avec un trou plus grand, dont les bords peuvent être formés par des faisceaux de tissu sous-arachnoïdien. C'est ce caractère lacéré des bords et cette fenestration de la pie-mère qui ont longtemps fait penser à une déchirure artificielle. A travers l'extrémité antérieure de l'orifice sortent les plexus choroïdes médians, qui vont se perdre sur le cervelet.

Le trou de Magendie existe chez le chien et le chat, le bœuf; mais il fait défaut chez le plus grand nombre des animaux, il est alors suppléé par les trous de Luschka. Chez le cheval notamment, la pie-mère rétro-bulbaire est d'une solidité insolite et résiste à une injection de mercure poussée par l'aqueduc de Sylvius (Renault). Chez l'homme adulte, il est constant; il ne manquait sur aucun des trente cerveaux de Hess; Cruveilhier l'a vu cependant faire défaut cinq ou six fois sur des sujets dont les centres nerveux étaient d'ailleurs parfaitement normaux. Il ne manquait qu'une fois sur dix nouveau-nés; des embryons au cinquième mois avaient déjà leur pie-mère largement trouée.

La formation de cet état lacunaire est due à une atrophie de la voûte ventriculaire et de sa pie-mère. Hess attribue cette atrophie, très précoce comme nous venons de le voir, à ce que chez l'homme et chez d'autres animaux, le cervelet s'éloigne fortement du bulbe et laisse la pie-mère intermédiaire sans vaisseaux, mais surtout à ce que la voûte, au lieu de s'épaissir en substance nerveuse, avorte presque complètement. Quoi qu'il en soit de ces explications, l'atrophie de la pie-mère et de sa paroi épithéliale entraîne un état lacunaire ou réticulé, qui est la forme commune du trou de Magendie chez l'adulte, ou bien un orifice unique et net, forme plus rare.

Cannieu a rouvert récemment la question du trou de Magendie (*Bibliogr. anatom.*, 1898); s'appuyant sur des expériences d'injections ou d'immersions et sur des études histologiques, il nie l'existence du trou de Magendie et des trous de Luschka, soit chez l'homme soit chez les animaux. Nous voyons au contraire Retzius (*Das Menschenhirn*, 1896, p. 38) affirmer à nouveau la présence normale de cet orifice, conformément aux premières recherches qu'il avait faites avec Key en 1875. Une série de 100 cerveaux humains adultes lui a présenté 98 fois un trou de grandeur variable, mais incontestable. Il l'a observé chez le fœtus dès le début du 4e mois. Il en est de même pour les trous de Luschka, qui, sur cette nouvelle série de 100 cerveaux, n'ont fait défaut que trois fois, une fois d'un seul côté, et deux fois des deux côtés.

4° **Trous de Luschka.** — Bochdalek le premier (1849) reconnut que les plexus choroïdes latéraux du quatrième ventricule sortaient par le diverticule latéral (*recessus lateralis* de Reichert). Luschka décrivit plus exactement les orifices de sortie que Hess a réétudiés récemment dans son travail cité plus haut.

Le trou de Luschka est un orifice semi-lunaire, qu'on voit sur la face inférieure du cervelet et par lequel passe le plexus choroïde latéral du quatrième ventricule (fig. 92 et 102). Il y en a un de chaque côté. Le grand axe, long de 4 à 6 mm., présente une direction antéro-postérieure. Pour voir cet orifice, il faut rejeter en dedans les racines des nerfs mixtes qui le croisent et reconnaître le plexus choroïde qu'on écarte en dehors avec précaution. On observe alors que la fente est limitée en dedans par le bord libre et concave d'une lamelle nerveuse (tœnia ou ligula antérieure), en haut et en avant par le lobule du pneumogastrique qui couvre en partie le plexus, en arrière par le lobe latéral du cervelet. Elle correspond du côté du bulbe à l'angle latéral du ventricule, du côté du crâne à la dépression du temporal qui loge le sac endolymphatique, et elle laisse passer sur son côté externe l'extrémité du plexus choroïde.

Le trou de Luschka établit une communication directe entre la cavité du ventricule et l'espace sous-arachnoïdien. Il n'est pas cependant constant, il manquait trois fois sur cinquante-quatre cerveaux examinés par Hess, trois fois sur les cent cerveaux de Retzius, et était fermé par la pie-mère intacte. Comme pour le trou de Magendie, c'est tantôt un orifice unique et net, tantôt une fenestration de la pie-mère plus ou moins atrophiée et lacunaire. Le tissu sous-arachnoïdien qui unit la pie-mère à l'arachnoïde au voisinage de l'orifice est très variable; il peut être lâche ou ferme. Sur le plexus émergent on trouve des restes de formation nerveuse ancienne (*tæniæ* ou *ligulæ*), quelquefois une coiffe complète (deux fois sur cinquante-quatre), d'autres fois une bande

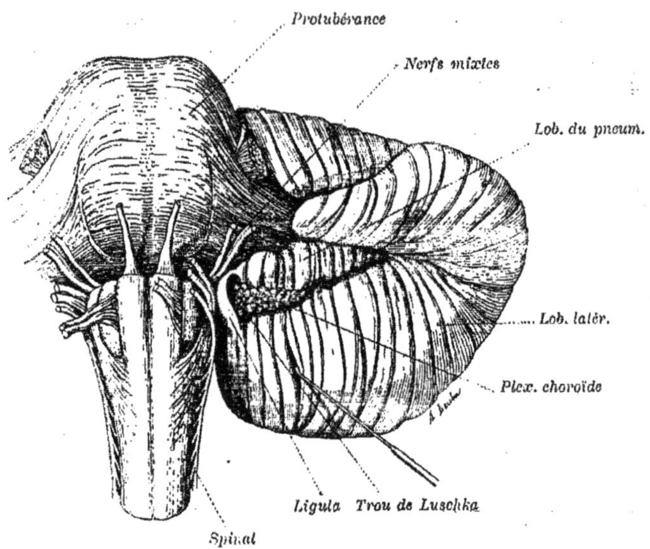

Fig. 102. — Le trou de Luschka.

Le bulbe, la protubérance et la moitié gauche du cervelet sont vus par leur face antérieure. Le plexus choroïde (rouge) sort par le trou de Luschka. — (D'après Retzius.)

médullaire enroulée en spirale autour du plexus qui ressemble alors à une corbeille de fleurs ou à une *corne d'abondance* suivant la comparaison de Bochdalek; ordinairement, il n'y a qu'une simple lamelle non enroulée, mais qui, par sa disposition en entonnoir, peut encore justifier la comparaison précédente.

L'orifice existe chez les animaux comme chez l'homme; il est surtout large chez ceux qui n'ont pas de trou de Magendie, ainsi chez le cheval les plexus choroïdes énormes traversent une ouverture nette à travers un sac pial très ferme. Chez l'homme, il apparaît plus tardivement que le trou de Magendie; car, au cinquième mois embryonnaire, les plexus choroïdes ne sont pas encore arrivés à l'angle latéral du ventricule. Peu à peu, en se développant transversalement ils refoulent la capsule nerveuse qui ferme le diverticule latéral, l'amincissent et la font disparaître par atrophie; un même processus d'atrophie raréfiante atteint la pie-mère; ainsi se produit un réseau lacunaire ou un large trou par où sortent les plexus, emportant avec eux des restes variables de l'écorce nerveuse qu'ils ont désagrégée (tæniæ, corne d'abondance...).

Sutton (*Brain*, 1887) attribue à l'occlusion du recessus latéral un certain nombre de cas pathologiques. Suivant lui, la non-formation du trou de Luschka ou son oblitération pendant la vie fœtale provoquent l'apparition d'une ventriculo-méningocèle qui se projette dans la région occipitale, et l'occlusion de ce même orifice dans le cours de la vie extra-utérine, notamment par des tumeurs du plexus choroïde, donne naissance aux kystes latéraux du quatrième ventricule. Mais les cas qu'il relate comportent peut-être une pathogénie plus compliquée.

Il existe donc plusieurs points de communication chez l'homme entre les cavités encéphaliques et l'extérieur. Pour quelques auteurs il y en a six : trois autour du cerveau (les parties latérales droite et gauche de la fente de Bichat, et le canal de Bichat dans la partie transversale), et trois autour du cervelet (le trou de Magendie et les trous de Luschka droit et gauche); on remarquera la symétrie de cette disposition. Pour le plus grand nombre il n'existe que les trois orifices cérébelleux, trous de Luschka et de Magendie. Si cette question n'est pas vidée au point de vue anatomique, elle l'est encore bien moins au point de vue physiologique. Quand même la fente de Bichat serait fermée, le liquide ne peut-il donc passer par filtration à travers la mince pie-mère qui ferme la fente, surtout si à un moment donné la pression n'est plus la même d'un côté de la membrane? Il ne faut pas oublier non plus que cette fente est entourée d'espaces sous-arachnoïdiens importants. En résumé il y aurait lieu peut-être de distinguer des communications directes (orifices du quatrième ventricule) et des communications indirectes (fente de Bichat).

Magendie a rapporté des observations d'hydrocéphalie avec oblitération de l'orifice qu'il avait décrit; mais ces observations sont bien discutables, puisque cet orifice peut normalement faire défaut chez l'homme et les animaux. Plus admissible est l'hypothèse de Duret dans le rôle qu'il fait jouer au liquide ventriculaire comme agent de transmission d'un choc extérieur; on conçoit en effet que si une commotion violente ébranle le liquide intérieur, celui-ci, subitement chassé et ne pouvant s'échapper assez vite par les soupapes des orifices, produise de graves désordres dans le plancher ventriculaire.

Rôle du liquide céphalo-rachidien. — Le liquide ne remplit pas, comme on pourrait le penser, une fonction mécanique de *suspension*, analogue à celle du liquide amniotique. Le cerveau ne flotte pas; car il ne peut être immergé dans les 25 ou 30 gr. de liquide qui l'entourent; en nombre de points, la lame liquide est même si mince qu'il y a adhérence capillaire et que le principe d'Archimède n'est pas applicable. Que serait un cerveau flottant, exposé au moindre mouvement à se heurter contre les parois du crâne, à déchirer ses vaisseaux et ses nerfs dont quelques-uns, comme l'olfactif, sont d'une extrême mollesse? Seule, la moelle peut être considérée comme baignant réellement dans le liquide de sa gaine sous-arachnoïdienne, disposition qui est sans doute en rapport avec la mobilité du rachis.

Le liquide est-il un *coussinet protecteur* garantissant par son élasticité la masse cérébrale contre les chocs physiologiques ou anormaux qui peuvent l'atteindre? On ne saurait nier qu'il en soit ainsi et que le cerveau ne voie pas là ses mouvements d'expansion et de retrait et ses légers déplacements singulièrement facilités. Mais ce ne peut être qu'une fonction bien secondaire du liquide: il suffit d'observer que le liquide n'est abondant que dans les creux du cerveau et que sur les parties saillantes, les plus exposées au choc, il est en nappe très mince.

Ce serait d'ailleurs supposer que le cerveau est mobile. Luys a cru pouvoir conclure d'expériences cadavériques qu'il y a une *locomobilité* réelle du cerveau, que celui-ci se déplace suivant les attitudes, et que quand il touche une paroi du crâne, la paroi opposée est séparée de la surface cérébrale par un vide de 5 à 6 mm. A priori on ne comprend pas que l'encéphale puisse se déplacer; il est immobilisé dans le sens vertical par la tente du cervelet, dans le sens latéral par la faux du cerveau; ses hémisphères sont suspendus et attachés à la voûte par les nombreuses veines afférentes du sinus long. postérieur, et son étage inférieur est lui aussi fixé à la tente du cervelet par les veines de Galien. On se demande aussi ce qu'il arriverait dans un choc brusque, même avec un déplacement de 5 mm. seulement, s'il ne devrait pas se produire des déchirures de nerfs ou de vaisseaux, des contusions du cerveau contre les petites ailes du sphénoïde, le bord inférieur de la faux, la petite circonférence de la tente, toutes parties tranchantes et rigides. Des raisons plus positives empêchent d'admettre la locomobilité du cerveau. Les empreintes du plafond orbitaire attestent un contact exact, ces empreintes existent aussi sur la voûte, peu marquées chez l'homme à cause de l'épaisseur de la dure-mère, plus nettes chez les animaux. Dans les congestions artérielles du cerveau, les circonvolutions sont manifestement aplaties, comme écrasées, ce qui indique une compression par la paroi osseuse au contact. Enfin les expériences de Sappey et de M. Sée sur des têtes munies de fenêtres ont montré que, même dans le renversement de la voûte en bas, le cerveau restait collé à la base. On doit donc admettre que dans toutes les attitudes le cerveau est au contact exact de la paroi, sauf en des points restreints, comme les espaces sous-arachnoïdiens de la base; il fait corps avec elle, par l'intermédiaire de son liquide céphalo-rachidien et sans production de vide possible. Cette application résulte de la tension excentrique que déterminent la réplétion des vaisseaux et le liquide des ventricules.

La fonction du liquide céphalo-rachidien, au moins sa fonction principale, est d'ordre vasculaire : il aide à régulariser la circulation sanguine qui sans lui risquerait de comprimer les éléments nerveux; il est la conséquence de l'inextensibilité des cavités crânienne et rachidienne.

On sait en effet que le cerveau, comme tout organe mou, est sujet, dans sa masse ou au moins dans sa couche vasculaire périphérique, à des mouvements alternatifs d'expansion et de resserrement, produits soit par les pulsations cardiaques, soit par les oscillations respiratoires. Ces changements de volume ne sont rendus possibles que par le déplacement d'une quantité de liquide égale à l'apport du sang artériel. Ce liquide est double, le liquide céphalo-rachidien et le sang veineux.

1° Le liquide céphalo-rachidien fait bomber les fontanelles de l'enfant, et, si ces fontanelles sont ossifiées, il fuit dans le sens de la moindre résistance, vers la moelle. Le canal rachidien est donc un tuyau d'échappement, grâce à l'ampoule terminale de la région sacrée, grâce surtout aux parties souples et élastiques que représentent les ligaments jaunes, les graisses fluides extra-durales, et plus encore les énormes plexus veineux, mous dilatables, qui de chaque côté se vident par les trous de conjugaison. — Je dois dire que cette hypothèse de l'échappement par le sac rachidien, hypothèse si bien défendue par Richet, est aujourd'hui combattue par la plupart des physiologistes, notamment par F. Franck. D'après eux, le manomètre placé dans l'espace sous-occipital démontre que le déplacement du liquide céphalo-rachidien à ce niveau est très minime et ne se propage qu'à une très faible distance dans le rachis; le liquide rachidien et le liquide crânien, bien que continus, sont en grande partie indépendants; leurs déplacements sont partiels et l'on ne saurait parler d'un mouvement régulier de flux et de reflux.

2° Le sang veineux du crâne et du rachis s'évacue hors de ces cavités. Dans la systole artérielle, l'artère qui bat dans un espace sous-arachnoïdien communique ses pulsations à la veine voisine par l'intermédiaire du liquide céphalo-rachidien; la veine projette son sang dans les sinus. Dans l'inspiration, c'est le thorax dilaté qui appelle le sang veineux des cavités crânienne et rachidienne. Pour les physiologistes précédents, l'évacuation veineuse est le fait principal, corrélatif de l'expansion artérielle; l'évacuation de liquide céphalo-rachidien est un fait accessoire, qui ne prend d'importance que si l'échappement du sang veineux est entravé. Le liquide sous-arachnoïdien joue donc un rôle d'auxiliaire de la circulation veineuse. Même réduit à ce rôle, il n'en resterait pas moins un régulateur de la tension intra-crânienne; son augmentation proportionnelle à l'atrophie cérébrale plaide dans le même sens.

(Boyé. Mouvements du cerveau. *Thèse de Bordeaux*, 1894).

RAPPORTS DES NERFS AVEC LES MÉNINGES

Les nerfs crâniens et rachidiens émergeant de la surface du cerveau ou de la moelle sont obligés, pour atteindre leurs canaux osseux, de traverser les méninges ou de les refouler. Les recherches de Key et de Retzius (1875) sur ce point difficile, sont restées classiques, bien qu'on ne les ait contrôlées que pour ce qui concerne le nerf optique.

Nous prendrons ce dernier comme type. Au moment où il se détache de la surface cérébrale, à l'angle antérieur du chiasma, il entraîne avec lui la pie-mère qui lui sert d'intima, puis du tissu sous-arachnoïdien en traversant l'espace qui contient le chiasma, puis l'arachnoïde qui enveloppe en manchon les membranes précédentes, et il arrive ainsi au trou optique dans lequel le feuillet interne de la dure-mère se prolonge sur lui, tandis que le feuillet externe se continue avec le périoste orbitaire. Ces enveloppes accompagnent le nerf optique jusqu'à sa terminaison, jusque dans les membranes de l'œil. (Voy. Névrologie, p. 784).

La description des gaines, on pourrait dire des méninges du nerf optique, s'applique avec de nombreuses variantes, du reste, aux autres nerfs crâniens ou rachidiens; mais nulle part elle n'est aussi simple et aussi démontrable. Pour les nerfs rachidiens la disposition ordinaire est la suivante. A son émergence sur la périphérie de la moelle, la racine nerveuse, antérieure ou postérieure, présente un étranglement; elle est entourée à ce niveau par la pie-mère qui forme des anneaux conjonctifs autour de ses faisceaux et se prolonge extérieurement sur elle. Chacun des gros faisceaux ou filets de la racine traverse le vaste espace sous-arachnoïdien accompagné par des lamelles piales et une mince couche de tissu sous-arachnoïdien; près du trou de conjugaison, il subit un nouvel étranglement, en même temps que ses faisceaux se rassemblent en un seul tronc; l'arachnoïde viscérale se réfléchit sur lui, l'engaine et le suit jusqu'au ganglion; il en est de même de la dure-mère. Ainsi dans l'espace sous-

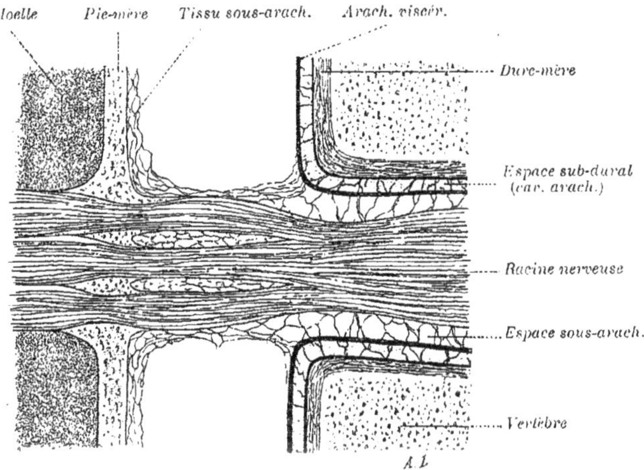

Fig. 103. — Rapports d'un nerf rachidien avec les méninges.

Un filet d'une racine rachidienne sort de la moelle à gauche, traverse l'espace sous-arachnoïdien et s'engage à droite dans un trou de conjugaison. La pie-mère en rouge, la cavité arachnoïdienne ou subdurale en bleu. (Grossi. — D'après Retzius.)

arachnoïdien, la racine nerveuse a une gaine piale et autour d'elle du tissu sous-arachnoïdien ; au delà de cet espace, elle possède en plus une gaine arachnoïdienne et une gaine durale. Comme sur le nerf optique, les espaces intra- et sous-arachnoïdiens sont cloisonnés, mais communiquent avec ceux de la moelle. Cette distinction nette des gaines et des espaces cesse après un court trajet, déjà avant le ganglion pour la racine postérieure; les trois gaines méningées tendent à se confondre et se transforment pour constituer les enveloppes du nerf périphérique.

La continuité de structure sur toute la longueur du nerf périphérique paraît exister au moins pour l'espace sous-arachnoïdien; car plusieurs expérimentateurs ont constaté que si l'on injecte sur l'animal vivant une matière colorante en grains dans le liquide céphalo-rachidien, on retrouve ces grains quelques jours plus tard dans les nerfs intercostaux, dans les nerfs lombaires, surtout dans les nerfs optiques; inversement les injections dans les nerfs périphériques arrivent sous l'arachnoïde des centres. Si cela est vrai, les nerfs, c'est-à-dire leurs faisceaux constitutifs, sont plongés tout entiers, de leur origine à leur terminaison, dans le même liquide qui baigne les centres nerveux, fait important, car il doit entraîner une certaine solidarité fonctionnelle et pathologique par la transmission dans les deux sens d'actions physiques ou chimiques primitivement localisées.

La littérature anatomique, en dehors des questions de physiologie qui concernent le liquide céphalo-rachidien et des chapitres consacrés dans les traités classiques à l'étude des méninges, comprend sur ce sujet un certain nombre de travaux de peu d'étendue, mentionnés pour la plupart dans la Névrologie de Schwalbe (p. 775 et 798), et un ouvrage capital, celui de Key et Retzius (*Studien in der Anatomie des Nervensystems und des Bindegewebes*, Stockholm, 1875 et 1876). On trouvera dans cette œuvre monumentale une bibliographie critique de tous les travaux antérieurs, des recherches originales devenues classiques et des planches magnifiques. Plusieurs de nos figures sont imitées ou inspirées des beaux dessins que la science doit aux anatomistes suédois.

Voy. aussi Retzius : *Das Menschenhirn*, 1896.

LIVRE TROISIÈME

MOELLE ÉPINIÈRE

Les centres nerveux comprennent deux parties différentes : l'une qui est contenue dans la cavité crânienne, l'*encéphale*; l'autre qui est renfermée dans le canal rachidien, la *moelle épinière*.

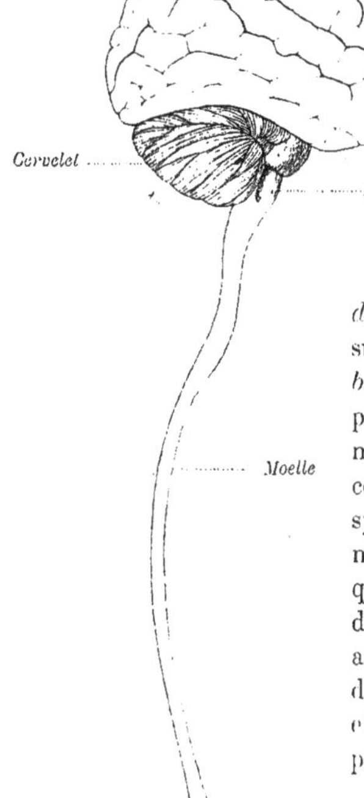

Fig. 104. — Les centres nerveux.

A son tour, l'encéphale se divise en plusieurs masses ou organes distincts par leur origine embryologique, leur conformation extérieure et leur structure intime. Ce sont d'abord le *bulbe* rachidien ou moelle allongée, la *protubérance annulaire*, mésocéphale ou pont de Varole, et les *pédoncules cérébraux*, tous les trois se succédant sur une même ligne et constituant le *tronc cérébral*; puis le *cervelet* situé derrière les organes précédents, et le *cerveau* qui termine et surmonte toutes ces divisions de l'encéphale. Le mot cerveau a souvent un sens plus large et devient synonyme d'encéphale quand on l'oppose à la moelle. Sous le nom d'*isthme* de l'encéphale, qui tend à disparaître, on désignait l'ensemble des pédoncules du cerveau et de la protubérance annulaire avec ses pédoncules moyens, c'est-à-dire la région intermédiaire au bulbe, au cervelet et au cerveau; nous le réservons à la région des pédoncules cérébraux.

MÉTHODES D'INVESTIGATION

Schwalbe a réparti en trois groupes les méthodes employées en neurographie; il les distingue en morphologiques, physiologiques et pathologiques. Je suivrai sa classification, en la modifiant sur certains points. Les procédés d'observation seront groupés de la façon suivante :

I. *Méthodes anatomiques.*	1° Anatomie humaine. 2° Anatomie comparée. 3° Embryologie.
II. *Méthode physiologique.*	
III. *Méthodes pathologiques.*	1° Méthode des dégénérations. 2° Méthode des atrophies.

[CHARPY.]

1° **Anatomie humaine.** — Pour étudier le cerveau au point de vue macroscopique, on peut le faire tremper dans les solutions qui servent pour la conservation des sujets : acide phénique, borate de soude, à 25 pour 1000; le récipient doit contenir deux ou trois litres de liquide. Aujourd'hui on se sert plus volontiers du formol en solution aqueuse à 5 ou 10 pour 100. Après une première immersion de 24 heures, on enlève les membranes. Replongé dans le même liquide, le cerveau est parfaitement durci au bout d'une ou deux semaines, et se prête à toutes les recherches histologiques. On peut le conserver dès lors indéfiniment dans le formol à 3 pour 100, dans une solution d'acide borique (Retzius) ou dans l'alcool (Waldeyer). (Gerota. Du formol dans la technique anatomique. *Internat. Monatschr.*, 1896.)

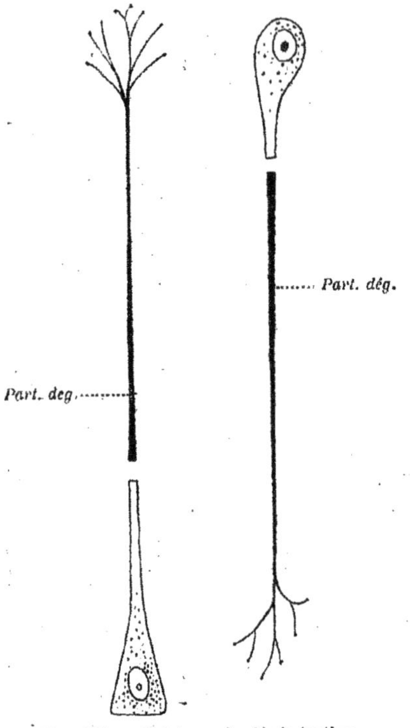

Part. dég.

Part. deg.

Fig. 105. — Schémas de dégénération.

Dégénérations ascendante à gauche, descendante à droite, de fibres nerveuses séparées de leurs cellules d'origine. — La partie dégénérée est en noir.

L'histologie emploie les coupes en séries et les colorations électives.

Les *coupes en séries* ont été inaugurées par Stilling pour la moelle (1850); grâce au perfectionnement des microtomes, elles sont devenues applicables au cerveau lui-même.

Les principaux procédés de *coloration élective* sont ceux de Golgi, de Weigert et d'Ehrlich. 1° *Procédé de Golgi*, au chromate d'argent. Les pièces sont durcies d'abord dans un mélange de bichromate de potasse et d'acide osmique, puis traitées par le nitrate d'argent. Il se fait un précipité de chromate d'argent qui se dépose dans les cellules nerveuses et dans les fibres. Les cellules et leurs prolongements sont colorés *en noir*. Ce procédé ne s'applique qu'aux éléments dépourvus de gaine de myéline, par conséquent chez l'adulte aux corps cellulaires, aux fibres sympathiques et à quelques terminaisons nerveuses libres; il est employé surtout chez l'embryon ou le nouveau-né, au moment où les gaines de myéline ne sont pas encore formées. (Van Gehuchten, t. I, 3ᵉ édition, p. 200.) — 2° *Procédé de Weigert*, modifié par Pal, à l'hématoxyline. Il consiste à colorer les pièces, préalablement durcies par le bichromate de potasse, à l'aide d'une solution d'hématoxyline qui se fixe uniquement sur la myéline des fibres et leur donne une teinte bleu violet. Comme il s'adresse aux fibres myélinées et par suite aux tissus adultes, il complète heureusement le procédé de Golgi. — 3° *Procédé d'Ehrlich*, au bleu de méthylène. « En 1886, Ehrlich a découvert ce fait important que l'injection intra-veineuse d'une solution de bleu de méthylène, chez un animal vivant, détermine la coloration exclusive des éléments nerveux en bleu, dès que les tissus ainsi injectés arrivent au contact de l'air. La même coloration s'obtient lorsqu'on laisse des tissus enlevés à un animal fraîchement tué s'imbiber quelque temps dans la même solution. (Van Gehuchten, *ibid.*, p. 209). » Cette coloration très fugitive peut être fixée par le molybdate d'ammoniaque.

2° **Anatomie comparée ou méthode de Meynert.** — C'est grâce à ses lumières que Gratiolet a pu aborder l'étude des circonvolutions et Broca celle de l'appareil olfactif si rétrogradé chez nous. C'est à elle surtout qu'ont eu recours Meynert et Edinger. On lui doit encore la signification des renflements de la moelle, la distinction de plusieurs faisceaux, et la découverte inattendue de la nature de la glande pinéale, œil atrophié, conservé encore à l'état plus ou moins imparfait chez les vertébrés inférieurs.

3° **Méthode embryologique ou de Flechsig.** — Jusqu'au milieu du cinquième mois embryonnaire, les centres nerveux sont formés uniquement de substance grise. A ce moment la substance blanche commence à se montrer; elle consiste, comme on le sait, en gaines de myéline qui enveloppent les prolongements nerveux jusque-là nus. Il est probable que la gaine se constitue quand ces prolongements ont achevé leur croissance et établi leurs connexions anatomiques.

Flechsig a montré, en 1876, que la formation des gaines de myéline ou *myélinisation* est systématique et régulière. Chaque faisceau de fibres se transforme en substance blanche, c'est-à-dire se myélinise, à une époque déterminée, toujours la même, et en outre: toutes les fibres nerveuses qui ont la même origine et la même terminaison, par suite les mêmes connexions anatomiques et physiologiques, prennent à la même époque leur gaine de myéline. Bechterew et Edinger ont obtenu de cette méthode d'importants résultats.

(Van Gehuchten, *l. c.* p. 371 et 374. — Bechterew. *Les voies de conduction*, 1900, p. 3.)

4° **Méthode physiologique.** — Autant l'expérimentation physiologique, en procédant par excitation ou par section, a rendu de services dans le débrouillement des nerfs périphériques, autant elle est restée longtemps impuissante quand elle s'est adressée aux centres nerveux. On lui doit pourtant une grande découverte. Hitzig, en parvenant à exciter l'écorce cérébrale (1877), généralisait la découverte de Broca, et révélait dans l'écorce cérébrale, en apparence homogène, des territoires distincts, des centres de mouvements et de sensations, où aboutissent les nerfs des organes périphériques.

5° **Méthode des dégénérations.** — La dégénération ou dégénérescence est la transformation régressive que subit une fibre nerveuse, ou un faisceau de fibres, à la suite d'une lésion interrompant sa continuité. Elle est wallérienne ou rétrograde.

1° *Dégénération wallérienne.* — Comme l'a montré le physiologiste Waller, elle frappe le bout périphérique d'une fibre nerveuse sectionnée; elle est *cellulifuge* ou centrifuge. Elle s'explique par la relation nutritive qui unit le nerf et sa cellule; celle-ci étant le centre trophique de ses prolongements, la fibre qui en émane sera frappée de mort si on l'en sépare, comme une branche qui ne tient plus au tronc. La gaine de myéline se désagrège en boules et en granulations. La dégénération est dite *ascendante*, quand elle se produit au-dessus du point lésé, c'est-à-dire vers le cerveau par rapport à la moelle, vers l'écorce cérébrale pour le cerveau lui-même; *descendante*, quand elle évolue au-dessous de la lésion. Elle est pathologique ou expérimentale. — On la décèle par deux procédés : dans les cas anciens, par la coloration de Weigert, à l'hématoxyline, qui colorant en violet les gaines de myéline donne dans les parties dégénérées et par suite sans myéline une image négative ou clair; dans les cas récents par le *procédé de Marchi*. Celui-ci consiste à traiter les pièces par un mélange d'acide osmique et de bichromate de potasse. L'acide osmique colore en noir intense les granulations produites par la désagrégation de la myéline. Cette réaction est très sensible, mais ne peut s'appliquer qu'aux lésions qui ne remontent pas au delà de deux ou trois mois.

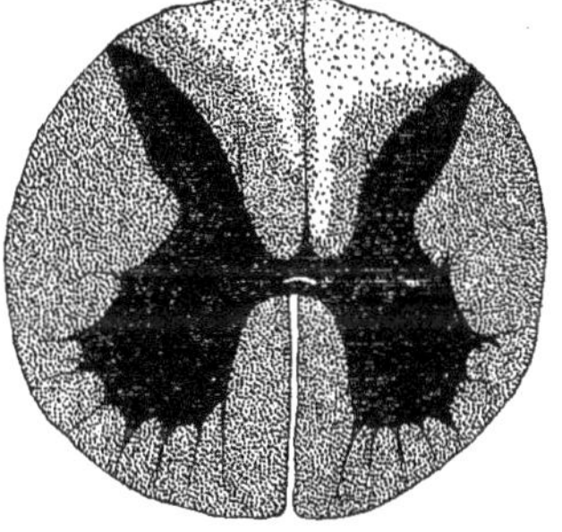

Fig. 106.
Atrophie, suite d'amputation.

Moelle lomb. dans un cas d'amput. de la cuisse gauche remontant à 20 ans. Les parties dégénérées sont en blanc. Remarquer dans la moitié gauche (droite du dessin) l'atrophie totale de la moelle et l'étendue de la dégénér. dans le cordon postér. — D'après Marie.

2° *Dégénération rétrograde.* — Contrairement à la précédente, elle est *cellulipète* ou centripète, c'est-à-dire qu'elle atteint le bout central, celui qui est encore en continuité avec sa cellule d'origine. Elle ne se montre que tardivement, de préférence chez les sujets jeunes, et elle est toujours beaucoup moins marquée que la dégénérescence waltérienne.

C'est Gudden qui a observé le premier que tout nerf sectionné dégénère dans les deux sens, centripète et périphérique, mais beaucoup plus tardivement et d'une manière bien plus atténuée dans le bout qui reste continu avec la cellule d'où il émane. Ainsi s'expliquent les dégénérations ascendantes dans les moignons d'amputation, dans le faisceau pyramidal atteint à la moelle d'une lésion transverse. Cette régression atrophique finit par envahir la cellule nerveuse elle-même, et probablement aussi les neurones contigus qui forment avec cette cellule un couple ou une chaîne. Ces faits s'expliquent, non par une action trophique directe, comme dans la dégénération wallérienne, mais par l'inactivité fonctionnelle.

(Voy. Durante. La dégénérescence rétrograde. *Thèse de Paris.* 1895).

6° **Méthode des atrophies expérimentales ou de Gudden.** — On savait que, lorsqu'un organe périphérique est depuis longtemps détruit ou supprimé, la partie des centres nerveux, où aboutissent les nerfs de cet organe, finit par s'atrophier; on peut donc de la localisation de l'atrophie conclure à la terminaison centrale des nerfs périphériques. C'est ainsi que dès 1835 Panizza, étudiant des sujets atteints d'anophtalmie congénitale ou morts longtemps après avoir perdu un œil, avait, d'après le trajet de l'atrophie ascendante, reconstitué en partie le trajet des fibres optiques et indiqué leur terminaison dans le lobe occipital. C'est ainsi encore qu'une partie de la moelle épinière s'atrophie chez les anciens amputés (fig. 106), et que certains de ses faisceaux ne se développent pas chez les sujets atteints d'anencéphalie. Gudden (1870) a transporté ces faits dans le domaine expérimental. Le type de sa méthode consiste dans l'observation des arrêts de développement consécutifs à l'énucléation de l'œil chez de jeunes animaux; mais il l'a étendue à d'autres organes ou même à des portions de centres nerveux. De nombreux expérimentateurs l'ont suivi dans cette voie; on a enlevé des portions de l'écorce, des lobes entiers du cerveau, le cervelet, etc.

On peut rapprocher de cette méthode l'étude des *malformations congénitales* du névraxe par arrêt de développement.

CHAPITRE PREMIER

MORPHOLOGIE DE LA MOELLE

Définition. — La moelle épinière est la partie des centres nerveux qui occupe le canal rachidien. Le mot *moelle*, dérivé de mots grec et latin semblables, provient d'une ancienne comparaison avec la moelle des os, comparaison assez grossière contre laquelle Hippocrate avait déjà protesté; *épinière* est synonyme de rachidienne, le mot épine vertébrale étant lui-même synonyme de colonne vertébrale. A un point de vue très général, la moelle de l'homme et des vertébrés est caractérisée moins par son inclusion dans le canal des vertèbres, que par sa situation sur la face postérieure ou dorsale du tube digestif. Chez tous les invertébrés, les tuniciers exceptés, la moelle est ventrale, c'est-à-dire placée en avant du tube digestif; chez les tuniciers, l'amphioxus et chez tous les vertébrés, elle est dorsale, en arrière ou au-dessus du canal alimentaire; la colonne vertébrale n'est qu'une formation secondaire interposée entre ces deux organes, servant d'abord et essentiellement de soutien à la moelle et plus tard d'attache au tube digestif.

Dimensions et poids de la moelle. — La moelle mesurée du collet du bulbe au sommet du cône terminal a une *longueur* de 43 cm.; elle est de 45 chez l'homme, de 41 chez la femme. Il y a donc entre les deux sexes une différence dans la longueur absolue, mais la longueur relative, c'est-à-dire rapportée à la taille totale, est la même. Il en est de même pour le poids. — La *largeur* moyenne est de 1 cm. — Le *poids* de 28 gr.

Sappey trouve 45 cm. comme *longueur* moyenne de huit hommes adultes. — Ravenel : 44 cm. 8, moyenne de onze sujets adultes du sexe masculin, avec écarts de 39 à 48 cm.; et 41 cm. 3, moyenne de onze sujets du sexe féminin, avec écarts de 37 à 46 cm. — Lüderitz : 40 cm. sur deux femmes. — Pfitzner : 46 cm. 8, moyenne de six hommes, avec variations de 44 à 50 cm. — Fest, sur 24 sujets : 45 cm. chez l'homme, 44 chez la femme; variation de 40 à 50 cm. — Les moelles que j'ai mesurées allaient de 38 à 46 cm.

Le nouveau-né a une moelle longue de 15 cm. proportionnellement beaucoup plus longue que celle de l'adulte (30 p. 0/0 de la longueur du corps au lieu de 26 p. 0/0). — Voici maintenant quelques chiffres recueillis par divers observateurs. Longueur de la moelle : Fœtus de huit mois, 12 cm. — Nouveau-né, 15 à 16 cm. — Garçon de trois mois : 17; d'un an et demi : 21,2 ; de deux ans : 24,5; de cinq ans : 30. — Fille de neuf ans : 28 cm.

La *largeur* de la moelle est en moyenne d'un centimètre si l'on se contente d'un chiffre approximatif. Mais la moelle n'est pas un cylindre régulier, même dans sa portion dorsale qui est la plus arrondie, et de plus elle présente deux renflements, cervical et lombaire. Le renflement cervical a un diamètre antéro-postérieur de 9 mm., un diamètre transversal de 13 à 14 ; le renflement lombaire, un D. antéro-postérieur de 9 mm., un D. transversal de 12 (11 à 13); le segment intermédiaire aux deux renflements, un D. antéro-postérieur de 8 mm., un D. transverse de 10.

Le *poids* moyen de la moelle épinière est de 28 grammes.

Sappey a trouvé sur huit sujets masculins de vingt-cinq à soixante ans, pour la moelle

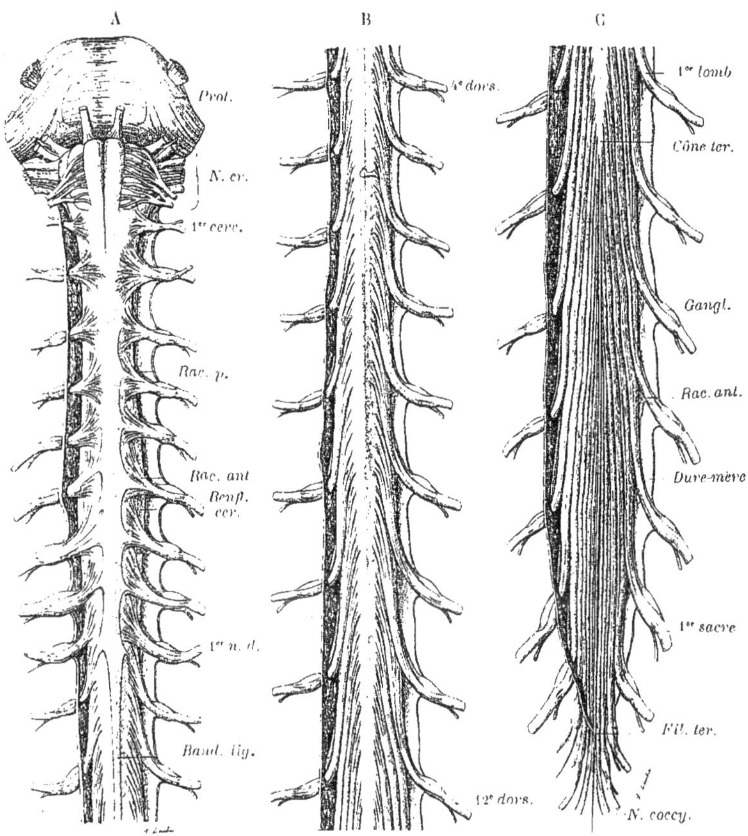

Fig. 107. — La moelle épinière; divisée en trois segments, A, B, C.

La moelle est vue par sa face antérieure, avec toutes les racines des nerfs rachidiens; la dure-mère ouverte et écartée, la pie-mère en place sur la moelle.

dépouillée de ses racines, la moyenne de 27 gr. avec variations de 25 à 30 ; Krause, 34 gr. et jusqu'à 38 ; Bischoff, chez l'homme 46 gr. avec les racines et 28 sans les racines; Baistrocchi, chez six hommes adultes, 28 gr. 7. Ces chiffres recueillis dans trois pays différents sont tout à fait semblables. Les écarts paraissent compris entre 22 et 31, mais on a signalé aussi des poids exceptionnels de 42 et au delà, dans lequels la congestion entrait peut-être pour une certaine part. A la naissance, la moelle pèse de 3 à 4 gr.; et de six à huit ans, de 15 à 16 grammes.

Les variations sexuelles paraissent être dans les limites qu'on observe pour les autres organes. Bischoff indique 28 gr. pour l'homme et 26,4 pour la femme; Baistrocchi, 28 gr. 7

[CHARPY.]

pour l'homme (moyenne de 6 adultes) et 26 pour la femme (moyenne de 12 sujets).

La moelle échappe presque complètement à l'atrophie sénile, et cette remarque s'applique également à son poids spécifique. Ainsi dans les relevés de l'auteur italien, je trouve que pour neuf vieillards de soixante- à quatre-vingt-trois ans, le poids moyen est resté identique, 28 gr. 7, le même aussi pour des individualités de soixante-dix-huit ans et au delà ; et chez la femme (six sujets de soixante à quatre-vingt-deux ans) 25 gr. 2.

Le poids de la moelle, rapporté à celui de l'encéphale, va toujours en diminuant à mesure qu'on suit la série ascendante des vertébrés, et atteint chez l'homme son minimum, ainsi que l'avait déjà fait observer Sœmmering. Il surpasse le poids de l'encéphale chez les Poissons, le surpasse encore ou l'égale chez les Amphibiens, n'en représente plus que les 20 centièmes chez les Mammifères, au moins chez les animaux domestiques observés, et tombe aux 2 centièmes chez l'homme et chez la femme. Il ne faut pas conclure de là que l'homme a une moelle très petite, mais qu'il a un énorme cerveau.

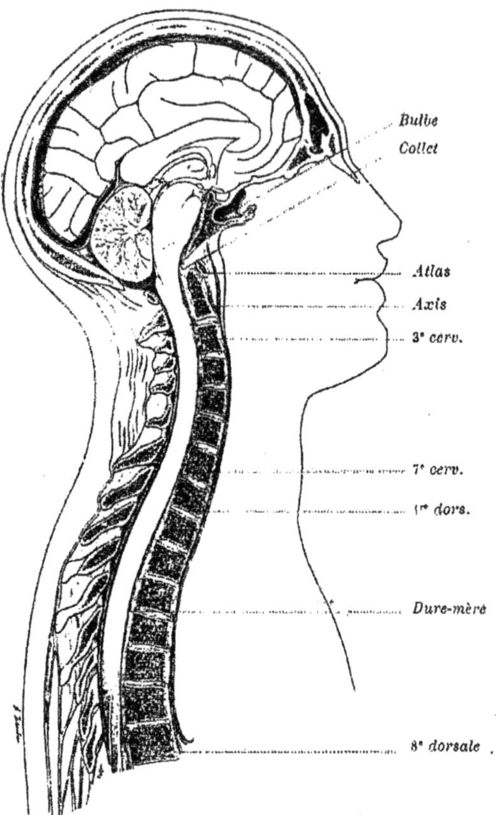

Fig. 108. — Rapports de la moelle (partie supérieure); d'après Braune.

Coupe antéro-postérieure de la moelle et du canal rachidien sur un sujet congelé.

Ce chiffre est encore inférieur chez l'enfant. Danielbekof (*Ueber das Gewicht...*, St-Pétersbourg, 1885) a obtenu sur cent garçons et cent filles âgés d'environ un mois le poids moyen suivant : garçons, 3 gr. 9 ; filles, 3 gr. 8, qui rapporté au poids de leur encéphale donne à peine un centième (0,9). Mies trouve également le rapport de 1/115.

Relativement au poids du corps, la moelle de l'homme est une des plus petites, parmi les mammifères, 1 : 1850, d'après Mies, alors que chez nos animaux domestiques, ce rapport est compris entre 1 : 500 et 1 : 1000.

On a dit encore que le volume de la moelle est en rapport non pas avec la masse du corps, mais avec son activité vitale et plus spécialement avec la capacité sensitive des parties qu'elle anime (Gratiolet). Les chiffres précédents, et notamment le fait que le poids relatif au corps diminue à mesure que l'animal grandit, contredisent cette proposition. En résumé la seule relation à peu près établie pour le moment, c'est que la moelle dépend avant tout du cerveau, et qu'elle diminue, qu'elle s'efface à mesure que celui-ci prend la prédominance dans les centres nerveux.

(Voy. : Nervensystem par Ziehen, dans le *Handbuch* de von Bardeleben, 1899. Un grand nombre de chiffres y sont rassemblés.)

Poids spécifique. — W. Krause et Fischer ont trouvé comme poids spécifique de la substance blanche chez un homme de 48 ans : 1,0244, et chez une femme de 67 ans : 1,0219; comme poids sp. de la substance grise chez une femme de 46 ans : 1,0382.

Baistrocchi a étudié la densité de moelles entières, dépouillées de leurs racines et des vaisseaux de la pie-mère. Les recherches faites sur 43 sujets, à l'aide de la balance hydrostatique, ont donné les résultats suivants :

La moelle de l'homme est plus dense que celle de la femme, 1,038 contre 1,034. Relativement à l'âge, le poids spécifique est à son maximum chez le fœtus (1,090 au troisième mois fœtal; 1,078 au huitième mois), il diminue chez l'enfant, et de l'enfance à l'extrême vieillesse il se maintient à peu près au même niveau.

(W. Krause et Fischer. Neue Bestimmungen des specifischen Gewichts... *Zeitschrift für rationell. Medicin*, 1866. — Baistrocchi. Del peso specifico... *Rivista sperim. di freniatria*, 1884).

Consistance. — La moelle enveloppée par la pie-mère offre une certaine consistance ; elle est plus ferme que le cerveau et le cervelet. Chaussier prétend que, d'après ses nombreuses autopsies, cette consistance est un peu moindre chez la femme et qu'elle diminue de l'enfance à la vieillesse. La moelle de l'enfant paraît en effet plus ferme que celle de l'adulte. Le ramollissement cadavérique se produit plus tardivement que sur le cerveau; il est probable que l'écorce blanche de la moelle la protège momentanément contre l'action des liquides extérieurs. Ce ramollissement est une diffluence générale de l'organe, qui conserve sa couleur normale.

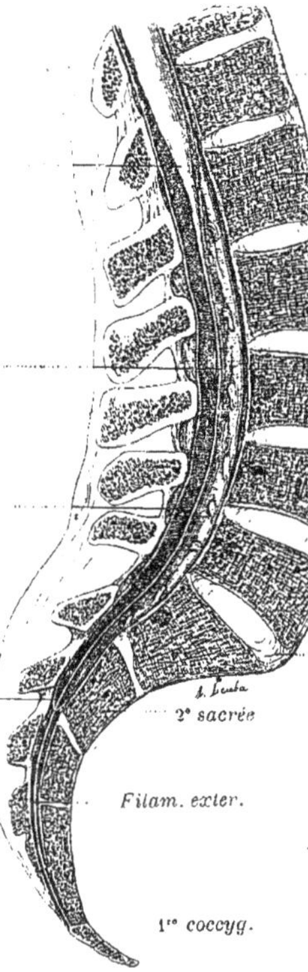

Fig. 109. — Rapports de la moelle (partie inférieure).

Coupe antéro-postérieure du canal rachidien lombaire et du canal sacré. Cône et filum terminale. La dure-mère en bleu.

Couleur. — La couleur de la moelle est d'un blanc mat et opaque. Les taches ardoisées qu'on voit quelquefois à sa surface, chez les vieillards surtout, sont dues à une pigmentation de la pie-mère.

Situation et Rapports. — La moelle occupe le canal rachidien, qui lui sert de gaine protectrice et qu'on voit apparaître dans la série animale en même temps qu'apparaît la moelle; mais ni chez l'homme, ni chez un grand nombre d'animaux, la moelle ne remplit la totalité du canal. Elle s'arrête vers le haut de la région lombaire, et tout le reste du canal qui se poursuit jusqu'au coccyx est occupé par le *filum terminale*, vestige atrophié de la moelle embryonnaire, et par un gros faisceau de nerfs, la *queue de cheval*.

Elle remplit dans le sens de la longueur les 60 centièmes du canal (56 à

63) chez l'adulte, les 63 centièmes chez le nouveau-né ; pas tout à fait les deux tiers. Sa limite *supérieure*, marquée par le collet du bulbe, est le trou occipital ; plus exactement elle correspond à l'espace qui sépare l'atlas de l'occipital, au niveau du bord supérieur de l'atlas ; cette limite est fixe. Sa limite *inférieure*, indiquée par le sommet du cône, offre moins de constance ; dans la majorité des cas, elle correspond au corps de la deuxième vertèbre lombaire, de sorte qu'un instrument passant entre la première et la deuxième lombaire a les plus grandes chances, ainsi que l'ont montré les expériences de Longet et de Cruveilhier, de traverser la moelle, en général vers la base du cône terminal. Nous avons vu que l'enveloppe fibreuse de la dure-mère, le sac dural, se termine beaucoup plus bas, au niveau de la deuxième vertèbre sacrée.

Ainsi des quatre portions de la cavité rachidienne, la moelle n'en occupe que

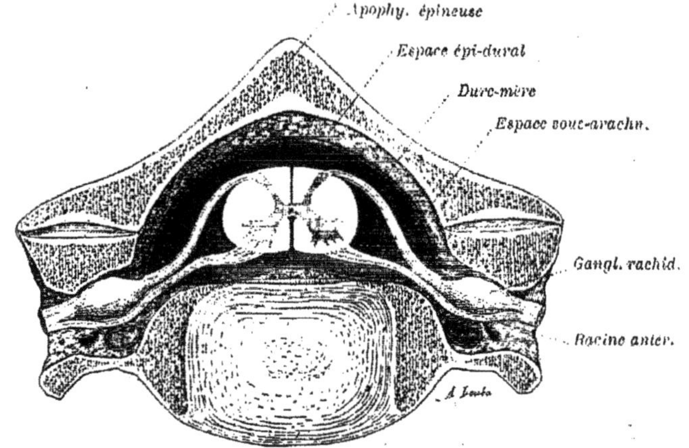

FIG. 110. — Rapports de la moelle.

Coupe transversale passant par une vertèbre cervicale, au niveau du trou de conjugaison.

deux : la portion cervicale et la portion thoracique ; la portion lombaire en grande partie et la portion sacrée ne contiennent que des nerfs périphériques.

Les différentes parties de la moelle présentent les rapports suivants. Le segment supérieur correspond aux deux premières vertèbres cervicales. Le renflement cervical qui contient les nerfs du membre supérieur et le nerf phrénique va de la troisième cervicale à la deuxième dorsale et atteint son maximum de développement au niveau de la sixième. Le segment intermédiaire aux deux renflements s'étend de la deuxième à la neuvième ou dixième dorsale. Le renflement lombaire, source des nerfs du membre inférieur, commence à la hauteur de la neuvième ou dixième dorsale, présente son maximum vers la douzième et se termine avec la moelle à la deuxième lombaire.

Les relations de la moelle et du canal vertébral dans le plan transversal donnent lieu aux remarques suivantes : 1° Le canal forme un étui osseux complet, malgré la multiplicité de ses pièces, car les lames et les apophyses épineuses se recouvrent partiellement dans la station debout, et l'on ne peut pénétrer dans leurs interstices que dans la flexion du tronc en avant. — 2° La cavité épouse la forme de la moelle en coupe horizontale. Elle est comme elle à peu près circulaire à la région dorsale, triangulaire à angles mousses, à base transversale tournée en avant, dans les régions cervicale et lombaire ; mais elle ne se moule pas exactement sur elle dans son profil longitudinal. Il n'y a pas de dilatation fusiforme correspondant aux deux renflements ; la cavité osseuse est seulement plus large à la région cervicale et à la région lombaire, disposition que l'anatomie comparée montre comme étant en rapport avec la mobilité plus ou moins grande des divers segments de la colonne vertébrale. Les parties les plus mobiles ont la cavité la plus large pour ne pas blesser les organes nerveux qu'elles contiennent. Ainsi à la région cervicale inférieure, où la colonne est capable de mouvements étendus, la moelle n'occupe que les deux quarts internes ou si l'on aime mieux la moitié centrale du canal rachidien, tandis qu'à la région dorsale à peu près rigide elle en remplit les deux tiers. — 3° La moelle ne remplit pas plus le canal osseux dans le sens de la largeur que dans le sens de la longueur. Elle en occupe suivant les points considérés les deux tiers ou la moitié, en mesurant les diamètres et non l'aire du cercle. La surface externe de la moelle est séparée de la paroi osseuse qui lui fait face par un espace de 3 à 6 mm. Elle peut ainsi échapper dans une certaine limite à la compression par des tumeurs, des fractures, des courbures pathologiques. La paroi osseuse est tapissée par des surtouts ligamenteux ou des rubans élastiques; le fourreau fibreux de la dure-mère ne lui est pas étroitement appliqué, car en plusieurs points des plexus veineux, abondants surtout vers les trous de conjugaison, et des graisses fluides l'en séparent. La moelle à son tour n'est pas en contact immédiat avec la dure-mère, elle en est isolée par le tissu spongieux sous-arachnoïdien imprégné d'un liquide dans lequel l'organe nerveux est immergé. L'espace entre la dure-mère et la paroi osseuse est l'*espace épidural*, celui qui s'étend entre la moelle et la dure-mère que double l'arachnoïde est l'*espace sous-arachnoïdien*.

Ascension apparente de la moelle. — Au premier mois de la vie embryonnaire, la moelle occupe la totalité du canal rachidien, y compris les vertèbres coccygiennes. Il en est ainsi jusqu'à la fin du troisième mois; la moelle et la colonne se sont accrues semblablement, ou à peu près, car la moelle n'atteint plus que la base du coccyx; les racines nerveuses naissent sur la moelle à des hauteurs égales et sortent à angle droit par le trou de conjugaison correspondant, ce qui ne se voit plus chez l'adulte que pour les trois premières paires cervicales, Il n'y a pas de queue de cheval.

Dès le quatrième mois, la croissance de la moelle et celle de la colonne ne sont plus parallèles. Les portions cervicales du contenant et du contenu marchent encore d'un pas égal, mais la colonne s'accroît beaucoup plus que la moelle dans ses parties dorsale et lombaire; de 8 cm. de longueur totale elle arrive à 28 à un an, soit une croissance de 20 cm., alors que la moelle de 7 cm. atteint 21, soit 14 cm. d'accroissement. De ces changements de rapports, il résulte : 1° que l'extrémité inférieure de la moelle se trouve à un niveau de plus en plus élevé; au sixième mois fœtal, elle atteint à peine encore le sacrum et je l'ai vue plusieurs fois à la quatrième lombaire; elle semble donc remonter dans le canal, c'est ce qu'on appelle l'*ascension de la moelle*: il vaut mieux dire *ascension apparente*; — 2° que les racines deviennent de plus en plus longues et de plus en plus obliques, au point que les dernières sacrées sont presque verticales et parallèles à la moelle; le rassemblement de ces paires nerveuses au-dessous de la moelle constitue la queue de cheval: — 3° que la moelle en remontant étire son attache coccygienne. Cette attache comprend le mince tube médullaire primitif et les méninges qui l'entourent. L'étirement des enveloppes produit le filament externe ou dural, ainsi que la partie pie-mérienne du filament interne; l'étirement du tube médullaire, le filament interne nerveux qui dans sa partie supérieure prend un certain développement, mais ne tarde pas à s'atrophier et à disparaître, au moins chez l'homme, dans sa partie extra-durale. Le fil terminal est donc une formation nerveuse avortée; il en est de même du cône terminal que nous avons considéré comme la partie coccygienne ou caudale de la moelle.

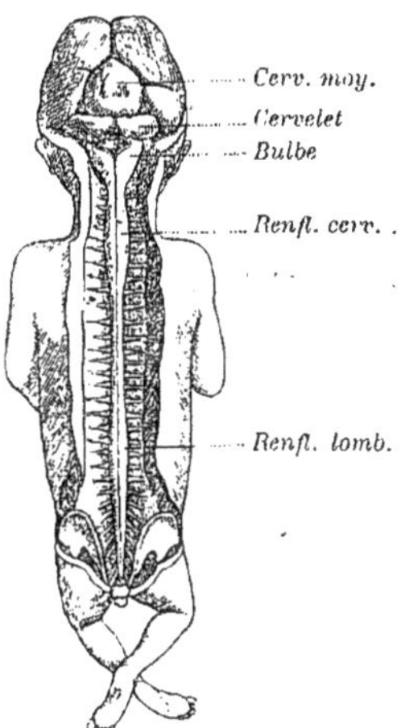

Fig. 111. — Moelle embryonnaire.

Embryon de 3 mois, grandeur naturelle. La moelle occupe tout le canal sacré. (D'après Kœlliker.)

Le *nouveau-né* nous présente déjà un état à peu près définitif. La moelle finit à la deuxième lombaire (Pfitzner, Sherrington), plus rarement à la troisième. Les racines nerveuses sont plus obliques même que celles de l'adulte. La longueur du filum total est de 6 à 7 cm., dont 25 à 30 mm. pour le segment externe qui n'a déjà plus rien de nerveux. Le cul-de-sac est à la deuxième vertèbre sacrée; s'il a subi une ascension beaucoup moindre que la moelle, c'est sans doute en raison de ses adhérences latérales avec le périoste du canal; d'ailleurs il conserve toujours son attache coccygienne.

Chez l'*adulte*, il existe certaines variations dans la terminaison de la moelle; elles ne sont pas sans intérêt à connaître pour l'interprétation des blessures de la région lombaire et les précautions à prendre dans une intervention chirurgicale. Keuffel, cité par Cruveilhier, a vu chez un sujet la moelle descendre à la troisième lombaire, et chez un autre s'arrêter à la onzième dorsale. Les cas où elle s'arrête à la première lombaire sont assez fréquents. Pfitzner sur dix-sept sujets a vu le sommet du cône correspondre treize fois au premier trou de conjugaison lombaire, et quatre fois au second. — Outre les différences individuelles, il y a peut-être des différence de races, car Fest, qui a étudié la question sur des sujets russes, assigne une limite un peu plus élevée, le milieu du corps ou le bord inférieur de la première lombaire, dans le sexe masculin. — La femme, à ce point de vue, paraît se rapprocher de l'enfant, quelques auteurs ayant trouvé que sa moelle descend un peu plus bas que chez l'homme, d'une demi-vertèbre environ.

(Pfitzner. *Morphol. Jahrb.*, 1884. — Fest. *Jahresber. de Schwalbe*, 1875, p. 178.)

Fixité et mobilité de la moelle. — La moelle n'a pas de contact immédiat avec sa gaine fibreuse, mais elle n'est pas pour cela flottante dans le liquide céphalo-rachidien qui lui sert de lymphe extérieure et remplit le vide périmédullaire. Elle est fixée dans le sens longitudinal, en haut par sa continuation avec le bulbe, en bas par les nerfs lombaires et sacrés, adhérents eux-mêmes à la dure-mère; et dans le sens transversal, par de fines cloisons qui vont de sa face externe à la face interne de la dure-mère, surtout par les ligaments dentelés tendus entre les racines antérieures et postérieures. La dure-mère à son tour est attachée au périoste du canal et au névrilemme des nerfs périphériques par des prolongements qui la maintiennent tendue et la défendent contre les tractions périphériques. Grâce à cette disposition, la moelle est indépendante des mouvements de la colonne vertébrale et ne touche jamais la paroi osseuse; son élasticité propre et sans doute aussi le déplacement des nerfs et des gaines lui permettent un certain jeu, plus étendu dans le sens de la longueur, qui est également le sens de la plus grande mobilité vertébrale, plus restreint dans le sens diamétral où les racines nerveuses délicates ne subiraient pas sans danger une distension un peu marquée.

L'élongation de la moelle et des nerfs ayant été introduite dans la pratique comme moyen thérapeutique, on a recherché expérimentalement ses effets mécaniques sur le cadavre :

1° La traction sur le nerf sciatique allonge la moelle lombaire de 2 mm. seulement; ce déplacement cesse d'être mesurable au niveau de la première dorsale (0 mm.3), et l'œil seul le poursuit jusqu'au trou occipital. L'effet est à peu près le même pour une traction faible ou forte, ce qui indique un déplacement facile, mais énergiquement limité. De même la traction sur le nerf médian produit quelques mouvements latéraux. Dans des limites aussi restreintes, on peut considérer les résultats comme négatifs. L'élongation des nerfs ne produit donc pas une élongation sensible de la moelle.

2° L'auto-suspension, telle qu'on la pratique par la méthode de Sayre, redresse le rachis, la colonne osseuse cervico-lombaire s'allonge de 25 mm; mais là encore l'allongement de la moelle est insignifiant, et les résultats thérapeutiques doivent être interprétés par d'autres phénomènes (traction sur les troncs nerveux et les racines, changements dans la vascularisation, dans la pression du liquide céphalo-rachidien...).

3° Seule, la flexion de la colonne vertébrale allonge notablement la moelle. Longet avait déjà observé qu'un instrument tranchant qui traverse le disque interposé à la première et à la deuxième lombaire atteint presque toujours le cône terminal, quand le tronc et la tête sont en extension forcée, et le manque souvent dans la flexion. Cruveilhier conclut également de ses expériences que l'écart, selon l'état de flexion ou d'extension de la tête et du tronc, atteint 27 à 30 mm. pour la limite inférieure de la moelle. Hegar a institué une série d'expériences précises pour résoudre cette importante question. Une flexion moyenne allonge le sac dural de 5 mm. seulement; une flexion forte, les jambes étendues et relevées contre la poitrine, produit un allongement de 8 mm, dont 5 reviennent à la moelle même. Le déplacement ne retentit pas sur le cerveau, parce que la dure-mère cérébrale amortit la traction médullaire. On peut voir que dans la flexion de la colonne, la dure-mère s'aplatit, la moelle et ses enveloppes sont tendues sur la face postérieure des corps vertébraux, comme sur un cylindre autour duquel elles s'enroulent. Il est probable que sur le vivant la moelle comprimée par l'extension de son enveloppe fibreuse doit se vider de sang et de liquide céphalo-rachidien.

Enfin récemment Benedikt (*Sem. méd.*, 1891) a fait connaître le procédé de flexion forcée du tronc (distension forcée de la moelle) de Bonuzzi, qui consiste à porter en avant les pieds du sujet de façon que les genoux viennent toucher le front, la tête étant relevée par un coussin. Les effets obtenus sur le vivant sont importants. Sur le cadavre, Bonuzzi aurait constaté que l'élongation de la moelle est trois fois plus considérable que par la suspension.

(Voyez : BRAUN, *Prag. med. Wochenschrift*, 1882 : — et HEGAR, De l'élongation de la moelle. Traduit dans l'*Encéphale* de 1884).

Forme de la moelle. — La forme de la moelle est celle d'une tige sensiblement cylindrique.

Cette tige n'est pas rectiligne, comme pourrait le faire croire l'aspect de la moelle extraite du canal rachidien et qui grâce à sa flexibilité s'étale sur un plan horizontal. Non seulement la moelle en place s'adapte à la forme de la colonne vertébrale et présente la double courbure alternative des régions cervicale et thoracique, mais même isolée, elle présente une forme arquée qui lui est propre. Si en effet on suspend une moelle dans un liquide de même densité, comme le liquide de Müller, on remarque une courbure cervicale qui persiste après l'ablation des enveloppes. Cette courbure, convexe en avant, siège à la hauteur du septième nerf cervical, par conséquent dans le renflement cervical. Elle existe même chez les fœtus qui sont encore dans toute leur longueur en position arquée et elle correspond à la fosse nuchale de l'embryon. Elle est antérieure à la formation de la colonne vertébrale, en sorte qu'ici, comme au crâne, c'est l'enveloppe qui se moule sur l'organe nerveux, et non celui-ci qui s'adapte à sa capsule osseuse.

Flesch, qui le premier a signalé ces faits, appelle cette courbure la courbure cervicale inférieure; il l'a constatée chez l'homme, chez les mammifères, les oiseaux, les amphibiens (*Arch. für Anatomie*, 1885). — J'ai répété plusieurs fois l'expérience de Flesch. La moelle flottant dans le liquide de Müller y prend des inflexions exagérées, disproportionnées avec celles de la colonne vertébrale. Suspendue à l'air libre après avoir été bien imprégnée elle montre des courbures réelles, qui lui sont propres, et qui me paraissent identiques à celles du canal rachidien en attitude verticale. Flesch considère d'ailleurs la courbure propre comme la forme de la moelle au repos.

La moelle présente-t-elle une forme *segmentaire*? Gall soutenait que, sur la moelle de l'homme et des animaux, on reconnaissait nettement un renflement au point d'entrée des racines et, entre chaque paire nerveuse, un sillon transversal, divisant l'organe en segments distincts comme est la moelle ventrale des invertébrés. C'était une illusion; personne n'a jamais revu ces renflements et ces étranglements alternatifs. Plus récemment pourtant Lüderitz (1881) a avancé que, sur des coupes frontales de la moelle, on pouvait constater au milieu de l'espace réunissant deux paires nerveuses superposées une certaine réduction de diamètre, surtout de la substance blanche. His soutient au contraire que, même chez l'embryon humain, ni les coupes frontales ni les coupes sagittales ne montrent trace d'une segmentation correspondant aux vertèbres primordiales.

On ne peut méconnaître cependant dans la moelle l'indication d'un type segmentaire ou métamérique; mais les seuls caractères qui le révèlent sont : la division en paires nerveuses régulièrement sériées et offrant notamment dans les nerfs intercostaux une disposition franchement métamérique, — la vascularisation par des artères et des veines radiculaires transversales et échelonnées, — enfin la disposition en chapelet que prennent certaines colonnes de cellules nerveuses dans le sens longitudinal.

La moelle présente chez l'homme et chez la plupart des vertébrés deux renflements qui correspondent aux membres thoraciques et pelviens. On peut la diviser topographiquement en cinq régions ou parties : la partie supérieure, le renflement cervical, la partie dorsale, le renflement lombaire et le cône terminal ; au delà, elle se continue par le filament terminal.

1° **Partie supérieure.** — La partie supérieure ou initiale s'étend du collet du bulbe au commencement du renflement cervical, c'est-à-dire du trou occipital à la troisième vertèbre cervicale. Elle a une longueur de 20 mm. en moyenne (15 à 25) et correspond principalement à l'axis. Sa forme est cylindrique. Elle donne naissance aux trois premières paires cervicales peu volumineuses, destinées au cou et à la nuque; quelquefois la troisième paire est déjà sur le commencement du renflement cervical.

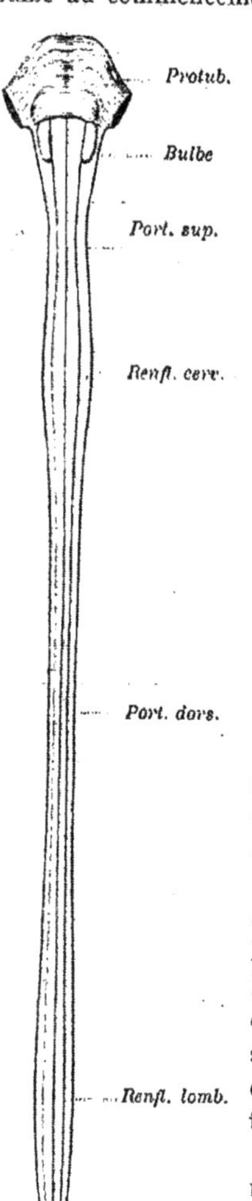

Fig. 112. — Les renflements de la moelle.

Carus fait observer que cette partie est très courte chez les animaux à cou court; leur renflement brachial semble se continuer avec le bulbe.

2° **Renflement cervical.** — Le renflement cervical, appelé encore brachial parce qu'il donne naissance aux nerfs du membre supérieur, est fusiforme vu de face; mais sa section est celle d'un cylindre aplati d'avant en arrière, elliptique ou même cordiforme, la pointe arrondie regardant en arrière. Il s'étend de la troisième cervicale à la deuxième dorsale, sur une longueur de 10 à 12 cm.; son plus grand diamètre (14 mm.) correspond à la cinquième et surtout à la sixième vertèbre cervicale. Sur lui s'insèrent : quelquefois la troisième paire cervicale, toujours la quatrième, origine principale du nerf phrénique, les cinquième, sixième, septième, huitième paires cervicales et la première paire dorsale, qui sont les nerfs du plexus brachial et par lui du membre supérieur.

3° **Partie dorsale.** — La partie dorsale ou thoracique est régulièrement arrondie, de calibre uniforme, sauf un léger étranglement qui marque vers sa partie moyenne le diamètre le plus étroit de la moelle. Elle s'étend de la deuxième vertèbre dorsale à la neuvième ou dixième, sur une longueur de 18 à 22 cm., et sur ce long parcours donne naissance aux onze derniers nerfs intercostaux.

Cette partie est très longue et très fine chez les animaux à taille élancée. Elle est remarquablement grêle chez ceux dont le tronc est peu développé ou peu mobile, comme les oiseaux, les chéloniens.

4° **Renflement lombaire.** — Le renflement lombaire, dit encore crural, parce qu'il correspond aux nerfs du membre inférieur, s'étend de la neuvième ou dixième vertèbre dorsale à la première ou à la seconde lombaire. Il a dans sa hauteur une forme bulbeuse et présente à la coupe une surface carrée à angles arrondis; sa longueur est d'environ 7 à 9 cm., et son plus grand diamètre (12 mm.), moindre toutefois que celui du renflement cervical, est à la onzième ou douzième dorsale. La plus grande partie de ce renflement est contenue dans la colonne dorsale, et le terme de lombaire est à peine justifié. Moins volumineux que le renflement brachial, il donne naissance à des nerfs pourtant plus gros, aux nerfs du membre inférieur, c'est-à-dire aux cinq paires lombaires et aux cinq paires sacrées.

Il se termine assez brusquement en une extrémité effilée ou cône, que j'ai comprise avec le renflement lui-même dans les chiffres de longueur et de rapport cités plus haut.

5° **Cône terminal.** — Le cône terminal ou cône médullaire, qu'enveloppent de toutes parts les nerfs de la queue de cheval, est l'extrémité effilée du renflement lombaire et de la moelle. Il est difficile de bien préciser ses limites, car il se perd insensiblement en haut dans le renflement, en bas dans le filum terminale. Pfitzner adopte comme limite supérieure une ligne passant *au-dessous* de l'émergence du nerf coccygien. C'est à tort suivant moi, car d'abord il arrive assez souvent que ce nerf naît très près de la pointe du cône et on est conduit à dire que dans ces cas le cône a une longueur nulle, ce qui est inadmissible; et d'autre part il est évident que cette partie atrophiée de la moelle correspond à l'origine d'un nerf atrophié, le nerf coccygien, d'autant plus que le sommet du cône donne naissance à une seconde paire nerveuse, plus atrophiée encore et confondue dans le filum, le deuxième nerf coccygien de Rauber. Krause fait rentrer dans la région du cône le cinquième nerf sacré qui est très grêle. Il est certain qu'il appartient à une région de transition, mais il vaut mieux adopter une limite précise, bien qu'un peu schématique. Nous dirons donc : le cône terminal est la partie de la moelle qui donne naissance aux nerfs coccygiens; il a pour limites en haut le plan qui sépare le cinquième nerf sacré du premier nerf coccygien, en bas le point où le filum montre une égale épaisseur.

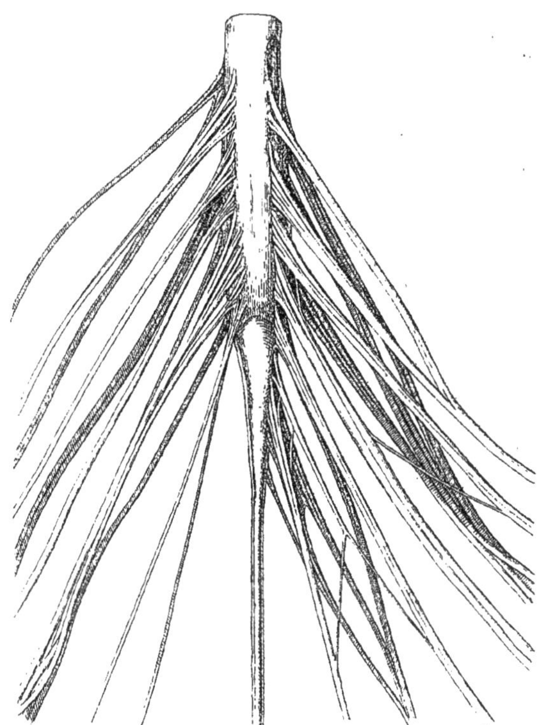

FIG. 113. — Le cône terminal de la moelle et le filament terminal. Les nerfs de la queue de cheval dissociés et rejetés en dehors; sur le bord gauche du cône les racines nerveuses ont été enlevées.

[CHARPY.]

Il a une longueur moyenne de 10 mm., mais sa forme est quelquefois effilée et sa longueur atteint alors 2 cm. Le cône médullaire est sujet à un certain nombre d'anomalies; on l'a vu bifide, ou bien formé de deux petits renflements superposés, ou encore, fait qui paraît assez fréquent, terminé par un renflement globuleux d'où part le filum terminale.

Filament terminal. — Le fil ou filament terminal, *filum terminale*, appelé encore *ligament caudal*, *ligament coccygien*, est un mince cordon qui prolonge la moelle et s'étend du sommet du cône terminal au sommet du coccyx sur la face postérieure duquel il s'insère. Il a une teinte grisâtre, une consistance faible; son diamètre atteint à peine 2 mm. au point le plus large, sa longueur est de 25 cm. en moyenne. Il est comme perdu dans un paquet de racines nerveuses dont il occupe la partie médiane près de la face postérieure, et dont il se distingue par un aspect chatoyant. Ces racines volumineuses sont celles des nerfs du membre inférieur; elles sont insérées obliquement sur la moelle dont elles masquent les faces et comme couchées sur elle; de là elles descendent au milieu d'une graisse fluide, rougeâtre, dans le canal des lombes et du sacrum, en s'épuisant au fur et à mesure des trous de conjugaison qu'elles traversent. On donne à ce faisceau de nerfs disposé en éventail allongé le nom de *queue de cheval*.

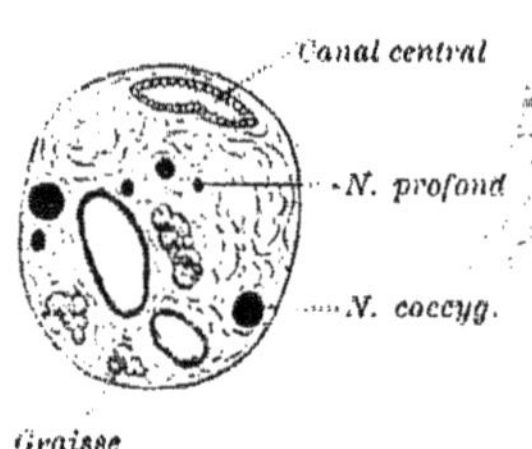

FIG. 114. — Structure du filament terminal.

Coupe transversale passant par la partie supérieure du filament interne, grossie. (D'après Rauber.)

La queue de cheval est contenue dans le fourreau fibreux de la dure-mère qui se prolonge jusqu'au niveau de la deuxième vertèbre sacrée et s'y termine en cul-de-sac conique. Les nerfs lombaires et sacrés perforent les parties latérales de ce fourreau, tandis que le filament terminal sort par le sommet du cône dural, accompagné des nerfs coccygiens; à ce niveau il traverse un véritable détroit fibreux long de près de 1 cm., auquel il adhère si intimement que les injections poussées dans le sac de la dure-mère ne passent pas au dehors. Il suit de là qu'on peut diviser le filament en deux portions, l'une interne qui est contenue dans le sac de la dure-mère, l'autre externe située en dehors (fig. 109).

Le *filament terminal interne*, intra-dural, s'étend du sommet du cône médullaire (deuxième vertèbre lombaire) au sommet du cône dural (deuxième vertèbre sacrée). Sa longueur est de 16 cm. Il est accompagné par les racines antérieures et postérieures du premier nerf coccygien, sixième nerf sacré de quelques auteurs; tantôt ces racines grêles sont simplement appliquées sur lui et se laissent facilement isoler, tantôt elles lui adhèrent. Ce segment du filum est le prolongement aminci de la moelle; mais la substance nerveuse ne s'étend pas sur toute sa longueur, elle ne dépasse pas 8 cm. soit la moitié, et le canal central épendymaire finit plus haut encore, à 5 cm. de la moelle et même moins, en sorte que la moitié inférieure de cette portion est non médullaire. Dans sa constitution entrent : au centre, et dans sa moitié supérieure seulement, le prolongement effilé de l'axe médullaire, à la périphérie la pie-mère et sous elle, dans une atmosphère celluleuse, une artère volumineuse, une grosse veine, des nerfs superficiels qui sont la deuxième paire coccygienne, et des filets nerveux profonds qui sont une troisième et peut-être une quatrième paire coccygienne, tout à fait atrophiées et méconnaissables.

Le *filament terminal externe*, extra-dural, s'étend du sommet du cône dural (deuxième vert. sacrée) à la face postérieure du coccyx. Sa longueur est de 10 cm. (de 9 à 11 cm.). On le considère généralement comme formé par la pie-mère qui a perforé la dure-mère fibreuse et se prolonge avec quelques vaisseaux ténus jusqu'à la base du coccyx. Mais Luschka le regarde, et avec raison, je crois, comme une émanation de la dure-mère elle-même. En effet sa largeur à son point d'origine, son aspect tendineux, sa grande résistance contrastent avec la ténuité et la mollesse du filament interne. Arrivé près de la base du coccyx, le cordon fibreux s'éparpille en éventail de fines lamelles, dont les unes se fixent sur la face dorsale de la première vertèbre coccygienne, tandis que les médianes peuvent être suivies jusqu'à la troisième ou la quatrième vertèbres, c'est-à-dire tout près du sommet de l'os. Il est en outre renforcé, le long de son trajet sur le sacrum, par des tractus fibreux qui unissent sa face antérieure avec le périoste ; aussi est-il, malgré sa minceur, d'une grande solidité ; il tend et fixe la partie terminale de la dure-mère rachidienne (Voy. les fig. 77 et 79). Dans le cordon fibreux du filament externe, il n'y a chez l'adulte aucune partie de l'axe nerveux, il n'en est pas de même chez l'embryon humain et chez les animaux. Mais on y retrouve quelques vaisseaux et surtout des nerfs, les nerfs coccygiens, que l'on suit jusque vers le coccyx ; ces nerfs et ces vaisseaux sont enveloppés d'une gaine conjonctive qui est peut-être un prolongement de la pie-mère. Tourneux a signalé dans le filament externe, sur une longueur de 1 cm. et commençant à 15 mm. du sac dural, la présence d'un tissu érectile caractérisé par des faisceaux de fibres musculaires lisses et des cavités vasculaires.

Si l'on admet avec nous que l'enveloppe extérieure du filament externe est un prolongement de la dure-mère, il faut formuler autrement la constitution et les rapports du filum terminale tout entier et dire : *Le filament terminal est constitué par un prolongement de la moelle et de ses vaisseaux, et par les nerfs coccygiens rétrogradés, le tout enveloppé par la pie-mère. Ce cylindre vasculo-nerveux est partout intra-dural ; mais dans sa partie supérieure (filament interne), il est flottant dans le vaste sac de la dure-mère, tandis que dans sa partie inférieure (filament externe) il est étroitement engainé par le prolongement coccygien du cône dural.* C'est à cette seconde partie, vraiment fibreuse et résistante, qu'il conviendrait de réserver le nom de ligament coccygien.

(Voy. Rauber. Die letzten spinal Nerven... *Morphologisches Jahrb.*, 1877. — Trolard. Anatomie des méninges. *Arch. de Physiologie*, 1888. — Tourneux. Sur la structure du fil terminal. *Soc. de Biologie*, 1892).

Signification des renflements de la moelle. — D'une manière générale, l'existence d'un renflement médullaire est en rapport avec la présence d'un membre qu'il dessert ou de son équivalent (aile, nageoire...). Les renflements ne se développent que secondairement sur la moelle de l'embryon quand apparaissent les membres ; ils avortent si les membres avortent (ectromélie) ; ils s'atrophient à la suite des amputations anciennes. Le lombaire manque chez les Cétacés ; il est si amoindri chez le phoque qu'il égale à peine en section la moitié de la moelle cervicale, en même temps que ses groupes cellulaires atrophiés sont représentés par de rares éléments, pauvres en prolongements protoplasmiques. Le cervical est énorme chez les Anthropoïdes aux longs bras, surtout chez le gibbon. Ce n'est pas seulement d'ailleurs le volume brut du membre qu'il faut considérer et ce n'est pas uniquement par l'augmentation numérique des nerfs que la moelle s'élargit ; l'activité physiologique, c'est-à-dire l'énergie motrice et surtout la vivacité des impressions sensitives ont une influence prépondérante. C'est pour cela que l'homme a un renflement cervical, celui qui dessert ses mains, plus gros que son renflement lombaire, affecté cependant à des membres plus volumineux. Le renflement lombaire est également bien développé chez les oiseaux aux pieds tactiles, les singes à queue prenante ; il l'emporte sur le cervical chez la plupart des mammifères.

Portions et segments radiculaires de la moelle. — La moelle est l'origine apparente des paires nerveuses rachidiennes. On peut la diviser en portions, dont chacune comprend les nerfs de même nom ; dès lors les mots de moelle cervicale, dorsale, lombaire et sacrée, signifient la portion de moelle qui contient les huit paires cervicales, les douze paires dorsales, les cinq paires lombaires, les cinq paires sacrées. Le cône terminal doit logiquement être considéré comme la partie coccygienne, bien que les auteurs le confondent avec la partie sacrée. Chacune de ces portions à son tour se subdivise en *segments* qui correspondent aux paires rachidiennes et se comptent comme elles.

Voici les proportions de ces diverses parties.

	Longueur en chiffres absolus		En chiffres centésimaux la moelle = 100.	
	H.	F.	H.	F.
Portion cervicale — *moyenne* = ...	9cm9	9cm6	22001	2309
Portion thoracique	26 2	22 9	58 5	55 4
Portion lombaire.	5 1	5 7	11 4	13 7
Portion sacrée et coccyg.	3 6	3 1	7 9	7 6

Ces chiffres montrent que les portions radiculaires de la moelle ont des proportions différentes dans les deux sexes. L'homme a la moelle cervicale et surtout la moelle lombaire

[CHARPY.]

plus courtes que les même parties chez la femme; sa moelle thoracique est au contraire sensiblement plus longue, de trois centièmes; quant à la portion sacrée, elle est neutre, de mêmes proportions de part et d'autre. — L'enfant, le nouveau-né, ont des proportions semblables à celles de la femme.

Ces différences de hauteur dans les parties radiculaires tiennent vraisemblablement aux proportions du corps lui-même.

(Ravenel. Die Maassverhæltniss der Wirbelsaüle.., *Zeitschrift f. Anatomie*, 1877. — Luderitz. Ueber das Ruckenmarksegment. *Arch. f. Anatomie*, 1884. — Pfitzner. Ueber Wachsthumsbeziehungen... *Morpholog. Jahrbuch*, 1884).

CONFORMATION EXTÉRIEURE DE LA MOELLE

La moelle extraite du canal rachidien paraît finement plissée dans le sens transversal; ces plis sont dus à la rétraction de la pie-mère qui n'est plus tendue par ses extrémités. Pour s'accommoder à l'allongement et au raccourcissement de la colonne, conséquences nécessaires des mouvements de flexion et d'extension, de l'augmentation ou de la diminution des courbures vertébrales, la moelle et son enveloppe intime jouissent d'une certaine élasticité; elles se plissent ou s'aplanissent suivant qu'elles sont relâchées ou tendues. Nous avons déjà vu que, les organes étant en place, ces variations de longueur n'excédaient pas quelques millimètres dans les conditions normales.

Dans le sens longitudinal, la moelle est parcourue par plusieurs dépressions parallèles, *sillons* de la moelle. Deux de ces sillons sont situés sur la ligne médiane, l'un en avant, l'autre en arrière, *sillons médians*; les autres, sillons *latéraux*, sont sur les flancs, de chaque côté.

1° Sillons médians. — Le *sillon médian antérieur* suit la face antérieure de la moelle, depuis le collet du bulbe, où il est presque complètement comblé par l'entrecroisement des pyramides, jusqu'à la fin du cône terminal. Il est peu profond, de 2 à 4 mm., et n'entame la moelle que d'un tiers de son D. antéro-postérieur; mais il est large, facile à écarter. Un double prolongement de la pie-mère y pénètre avec des vaisseaux importants. Son entrée béante est conformée en gouttière à bords convexes, pour recevoir les artère et veine spinales antérieures; ses faces plates et lisses, qui se regardent sans se toucher, tombent perpendiculairement sur une rainure transversale dont le fond est la commissure blanche, surface où l'on remarque au milieu un raphé saillant et de chaque côté des faisceaux obliques séparées par des fentes vasculaires.

Le *sillon médian postérieur* s'étend sans interruption du plancher du quatrième ventricule à l'extrémité inférieure de la moelle. Extérieurement on ne voit qu'un trait délié à cause de l'affrontement des bords sans biseau, et sur la coupe une fissure très étroite, profonde de 4 à 6 mm., aboutissant à une surface grise, la commissure grise postérieure. Ce sillon, quelquefois coudé à sa partie profonde, ne peut s'ouvrir qu'artificiellement, car il est occupé par une cloison de névroglie, placée de champ et soudée aux deux lèvres de la fissure. Il n'y a pas de gouttière à l'entrée, et on ne voit au fond ni le diverticule latéral, ni le raphé, ni les lignes vasculaires du sillon antérieur.

Ces deux sillons médians ne sont pas seulement distincts par ces caractères de profondeur, de béance et de rapport extérieurs, ils le sont encore par leur origine embryonnaire. Le sillon antérieur est l'intervalle naturel que laissent entre eux les cordons antérieurs de la moelle dans leur croissance progressive en avant, tandis que le sillon postérieur est dès l'origine intra-médullaire; il représente la partie postérieure du tube médullaire primitif, isolée de sa partie antérieure qui devient canal de l'épendyme, et peu à peu transformée en une fente fermée par un septum.

Quoi qu'il en soit, ces deux sillons médians séparent la moelle en deux moitiés, deux demi-cylindres symétriques; il y a donc une moelle droite et une moelle gauche, comme il y a deux cerveaux. Le pont de substance nerveuse qui, entre les sillons, unit les deux moitiés de l'organe a une épaisseur de 2 mm.; il constitue les *commissures* de la moelle (fig. 119 et 120).

2° **Sillons latéraux**. — Il y a de chaque côté deux sillons collatéraux constants et deux sillons intermédiaires accessoires.

Le *sillon collatéral antérieur*, placé à 2 ou 3 mm. en dehors du sillon méd. antérieur, ne mérite pas le nom de sillon; ce n'est pas une dépression de la surface, c'est la ligne d'insertion des racines antérieures. L'arrachement de ces racines laisse à nu sur la moelle un ruban de 2 mm. de large, criblé de petites fossettes au point d'implantation des filets radiculaires; la succession de ces fossettes artificielles a fait admettre un sillon collatéral antérieur. On le suit en haut jusqu'à la protubérance; plus on descend, plus ce sillon se rapproche de la ligne médiane; il la touche presque à la fin du renflement lombaire, et disparaît avec l'émergence du nerf coccygien.

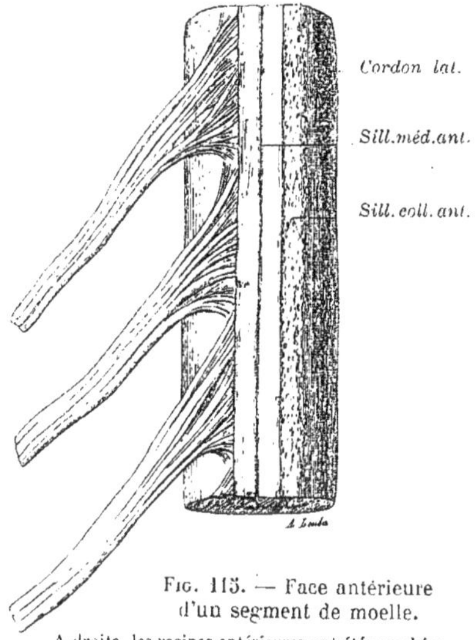

Fig. 115. — Face antérieure d'un segment de moelle.
A droite, les racines antérieures ont été arrachées.

Le *sillon collatéral postérieur* est au contraire une dépression réelle, une rainure étroite chez l'homme, élargie en gouttière chez les grands animaux, qui reçoit les racines postérieures. Ces racines, bien que plus nombreuses et plus volumineuses que les racines antérieures, se ramassent près de la moelle en un cordon serré qui, par des branches montantes et descendantes, suit le sillon et le comble; arrache-t-on ces racines, on voit que la rainure est peu profonde et qu'elle aboutit à la tête de la corne postérieure. Le sillon collatéral postérieur suit toute la moelle, en ligne un peu ondulée, courbée au niveau des renflements, et finit à la base du cône terminal.

Le *sillon intermédiaire postérieur* est une fente linéaire, située environ à 1 ou 2 millimètres en dehors du sillon médian postérieur. Exceptionnellement il a une certaine profondeur, mais ordinairement il entame à peine la substance blanche. En haut il se prolonge sur le bulbe, en bas il finit vers le tiers moyen de la région dorsale; il est donc surtout cervical. Chez l'embryon on le suit jusqu'en bas de la moelle; déjà sur des fœtus de six mois, je l'ai vu ne commencer qu'en haut de la région thoracique. On voit quelquefois à la région cervicale un petit *sillon intermédiaire antérieur*, placé tout près du sillon médian et marquant la limite externe du faisceau pyramidal direct.

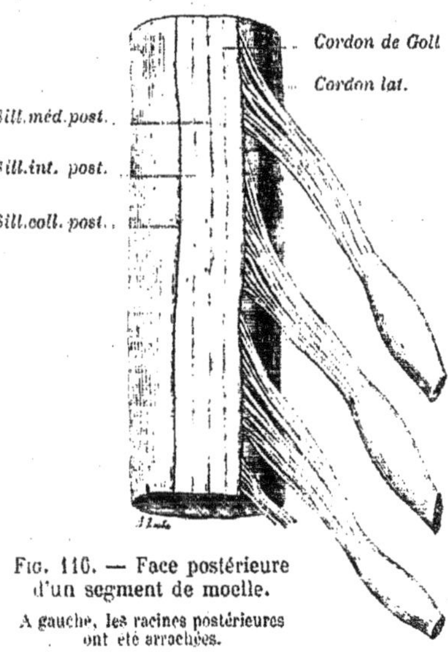

Fig. 116. — Face postérieure d'un segment de moelle.

A gauche, les racines postérieures ont été arrachées.

Cordons de la moelle.

— Les sillons interceptent entre eux des faisceaux longitudinaux de substance blanche irrégulièrement prismatiques, appelés *cordons* de la moelle.

Entre le sillon médian antérieur et le sillon collatéral postérieur est le cordon *antéro-latéral*, qui comprend la plus grande partie de la demi-circonférence de la moelle. Il a une certaine autonomie anatomique et fonctionnelle. Le *cordon postérieur* s'étend de la ligne d'insertion des racines postérieures au sillon médian postérieur.

Le cordon antéro-latéral est à son tour un peu arbitrairement subdivisé en deux cordons secondaires, le cordon antérieur et le cordon latéral; la ligne de séparation est la limite externe de la zone de pénétration des racines antérieures, en d'autres termes les racines antérieures appartiennent au cordon antérieur.

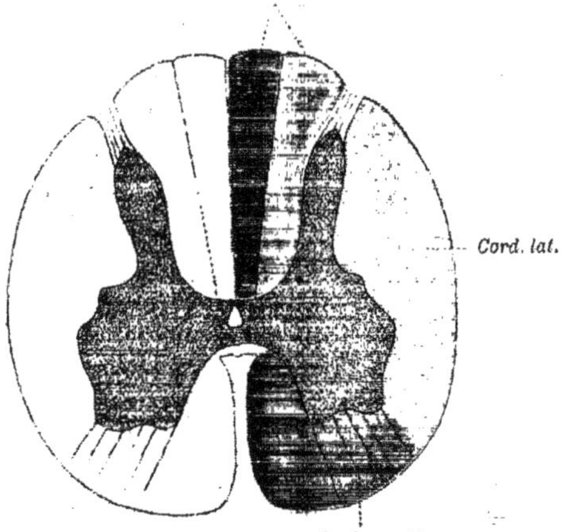

Fig. 117. — Cordons de la moelle.

Le cordon antéro-latéral et le cordon postérieur avec leurs divisions, figurés sur la moitié gauche d'une coupe transversale.

Le cordon antérieur commence au bulbe avec les pyramides et finit en pointe au bout du cône terminal. Il n'occupe point la totalité de la face antérieure de la moelle, et tandis que celle-ci s'élargit au niveau des renflements, le cordon antérieur va toujours en se rétrécissant à mesure qu'il descend; dans la partie inférieure du renflement lombaire, il est même réduit à la zone radiculaire. Sur la coupe, c'est un triangle dont le sommet tronqué adhère en partie à la commissure blanche, dont la base convexe se continue avec la courbe du cordon latéral.

Le *cordon latéral* occupe toute la face latérale de la moelle et déborde sur la face antérieure; il s'étend entre les deux lignes d'insertions radiculaires. Sa surface extérieure très bombée montre de nombreuses fentes longitudinales à court trajet; elle ne présente à la région dorsale aucune émergence de racines; mais à la région lombaire elle laisse passer des filets ténus qui vont s'adjoindre aux racines antérieures, et à la région cervicale les origines du nerf spinal. C'est sur elle que s'insère le ligament dentelé. En coupe, c'est un quadrilatère d'une aire beaucoup plus grande que le cordon antérieur et dans laquelle on distingue à l'œil nu des fissures et des cloisons radiées recoupées par des cloisons concentriques.

Le *cordon postérieur* correspond à la face postérieure de la moelle; il comprend l'espace interradiculaire et les racines postérieures elles-mêmes. Il est inégalement large suivant les régions. Sa section montre une surface triangulaire dont la pointe mousse s'unit à la commissure grise, et dont la base extérieure se détache en relief sur la circonférence de la moelle, parce que sa courbe appartient à un cercle plus petit que celui du cordon antéro-latéral.

Dans la région cervicale et la dorsale supérieure, le sillon intermédiaire postérieur délimite, aux dépens du cordon postérieur et le long du sillon médian, un faisceau, large de 1 à 2 millimètres suivant les régions, qui va en augmentant à mesure qu'il s'élève vers le bulbe qu'il traverse. C'est le *cordon de Goll*. On ne le suit pas plus bas à l'œil nu; mais, outre que chez l'embryon il est visible jusqu'au filum, chez l'adulte il se reconnaît sur toute la longueur de la moelle par sa réaction pathologique individuelle.

Schulz, étudiant des moelles d'adultes durcies au liquide de Muller, a mesuré les diamètres des différents cordons en coupe transversale. Les chiffres suivants, moyennes de plusieurs moelles, donnent le plus grand diamètre de chaque cordon.

	Part. cervicale.	P. thorac.	Part. lombaire.
Moelles D. transversal	12mm4	9.3	9.0
— D. ant. post.	9. 0	7.8	8.0
Cordon antéro-latéral (D. transv.). . .	5mm4	4.3	3.5
— postér..	3. 5	2.9	2.8

CONFORMATION INTÉRIEURE DE LA MOELLE

Terminologie. — Avant de décrire la disposition intérieure de la moelle, qui s'étudie principalement sur des coupes, il est nécessaire de définir certains termes couramment employés. Les coupes se font sur trois plans correspondant aux trois dimensions; la coupe *frontale* (parallèle au front) passe par le plan vertico-transversal; la coupe *horizontale*, par le plan horizontal; la coupe *sagittale*, par le plan antéro-postérieur. On dit aussi : coupes vertico-transversale, transversale et antéro-postérieure, comme synonymes des termes précédents.

Distal signifie périphérique; *proximal*, du côté du centre. *Caudal*, *capital*, partie dirigée en bas, vers la queue, ou en haut vers la tête. *Dorsal*, *ventral*, empruntés à la situation du corps chez les animaux, sont synonymes de postérieur et d'antérieur. *Médial*, du côté de l'axe du corps; *latéral*, du côté externe. *Homo-latéral*, du même côté; *contro-latéral*, du côté opposé.

Presque toujours, dans les coupes de moelle que nous figurons, le dessin est placé de telle sorte que la partie antérieure regarde en bas, la partie postérieure est tournée vers le haut. Cette orientation, qui diffère de celle de nos classiques français, a le double avantage de rendre la moelle de l'homme tout à fait comparable à celle des animaux et de ne pas obliger à retourner la coupe quand on est arrivé au cerveau.

(Voy. Stieda. *Anatom. Anzeiger*. Supplém. 1897.)

La moelle, telle que nous la montre une coupe transversale, est composée de deux substances, une grise et une blanche. La substance blanche est enveloppée à son tour par une membrane conjonctive et vasculaire, la pie-mère; la substance grise contient au centre le canal de l'épendyme. On a donc de dehors en dedans une succession de surfaces courbes emboîtées les unes dans les autres : la pie-mère, la substance blanche, la substance grise, le canal de l'épendyme.

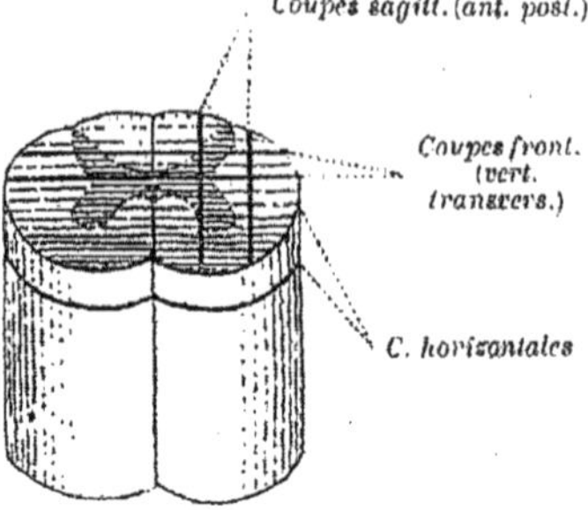

Fig. 118. — Orientation des coupes sur la moelle.

Schéma indiquant la direction des coupes sagittale, horizontale et frontale.

1° **Substance grise.** — La substance grise doit sa couleur au pigment que renferment les cellules nerveuses dont elle est peuplée et aux cylindre-axes sans myéline qui la traversent; le gris tire sur le lilas à cause des nombreux vaisseaux qui s'y ramifient.

Elle est formée de deux moitiés symétriques droite et gauche, réunies par un pont transversal appelé la *commissure grise*. La commissure grise est placée derrière la commissure blanche qu'on voit au fond du sillon médian antérieur. Le canal de l'épendyme, qui est percé au milieu d'elle, la divise en deux parties : une c. *grise antérieure* et une c. *grise postérieure*, cette dernière plus épaisse (D. antéro-post. au niveau des renflements, 0 mm. 13), visible sur une étroite surface au fond du sillon médian postérieur.

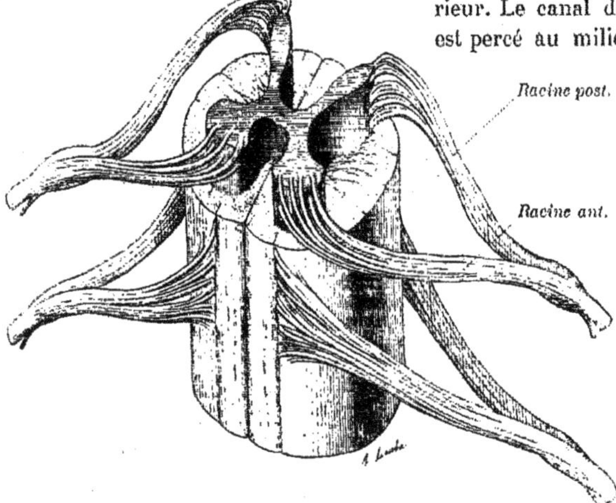

Fig. 119. — La substance grise de la moelle.

Figure schématique destinée à montrer la forme en H de la substance grise et ses rapports avec les racines nerveuses. La partie antérieure regarde en bas et à gauche. On a enlevé en haut un anneau de substance blanche.

Chaque moitié de la substance grise a la forme d'une épée dite carrelet c'est-à-dire à trois arêtes, ou encore d'un croissant dirigé d'arrière en avant; les convexités des deux croissants se regardant et étant unies par la barre de la commissure grise, il en résulte sur la coupe une figure en X ou en H.

La substance grise de chaque moitié est divisée en deux parties par une ligne transversale conventionnelle qui passe par le canal de l'épendyme : une partie ventrale, corne antérieure, et une partie dorsale, corne postérieure.

La *corne antérieure* regarde en avant et en dehors. Sa forme générale est arrondie ou quadrangulaire avec un contour découpé en pointes ou en lobes. Elle se distingue à l'œil nu de la corne postérieure par sa grande surface, par son éloignement de la circonférence de la moelle et par les nombreux prolongements qui s'irradient de sa périphérie. On la divise en deux parties, la *tête* et la *base*, sans qu'il y ait entre ces deux régions une ligne de démarcation bien reconnaissable.

La *corne postérieure* est toujours plus longue et plus mince. Elle est plus près de la surface extérieure qu'elle affleure presque à la région cervicale ; elle n'émet pas d'irradiations apparentes et elle est entourée par la *substance gélatineuse de Rolando*, substance translucide qui coiffe en V ou en croissant l'extrémité de la corne. La corne postérieure est partagée en trois parties : la *tête* (caput), renflement arrondi ou fusiforme, dont le sommet (apex), bien marqué dans les régions cervicale et thoracique, se voit au fond du sillon coll. postérieur ; — le *col* (cervix), étranglement qui manque à la corne antérieure, — et la *base*.

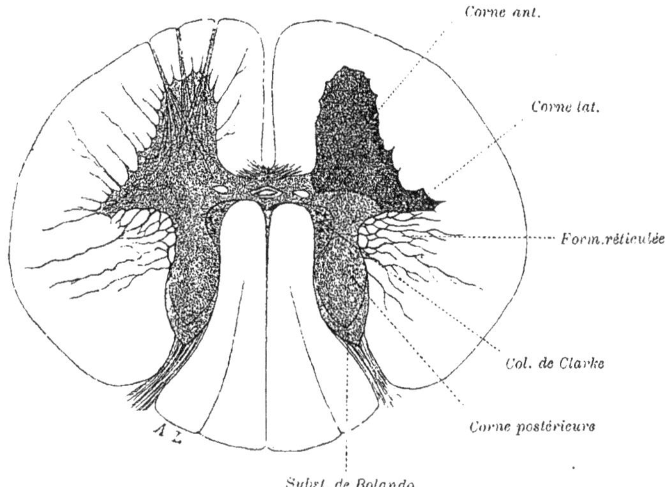

FIG. 120. — Les cornes de la substance grise.

Topographie schématique des cornes antérieure et postérieure du côté droit. Par exception, la partie antérieure est ici tournée vers le haut.

Les bases des deux cornes s'adossent et se pénètrent ; le point de rencontre s'appelle la région *intermédiaire*.

Dans la portion thoracique de la moelle, surtout dans la région supérieure de ce segment, on remarque sur le flanc de la substance grise une saillie triangulaire dont le sommet libre regarde directement en dehors ou bien un peu en arrière : c'est la *corne latérale* (corne moyenne, tractus intermédio-latéral). Elle fait défaut à la région lombaire ; on ne la reconnaît pas non plus à la région cervicale, où elle paraît être absorbée par le grand développement latéral de la corne antérieure qui se projette en dehors en saillie arrondie. Bien qu'elle appartienne topographiquement à la zone intermédiaire, on la rattache ordinairement à la corne antérieure dont elle fait manifestement partie chez quelques animaux. — L'angle rentrant, entre la corne latérale et le col de la corne postérieure, est occupé par un réseau de substance grise dont les mailles plus ou moins grandes circonscrivent des îlots de substance blanche. Ce réseau est la *formation réticulée*, indistincte à la région lombaire, bien marquée à la région thoracique, et de plus en plus développée à mesure qu'on se rapproche du bulbe.

Les différentes cornes que nous avons décrites n'ont cet aspect que sur une coupe transversale; si l'on regarde l'axe gris dans son entier, en élévation, on aura une colonne cannelée, composée de colonnes secondaires qui sont les cornes de la substance grise (fig. 119); les colonnes antérieures sont principalement motrices, et les postérieures, sensitives.

1°
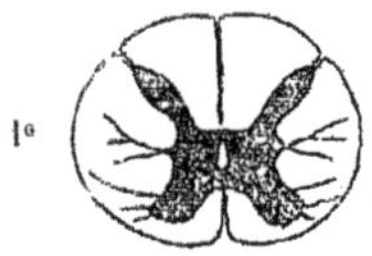

2°
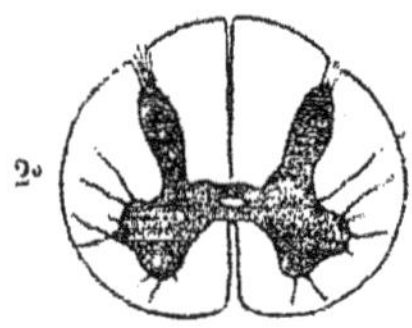

3°
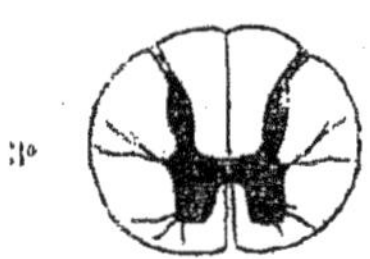

4°
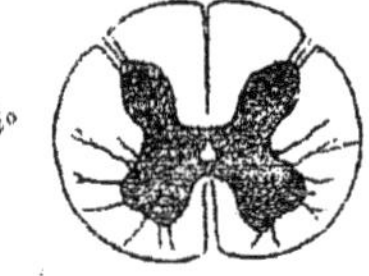

5°
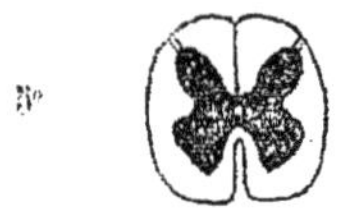

6°
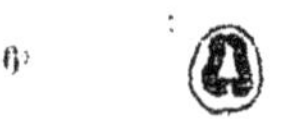

Fig. 121. — Formes de la substance grise aux différentes régions de la moelle.

Coupes transversales passant, de haut en bas, par : 1° la région cervicale sup.; 2° le renflement cervical; 3° la région thoracique; 4° le renflement lombaire; 5° la région sacrée; 6° le cône terminal.

2° **Substance blanche.** — La substance blanche doit sa couleur aux fibres nerveuses à myéline dont elle est composée. Elle forme autour de la substance grise une écorce ou *manteau* d'inégale épaisseur, que nous avons vue divisée en cordons antérieur, latéral et postérieur. La périphérie du manteau médullaire n'est pas continue; elle est entaillée d'abord de nombreuses incisures par où s'enfoncent des cloisons de la pie-mère, puis par les sillons déjà décrits. Au niveau du sillon antérieur, l'angle est arrondi; il est vif au contraire à l'origine du sillon médian postérieur. La substance grise est recouverte sur toute sa circonférence par la substance blanche, sauf en un point, au fond du sillon médian postérieur, où la commissure grise est à nu. On a dit qu'il en était de même pour le sillon collatér. postérieur; mais ni chez les animaux, ni chez l'homme, ni chez l'embryon, le sommet de la corne postérieure n'arrive jusqu'à la pie-mère; il en est toujours séparé par une couche de substance blanche. Il est juste d'ajouter que cette mince couche paraît être uniquement formée par le faisceau externe des racines postérieures, et que si l'on arrachait ce faisceau, on verrait le cordon latéral séparé du cordon postérieur et l'apex de la corne pointant au fond du sillon collatéral.

Ni l'étendue, ni la forme, ni la structure des diverses coupes ne sont identiques sur toute la hauteur de la moelle. Non seulement chacune des cinq régions que nous avons admises a sa morphologie propre et constante, mais dans chaque région chaque segment de moelle, avec sa paire rachidienne, a une certaine individualité qui distingue les coupes des différents niveaux, et on a pu dire que la forme d'une section de la moelle est l'expression de la nature intime et de la valeur fonctionnelle de la région où la coupe a été faite. Le renflement cervical, de forme ovalaire, se fait remarquer surtout pas l'énorme élargissement de sa corne antérieure qui absorbe la corne latérale et par sa formation réticulée; la moelle thoracique, à contour circulaire, par sa corne latérale et le type en H de sa mince substance grise; le renflement lombaire, par sa corne antérieure uniformément agrandie, sa corne postérieure large et arrondie avec un col peu marqué, presque semblable à la corne antérieure, et non plus effilée, fusiforme comme aux régions dorsale et cervicale.

Les *rapports quantitatifs* des deux substances grise et blanche varient suivant les régions considérées. Gratiolet avait déjà établi une estimation générale. Stilling, dont les chiffres diffèrent d'ailleurs sur plusieurs points de ceux de Gratiolet, a précisé ces rapports sur ses coupes en série et a établi leur loi de croissance et de diminution. Plus tard Flechsig a repris ces mensurations pour chaque faisceau des cordons. Des données de Stilling il résulte que : 1° La substance grise est sensiblement proportionnelle au volume d'ensemble de la moelle, très réduite à la région thoracique, très agrandie au niveau des renflements;

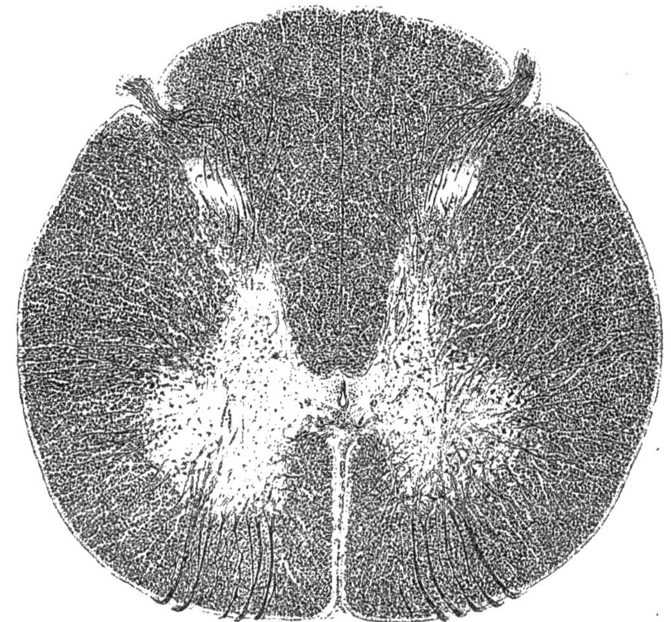

Fig. 122. — Renflement cervical de la moelle.

Enfant de 2 ans; coupe au niveau du sixième nerf cervical. (D'après Waldeyer.)

elle s'accroît comme les nerfs qu'elle reçoit ou qu'elle émet; mais cette loi de rapport entre la substance grise et les racines nerveuses n'est vraie que des cornes antérieures; les cornes postérieures y échappent en partie; — 2° La substance blanche subit un accroissement presque régulier de bas en haut.

R. Krause et Aguerre ont donné récemment de nouvelles mensurations prises sur une moelle de femme adulte (*Anat. Anz.*, 1900).

3° **Canal de l'épendyme.** — Le *canal de l'épendyme* ou *canal central* est une cavité percée au centre de la moelle qu'elle traverse dans toute sa longueur. On appelle *épendyme*, de *épi*, sur, et *enduma*, vêtement, le tissu qui forme la paroi du canal.

Le canal commence en haut à l'angle inférieur du quatrième ventricule, passe dans la partie inférieure du bulbe, puis dans toute la moelle, s'élargit en bas du cône médullaire pour former le ventricule terminal et de là très étroit se poursuit dans le filum terminale, où il finit en cul-de-sac, jusqu'à une distance de 8 centimètres, quelquefois beaucoup moindre, de 2 centimètres seulement. Chez le fœtus il descend encore plus bas et atteint le cul-de-sac dural, c'est-à-dire la fin du segment interne du filum. Il ne représente pas l'axe géométrique du cylindre médullaire; car placé près du tiers antérieur dans les régions cervicale et dorsale, il occupe le centre à la région lombaire et se dirige, dans le cône terminal, vers la face postérieure. Sa longueur est d'environ 50 centimètres. Large chez les vertébrés non mammifères et chez les mammifères inférieurs, large aussi chez l'embryon humain, il se rétrécit fortement dès le milieu de la vie fœtale, et n'a plus chez l'adulte qu'un dixième ou même un demi-dixième de millimètre, ce qui le fait à peine visible à l'œil nu; il devient très apparent si on laisse sécher une coupe de moelle qui a trempé dans l'alcool. La forme ovalaire de sa section montre de grandes variétés, suivant le niveau considéré et aussi suivant les sujets.

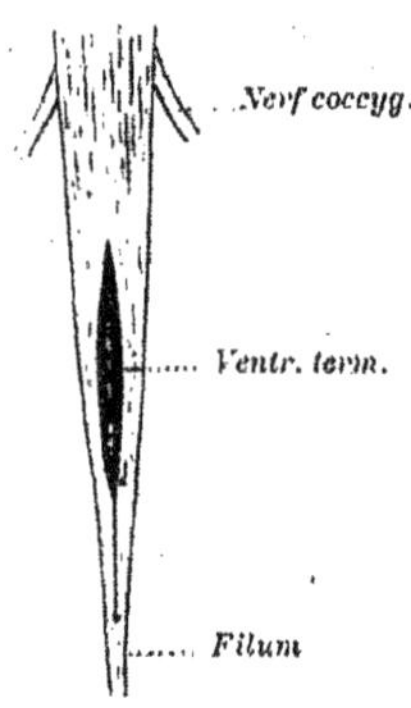

FIG. 123. — Le ventricule terminal.

Coupe frontale du cône et du ventricule terminal. Grandie du double. (D'après Krause.)

Le canal de l'épendyme est le canal ou tube médullaire épithélial de l'embryon, rétréci par la formation nerveuse qui l'entoure. La forme large embryonnaire persiste encore chez l'adulte dans le cône terminal et constitue le *ventricule terminal* de la moelle, découvert par W. Krause en 1875. C'est le cinquième ventricule des centres nerveux, car le ventricule de la cloison ne mérite ce nom ni par son origine ni par sa structure; mais d'autre part le ventricule de la moelle, bien que dérivé du canal neural embryonnaire, n'est pas entièrement assimilable à ceux du cerveau; peut-être eût-il mieux valu l'appeler le *sinus terminal*.

Quoi qu'il en soit, ce ventricule occupe la partie inférieure du cône terminal, au-dessous de l'émergence du nerf coccygien; il correspond donc à la partie coccygienne ou caudale de la moelle, que nous avons considérée comme frappée tout entière d'arrêt de développement. Quelquefois un renflement bulbeux au-dessus de l'origine du filum indique extérieurement sa présence. Il est en général triangulaire sur la coupe et fusiforme en longueur; ses deux bouts supérieur et inférieur se continuent avec le canal épendymaire. Sa longueur est de 8 à 10 mm.; son D. transversal de 1 mm. à 0,5; son D. ant. postérieur de 1 à 0,4; on le voit bien à l'œil nu sur une pièce durcie, et s'il a échappé si longtemps à l'attention, c'est que sa paroi postérieure rapidement altérée après la mort le laisse béant en arrière, ce qui avait fait croire à Stilling que le canal de l'épendyme s'ouvrait chez l'homme en arrière dans le sillon médian postérieur du renflement lombaire. Le ventricule affleure en effet le sillon médian postérieur ou plutôt, car celui-ci est déjà effacé, la face postérieure de la moelle dont il n'est séparé que par une mince couche d'épithélium et de substance nerveuse. Il est revêtu d'une couche d'épithélium cilié vibratile, qui repose sur la substance gélatineuse centrale; l'épithélium garde le type embryonnaire dans les parois latérales et postérieure qui contribuent plus particulièrement à former le ventricule.

Le ventricule terminal reste sans changement et avec ses mêmes dimensions de la naissance à l'âge adulte. Vers quarante ans, il commence à s'oblitérer, mais on le retrouve encore dans l'extrême vieillesse. On l'a constaté chez les animaux au moins chez les jeunes et même chez l'embryon d'amphioxus. Il ne faut pas le confondre avec le *sinus rhomboïdal* des oiseaux, qui siège à la moelle sacrée et non dans le cône, et qui est constitué par un épaississement de névroglie gélatineuse comblant le sillon postérieur et traversé par le canal normal.

Sur le Ventricule terminal : W. KRAUSE. Der Ventriculus terminalis. *Arch. f. microscop. Anatomie*, 1875. — SAINT-REMY. Portion terminale de l'épendyme. *Thèse*, Nancy, 1887. — ARGUTINSKI, *Arch. f. microsc. Anat.*, 1897.

Le canal de l'épendyme est un tube épithélial. Son épithélium, dérivé de l'ectoderme qui s'est invaginé pour former le canal médullaire, repose sur la substance gélatineuse centrale que nous décrirons plus loin. Il est constitué par une seule rangée de cellules épithéliales cylindriques dites *cellules épendymaires*; il y en a cent sur une coupe du renflement cervical. La cellule cylindrique regarde le canal par sa base qui porte des cils vibratiles très délicats; ces cils sont de bonne heure inertes et se transforment partiellement chez l'adulte en un plateau cuticulaire. La partie périphérique de la cellule est pointue et se termine en un prolongement filiforme qui se perd dans la substance grise pour les cellules latérales; mais celui des cellules ventrales et dorsales traverse en direction sagittale la commissure antérieure et la commissure postérieure pour se terminer sous la pie-mère des sillons médians de la moelle. Cette disposition existe encore dans l'année qui suit la naissance; elle ne tarde pas à s'effacer dans la partie ventrale où l'on retrouve à peine quelques fibres traversant la commissure blanche, tandis qu'elle persiste chez l'adulte, dans la partie dorsale; le septum médian postérieur est en effet formé de fibres horizontales de névroglie qui proviennent des cellules épendymaires ou de cellules voisines du canal central. Entre les grandes cellules épithéliales sont des cellules intercalaires plus petites et des fibres de névroglie qui arrivent jusqu'à la surface du canal.

Chez l'embryon, les cellules épendymaires possèdent un seul prolongement central, très court, qui regarde la cavité, et un prolongement périphérique très long qui traverse en sens radié toute l'épaisseur de la substance nerveuse et aboutit à la face interne de la pie-mère (voy. p. 88).

Le canal de l'épendyme contient du liquide céphalo-rachidien en communication avec celui du quatrième ventricule et avec celui qui entoure le bulbe.

Il est très fréquent de trouver chez l'adulte des oblitérations partielles du canal de l'épendyme; elles sont produites tantôt par des amas épithéliaux provenant de la prolifération de l'épithélium normal, tantôt par des végétations névrogliques contenant des vaisseaux et englobant les cellules épithéliales désagrégées. Frommann en a constaté ving-deux fois sur vingt-cinq moelles examinées, le plus souvent à la région cervicale. Quand elles sont longitudinales, fait qui semble plus commun dans la portion sacrée, le canal paraît double, en canons de fusil. On ne sait s'il y a des cas de canal normalement et originellement double.

Schulz, qui a étudié plus récemment (*Neurol. Centr.*, 1883) une série de vingt moelles d'adulte aussi normales que possible, a fait les constatations suivantes : quatre fois seulement le canal épendymaire était parfaitement libre et son épithélium normal (sujets de 15 à 35 ans); — quatre fois, canal libre mais avec amas cellulaires intérieurs; — deux fois, lumière oblitérée à la région lombaire seulement; — dix fois, par conséquent dans la moitié des cas, oblitération complète du canal dans toute sa longueur (sujets de 18, 22, 26, 28, 35, 52, 53, 56 et 76 ans). Ordinairement, quand le canal renferme des amas cellulaires, sa paroi est mal délimitée et sa couche profonde est infiltrée de cellules nouvelles.

(Voy. aussi Bonne. *Revue neurolog.*, 1890.)

CHAPITRE DEUXIÈME

STRUCTURE DE LA MOELLE[1]

La moelle est un organe complexe qui présente à étudier, outre ses enveloppes qui nous sont connues, une charpente intérieure ou tissu de soutien, la substance nerveuse et des vaisseaux.

§ I. — TISSU DE SOUTIEN

Le tissu de soutien, stroma ou squelette de la moelle, est composé d'éléments très différents comme forme et comme origine; il comprend la pie-mère et ses prolongements centraux, l'épithélium épendymaire, la névroglie et le ciment interstitiel. La première est de nature conjonctive et dérive du mésoderme, tandis que l'épithélium du canal central et la névroglie proviennent, comme les éléments nerveux, de l'ectoderme embryonnaire.

1° **Pie-mère et ses irradiations.** — La pie-mère, membrane conjonctive et vasculaire qui entoure étroitement la moelle, est composée de deux couches, une externe et une interne. Ces deux couches s'enfoncent totalement dans le sillon antérieur et dans les principaux sillons longitudinaux, mais à leur partie périphérique seulement, où l'on voit pénétrer des injections poussées sous l'arachnoïde. Partout ailleurs c'est la couche interne seule, l'intima piæ de Retzius, qui s'enfonce entre les lèvres des sillons et se dirige vers la substance grise.

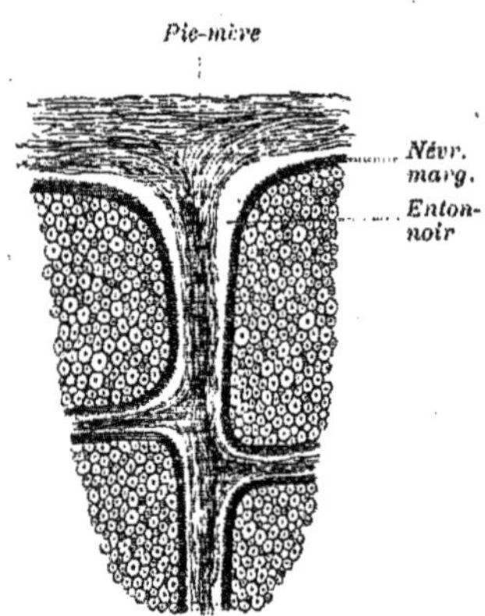

Fig. 124. — Entonnoir vasculaire à la surface de la moelle.

Une artériole pénètre par l'entonnoir et se ramifie dans les fissures entre les faisceaux de tubes nerveux. Figure très grossie. Imitée de Retzius.

La moelle est en effet coupée d'une infinité de fissures étroites ou larges qui viennent s'ouvrir à sa surface par un évasement ou *entonnoir*. Ce sont les vaisseaux qui ont creusé ces fentes en envahissant par la périphérie la masse embryonnaire en partie nerveuse, en partie épithéliale; ils ont entraîné avec eux la couche profonde de la pie-mère qui s'est disposée en *cloisons* longitudinales ou *septa*. Par chaque entonnoir entre une artère ou sort une veine; la pie-mère pénètre avec eux et, s'appliquant sur leur paroi externe, constitue leur gaine adventice; ces gaines piales accompagnent non seulement les troncs vasculaires, mais aussi leurs princi-

1. J'ai cru devoir dans cette deuxième édition supprimer un certain nombre de détails qui figuraient dans la première et m'en tenir à un exposé plus classique. Il existe en effet aujourd'hui des Anatomies spéciales du système nerveux, en langue française : Van Gehuchten, *Anatomie du système nerveux de l'homme*. 3e édition. 1900. — M. et Mme Déjerine. *Anatomie des centres nerveux*, 1895 et 1901. — W. v. Bechterew. *Les voies de conduction du cerveau et de la moelle*. Traduction Bonne, 1900. C'est à ces ouvrages que le lecteur doit se reporter, s'il veut approfondir certaines questions. — Voy. aussi : Nervensystem, par Ziehen et Zander, dans le *Handbuch der Anatomie*, de K. v. Bardeleben, 1899.

pales ramifications. Il en résulte une sorte de charpente conjonctive et vasculaire qui soutient les éléments nerveux; si on arrache un de ces vaisseaux pénétrants, on voit que des parcelles de substance blanche restent adhérentes à ses parois. Cette cloison piale n'est d'ailleurs au contact immédiat ni des faisceaux de tubes nerveux ni des vaisseaux; elle est séparée des premiers par une couche de névroglie, et des seconds par une invagination du tissu sous-arachnoïdien; celui-ci fournit aux vaisseaux une gaine spéciale lymphatique, interposée entre la paroi vasculaire et la gaine piale adventitielle.

On peut répartir les cloisons en trois groupes.

Les cloisons de premier ordre comprennent: 1° la *cloison médiane antérieure* ou septum médian, dans le sillon correspondant; au début c'est une lame double, une invagination de toute la pie-mère, mais plus tard la lame est unique et se bifurque seulement au fond du sillon pour engainer les artères centrales droite et gauche; 2° la cloison *intermédiaire postérieure*, qui remplit le sillon de même nom, entre le cordon de Goll et celui de Burdach. — Quant au septum du sillon médian postérieur, il est composé uniquement de tissu névroglique; ainsi que l'a montré v. Lenhossék, la pie-mère passe d'un côté à l'autre de la moelle sans pénétrer dans son intérieur.

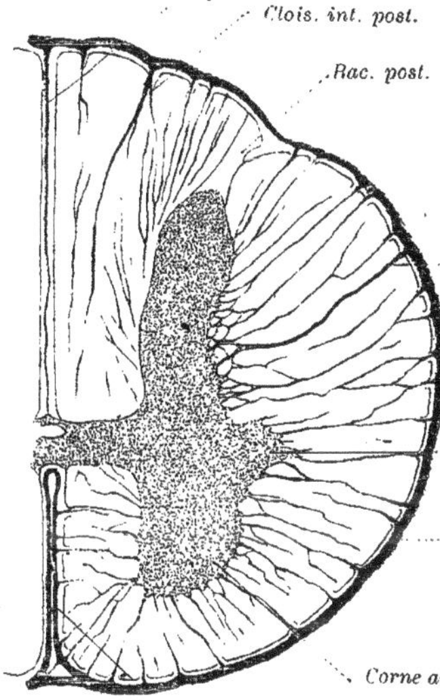

FIG. 125. — Charpentes conjonctives de la moelle. — Irradiations de la pie-mère formant les cloisons.

Pie-mère en rouge; coupe transversale de la moelle thoracique. — La cloison postérieure est névroglique.

Les cloisons de second ordre traversent toute la substance blanche et aboutissent à la périphérie de la substance grise; elles sont moins larges et moins constantes que les premières. Il y en a de 10 à 15 autour du cordon antéro-latéral. Les plus remarquables sont celles qui vont au sommet de la corne postérieure avec les vaisseaux correspondants, les lames épaisses qui accompagnent les racines antérieures et leurs vaisseaux, et un septum que l'on rencontre sur la plupart des coupes abordant transversalement la corne latérale et la formation réticulée. — Dans les cloisons de troisième ordre se rangent tous les prolongements de la pie-mère qui pénètrent avec les artères courtes et se perdent promptement dans la substance blanche.

La disposition générale de toutes ces travées est radiée; elles se dirigent en lignes droites, arquées ou ondulées, vers la substance grise du côté correspondant; les cloisons de premier ordre et celles qui occupent les cordons postérieurs ont une direction sagittale, c'est-à-dire antéro-postérieure. Une fois entrées dans la moelle, elles émettent à angle droit ou aigu des cloisons latérales secondaires qui, s'unissant aux cloisons voisines, déterminent des espaces en triangle ou en trapèze; la surface de la substance blanche se trouve ainsi divisée en un réseau à mailles polygonales, dont le champ est très variable. La substance grise n'est pas cloisonnée, la disposition de ses cellules et de ses plexus étant tout autre que celles des cordons de la substance blanche, mais elle n'en renferme pas moins des espaces conjonctifs importants, autour des gros vaisseaux centraux qui ont pénétré au fond du sillon antérieur.

Partout les cloisons conjonctives sont tapissées ou enveloppées par la névroglie, et le tissu conjonctif cesse dans les minces cloisons ou autour des vaisseaux de petit calibre, pour être remplacé par le tissu névroglique seul. Chacun de ces deux tissus peut être altéré individuellement; il y a des néoplasmes et des scléroses d'origine névroglique, il en est d'origine conjonctive; les gliomes, les lésions de la maladie de Friedreich, la syringomyélie ressortissent du premier; l'ataxie locomotrice, les scléroses irrégulières dépendent surtout du second.

2° **Épithélium épendymaire.** — Les cellules épithéliales cylindriques qui circonscrivent en bordure le canal central sont, pendant la période embryonnaire des vertébrés supérieurs et pendant toute la vie chez les vertébrés inférieurs (poissons, reptiles, batraciens), l'unique soutien de la moelle. Elles émettent par leur base un prolongement filiforme qui se dirige radiairement vers la périphérie, se dichotomise à mesure qu'il s'éloigne et finit par un renflement aplati qui s'insère à la face profonde de la pie-mère. La moelle est alors divisée en secteurs par ces expansions périphériques, figurant des fils tendus entre deux cadres; cette disposition existe au début dans la moelle de l'homme, mais ce n'est qu'un échafaudage provisoire, qui disparaît avec la vie fœtale; il n'en reste des traces qu'au niveau des commissures (fig. 126).

3° **Névroglie.** — Comme on l'a vu plus haut (Chap. II) la névroglie est constituée par des éléments isolés et indépendants, qui ne forment pas un tissu à proprement parler. Ces éléments sont des cellules arachniformes, minces et plates, émettant de nombreux prolongements fibrillaires qui se dichotomisent ou non, mais ne s'anastomosent pas avec ceux des cellules voisines. Parmi ces cellules les unes sont orientées en sens radié par rapport au canal central et sont probablement des cellules épendymaires émigrées, les autres n'ont aucune direction définie.

Dans la substance blanche, les cellules névrogliques sont volumineuses; leurs fibres sont longues et rigides. On distingue la névroglie marginale, celle des sillons et celle des faisceaux.

1° La *névroglie marginale* forme autour de la moelle et sous la pie-mère une couche grise dont l'épaisseur varie de 2 à 30 μ et peut atteindre un dixième de millimètre. A l'émergence des racines nerveuses, elle les accompagne dans la moelle sur un court trajet et remplace la gaine de Schwann qui fait défaut.

2° La *névroglie des sillons*, invagination de la couche périphérique, tapisse les faces des sillons et fissures dans lesquels s'engagent les vaisseaux avec leur gaine de pie-mère. La plus remarquable et la seule constante est celle qui forme le septum médian postérieur : Elle émane de la névroglie centrale et présente son plus grand développement à la région lombaire.

3° La *névroglie interfasciculaire* est le squelette des fibres nerveuses. Elle sépare les faisceaux et les fibres de ces faisceaux. Elle est plus abondante dans le cordon de Goll, qui prend une teinte rosée sur les pièces colorées au carmin.

Dans la substance grise, la plupart des cellules ont des prolongements très courts et très ramifiés. La névroglie y revêt un aspect *spongieux*. Il n'y a pas autour des cellules nerveuses d'espace régulier et préformé, mais une disposition générale en *corbeille*. Une couche continue, névroglie *centrale*, entoure le canal de l'épendyme.

La névroglie fait défaut ou du moins est très rare dans la substance gélatineuse de Rolando qui borde la corne postérieure (Weigert et Van Gehuchten contrairement à Kœlliker). Au voisinage immédiat des capillaires de la substance grise, elle forme une couche périvasculaire; les prolongements de ses cellules se fixent en tous sens sur la paroi externe du vaisseau.

Le rôle de la névroglie paraît être surtout celui d'un tissu de soutien. La couche marginale protège la moelle contre les pressions extérieures; la couche périvasculaire amortit les chocs des vaisseaux dilatés. Kœlliker pense que par son application à la surface des fibres nerveuses, privées de leur gaine de Schwann, elle répartit le plasma nutritif au milieu des éléments nerveux. Cajal la considère comme une substance isolante qui empêche la déperdition du courant nerveux. Enfin on lui attribue des propriétés de phagocytose, sur lesquelles Nissl et Marinesco ont récemment insisté.

(Sur la répartition de la névroglie dans la moelle adulte, voy. : R. Krause et Aguerre, *Anat. Anzeiger*, p. 247, 1900.)

4° **Ciment interstitiel.** — On admet généralement qu'entre les éléments nerveux et les éléments névrogliques il existe un ciment d'union très cohérent. Sa présence dans les centres nerveux, dans le cerveau surtout, empêche de faire pénétrer des injections interstitielles. Ce ciment amorphe n'est d'ailleurs, ni la névroglie, que Virchow appelait autrefois le ciment nerveux, ni la *substance ponctuée* de Leydig. Leydig a signalé chez les invertébrés et chez les animaux supérieurs une masse finement ponctuée répandue dans toute la substance grise; il semble acquis aujourd'hui que chacun de ces points n'est que la coupe d'une fibre fine quelconque, fibre névroglique, fibre nerveuse, rameau protoplasmique, et que la substance de Leydig ne correspond pas à une entité réelle.

§ II. — CELLULES RADICULAIRES ET RACINES ANTÉRIEURES.

Les cellules nerveuses, éléments fondamentaux de la substance grise, sont toutes des cellules multipolaires, le mot pôle étant synonyme de prolongement. Toutes possèdent des prolongements protoplasmiques ou dendrites, et un prolongement nerveux ou cylindraxile, dit encore neurite ou axone.

Elles se répartissent en deux catégories : les *cellules radiculaires* qui donnent naissance aux racines motrices et les *cellules de cordon*, qui servent à la transmission dans la moelle même des excitations venues de la périphérie ou du cerveau.

A. **Cellules radiculaires.** — Les *cellules radiculaires* sont celles dont les prolongements nerveux constituent les fibres des racines antérieures. Elles sont situées dans la corne antérieure, et principalement dans le groupe cellulaire externe ou latéral dont nous parlerons plus loin. Ce sont des cellules motrices. La grandeur du corps cellulaire et la richesse des expansions protoplasmiques sont aussi des attributs ordinaires, sinon constants. Ces éléments sont presque toujours de grande taille, de 60 à 135 μ; il y en a un certain nombre de petits, mais d'autre part les très grandes cellules sont toutes radiculaires. Leur forme est étoilée, polygonale; multipolaire, puisque nous appelons pôle toute expansion de la surface. — Le *cylindre-axe*, gros, variqueux, traverse la moelle horizontalement en ligne droite ou arquée; après un court trajet, il s'entoure d'une gaine de myéline souvent épaisse, et à sa sortie de la moelle, après avoir franchi la couche névroglique marginale, il s'adjoint la gaine conjonctive de Schwann. Il n'est jamais branché, mais au moment où il pénètre dans la substance blanche, il émet une ou plusieurs collatérales qui rentrent dans la substance grise pour s'y ramifier (*collatérales récurrentes*). — Les *expansions protoplasmiques*, remarquables par leur volume et par leur terminaison en touffes ou panaches, se divisent en trois groupes: un groupe interne, dont les branches passent en avant de la commissure blanche en s'entre-croisant avec

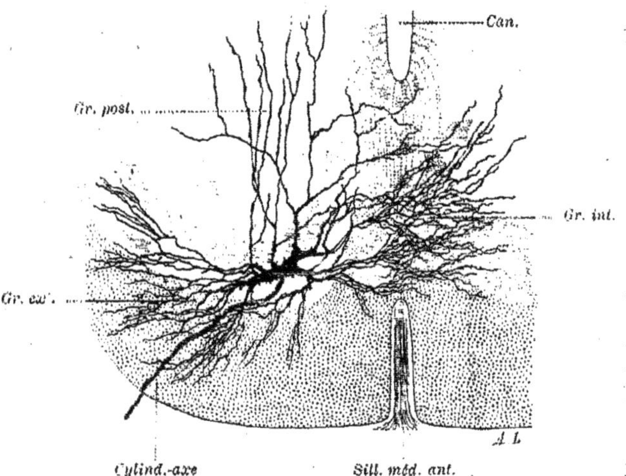

Fig. 126. — Cellule radiculaire de la corne antérieure.

Moelle de chien nouveau-né; imprégnation par la méthode de Golgi; le cylindre-axe indiqué en rouge. (D'après Cajal.)

d'autres semblables et vont se ramifier dans la corne antérieure opposée; un groupe externe, également très touffu, dont les rameaux se répandent entre les fibres du cordon antéro-latéral, qu'elles séparent par des cloisons protoplasmiques; c'est du milieu de ces touffes qu'on voit ordinairement émerger le cylindre-axe; enfin un groupe postérieur, à longues branches peu ramifiées dirigées vers la corne postérieure.

Outre ces cellules, il en existe d'autres, beaucoup plus rares, situées dans la corne antérieure et la partie centrale, qu'on désigne sous le nom de *cellules motrices des racines postérieures* ou *cellules radiculaires postérieures*. Leur cylindre-axe traverse la substance grise d'avant en arrière et prend part à la formation des racines postérieures. Lenhossék et Cajal les ont découvertes chez les oiseaux; Van Gehuchten pense qu'elles font défaut chez les mammifères. Nous en reparlerons à propos des racines postérieures.

B. **Racines antérieures.** — Les nerfs rachidiens sont disposés par paires, c'est-à-dire échelonnés symétriquement deux par deux, un à droite et un à gauche; il y a 62 nerfs formant 31 *paires*. Chaque nerf droit ou gauche naît de la moelle par deux racines, l'une, *racine antérieure*, qui sort du sillon collatéral antérieur, l'autre, *racine postérieure*, qui émerge du sillon collatéral postérieur. Toutes deux, convergeant l'une vers l'autre, traversent au même niveau la dure-mère et se réunissent en dehors d'elle pour constituer le *nerf mixte*, moteur par sa racine antérieure, sensitif par sa racine postérieure (fig. 110). Cette dernière offre en outre une particularité caractéristique, elle est ganglionnée; à sa sortie de la dure-mère et avant de s'unir à la racine antérieure, elle se renfle en une boule ovoïde, amas de cellules nerveuses sensitives, qui porte le nom de *ganglion spinal* ou *rachidien*.

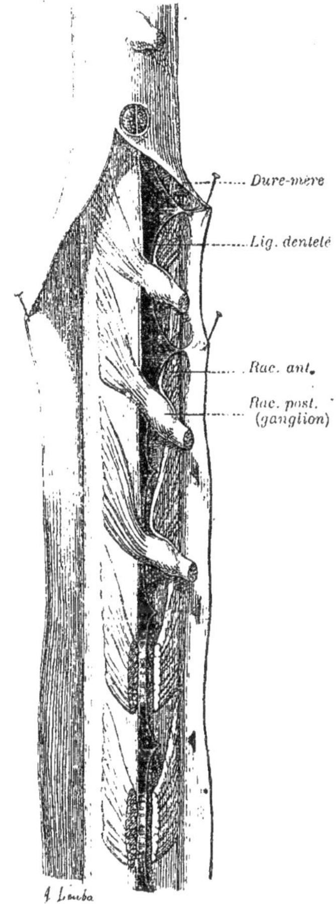

Fig. 127. — Racines antérieures et postérieures.

La dure-mère ouverte laisse voir la face latérale droite de la moelle, avec les racines en position naturelle séparées par le ligament dentelé (rouge).

Les racines antérieures ont leur origine dans la corne antérieure de la substance grise, autrement dit dans sa moitié ventrale. Chaque fibre est le prolongement cylindraxile d'une cellule radiculaire, qui est son centre anatomique et fonctionnel et par conséquent son centre trophique; la cellule étant motrice, le courant nerveux qui traverse ce prolongement est toujours centrifuge et cellulifuge. Le cylindre-axe, né d'un renflement conique de la cellule, chemine d'abord nu, et de plus en plus fin, ordinairement au milieu des touffes protoplasmiques antéro-externes; après un court trajet, il atteint sa plus grande minceur en un point où sa substance paraît être vitreuse et cassante, et de fait dans les préparations il est souvent brisé à ce niveau qui est son *col*; là il prend sa gaine de myéline, en même temps qu'il se renfle progressivement pour acquérir un calibre uniforme. Il traverse la substance grise, puis la substance blanche au milieu d'une cloison névroglique où passent aussi des vaisseaux, et au sortir de la couche marginale de névroglie s'entoure de sa gaine de Schwann au sein même de la pie-mère, hors de laquelle il émerge. Nous avons indiqué plus haut les *collatérales récurrentes* qu'il fournit dans l'épaisseur de la moelle et dont la signification est discutée.

Les fibres radiculaires sont de deux espèces : les unes grosses, c'est la grande majorité; les autres fines. Les fibres fines naissent de préférence, d'après Kœlliker, dans les cellules du groupe interne et de la base de la corne; elles sont généralement considérées comme les fibres motrices du grand sympathique. Les racines antérieures ne sont pas en effet destinées seulement aux muscles de la vie de relation, elle fournissent aussi aux ganglions sympathiques et sont une des sources de leur motricité. On a cherché à plusieurs reprises à localiser dans la corne latérale, dépendant de la corne antérieure, l'origine du sympathique; cette opinion ne repose sur aucune preuve anatomique; en outre les cellules de cette corne qui constituent le tractus intermédio-latéral font presque complètement défaut à la région cervicale et à la région lombaire.

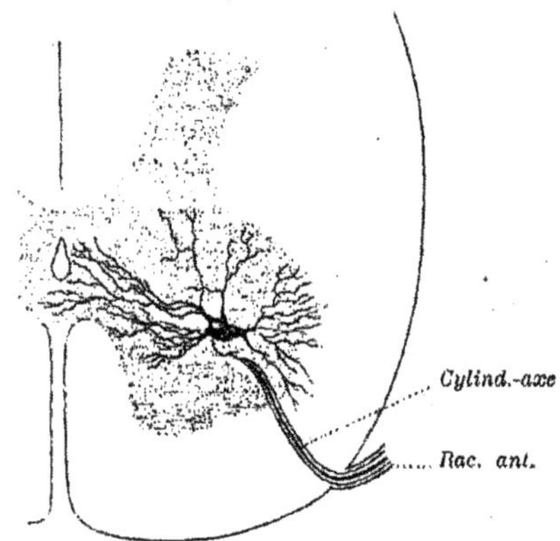

Fig. 128. — Type de racine antérieure.

Schéma montrant une fibre de racine antérieure naissant d'une cellule radiculaire ou motrice et s'enveloppant successivement de ses gaines.

Stilling a compté sur une moelle de femme adulte le nombre total des fibres des racines antérieures: il y en avait un peu plus de 300 000; ce chiffre nous donne par conséquent le nombre approximatif de cellules radiculaires motrices que renferme la moelle.

Les fibres nerveuses des racines antérieures ne sont point condensées en un seul faisceau, comme celles des racines postérieures. Elles s'étalent transversalement et occupent un large espace, car elles naissent des groupes disséminés dans l'aire de la corne antérieure (fig. 122); éparpillées d'abord en pinceau autour de ces groupes qu'elles entourent et subdivisent, elles se réunissent à la circonférence de la moelle en deux ou trois filets sur une largeur de 3 mm. en moyenne.

Dans la partie supérieure de la moelle, depuis le premier jusqu'au quatrième ou cinquième nerf cervical, il s'adjoint aux racines antérieures d'autres racines motrices; ce sont celles du *nerf spinal* qui, nées des cellules du groupe latéral, traversent le cordon latéral et viennent émerger en arrière du ligament dentelé, très près des racines postérieures.

§ III. — CORDONS DE LA MOELLE

Les cordons de la moelle sont constitués par les fibres longitudinales de la substance blanche qui entoure l'axe gris central. Ces fibres, chez les animaux adultes, sont toutes pourvues d'une gaine de myéline, mais n'ont pas de gaine de Schwann. Leur grosseur variable les a fait distinguer en fortes, moyennes et fines; ces diverses espèces sont ordinairement mélangées dans chaque faisceau, mais les fibres fortes prédominent dans les faisceaux à long trajet, et les fines dans les voies à trajet court. Stilling a compté environ 400 000 fibres dans la portion cervicale supérieure de la moelle de l'homme; Gaule, 60 000 dans celle de la grenouille.

Les fibres des cordons reconnaissent des origines différentes. Celles des cordons postérieurs proviennent des cellules du ganglion rachidien et ne sont que l'épanouissement de la racine postérieure; celles des faisceaux pyramidaux moteurs et des faisceaux cérébelleux descendants ont leurs cellules d'origine dans le cerveau ou le cervelet. Toutes les autres naissent de cellules de la substance grise de la moelle, dites *cellules de cordon.*

On trouve en outre dans la substance blanche les prolongements protoplasmiques des cellules de cordon ou des cellules radiculaires les plus périphériques; ces dendrites s'étendent très loin entre les fibres, quelquefois jusqu'au voisinage de la pie-mère, et contractent des relations avec les collatérales des fibres nerveuses.

Nous étudierons successivement les cellules et les fibres des cordons.

A. Cellules de cordon.

Les *cellules* de cordon sont celles dont le cylindre-axe devient fibre de cordon. Ce cylindre-axe ne sort pas des centres nerveux et, sauf à ses extrémités, est tout entier contenu dans la substance blanche.

Ces cellules sont réparties dans toute l'étendue des cornes et des commissures; elles y sont disséminées ou groupées. Leur forme est multipolaire, avec des aspects variables, étoilé, fusiforme, triangulaire. Leur taille est de grandeur moyenne, mais dans certaines régions, notamment dans les substances dites gélatineuses, leur petitesse a fait longtemps méconnaître leur nature nerveuse, et d'autre part on en voit d'assez grandes pour les confondre avec des cellules radiculaires. Le critérium pour les reconnaître, c'est de constater le passage de leur prolongement nerveux dans une fibre de cordon.

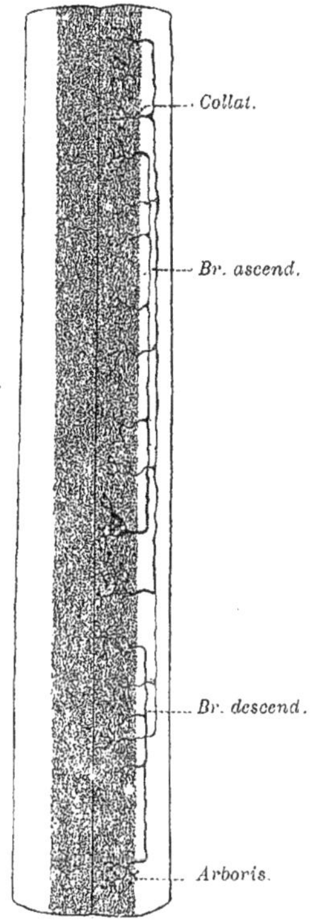

Fig. 120. — Cellules de cordon.

Dessin schématique montrant sur une coupe longitudinale les trois types des cellules de cordon homolatéral, celui du milieu étant le type ordinaire. Les teintes grise et blanche correspondent aux deux substances de la moelle.

Le cylindre-axe émané du corps ou d'une grosse branche protoplasmique passe horizontalement dans la substance blanche, et là se coude à angle droit pour devenir fibre longitudinale. Le plus souvent il se bifurque en T, par conséquent en une branche ascendante et une branche descendante, celle-ci plus fine et plus courte, disposition analogue à celle des racines postérieures; plus rarement il se coude en une branche unique ascendante ou descendante. Le trajet longitudinal est de longueur indéterminée; il est des fibres courtes qui ne dépassent pas un segment de moelle compris entre deux paires rachidiennes, soit un ou deux centimètres; il en est de moyennes, et enfin de longues, comme celles du faisceau cérébelleux direct, qui franchissent toute la hauteur de la moelle. A son extrémité, la fibre se recourbe pour rentrer dans la substance grise de la moelle ou de l'encéphale et s'y épanouit en une *arborisation terminale* autour d'autres cellules nerveuses.

Tout le long de leur trajet ascendant, les fibres de cordon émettent à angle droit des *collatérales*, également myélinées, que l'on reconnaît à leur direction horizontale et à leur petitesse. Ces collatérales pénètrent dans la substance grise, et s'y ramifient comme les branches mères; les unes sont directes, les autres sont croisées et passent par les commissures pour aborder le côté opposé. Quelques-unes plus courtes ne dépassent pas la substance blanche et s'y mettent en rapport avec les prolongements protoplasmiques des cellules marginales. On comprend comment, par ces plexus terminaux échelonnés sur son trajet, une même fibre de cordon communique son ébranlement aux divers étages où pénètrent ses collatérales. D'après Van Gehuchten, les collatérales abondent surtout dans les fibres courtes; elles sont rares ou font défaut dans les voies longues, telles que le cordon de Goll, le faisceau de Gowers, le faisceau cérébelleux.

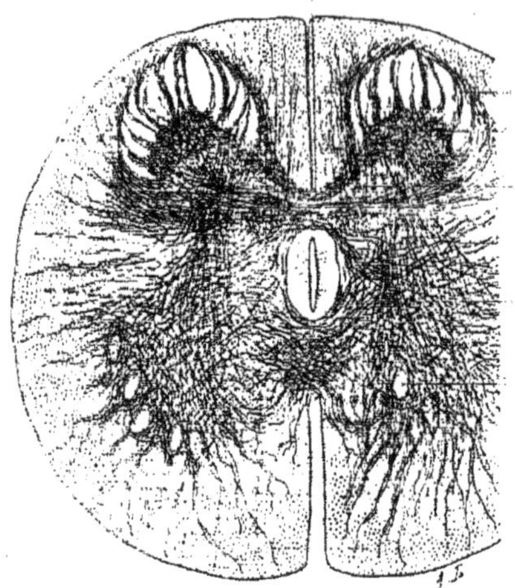

Fig. 130. — Fibres collatérales de la moelle, (d'après Cajal).

Collatérales des cordons et des racines vues sur une coupe transversale de la moelle thoracique. Chien nouveau-né. Imprégnation par la méthode de Golgi.

Les cellules de cordon ne sont ni motrices ni sensitives par elles-mêmes; ce sont des éléments intercalaires qui transmettent à d'autres cellules les excitations qu'elles ont reçues de cellules plus importantes, placées au bout de la chaîne.

Classification des cellules de cordon. — Les fibres issues de ces cellules peuvent prendre dans la substance blanche trois situations différentes. Les cellules de cordon se répartiront donc en trois catégories:

1° *Cellules de cordon proprement dites* ou de cordon *homolatéral*; cellules des cordons *tautomères* (du même côté) de Van Gehuchten. — Ce sont les plus nombreuses, celles dont le cylindre-axe reste et se termine dans la moitié de la moelle qui lui a donné naissance (fig. 129).

2° *Cellules commissurales*, ou cellules des cordons *hétéromères* de Van Gehuchten. — Leur cylindre-axe se termine dans la moitié opposée de la moelle. Ces cellules, également nombreuses, se rencontrent dans toutes les parties de la substance grise, notamment dans le groupe interne et dans la colonne de Clarke. Leur prolongement traverse la commissure blanche antérieure qu'elle contribue en grande partie à former, et arrivée dans le cordon antéro-latéral opposé s'y comporte comme une fibre ordinaire, c'est-à-dire avec ses caractères de bifurcation, de collatérales et de terminaison (fig. 131).

3° *Cellules pluricordonales* (Cajal); cellules des cordons *hécatéromères* (c'est-à-dire de l'un et de l'autre côté) de Van Gehuchten, cellules à fibres bilatérales. — La fibre née de ces cellules se divise dans la substance grise en deux branches, dont l'une reste dans le cordon antéro-latéral du même côté, tandis que l'autre passe dans celui de l'autre côté, comme une fibre commissurale.

Cellules de Golgi. — Appelés encore par Cajal *cellules à cylindre-axe court*, ces éléments de petite taille présentent cette double particularité dans leur cylindre-axe, qu'il est très court et qu'il se ramifie abondamment. Il s'épuise sur place sans sortir de la substance grise et sans avoir pris une gaine de myéline ; ses divisions irrégulières ne montrent pas le type ordinaire des arborisations buissonnantes. On n'a observé ces cellules que dans la corne postérieure. Golgi qui les a découvertes les croyait affectées à la sensibilité ; on les considère comme des éléments d'union entre des territoires rapprochés de la substance grise, et Cajal les appelle pour cela : *cellules d'association*.

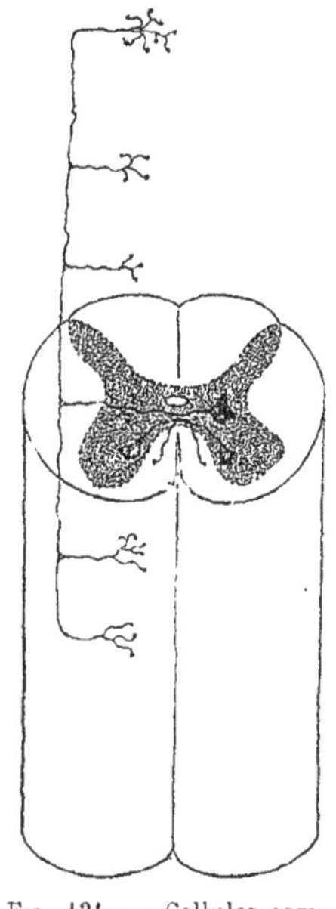

Fig. 131. — Cellules commissurales.

Dessin schématique montrant trois cellules commissurales avec leurs cylindre-axes croisés ; on voit, sur un de ces cylindre-axes, sa division en branches ascendante et descendante.

Il existe des formes intermédiaires entre les cellules de Golgi et les cellules de cordon ; on voit en effet quelquefois le cylindre-axe d'une cellule de la première espèce se diviser et émettre une branche qui devient fibre de cordon homo-latéral ou même fibre commissurale.

Répartition et groupement des cellules nerveuses. — Les cellules nerveuses sont les unes à l'état sporadique, cellules *solitaires*, les autres réunies en amas qu'on appelle de préférence *groupes* dans la moelle et *noyaux* dans le bulbe.

Les cellules *solitaires* sont disséminées dans les deux cornes de la substance grise. Quelques-unes, *cellules aberrantes*, se rencontrent même dans la substance blanche, de préférence au voisinage de la corne latérale.

Les groupes forment dans le sens longitudinal des traînées continues nommées *colonnes cellulaires*. Ces colonnes présentent chez les vertébrés inférieurs, chez la lamproie notamment, des segments alternativement riches et pauvres en cellules, qui leur donnent un aspect moniliforme, vestige d'une *constitution métamérique* analogue à celle des vertèbres et des muscles. Cette disposition segmentaire s'efface chez les mammifères ; on la reconnaît à l'état d'ébauche chez les sujets jeunes et dans les grands groupes de la corne antérieure de l'animal adulte. Argutinsky, sur un nouveau-né, ne l'a constatée que pour les cellules intermédiaires et celles de la corne latérale (*Arch. f. micr. Anat.*, 1897).

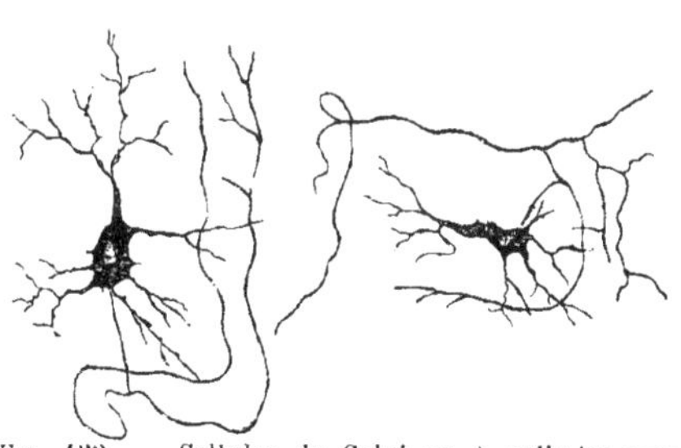

Fig. 132. — Cellules de Golgi ou à cylindre-axes courts.

Imprégnation par la méthode de Golgi ; le cylindre-axe est vu en totalité et marqué en rouge. (D'après Van Gehuchten.)

Les groupes cellulaires ont une certaine valeur anatomique; on les retrouve identiques ou peu modifiés à des niveaux différents et quelquefois sur un trajet très long; mais leur signification physiologique est restreinte, car aucun d'eux n'est formé d'une seule espèce de cellules. Les uns, comme les groupes de la corne antérieure, sont des mélanges de cellules radiculaires et de cellules de cordon; les autres, comme la colonne de Clarke, contiennent des cellules à fibres homo-latérales et à fibres commissurales. Ce ne sont donc pas des formations homogènes, pas plus d'ailleurs que les cordons eux-mêmes, comme nous le verrons plus loin.

Les groupes principaux sont les groupes antérieurs, externe et interne, la colonne de Clarke, ceux de la corne latérale et de la substance de Rolando.

1° *Groupe externe* ou *latéral* de la corne antérieure. Situé à l'angle antérieur et externe de la corne ventrale, il est composé de quelques cellules de cordon et surtout de cellules radiculaires de grande taille. Il est l'origine principale des racines antérieures, et, à partir du sixième nerf cervical, il est la source du nerf spinal.

2° *Groupe interne* ou *médian* de la corne antérieure. Il occupe l'angle antérieur et interne et se prolonge sur la face interne en sens antéro-postérieur. Il renferme quelques cellules radiculaires et un grand nombre de cellules commissurales.

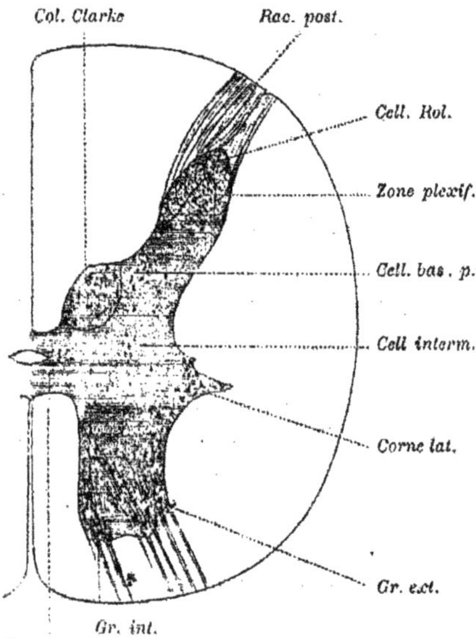

FIG. 133. — Groupement des cellules nerveuses.

La disposition des groupes et des cellules solitaires est schématisée sur une coupe de la moelle thoracique.

Dans les régions où la moelle est étroite, ces deux groupes sont ordinairement confondus en un seul. Dans les parties larges des renflements cervical et lombaire, ils se subdivisent en plusieurs groupes secondaires; les cellules y sont plus nombreuses et plus grosses, d'autant plus grosses que la fibre nerveuse radiculaire qui en émane a un plus long trajet à parcourir.

3° *Groupe de la corne latérale* ou *colonne latérale*. — La colonne latérale ou colonne intermédiaire (troisième colonne de Stilling, *tractus intermédio-latéral* de Lockhart Clarke) occupe la corne latérale, dépendance de la corne antérieure. La plupart des auteurs admettent que la colonne nerveuse n'existe que là où il y a une corne latérale, c'est-à-dire dans la région dorsale seule, que son maximum de développement est à la partie dorsale supérieure, et que dans les régions cervicale et lombaire, ces cellules disparaissent, remplacées par les cellules les plus postérieures du groupe latéral qui prend à ce niveau un grand accroissement. Waldeyer soutient au contraire que la colonne n'est sans doute large et compacte qu'à la région thoracique, mais que sur tout le reste de la moelle, dans les parties cervicale, lombaire et sacrée, elle se continue par de petits groupes de cellules de forme caractéristique situées dans la base de la formation réticulaire et dans les travées du réseau, et qui ne se confondent jamais avec les cellules du groupe postéro-latéral. La colonne serait donc continue, mais en tout cas très amoindrie dans les renflements. Nous avons vu que quelques auteurs avaient considéré la colonne latérale comme l'origine motrice du grand sympathique, opinion tout à fait hypothétique.

4° *Colonne de Clarke.* — C'est le *noyau dorsal de Stilling*, la *colonne vésiculaire postérieure* de Lockhart Clarke. Cette colonne nerveuse est située dans la corne postérieure, sur la face interne de sa base, un peu en arrière de la commissure grise. Sa forme est ronde ou ovale; on la distingue facilement à l'œil nu sur les coupes colorées. Elle s'étend d'une manière discontinue depuis le 2e ou 3e nerf lombaire ou même le 4e (observ. de R. Krause) jusqu'au 1er nerf dorsal ou au 8e cervical, et sa plus grande largeur est dans la partie de transition lombo-dorsale; mais des traînées de cellules semblables la prolongent à ses deux extrémités, en haut jusqu'au 3e nerf cervical, en bas, jusqu'à la partie inférieure de la région sacrée, et peuvent même s'y grouper en noyaux.

La colonne de Clarke renferme deux espèces de cellules : de grosses cellules, riches en substance chromophile et en expansions protoplasmiques, qui sont l'origine du faisceau cérébelleux direct, et des cellules petites et pauvres en grains chromophiles, qui sont des cellules commissurales dont le cylindre-axe traverse la commissure antérieure.

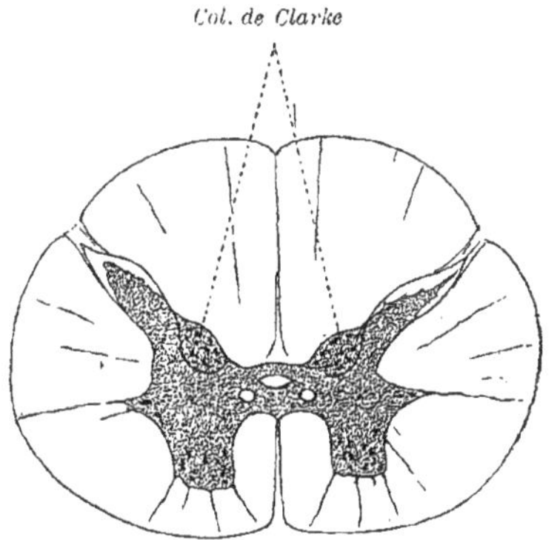

FIG. 134. — Colonne de Clarke.
Coupe transversale de la moelle thoracique.

5° *Groupe de la substance de Rolando.* — La *substance gélatineuse de Rolando* est une forme spéciale de substance grise qui coiffe la tête de la corne postérieure et en constitue la partie marginale. Elle présente en coupe l'aspect d'un croissant. Son épaisseur, qui est de 0 mm. 3 en moyenne, s'accroît beaucoup au niveau des renflements de la moelle, car elle est proportionnelle aux racines postérieures, dont un grand nombre viennent se terminer autour de ses cellules. Pauvre en éléments névrogliques, elle est au contraire la partie la plus riche en cellules nerveuses. Ces dernières s'y disposent sur trois rangs concentriques; les unes sont des cellules de cordon, dont les fibres sont destinées au cordon latéral ou au cordon postérieur, les autres sont des cellules de Golgi à cylindre-axe court.

A côté de ces groupes principaux de cellules, on en a signalé d'*accessoires*, moins typiques et moins constants. Ce sont entre autres : les *cellules basales* de

[CHARPY.]

la corne postérieure, qui forment au milieu ou sur le côté externe de la base de cette corne de petits amas assez clairsemés, — les cellules qui occupent la zone plexiforme dans la tête de la corne postérieure; — le groupe *central*, dit aussi *para* ou *péri-épendymaire*; — le groupe *intermédiaire* de Waldeyer, situé entre la corne antérieure et la corne postérieure, au voisinage des cellules de la corne latérale.

Les cellules péri-épendymaires occupent la *substance gélatineuse centrale*. On donne ce nom à une couche transparente, finement fibrillaire, qui entoure le canal central de la moelle et supporte les cellules épithéliales. Nettement limitée en avant et en arrière par les commissures grises, elle se fond sur les côtés dans la substance spongieuse; son plus grand développement est à la région lombaire. La substance gélatineuse centrale est traversée par les prolongements périphériques des cellules épendymaires. Contrairement à la substance de Rolando, elle est riche en cellules de névroglie, et pauvre en cellules nerveuses; celles-ci sont des cellules de cordon, principalement du type commissural.

B. Fibres des cordons.

Les fibres de la substance blanche, émanées des cellules de la substance grise de la moelle ou de cellules situées au delà (cerveau, cervelet), se groupent en faisceaux distincts qu'on appelle les *cordons* de la moelle.

Dans chaque moitié, le sillon collatéral postérieur où s'engagent les racines

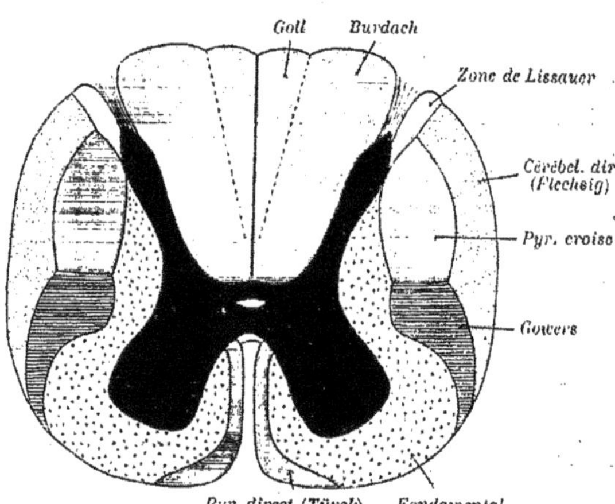

Fig. 135. — Faisceaux de la moelle.

Fig. schématique. — Topographie des faisceaux à la région cervicale. Le faisceau pyramidal en rouge.

postérieures introduit une division naturelle, macroscopique, en deux parties : le cordon antéro-latéral et le cordon postérieur. La séparation du premier en cordon antérieur et cordon latéral est déjà artificielle; on est obligé de prendre pour limite une ligne conventionnelle qui passe par le filet le plus externe des racines antérieures, et cette ligne coupe en certains points des faisceaux d'un même système de fibres. Ce n'est donc qu'une division commode au point de vue topographique.

Le cordon postérieur comprend les deux faisceaux ou cordons de Goll et de Burdach, que sépare quelquefois le sillon intermédiaire postérieur. Le cordon antéro-latéral présente sur la coupe une masse uniforme de fibres cloisonnées par la pie-mère et la névroglie ; ces cloisons sont entièrement indépendantes des faisceaux, et ceux-ci ne peuvent être reconnus que sur des moelles malades, dans lesquelles la lésion est systématisée à un groupe de fibres, ou sur les moelles fœtales dont les différentes parties ne suivent point un développement synchrone. C'est par ces deux méthodes qu'on a pu distinguer dans le cordon latéral les faisceaux constitutifs dont nous donnons ici le tableau :

Cordon postérieur.	Cordon de Burdach.	Racines postérieures et
	Cordon de Goll.	Fibres endogènes.
Cordon antéro-latéral.	Faisceau fondamental antéro-latéral.	
	Faisceau pyramidal (voie cérébrale motrice).	
	Faisceau cérébelleux direct.	Voies cérébelleuses.
	Faisceau de Gowers.	

Dans ces différents cordons ou faisceaux, on appelle *fibres endogènes* celles qui naissent dans la moelle, c'est-à-dire des cellules de cordon, et *fibres exogènes* celles qui proviennent de cellules nerveuses situées hors de la moelle.

I. **Cordons postérieurs et racines postérieures.** — Le cordon postérieur, uniforme dans la région lombaire, semble, dans la région dorsale supérieure et dans le renflement cervical, se partager naturellement en deux faisceaux : un faisceau externe, *faisceau de Burdach* ou *faisceau cunéiforme*, qui a la forme d'un coin dont le sommet mousse confine à la commissure grise ; un faisceau interne ou médian, *cordon de Goll* ou *cordon grêle*, placé comme un triangle de chaque côté du sillon médian postérieur. Ils sont séparés l'un de l'autre par le sillon intermédiaire que parcourent une cloison conjonctive et des vaisseaux ; le cordon de Goll a une teinte plus sombre et se colore plus vivement.

Cette distinction est surtout apparente ; elle n'a guère qu'une valeur topographique et non structurale. Les deux cordons sont l'un comme l'autre constitués essentiellement par les ramifications des racines postérieures, fibres *exogènes* qui viennent s'y étager et s'y classer, et tous deux contiennent en outre, à titre d'éléments accessoires, un certain nombre de fibres *endogènes*, fibres intra-médullaires d'association, dont les affections pathologiques ont révélé l'existence.

Nous décrirons successivement : la pénétration des racines dans le cordon postérieur, — leur répartition dans les faisceaux de Burdach et de Goll, — les fibres endogènes d'association.

A. **Pénétration des racines postérieures.** — Les racines postérieures diffèrent des racines antérieures au triple point de vue de leur embryogénie, de leur morphologie et de leur fonction. Les racines antérieures sont des expansions de cellules nerveuses intra-médullaires ; elles croissent et se dirigent en sens centrifuge pour aller se terminer dans les organes périphériques ; leur conduction est exclusivement motrice. Les racines postérieures sont ganglionnées, elles sont les prolongements des cellules nerveuses des ganglions rachidiens, cellules extra-médullaires ; elles croissent et se dirigent en sens centripète pour aborder la moelle où elles se terminent; leur conduction est sensitive.

1° *Origine des fibres radiculaires.* — Chaque fibre d'une racine postérieure naît d'une cellule nerveuse du ganglion spinal ou rachidien, situé dans le trou de conjugaison. Les cellules du ganglion sont bipolaires chez les poissons; chez les autres vertébrés, elles sont d'abord également bipolaires à pôles opposés au début de la vie embryonnaire, puis se transforment en type à pôles géminés, et enfin, par le rapprochement des deux fibres et leur enveloppement dans une seule gaine de myéline, en cellules d'apparence unipolaire, avec séparation ultérieure des deux filaments suivant le type en T découvert par Ranvier (voy. fig. 35). Mais au fond, sous cet aspect morphologique qui montre la fusion des deux pôles en un seul, il reste toujours deux prolongements distincts : l'un externe, plus gros, qui se dirige vers la périphérie (peau, muqueuse...) ou plutôt qui en vient et que certaines particularités semblent devoir faire considérer comme un prolongement protoplasmique modifié, myéliné à cause de sa longueur et possédant une conduction cellulipète (Cajal); l'autre interne, grêle, qui part de la cellule, se dirige vers la moelle et s'y termine après être devenu fibre de cordon postérieur. Ce sont ces derniers prolongements qui constituent les *racines postérieures*; ils représentent probablement les vrais cylindre-axes, leur conduction est centripète par rapport à la moelle, cellulifuge par rapport à leur cellule d'origine. Par conséquent la section de la racine postérieure entraînera la dégénération du bout central, partie isolée de sa cellule, et laissera intact le bout périphérique qui reste uni à son élément générateur, et d'une manière générale tout bout ganglionnaire conservera, au moins un certain temps, son activité et son intégrité.

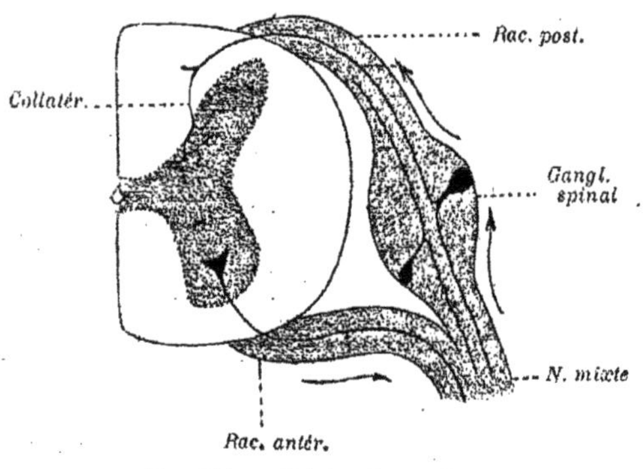

Fig. 136. — Origine des racines.

Schéma montrant l'origine des racines postérieures dans le ganglion spinal, en opposition aux rac. antér. qui naissent dans la moelle.

La racine postérieure, émanée du ganglion spinal, arrive à la moelle et s'y dispose en une série linéaire de 6 à 8 radicules plus nombreuses et plus volumineuses que les radicules antérieures. Chaque radicule, unique sur son plan transversal, ramasse ses filets en un faisceau compact qui s'engage dans le sillon collatéral postérieur et le suit jusqu'à la rencontre de la tête de la corne postérieure qu'il semble envelopper. Stilling a compté sur une moelle, pour la totalité des racines postérieures, 504,473 fibres (contre 300,000 pour les racines antérieures).

2° *Bifurcation des fibres.* — La racine postérieure monte obliquement dans le sillon, et presque immédiatement, dans la partie externe du faisceau de Burdach, chaque fibre se divise sous un angle de 150° environ en deux branches terminales longitudinales, l'une descendante, l'autre ascendante. Cette *bifurcation* en T est un fait d'une très grande généralité, puisqu'on l'a constatée non seulement chez tous les vertébrés, mais encore chez les vers et chez les crustacés.

La *branche descendante* se porte vers la partie de la moelle sous-jacente, en se déplaçant de plus en plus vers la ligne médiane; après un certain trajet, elle se recourbe pour pénétrer dans la corne postérieure et s'y terminer. Bien que le parcours de ces fibres ne soit pas exactement déterminé, il est probable qu'elles sont de longueur variée, les courtes étant les plus nombreuses.

La *branche ascendante* monte verticalement dans le cordon postérieur. L'étendue de leur trajet permet de classer ces branches en plusieurs catégories, les longues, les courtes et les moyennes. Les longues s'élèvent jusqu'au bulbe, et se terminent dans les noyaux de Goll et de Burdach; peut-être même en est-il qui vont directement jusqu'au cervelet; les courtes ne paraissent pas dépasser cinq ou six centimètres, après quoi elles s'enfoncent transversalement dans la corne postérieure où elles déploient leur arborisation terminale ; les moyennes sont intermédiaires aux deux autres comme longueur et d'étendue très variée. Cette conception résulte de l'observation des dégénérations *ascendantes* des racines postérieures, dégénérations qui s'étendent jusqu'au bulbe, mais vont toujours diminuant et s'épuisant de bas en haut.

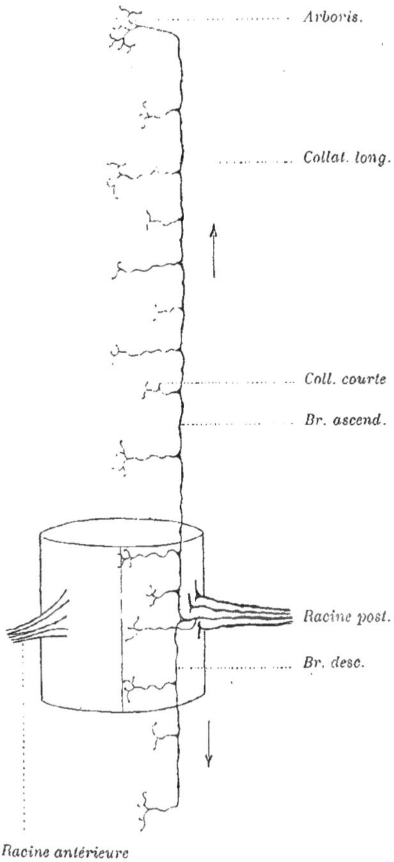

FIG. 137. — Bifurcation des racines postérieures.

Fig. schémat. Les deux branches d'une fibre de racine postérieure et ses collatérales. Voy. aussi la fig. 46.

Les deux branches ascendante et descendante se terminent dans la substance grise du côté correspondant de la moelle et ne s'entrecroisent pas.

3° *Groupement des fibres radiculaires.* — Au moment où elles abordent la tête de la corne postérieure, les fibres radiculaires se répartissent en deux groupes, l'un externe et l'autre interne. Le *groupe externe* ou *latéral* occupe une région particulière, riche en ciment interstitiel et faiblement teintée sur les coupes colorées, région connue sous le nom de *zone marginale* ou *zone de Lissauer*; elle est en partie située dans le cordon latéral. Les fibres radiculaires externes sont peu nombreuses, fines et courtes; il en est de même de leurs collatérales. Leur trajet ne parait pas dépasser l'intervalle de deux racines. Elles se terminent dans la partie externe de la tête de la corne postérieure.

Le *groupe interne*, auquel s'est joint un groupe intermédiaire peu développé chez l'homme, est le groupe principal. Les grosses fibres, riches en collatérales, se placent dans la partie externe du faisceau de Burdach; elles sont de longueurs diverses comme nous l'avons vu, et ce sont elles qui constituent la presque totalité des cordons postérieurs.

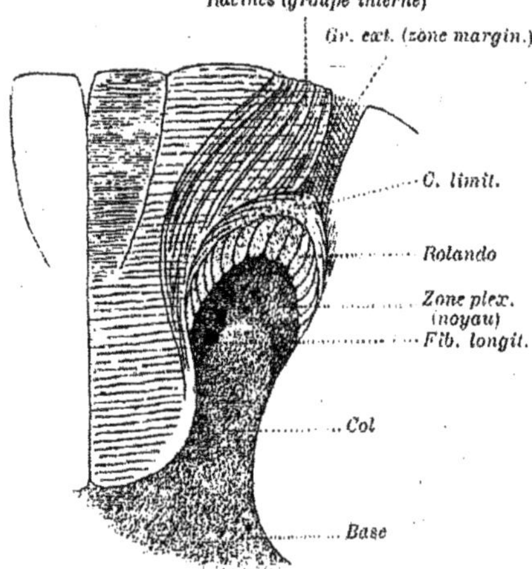

Fig. 138. — Topographie de la corne postérieure.

Les deux groupes des racines postérieures et les zones concentriques de la tête de la corne postér. — Côté droit.

4° *Collatérales des racines postérieures.* — Les fibres radiculaires émettent par leurs deux branches de nombreuses collatérales qui multiplient singulièrement leurs connexions avec la substance grise. Ces rameaux myélinés, plus fins que la tige d'origine, ont une direction transversale; on les avait pris d'abord pour les racines elles-mêmes, et dans la partie externe du cordon de Burdach leur grosseur et leur nombre leur avaient fait donner le nom de *fibres irradiées*. Elles paraissent cependant faire défaut dans les fibres longues ou au moins dans la partie périphérique de ces fibres, car on ne les retrouve pas dans les cordons de Goll (Van Gehuchten).

Les collatérales sont d'autant plus longues qu'elles naissent plus près du point de bifurcation de la tige radiculaire. On peut les diviser en courtes, moyennes et longues.

Les collatérales *courtes* abordent immédiatement la tête de la corne postérieure qu'elles traversent en lignes méridiennes et s'y terminent en arborisation autour des nombreuses cellules nerveuses qu'elle contient. Celles-ci occupent la substance même de Rolando dans laquelle elles forment une triple couche, et la partie centrale de la tête dite noyau de la tête ou *zone plexiforme*. Les fibres collatérales prennent part soit au lacis fibrillaire qui sous le nom de *couche limitante* ou *zonale* entoure extérieurement Rolando, soit au plexus très serré contenu dans l'intérieur même du croissant rolandique.

Les collatérales *moyennes* comprennent : 1° les collatérales de Clarke, qui se rendent dans la colonne de ce nom et s'y déploient autour des cellules, riches elles-mêmes en expansions protoplasmiques. Le plexus remarquable qui en résulte s'atrophie dans le tabes. On sait que la colonne de Clarke est l'origine du faisceau cérébelleux direct; — 2° les collatérales commissurales. Émanées surtout de la partie externe du cordon de Burdach, elles passent par la commissure grise postérieure et se rendent dans la corne postérieure du côté opposé. Ces fibres peu nombreuses, et simples collatérales, représentent l'unique *entrecroisement sensitif radiculaire.*

Les collatérales *longues* naissent principalement de la bifurcation ou d'un point voisin. Elles se groupent pour former le *faisceau sensitivo-moteur* (f. collat. réflexe de Kœlliker), qui, du cordon de Burdach, longe la face interne de la corne postérieure, traverse son col en direction antéro-postérieure et vient s'épanouir dans la corne antérieure. Ses arborisations terminales sont destinées surtout au groupe cellulaire latéral qui renferme les principales cellules radiculaires motrices. Ce faisceau est sans doute la voie directe de l'arc réflexe. Il apporte aux cellules motrices les impressions sensitives périphériques qu'il a reçues de la racine postérieure et des cellules du ganglion rachidien. L'entrelacement des arborisations terminales du faisceau collatéral avec les expansions protoplasmiques des cellules radiculaires représente l'articulation entre les deux moitiés de l'arc réflexe de la partie sensitive et de la partie motrice. Cette disposition de l'arc-réflexe élémentaire est comparable à celle de deux personnes qui se tiendraient par une de leurs mains entrecroisée avec la main voisine (arborisation sensitive centrale et arborisation protoplasmique), et qui conserveraient chacune une main libre (arborisation sensitive périphérique et arborisation de la plaque motrice musculaire).

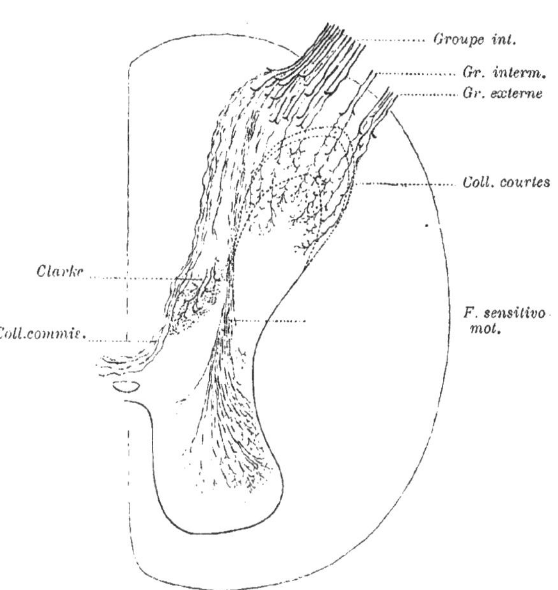

Fig. 139. — Collatérales des racines postérieures.

Racines postér. émettant à leur entrée dans la moelle leurs collatérales courtes, moyennes et longues. Dessin schématique.

5° *Fibres motrices des racines postérieures.* — La dégénération wallérienne et l'expérimentation physiologique ont révélé dans les racines postérieures, chez quelques animaux du moins, la présence de fibres motrices centrifuges. En effet la section d'une racine postérieure montre que certaines fibres dégénèrent dans le bout périphérique, attenant au ganglion, et non dans le bout central ou médullaire; et d'autre part, ainsi que l'a montré Stricker, confirmé plus tard par Gœrtner et par Morat, cette même racine contient des fibres vaso-dilatatrices. Ces fibres proviennent des cellules radiculaires que nous avons indiquées dans la base de la corne antérieure; on pense qu'elles se terminent dans les ganglions sympathiques auxquels elles apportent une excitation motrice. Van Gehuchten croit qu'elles font défaut chez les mammifères; la physiologie les révèle cependant chez le chien.

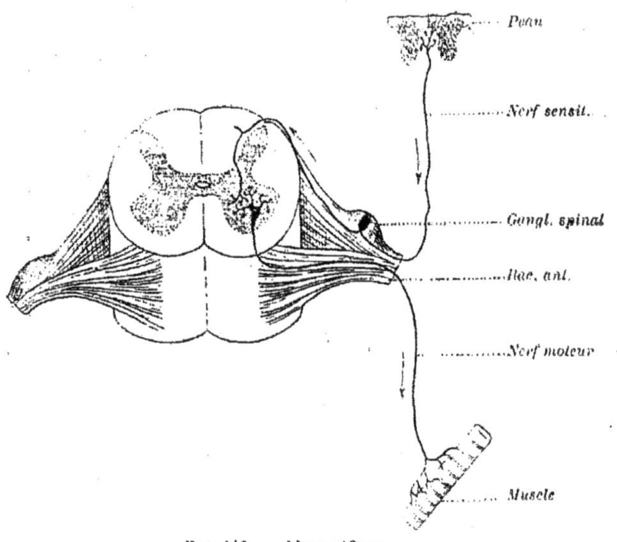

Fig. 140. — L'arc réflexe.

Trajet d'une impression sensitive et d'une excitation motrice passant dans un même étage de la moelle.

B. **Constitution radiculaire des cordons de Goll et de Burdach.** — Nous venons de voir que la racine postérieure, à son entrée dans la moelle, se place par la grande majorité de ses fibres, celles du groupe interne, dans la partie latérale du cordon postérieur, contre la corne postérieure. Cette disposition n'est possible que si la nouvelle arrivée refoule vers la ligne médiane la racine sous-jacente dont elle vient prendre la place. Ce déplacement successif des racines postérieures en dedans et en arrière, à mesure qu'on s'élève vers le haut de la moelle, est connu sous le nom de *loi de Kahler*. Comme ces groupes s'épuisent en montant, par la disparition de leurs fibres courtes et moyennes, leur territoire devient de plus en plus étroit et plus interne; pour la même raison, les fibres radiculaires sont situées d'autant plus près de la ligne médiane et de la périphérie de la moelle qu'elles sont plus longues et viennent de plus bas.

Il n'y a pas de différence de structure entre les cordons de Burdach et de Goll; ils ne sont point systématisés. Tous les deux sont formés de fibres radiculaires, et la même fibre qui appartenait en bas au faisceau cunéiforme pénètre en un point plus élevé dans le cordon grêle, en sorte que la distribution des fibres varie à chaque niveau. Le cordon de Burdach est la région dans laquelle les fibres radiculaires pénètrent, se bifurquent et accomplissent une partie de leur trajet en émettant la plupart de leurs collatérales. Il contient des fibres courtes et moyennes qui y achèvent leur parcours, et le commencement du trajet des fibres longues. Le cordon de Goll est la région où viennent se placer les fibres longues qui ont été chassées du cordon de Burdach; il contient uniquement des fibres longues et fines sans branche descendante, et presque sans collatérales d'après Van Gehuchten et Lenhossék. Il se constitue dès le renflement lombaire par les fibres longues des racines sacrées et s'accroît progressivement. Dans le renflement cervical, la coupe du cordon postérieur se compose, d'après Kahler, d'une série de triangles inscrits les uns dans les autres; chacun correspond aux fibres radiculaires d'un étage de la moelle et le plus petit triangle, situé à la partie postéro-interne, contient les fibres de la partie la plus basse. A ce niveau, le cordon de Goll est composé des fibres sacrées, en dedans et en arrière, des fibres lombaires placées en avant et en dehors de celles-ci, et des fibres dorsales inférieures et moyennes. Les fibres dorsales supérieures et les cervicales sont toutes confinées dans le faisceau de Burdach (observations de Déjerine et Sottas).

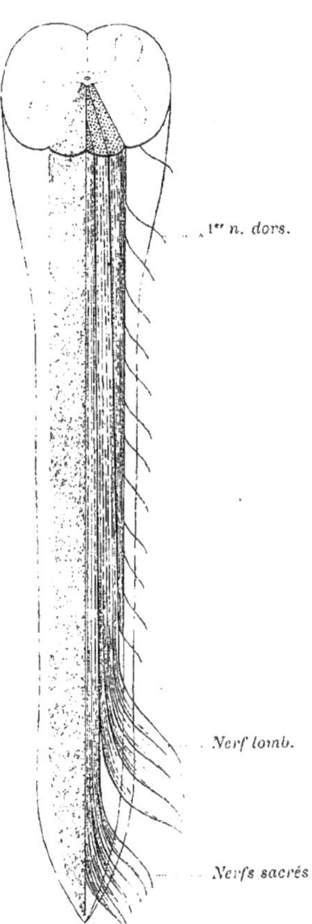

Fig. 141. — Constitution du cordon de Goll.

Moelle vue par la face postérieure. A gauche, le cordon de Goll ombré. A droite le dessin schématique montre le déplacement progressif des racines postérieures en dedans et en arrière.

C. **Fibres endogènes du cordon postérieur.** — Ces fibres peu nombreuses se répartissent en deux groupes.

1° *Faisceau fondamental postérieur* (Van Gehuchten); fibres cornu-commissurales de Marie. — Ces fibres occupent la partie la plus antérieure du cordon, en arrière de la commissure grise, et dans le sommet du faisceau de Burdach. Elles ont pour origine les cellules de la corne postérieure, notamment celles de Rolando, et peut-être aussi quelques cellules de la colonne de Clarke. Ce sont des fibres courtes, dont le trajet est principalement ascendant. Elles sont respectées dans le tabes.

2° Les fibres du second groupe sont toutes des fibres descendantes.

Elles comprennent : dans la région cervicale, la *virgule de Schultze* ou zone intermédiaire de Bechterew, petit faisceau arqué, situé au milieu du cordon postérieur; — dans la région dorsale, le *faisceau superficiel de Hoche*, placé sur la périphérie; — dans la région lombaire, le *centre ovale de Flechsig*, de chaque côté du sillon médian postérieur et sur le milieu de son trajet; — dans la région sacrée, le *triangle de Gombault et Philippe*, sur la partie postérieure et interne de la moelle.

Les trois derniers faisceaux sont probablement un seul et même système, formé de fibres descendantes, de longueurs variées, qui occupent suivant la région une position différente. Quant au premier, faisceau en virgule de Schultze, on le considère généralement comme un système indépendant de fibres d'association; Philippe, élève de Gombault, le regarde comme étant simplement la partie supérieure du faisceau de Hoche, lui-même continué par ceux de Flechsig et de Gombault (Philippe, *Thèse de Paris*, 1897).

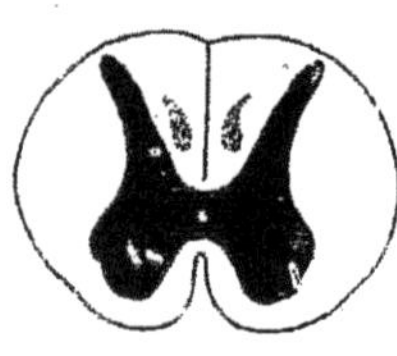

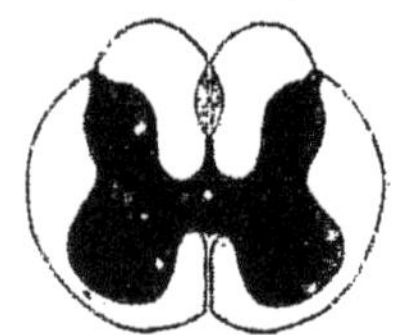

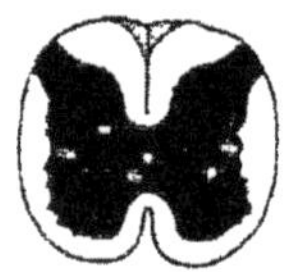

Fig. 142. — Fibres endogènes du cordon postérieur.

En haut (région cervicale), virgule de Schultze.
Au milieu (région lombaire), centre ovale de Flechsig.
En bas (région sacrée), triangle de Gombault et Philippe.

II. **Faisceau fondamental antéro-latéral.** — Ce faisceau occupe toute la périphérie de la substance grise dans le cordon antéro-latéral et lui forme comme une première écorce; mais il n'atteint la périphérie de la moelle que sur le front de la corne antérieure, et encore est-il traversé à ce niveau par le faisceau marginal. Composé de fibres endogènes, il a pour origine les cellules de cordon des diverses régions de la substance grise, y compris la périphérie de la colonne de Clarke; la plupart sont des cellules homolatérales, à fibres directes, mais quelques-unes sont des cellules commissurales dont les cylindre-axes traversent la commissure antérieure pour aller au côté opposé. Ses fibres, riches en collatérales, sont des voies courtes; c'est ce que montrent la faible étendue de ses dégénérations, sa persistance dans la microcéphalie, et l'égalité de volume qu'il conserve dans la moelle ou plus exactement sa proportionnalité à la substance grise. Les plus longues, qui sont aussi les plus grosses, sont placées à la périphérie et peuvent s'étendre d'un renflement à l'autre. Les cylindre-axes sont les uns ascendants, ce sont les plus nombreux, les autres descendants; le faisceau dégénère en effet dans les deux sens. Les fibres descendantes se groupent en partie en avant du faisceau pyramidal et constituent le *faisceau intermédiaire latéral* (Lœwenthal).

Le faisceau fondamental est tout à la fois un système d'association, c'est-à-dire d'union entre les segments d'une même moitié de la moelle, et un système commissural, c'est-à-dire croisé.

Le faisceau fondamental contient en outre des fibres cérébelleuses centrifuges reconnues par Marchi à la suite d'extirpations du cervelet; elles se groupent en faisceaux sur la périphérie de la moelle et constituent le faisceau marginal antérieur ou faisceau cérébelleux descendant.

Faisceau marginal antérieur (Lœwenthal) ou *Faisceau cérébelleux descendant* (Thomas). Ce faisceau n'a pas encore été observé chez l'homme; il n'est connu que chez les animaux. Conformé en L, par sa branche principale il occupe le bord antérieur du cordon antérieur, et par sa branche accessoire (*faisceau sulco-marginal* de Marie), il borde le sillon médian. Cette seconde portion répond à l'emplacement du faisceau de Türck; mais ce dernier n'existe pas chez les animaux.

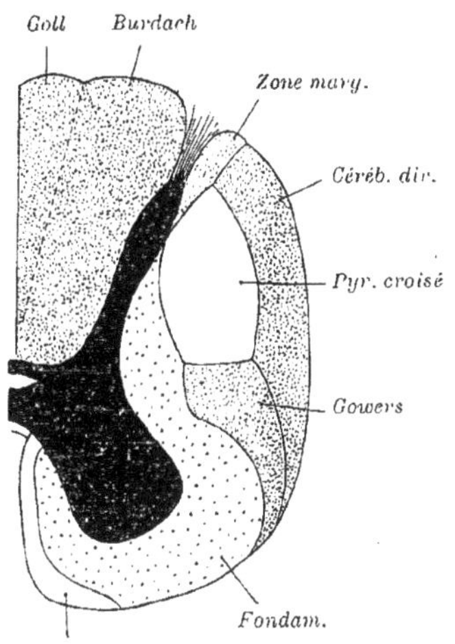

Fig. 143. — Dégénérations secondaires.

Figure schémat. — En blanc, les dégénérations descendantes; en gris, les dégénérat. ascendantes; en pointillé clair (f. fondam.), les dégénérations mixtes.

Le faisceau marginal a pour origine fondamentale les cellules du noyau dentelé du cervelet (Thomas) et pour terminaison les cornes antérieures de la moelle du même côté. C'est une voie directe, homolatérale et descendante, que l'on peut suivre jusqu'à l'extrémité inférieure de la moelle.

III. Faisceau pyramidal. — Le faisceau pyramidal est la voie motrice cérébrale. Issu des circonvolutions centrales, il descend vers la base du cerveau, passe par le pied du pédoncule, disparait sous l'arche du pont de Varole et réapparaît au bulbe où il constitue les pyramides antérieures, d'où son nom de faisceau pyramidal. Là il se divise en deux faisceaux inégaux, réciproquement proportionnels et complémentaires : l'un le faisceau principal qui passe du côté opposé (*entrecroisement des pyramides*) et va se placer dans le cordon latéral; l'autre plus étroit et moins long, qui continue le trajet primitif, et reste dans le cordon antérieur du même côté. Le premier est le *f. pyramidal croisé* ou *latéral*, l'autre le *f. pyramidal direct* ou *antérieur*, appelé encore *faisceau de Türck*, du nom de celui qui, le premier (1851), découvrit la voie pyramidale par ses dégénérations secondaires.

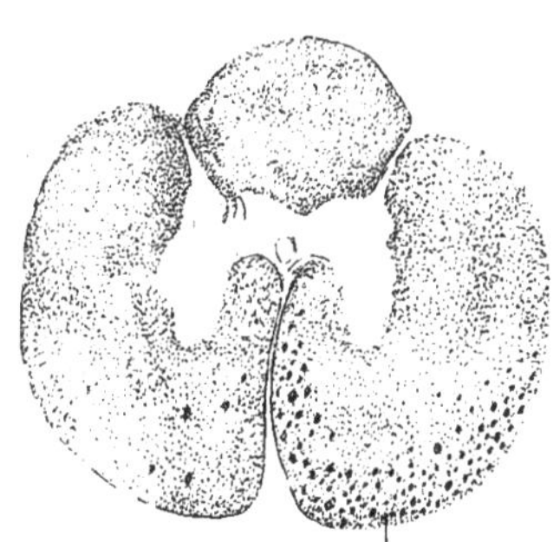

Fig. 144. — Faisceau cérébelleux descendant, à la région dorsale moyenne.

Fibres dégénérées (points noirs) dans la moelle d'un chien qui avait subi trois semaines auparavant l'hémi-extirpation du cervelet. (D'après Thomas.)

1° **Faisceau pyramidal croisé ou latéral.** — De forme ronde ou triangulaire, il occupe sur la coupe transversale la partie la plus postérieure du cordon latéral; en dehors il est séparé de la périphérie de la moelle par le faisceau cérébelleux direct; en dedans il touche sur une étroite surface la corne postérieure, dont il est séparé en avant par l'interposition du faisceau fondamental latéral; en avant il est au contact du faisceau de Gowers. Ces rapports sont un peu modifiés dans certaines régions. Au niveau du premier nerf cervical, le f. pyramidal traverse la formation réticulée près de la substance grise; au deuxième et troisième nerf cervical, il est tout à fait superficiel, sous la pie-mère, par concentration du faisceau cérébelleux, et il en est de même à la région lombaire où ce même faisceau cérébelleux fait défaut.

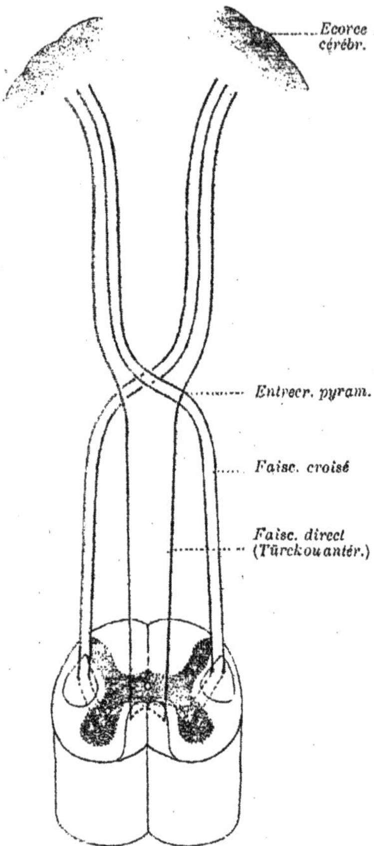

Fig. 145. — Trajet du faisceau pyramidal.

Schéma montrant le croisement complet des deux portions du faisceau pyramidal.

Le f. pyramidal croisé occupe toute la longueur de la moelle, jusqu'au quatrième nerf sacré inclus. Il décroît de haut en bas, surtout en traversant le renflement cervical. D'après les calculs de Blocq et Ozanoff portant sur la moyenne de trois cas de dégénération secondaire, le faisceau croisé, qui contenait 46,000 fibres au-dessus du renflement cervical, n'en avait plus que 21,000 à la région dorsale supérieure. Il s'épuise donc au fur et à mesure qu'il descend, et d'une façon qui semble en rapport avec l'épaisseur de la corne antérieure et sa richesse cellulaire.

L'origine des fibres est dans les cellules de l'écorce cérébrale dont elles sont le prolongement cylindraxile, et leur terminaison a lieu dans la corne antérieure. Elles se recourbent à leur extrémité, traversent horizontalement le cordon latéral et la base de la corne antérieure et vont répandre leur arborisation terminale autour des grandes cellules radiculaires motrices.

Ce faisceau émet en outre sur tout son parcours des collatérales qui vont à la substance grise.

2° **Faisceau pyramidal direct ou antérieur** ou **faisceau de Türck.** — Ce faisceau occupe dans le cordon antérieur la face interne du sillon médian, sous forme d'un champ quadrangulaire ou elliptique qui est limité sur sa face externe par le faisceau fondamental antérieur; en avant il est superficiel, sous la pie-mère; en arrière il est intimement uni à la commissure blanche (fig. 135). Sa surface équivaut en moyenne au tiers de celle des voies pyramidales totales; Blocq, au-dessus du renflement cervical, a compté, pour un seul côté, 24,000 fibres propres contre 46,000 appartenant au faisceau pyramidal latéral du côté opposé, par conséquent du même système.

Le faisceau de Türck est remarquable par ses variations. Dans son volume moyen, il occupe la partie interne du cordon antérieur et une bande assez étroite à la périphérie de la moelle; il se termine au milieu de la région dorsale. Étroit, il se confine à la face interne du sillon médian et finit au-dessous du renflement cervical ou même au milieu de ce renflement. Si, au contraire, il est de grand volume, qu'il représente la moitié ou plus des voies pyramidales, il s'étale et déborde sur la face externe de la moelle, s'étendant jusqu'aux racines antérieures; il se détache alors en saillie, comme le cordon postérieur; un sillon, dit *intermédiaire antérieur*, le limite en dehors à la région cervicale, et ses fibres se prolongent sur la plus grande partie de la moelle, au moins les a-t-on constatées jusqu'aux 3e et 4e nerfs sacrés et même jusqu'au filum terminale (Déjerine). Ces variations s'étendent plus loin encore; il peut manquer complètement, ou inversement absorber la presque totalité du faisceau pyramidal, le faisceau latéral n'étant plus que la dixième partie du faisceau total; fréquemment enfin il est asymétrique de droite à gauche.

Comme le faisceau latéral croisé dont il n'est qu'une partie séparée dans la moelle, fusionnée dans le cerveau, le faisceau antérieur provient des cellules nerveuses de l'écorce hémisphérique.

La terminaison n'est pas définitivement établie. La majorité des auteurs admettent avec Kœlliker que ses fibres traversent la commissure blanche antérieure et se répandent autour des cellules de la corne antérieure opposée, du même côté que celles du faisceau latéral qu'elles ont abandonné au bulbe. Le terme de *direct* s'appliquerait donc seulement à leur trajet bulbaire, et les fibres seraient finalement croisées, comme celles de l'autre faisceau; le croisement, au lieu de se faire en bloc, se ferait fibre par fibre au niveau de leur terminaison. Quelques anatomistes, Bechterew et Ziehen entre autres, pensent que la majorité des fibres est croisée, mais qu'une partie est directe.

Le faisceau pyramidal est une voie cérébrale centrifuge et motrice; elle transmet aux cellules radiculaires les excitations de l'écorce des centres moteurs. C'est la voie de l'impulsion volontaire.

Évolution. — Le faisceau pyramidal manque chez les vertébrés inférieurs, Reptiles, Batraciens. Il apparaît avec les Mammifères; rudimentaire chez les Édentés et les Cétacés, il occupe chez le rat, la souris, le cobaye, le cordon postérieur, près de la commissure grise, et se transporte chez le lièvre et le lapin dans le cordon latéral, localisé à sa partie la plus postérieure. Il augmente de volume chez les carnivores; il atteint chez les Primates, chez l'homme surtout, son point culminant et son dédoublement régulier.

Cette évolution est donc relativement récente, et le faisceau pyramidal est le dernier qui se forme et s'achève chez l'embryon humain. Son développement est proportionnel à l'activité fonctionnelle des membres qu'il dessert (Bechterew). Le faisceau direct fait défaut chez les animaux, ou du moins il est très réduit chez ceux qui le possèdent.

Fibres homolatérales. — Le faisceau pyramidal croisé contient des *fibres homolatérales* ou directes, reconnues chez les animaux, chez lesquels elles paraissent remplacer le faisceau de Türck, qui fait ordinairement défaut, et constatées chez l'homme par Déjerine (*Soc. Biol.*, 1895). Elles forment tantôt quelques fascicules épars, tantôt un petit faisceau incorporé dans le faisceau croisé; on les a suivis jusqu'au 4e nerf sacré. Ces fibres directes peuvent expliquer la parésie du côté non hémiplégique, signalée par Brown-Sequard, et la sclérose bilatérale du faisceau pyramidal croisé avec une lésion cérébrale unilatérale.

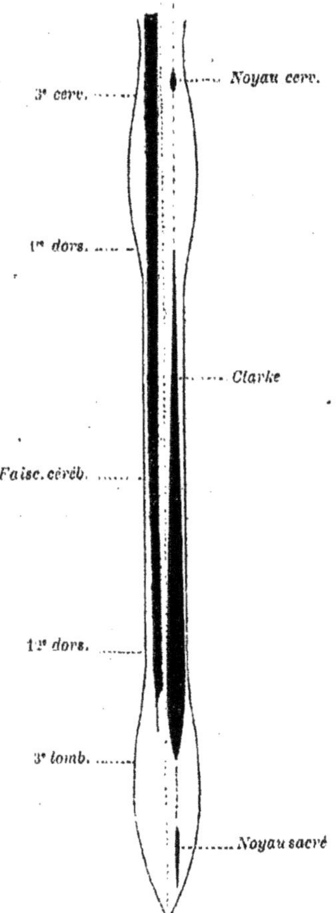

Fig. 146. — La colonne de Clarke et le faisceau cérébelleux direct.

Rapports de situation et de volume de la colonne de Clarke (en noir et à droite) avec le f. cérébelleux (en bleu et à gauche).

Fibres hétérogènes. — Une lésion transverse de la moelle épinière produit au-dessous d'elle, dans le faisceau pyramidal croisé, une dégénération plus étendue que ne le fait une lésion cérébrale. On en conclut que des fibres d'origine non corticale viennent s'ajouter au faisceau pyramidal le long de son trajet dans le tronc cérébral. L'origine de ces fibres descendantes est encore inconnue; on l'a cherchée dans le noyau rouge, la substance grise de la protubérance (Held, Cajal). Thomas les a décrites sous le nom de *faisceau triangulaire prépyramidal* et présume que ce sont des voies motrices accessoires (*Journ. de Physiol.*, 1899). Elles sont plus généralement connues sous le nom de *faisceau de v. Monakow*.

IV. Faisceau cérébelleux direct ou de Flechsig.

— Ce faisceau a été décrit pour la première fois par Foville, qui a reconnu son trajet et sa terminaison cérébelleuse sur des moelles de nouveau-né; il s'y distingue en effet par la couleur blanche qu'il doit à sa myélinisation précoce (Foville, *Anat. du système nerveux*, 1844). Il occupe la périphérie de la moelle; il a pour origine la colonne de Clarke et pour terminaison le vermis supérieur du cervelet.

Ce sont les grosses cellules de la colonne de Clarke dont les axones forment le faisceau cérébelleux. Ces cellules sont extrêmement riches en expansions protoplasmiques rayonnantes, qui s'entrelacent avec les collatérales ou les fibres terminales d'un certain nombre de racines postérieures; de là, un plexus très serré qui s'atrophie dans le tabes. Les fibres des racines postérieures suivent un trajet ascendant avant de pénétrer dans la substance grise; car le plexus péricellulaire de la colonne de Clarke est atteint dans les lésions qui portent sur les racines lombaires inférieures ou même sacrées, alors que cette colonne ne se constitue qu'à partir du 1er nerf lombaire. C'est à ce même niveau que commence le faisceau cérébelleux; mais, comme nous venons de le voir, il entre dès cette origine en communication avec les parties inférieures de la moelle par les fibres radiculaires ascendantes.

Pour constituer le faisceau de Flechsig, les cylindre-axes des cellules de Clarke se portent horizontalement en dehors jusqu'à la circonférence de la moelle et s'y coudent pour prendre un trajet vertical et ascendant. Le faisceau occupe une situation périphérique dans le cordon latéral, en dehors du faisceau pyramidal direct et, suivant son volume, s'étend plus ou moins en arrière vers les racines postérieures, en avant vers le faisceau de Gowers. Arrivé au bulbe, il suit le corps restiforme et le pédoncule cérébelleux inférieur, qui le conduisent au cervelet.

C'est une voie longue, comme le montrent sa situation périphérique, la grosseur de ses fibres, son accroissement continu de bas en haut, l'étendue de ses dégénérations et sa terminaison dans le cervelet. Il représente, avec le faisceau de Gowers, les voies cérébelleuses ascendantes ou centripètes. Il apporte aux cellules corticales du cervelet les impressions que les cellules de Clarke ont reçues des racines postérieures.

V. **Faisceau de Gowers** ou **F. antéro-latéral**. — Ce faisceau, découvert par Gowers (1880) à la suite d'une lésion de la moelle lombaire qui avait produit sa dégénération, occupe la partie antérieure du cordon latéral. Situé en avant du faisceau pyramidal, en dehors du faisceau fondamental, en dedans et en avant du faisceau cérébelleux, avec lequel il est plus ou moins confondu, il commence à la région de transition lombo-dorsale, remonte tout le long de la moelle et, se séparant dans le bulbe du faisceau de Flechsig, s'engage, en grande partie du moins, dans le pédoncule cérébelleux supérieur pour se terminer dans le vermis supérieur du cervelet. Ses origines sont incertaines; il naît des cellules de cordon; mais on n'a pas établi s'il y a une région spéciale de la substance grise qui lui soit dévolue. On admet que la plus grande partie de ses fibres proviennent de cellules commissurales et sont par suite croisées; les autres, prolongements de cellules homœomères, sont directes.

Les dégénérations pathologiques ou expérimentales ont montré que le faisceau de Gowers est une voie ascendante, en partie directe, en partie croisée, voie longue, comme le prouve d'ailleurs son accroissement progressif dans son parcours. C'est certainement une voie cérébelleuse centripète; mais il contient probablement aussi un système de *fibres commissurales longues*, indépendant, qui reste intra-médullaire, car dans les altérations du renflement lombaire sa dégénération s'arrête à la région cervicale inférieure.

Commissures de la moelle. — Les deux moitiés de la moelle sont réunies par une bande transversale que l'interposition du canal central divise en commissures antérieure et postérieure ; la première se subdivise en commissures blanche et grise. Par ces ponts jetés d'un côté à l'autre passent des fibres issues des cellules de cordon hétéromères ou bilatérales, des collatérales de fibres et les expansions protoplasmiques des cellules qui avoisinent le bord interne de la substance grise.

1° *Commissure blanche antérieure.* — Cette commissure, épaisse, est formée de grosses fibres myélinées ; on voit au fond du sillon médian sa face antérieure qui présente un raphé saillant et, de chaque côté, un aspect natté. Elle donne passage : 1° aux fibres des cellules commissurales de toute la substance grise,

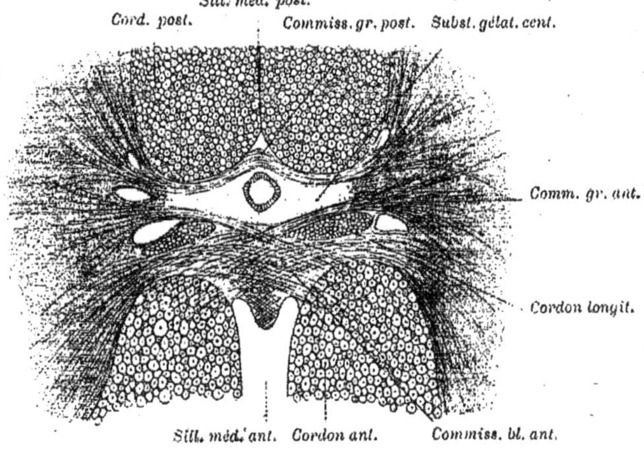

FIG. 147. — Commissures de la moelle.

Les commissures antérieure et postérieure vues à un faible grossissement sur une moelle de bœuf colorée par la méthode de Weigert. — Coupe transv. d'artères (rouge).

y compris celles de la colonne de Clarke et de la corne postérieure ; 2° aux fibres terminales du faisceau pyramidal direct ; 3° aux collatérales du cordon antérieur. Bechterew ajoute : « à quelques fibres des racines antérieures ». Outre ces éléments fondamentaux, la commissure blanche renferme encore : les expansions protoplasmiques internes des cellules marginales, les fibres périphériques des cellules épendymaires qui la traversent en sens sagittal, et des faisceaux longitudinaux de signification inconnue.

2° *Commissure grise antérieure.* — Située derrière la précédente, elle est très mince et, en dehors de nombreuses fibres de névroglie, elle paraît renfermer surtout les collatérales du cordon latéral.

3° *Commissure grise postérieure.* — Cette commissure, placée en arrière du canal central, unit la base des deux cornes postérieures. Bien que très réduite chez l'homme, elle se compose de trois faisceaux que l'on distingue en antérieur, moyen et postérieur. Elle contient : 1° des fibres commissurales qui proviennent des cellules de la corne postérieure, notamment des cellules de Clarke et de Rolando ; 2° des collatérales émises par les racines postérieures, qui y trouvent le lieu d'un entre-croisement sensitif accessoire et partiel ; 3° des collatérales peu nombreuses fournies par le cordon latéral.

CHAPITRE TROISIÈME

CONSTITUTION DE LA MOELLE

La moelle est à la fois un centre d'action et un organe de transmission. Elle exerce cette double fonction à l'aide de ses cellules et de ses fibres nerveuses. Les cellules, groupées ou isolées, obéissent à la loi commune en vertu de laquelle ces éléments s'articulent entre eux, mais ne se fusionnent jamais en réseau et conservent leur indépendance. Les fibres sont de deux espèces : celles qui proviennent des cellules de la moelle, fibres *endogènes*, et celles qui ont pour origine des cellules situées en dehors de cet organe, dans les ganglions rachidiens, le cervelet, le cerveau, fibres *exogènes*. Elles sont réparties de la façon suivante :

Fibres endogènes.	Fibres exogènes.
Racines antérieures.	Racines postérieures.
Faisceau fondamental.	Faisceau pyramidal.
Faisceau cérébelleux.	Fibres cérébelleuses descendantes.
Faisceau de Gowers.	

C'est à l'aide de ces éléments que s'organisent les voies de conduction, dont les unes restent confinées dans la moelle et servent à unir entre eux les segments plus ou moins rapprochés, tandis que les autres relient la moelle avec des organes extérieurs. Comme pour le cerveau et le cervelet, nous distinguerons donc des fibres d'association et des fibres de projection.

I. Fibres d'association et fibres commissurales.

On entend par *fibres d'association* les fibres d'union homolatérales qui naissent et se terminent dans un même côté de la moelle, et par *fibres commissurales*, les fibres d'union croisées qui relient les deux moitiés droite et gauche. Cette distinction, bien nette dans le cerveau, l'est beaucoup moins dans la moelle, car nous avons vu que bon nombre de fibres de cordons se bifurquent et fournissent une branche au cordon homolatéral, et l'autre au cordon opposé (fibres bilatérales ou hécatéromères). En dehors de ce cas, les premières naissent des cellules de cordon homolatéral et les autres des cellules commissurales.

Ces voies d'association intersegmentaire sont toutes constituées par les fibres du faisceau fondamental antérieur, latéral et postérieur, ainsi que par les fibres endogènes que nous avons indiquées au milieu du cordon postérieur et peut-être encore dans le faisceau de Gowers. Ces fibres sont fines et leur développement est précoce chez l'embryon humain, comme dans la série animale. Leur direction a lieu dans les deux sens, ascendant et descendant, tantôt par la bifurcation du cylindre-axe primitivement unique, tantôt par le trajet opposé que peuvent suivre deux cylindre-axes voisins. Dans le cordon postérieur, le faisceau fondamental est principalement ascendant; le faisceau de Schultze et de Hoche est surtout descendant. Enfin, d'une manière générale, ce sont des voies courtes, qui n'embrassent qu'un ou plusieurs segments de moelle, bien qu'un certain nombre méritent, par leur longueur, d'être rangées dans les voies moyennes.

Les fibres d'association directe ou commissurale sont situées profondément contre la substance grise, à laquelle elles forment une première écorce, tandis que les voies longues sont rejetées à la périphérie ; cette excentricité des voies longues porte le nom de *loi de Flatau.* C'est en quelque sorte une nécessité de construction ; si l'on veut relier les portions d'une tige, comme est la substance grise, par des fils parallèles de longueur différente, il faut placer les plus courts au centre, contre la tige, et les plus longs au dehors, où ils peuvent s'étendre sans interruption.

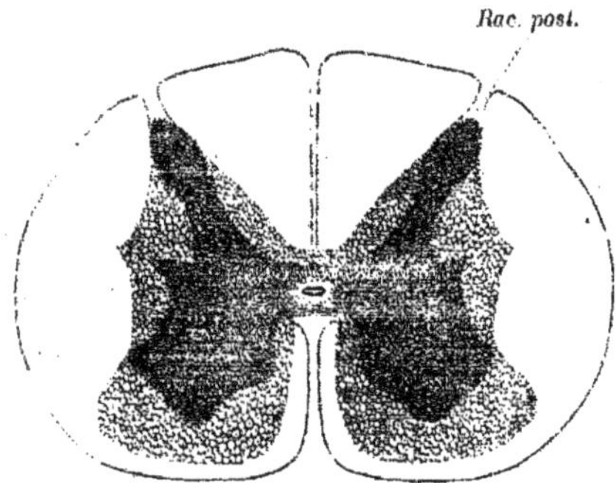

Fig. 148. — Territoire des fibres courtes d'association.

Fibres courtes occupant la partie la plus concentrique des faisceaux fondamentaux.

Ce ne sont pas seulement les extrémités des fibres de ces cordons qui établissent des communications d'étage en étage ; ce sont aussi les innombrables collatérales de ces fibres qui, en tous sens, de la corne antérieure à la corne postérieure et d'une moitié de la substance grise à l'autre, relient entre eux tous les éléments et font qu'aucun d'eux ne peut rester indifférent aux impressions qui atteignent les autres. Si donc il est vrai de dire que dans les centres nerveux chaque cellule est anatomiquement une et indépendante, de par son embryogénie et la terminaison libre de ses expansions, il faut ajouter, comme correctif, qu'elle n'est jamais isolée, mais toujours prise dans les liens d'une immense association, comme l'est l'homme lui-même dans une société civilisée. Plus l'animal est élevé comme organisation, plus ces liens sont multipliés ; mais en même temps les voies courtes se réduisent et s'effacent devant les voies longues prépondérantes, qui annoncent l'intervention des centres supérieurs.

II. — Fibres de projection.

Les fibres de projection unissent la moelle aux centres nerveux situés en dehors d'elle, ganglions, cervelet, cerveau. Ce sont des voies longues, qui dégénèrent sur un long parcours, et, d'après le type structural que nous avons indiqué plus haut, elles occupent la périphérie de la substance blanche. Leurs fibres, ordinairement volumineuses, se développent tardivement. Elles sont sujettes à de nombreuses variations.

Chez les invertébrés, il n'y a entre la moelle ventrale et le cerveau d'autre moyen d'union que les fibres en collier qui, de chaque côté du tube digestif, relient le ganglion cérébral ou sus-œsophagien avec le ganglion sous-œsophagien. Chez les vertébrés inférieurs, bien que leur moelle devenue dorsale soit le prolongement direct du cerveau, il n'existe encore entre ces deux organes que des liens indirects; la moelle communique par des faisceaux d'association ou commissuraux avec le mésocéphale et les lobes optiques, et ceux-ci par d'autres faisceaux avec le cerveau proprement dit. Les mammifères seuls possèdent des voies directes qui vont de la moelle à l'écorce cérébrale, et les voies intermédiaires elles-mêmes s'accroissant, le cerveau est devenu l'organe dominateur; les centres médullaires sont réduits aux fonctions de l'automatisme.

Les fibres de projection comprennent tous les faisceaux autres que le faisceau fondamental. Laissant de côté les fibres qui unissent l'extrémité supérieure de la moelle avec le bulbe, la protubérance et en général le tronc cérébral, nous envisagerons les deux grandes voies entre lesquelles se partagent les fibres extra-médullaires : la voie sensitivo-motrice et la voie cérébelleuse.

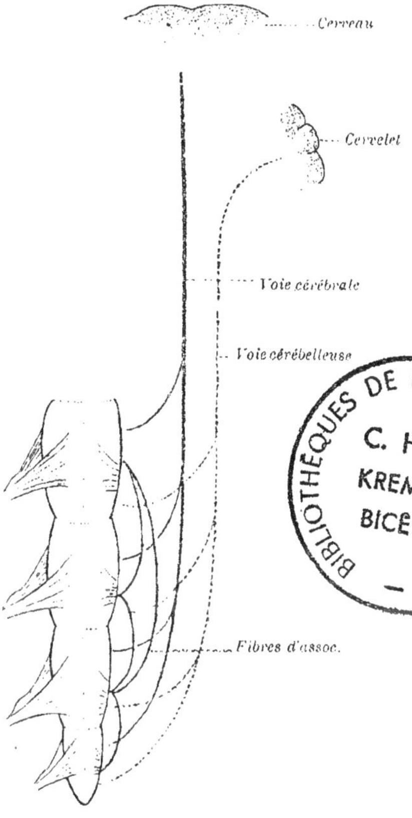

FIG. 149. — Disposition segmentaire théorique de la moelle.

Fibres d'association intersegmentaires (en bleu). Fibres de projection (en rouge et en noir).

A. Voie sensitivo-motrice. — Cette voie est double; elle comprend des fibres ascendantes, sensitives, et des fibres descendantes, motrices.

Voie sensitive. — Malgré les nombreuses recherches auxquelles cette question a donné lieu depuis bien des années, et par des méthodes différentes, le trajet de la conduction sensitive reste discuté et incertain. Voici les conclusions qui résument le travail de Long et marquent l'état actuel de la question (LONG. Les Voies centrales de la sensibilité. *Thèse de Paris*, 1899. — *Laboratoire de Déjerine*) :

1° Il existe dans la moelle, pour les impressions sensitives venues par les racines postérieures, des moyens de transmission complexes : la substance grise centrale en est l'élément fonctionnel principal;

2° Il n'y a pas lieu d'admettre que les sensations dites tactiles, douloureuses, thermiques et musculaires, constituent autant de fonctions distinctes et que leur conduction médullaire se fait par des systèmes de neurones spécialement affectés à chacune de ces fonctions;

3° Il n'y a pas lieu d'admettre que la conduction de la sensibilité est croisée dans la moelle.

La conduction sensitive ne se fait pas par un faisceau unique, mais par des chemins différents que l'on peut classer en directs et indirects, suivant qu'ils arrivent au bulbe avec ou sans interruption.

Voie sensitive directe. — Cette voie est la mieux connue ; elle est sans doute la voie rapide habituelle, que suivent les impressions destinées à atteindre l'écorce cérébrale. Elle est constituée par les fibres longues des racines postérieures, celles qui montent jusqu'au noyau de Goll et de Burdach dans le bulbe. De ces noyaux, elle gagne la couche optique par le ruban de Reil ; et de la couche optique, l'écorce cérébrale par les fibres thalamo-corticales qui traversent le bras postérieur de la capsule interne. De là l'interposition de trois cellules ou neurones, celles du ganglion rachidien, du noyau de Goll et de la couche optique, et par conséquent deux interruptions ou relais.

Ces fibres longues occupent dans la moelle le cordon de Goll sur toute son étendue et une partie du cordon de Burdach à la région cervicale, puisque, dans cette région les fibres longues des racines postérieures, dorsales supérieures et cervicales, restent cantonnées dans le faisceau de Burdach.

Voie sensitive indirecte. — Cette voie, voie de deuxième ordre de Kœlliker, est beaucoup plus considérable que l'autre. Elle se compose : 1° des fibres moyennes et courtes des racines postérieures, fibres qui occupent exclusivement le faisceau de Burdach et se terminent dans la moelle ; elles se distinguent aussi des fibres longues par leur richesse en collatérales ; 2° des fibres de cordon.

Les fibres de cordon qui sont affectées à la conduction sensitive sont probablement celles du faisceau fondamental antéro-latéral. Leurs cellules, disséminées dans toute la substance grise, mais beaucoup plus nombreuses dans la corne postérieure, reçoivent l'impression sensitive que lui apportent les fibres radiculaires, et la transmettent à d'autres cellules semblables situées à un niveau plus élevé. Le faisceau fondamental, avec ses cellules d'origine, est un territoire complexe ; car il reçoit la terminaison de fibres radiculaires sous-jacentes de longueur très inégale, par suite de provenance différente, et les branches descendantes, à conduction rétrograde, de fibres plus élevées ; de son côté, il communique avec des régions variées de la moelle par ses fibres courtes ou moyennes, directes ou croisées. On ne peut songer à y reconnaître des routes définies et continues. A son extrémité supérieure, il se dissocie ; une partie s'incorpore au ruban de Reil, tandis que la plus grosse part se prolonge dans la substance réticulée jusqu'à la couche optique, aboutissant de toutes les voies sensitives.

Tous les auteurs n'admettent pas cette neutralité de la conduction sensitive. Ceux qui reconnaissent des espèces distinctes de sensibilité leur assignent des voies spéciales. Ainsi, d'après Van Gehuchten, la sensibilité tactile passe par le faisceau cérébelleux direct, le sens musculaire par le cordon de Goll, les impressions douloureuses et thermiques par le faisceau de Gowers. Bechterew localise la transmission du sens musculaire dans les fibres longues des cordons postérieurs, comme le fait Gehuchten ; mais il place les fibres tactiles et celles de la douleur dans le faisceau fondamental latéral. Même en admettant, comme nous l'avons fait, que les fibres radiculaires longues qui vont aux noyaux de Goll et de Burdach sont une voie sensitive directe, mais indifférente, il faut en distraire un certain nombre qui se rendent au cervelet et dont les fonctions doivent se rapporter au sens musculaire de l'équilibration.

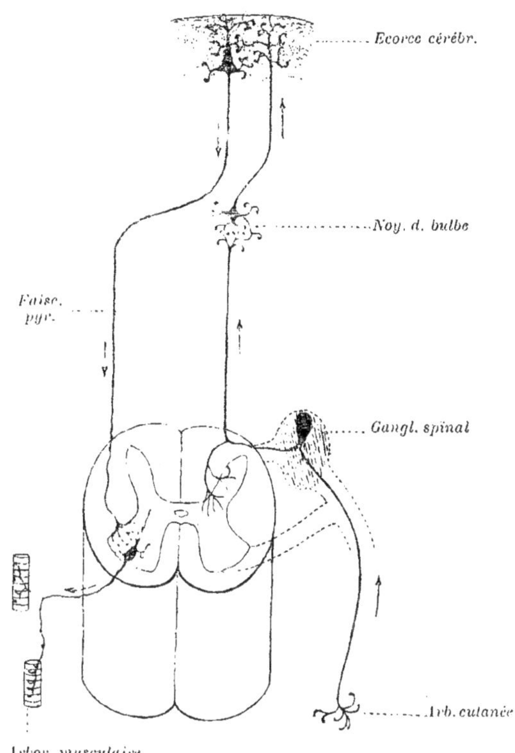

Fig. 150. — Les voies cérébrales.

Trajet des impressions sensitives conscientes de la périphérie à l'écorce cérébrale, et des excitations motrices volontaires du cerveau aux muscles.

Les voies sensitives sont *homolatérales* dans la moelle; elles ne se croisent que dans la seconde partie de leur trajet, celle qui est comprise entre le bulbe et la couche optique. Le fait n'est pas douteux pour les fibres longues des cordons de Goll et de Burdach, voie directe. Il en est de même pour la voie indirecte, si l'on en excepte, comme nous l'avons fait, le faisceau de Gowers. Il existe toutefois, sinon un croisement intramédullaire des faisceaux de conduction, du moins des communications croisées qui peuvent être utilisées comme voie collatérale dans certaines transmissions normales ou pathologiques. Elles ont pour substratum les fibres des cellules commissurales du cordon antéro-latéral, et les collatérales des racines postérieures qui passent par la commissure grise.

Voie motrice. — Le faisceau pyramidal né des prolongements nerveux des cellules corticales du cerveau est la voie motrice, centrifuge, d'ordre volontaire. Ce faisceau qui n'acquiert son plein développement que chez les Primates, chez l'homme surtout, et qui mesure en quelque sorte la suprématie cérébrale, plonge dans tous les segments de la moelle et se met en rapport avec toutes les cellules radiculaires. Des calculs encore insuffisants semblent indiquer qu'il y a 150 000 fibres cérébrales pour commander à 300 000 cellules motrices; mais il faut songer que chacune de ces fibres émet sur son parcours de nombreuses collatérales et que ce n'est pas avec une seule cellule qu'elle est reliée, celle au niveau de laquelle elle se termine, mais avec la plupart des cellules alignées sur son passage. C'est par millions que doivent se compter ces associations élémentaires, permettant au cerveau de réaliser les combinaisons motrices les plus variées et les transpositions les plus difficiles. Cette complication paraîtra plus grande encore si l'on songe que ces fibres cérébrales sont tantôt excitatrices, tantôt inhibitrices, et qu'elles étendent leur influence même sur les mouvements involontaires et inconscients des vaisseaux et des viscères. De même que ce système de voies cérébrales ne se montre que tardivement dans l'échelle des vertébrés, de même chez l'embryon humain il n'apparaît et ne termine son organisation qu'à une époque avancée. La voie sensitive consciente précède la voie motrice volontaire; la première est prête à fonctionner et fonctionne peut-être même avant la naissance, la seconde ne s'achève que quelques semaines après. Nous avons signalé déjà les différences que l'on rencontre à ce point de vue chez les petits des animaux, suivant qu'en naissant ils sont aptes ou non à voir les objets extérieurs et à diriger leurs mouvements.

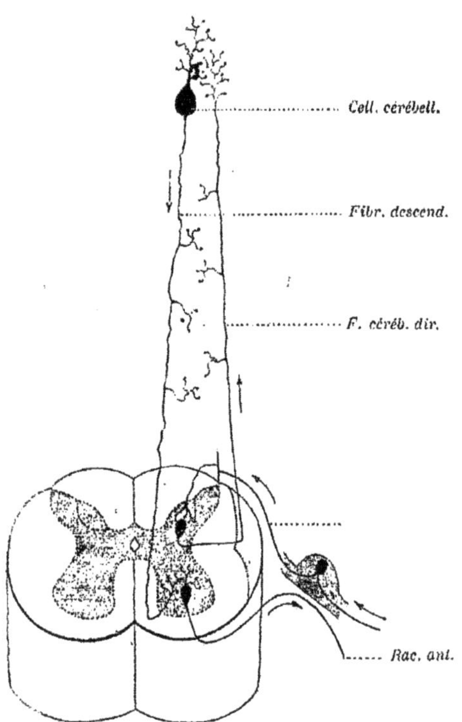

FIG. 151. — Les voies cérebelleuses.

Trajet d'une partie des impressions périphériques par la colonne de Clarke et le faisceau cérébell. direct. Courant centrifuge passant par les fibres cérébelleuses descendantes.

Les fibres des deux portions du faisceau pyramidal, de la portion dite directe ou de Türck et de la portion croisée ou latérale, sont des fibres croisées. Nous avons indiqué l'existence d'une troisième portion, bien inférieure en étendue et encore mal connue, le *faisceau pyramidal homolatéral*, qui est entièrement direct. Dans la plupart des grandes voies de conduction des centres nerveux, on retrouve une disposition semblable : prépondérance des fibres croisées, coexistence d'un certain nombre de fibres directes.

Le faisceau pyramidal est la voie motrice fondamentale. Les expériences physiologiques semblent démontrer, au moins chez les animaux, la présence d'une *voie motrice accessoire* ou *collatérale* qui persiste après la section des pyramides. Bechterew la localise dans le faisceau fondamental antéro-latéral.

B. **Voies cérébelleuses.** — Ces faisceaux à fibres longues et grosses, situées sur la périphérie, se composent d'une voie d'aller, voie ascendante ou centripète, le cervelet étant considéré comme le centre, et d'une voie de retour, voie descendante ou centrifuge.

1° *Fibres ascendantes.* — Ce système de fibres est plus considérable et mieux déterminé que l'autre. Il se compose :

a) du faisceau cérébelleux direct de Flechsig, qui provient de la colonne de Clarke;

b) du faisceau de Gowers, d'origine médullaire également, mais insuffisamment précisée;

c) de fibres radiculaires postérieures. Pour quelques auteurs, les racines postérieures envoient au cervelet des fibres qui lui parviennent directement, sans interposition de centres cellulaires; pour d'autres, ces fibres sont interrompues par les noyaux de Goll et de Burdach.

2° *Fibres descendantes.* — Ces fibres cérébelleuses centrifuges ne sont pas groupées systématiquement comme les autres. Elles sont plutôt disséminées dans le cordon antéro-latéral. La portion la mieux connue occupe la périphérie du cordon antérieur dans l'épaisseur du faisceau fondamental et constitue le faisceau marginal de Lœwenthal, faisceau cérébelleux descendant de Thomas. Celles du cordon latéral, dont on a fait le faisceau intermédiaire ou prépyramidal, ont une origine plus discutée; il n'est pas démontré qu'on ait affaire à une voie cérébelleuse.

Les voies cérébelleuses sont en rapport avec les fonctions de l'équilibre. Elles apportent au cervelet des impressions tactiles et musculaires, et conduisent en retour aux cellules motrices de la moelle des excitations régulatrices. Leur étude sera mieux placée avec la constitution du cervelet.

LOCALISATIONS MOTRICES ET SENSITIVES

Centres moteurs de la moelle. — Chaque muscle du tronc ou des membres possède dans la moelle un noyau d'origine nerveuse dont l'importance varie avec celle du muscle lui-même. Ce sont des *centres musculaires*, dont l'excitation ou la destruction produisent la contraction ou la paralysie du muscle correspondant. Une disposition semblable existe dans l'écorce cérébrale. De nombreuses affections chroniques des centres nerveux démontrent, mieux encore que l'expérimentation, ces localisations élémentaires. Mais ces noyaux sont-ils des amas cellulaires distincts? et comment sont-ils groupés? Trois théories ont été émises et reconnaissent comme principe du groupement le nerf périphérique, la fonction musculaire et la segmentation des membres.

1° *Théorie des centres de nerf périphérique.* — Elle est défendue surtout par Marinesco. On connaît les noyaux d'origine d'un certain nombre de nerfs. Ainsi le spinal médullaire, destiné au trapèze et au sterno-mastoïdien, provient des cellules du groupe externe de la région cervicale supérieure; le phrénique, nerf du diaphragme, d'une longue colonne qui occupe la partie centrale de la corne antérieure, depuis le 3e nerf cervical jusqu'au 6e (*Névrologie*, p. 976). D'après Marinesco, chaque nerf, radial, cubital, médian, etc... tire son origine, tout comme un nerf crânien, d'un noyau principal et de noyaux secondaires; cette origine s'étend sur deux ou trois segments médullaires ou même davantage.

2° *Théorie des centres musculaires.* — On admet généralement que les noyaux d'origine dont nous avons parlé sont uniquement l'ensemble des cellules nerveuses, plus ou moins voisines, qui fournissent les fibres motrices d'un muscle, mais qu'ils ne constituent pas un amas distinct, séparé des noyaux voisins et reconnaissables sur des coupes. Les colonnes cellulaires motrices sont continues, ou si elles se fragmentent, leurs divisions n'ont pas de signification fonctionnelle. Sano, au contraire, enseigne que chaque muscle a son noyau spécial, anatomiquement distinct, dont il a déterminé la position à la suite de minutieuses analyses. Ces noyaux à leur tour sont groupés, comme le sont les muscles eux-mêmes. Ainsi se constituent les noyaux des extenseurs des doigts, des fléchisseurs de la jambe, des adducteurs de la cuisse, etc.... Ce sont les muscles ou leurs groupes qui déterminent les formes des colonnes radiculaires et s'y reflètent.

3° *Théorie des centres segmentaires.* — C'est l'hypothèse défendue par Van Gehuchten et de Buck. La localisation n'est ni nerveuse ni musculaire, elle est segmentaire. Les noyaux ou amas cellulaires que l'on distingue dans les renflements de la moelle répondent aux divisions du membre. Il y a trois colonnes pour le membre inférieur, qui est formé de trois segments : le pied, la jambe et la cuisse, et elles se superposent comme ces segments. Il en est de même pour le membre supérieur. Chaque colonne s'étend sur plusieurs segments médullaires; elle chevauche sur la colonne inférieure en sens antéro-postérieur, à cause de sa direction oblique, et la même coupe horizontale qui atteint en avant l'extrémité inférieure de la colonne motrice de la jambe rencontre en arrière le bout supérieur de la colonne motrice du pied. Chacun de ces groupements cellulaires ou noyaux segmentaires est en connexion intime avec *tous les muscles* du même segment.

Le territoire moteur de la jambe et du pied s'étend de la partie supérieure du 5e segment lombaire à l'extrémité inférieure du 4e segment sacré. Le territoire du membre supérieur, y compris l'épaule, va, d'après Sano, du milieu du 3e segment cervical au premier nerf thoracique. L'épaule, le bras, l'avant-bras, les mains y sont superposés. La main et l'avant-bras correspondent principalement au 7e et 8e segment cervical; dans l'amputation du bras, l'atrophie cellulaire remonte au 4e nerf cervical inclus (Flatau).

La théorie segmentaire est celle qui concorde le mieux avec la disposition métamérique des nerfs périphériques (Voy. dans cet ouvrage : les *Nerfs*, p. 940); mais elle soulève de graves objections cliniques, entre autres celle que, dans les affections de la substance grise de la moelle, l'atrophie est *radiculaire* et non segmentaire (Déjerine).

Les théories précédentes reposent presque exclusivement sur les phénomènes de chromolyse observés dans la moelle à la suite de l'amputation des membres ou de section des nerfs ou des muscles. (Voy. *Revue neurologique* et *Journal de Neurologie*, années 1897. 1898. 1899.)

Localisations sensitives. — Ce terme s'applique à deux questions différentes :

1° Aux voies de conduction dans la substance blanche. — Nous avons vu plus haut que deux opinions sont en présence : celle qui considère les sensibilités tactile, douloureuse, thermique et musculaire comme spécifiquement distinctes, et leur assigne à chacune un faisceau particulier comme organe de transmission; et celle pour qui la sensibilité, une dans son essence, suit telle ou telle voie sans se dissocier en ses modes divers.

2° Aux centres de réception dans la substance grise. — Pour expliquer certains faits de thermo-analgésie ou d'affections cutanées disposées en *tranches*, et non en bandes, et limités à un segment de membre, tel que la main, l'avant-bras, Brissaud admet dans la substance grise une disposition métamérique. Il y aurait des *centres segmentaires sensitifs* comme il y en a pour la motricité, sans que d'ailleurs les étages métamériques excluent les étages radiculaires qui se combinent avec eux. Mais étant donnée la distribution des racines postérieures en branches ascendantes et descendantes de longueurs variées, on ne voit pas sur quel fondement anatomique peut s'appuyer cette hypothèse. Dejerine lui objecte aussi que, comme pour les atrophies musculaires, les anesthésies localisées montrent dans la plupart des cas une distribution radiculaire; il en conclut que chaque terminaison radiculaire dans la substance grise postérieure conserve son individualité et représente une projection cutanée dont la topographie est la même que celle de la racine postérieure correspondante.

Cependant l'existence des arcs réflexes qui associent la sensibilité et la motricité dans les viscères et dans la surface du corps, comme dans un doigt, dans la main, dans l'espace intercostal, dans la vessie, le rectum, paraît bien indiquer l'organisation de centres sensitivo-moteurs.

Voy. Brissaud, *Leçons sur les maladies du système nerveux*, 2e série. — Contensou. *Thèse de Paris*, 1900.

MOELLE FŒTALE.

La moelle, qui au quatrième mois fœtal n'avait que 7 cm. de longueur, en a 12 au huitième et à la naissance elle oscille entre 14 et 16 cm., soit 15 en moyenne. A ce moment le filum terminale a de 5 à 6 cm. de longueur, et contient de la substance nerveuse sur la plus grande partie de son trajet. Le poids absolu, qui est de 1 gr. 20 à cinq mois, varie chez le nouveau-né entre 3 et 4 gr. Le poids spécifique est plus élevé que chez l'adulte; 1,090 pendant les derniers mois intra-utérins.

Les rapports de l'axe nerveux avec la colonne vertébrale sont à peu près fixés. La moelle a terminé son ascension commencée dès le quatrième mois; déjà à six mois, le sommet du cône terminal correspond à la quatrième vertèbre lombaire, et à 9 mois il est généralement comme chez l'adulte au niveau de la deuxième lombaire, plus rarement à la troisième seulement. Il y a cette particularité que la limite inférieure de la région dorsale est plus élevée que chez l'adulte, la moelle thoracique ayant grandi avec moins de rapidité que la moelle lombaire ou cervicale; la partie dorsale est donc relativement plus courte, la région cervicale et la région lombaire sont relativement plus longues.

La forme de la moelle du nouveau-né est la forme définitive. Les renflements cervical et lombaire, ébauchés dès le deuxième mois, étaient déjà très nets au troisième. Le canal central, d'abord très vaste et s'étendant en arrière jusqu'à la périphérie de la moelle, s'est réduit rapidement dans sa partie postérieure, sans doute à cause du puissant accroissement des cordons limitrophes; à la douzième semaine il n'y a déjà plus qu'un vestige de son prolongement postérieur.

La *myélinisation* ou médullisation s'opère dans l'espace d'une année; commencée au cinquième mois fœtal, elle est achevée au cinquième mois extra-utérin. Bechterew a conclu d'expériences faites sur de jeunes animaux qu'un faisceau n'est pas apte à fonctionner, tant qu'il ne possède pas sa gaine de myéline; il est probable que dans les fibres nues le courant nerveux diffuse et se perd, et qu'il ne peut arriver à destination que grâce à l'enveloppe isolante de la myéline péri-cylindraxile. On aurait ainsi la caractéristique de l'achèvement complet de la fibre nerveuse et de son aptitude physiologique; mais il faut faire une restriction pour les cylindre-axes très courts, qui n'ont pas besoin d'isolateur, car jamais la myéline n'apparaît dans les arborisations terminales, ni dans les cylindre-axes courts des cellules de Golgi.

D'une manière générale on peut dire que les fibres des faisceaux ou des racines prennent leur myéline avant que leurs collatérales ne la reçoivent, les voies sensitives bien avant les voies motrices, et les voies courtes avant les voies longues. Les parties myélinées se reconnaissent à l'œil nu, elles sont d'un blanc opaque alors que les autres sont d'un gris translucide. A la naissance tous les faisceaux sont blancs, excepté le faisceau pyramidal qui, formé au cinquième mois, n'acquiert son enveloppe isolante que pendant les premiers mois de la vie extra-utérine ; la moelle est organisée comme centre de mouvements automatiques et comme conducteur sensitif conscient, mais non pour la conduction motrice volontaire qui vient du cerveau par le faisceau pyramidal. Il en est autrement chez les animaux qui courent librement dès leur naissance; ils ont à ce moment dans leur moelle toutes leurs fibres achevées, y compris leurs fibres pyramidales (Bechterew).

En se fondant sur ce fait que, pour accomplir sa fonction physiologique, une fibre nerveuse doit avoir achevé son développement anatomique, et que ce développement se fait dans l'ordre suivant : les racines, les voies courtes, les voies longues, les voies cérébelleuses, les voies cérébrales, Van Gehuchten pense qu'on peut établir le tableau chronologique des mouvements dont l'embryon est capable. Au cinquième mois les premiers mouvements, par les réflexes simples des racines antérieures et postérieures; au sixième et au septième, des mouvements réflexes de plus en plus compliqués par l'entrée en scène des commissures et fibres d'association; au huitième mois, les mouvements coordonnés par le cervelet; après la naissance, les mouvements volontaires par le cerveau.

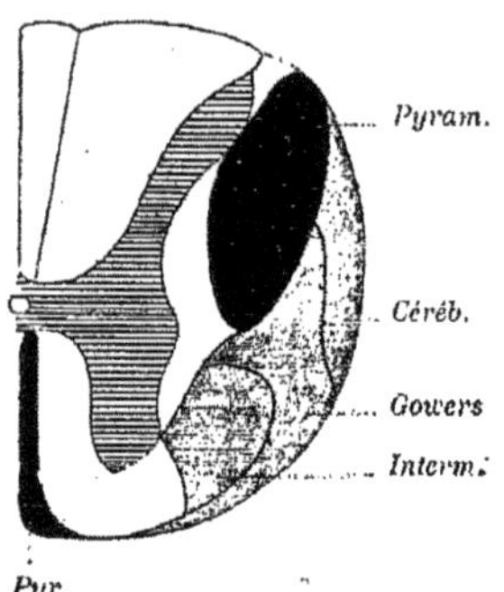

Fig. 152. — Moelle du nouveau-né.

Les champs blancs correspondent aux parties achevées (myélinées), les champs gris aux parties en voie d'achèvement, les champs noirs (faisceau pyramidal) aux faisceaux sans myéline. La répartition des faisceaux est celle qui correspond au troisième nerf cervical d'après Gowers.

De la naissance à l'âge adulte, la moelle et la colonne reprennent un accroissement parallèle, sauf pour la partie dorsale où, pour des raisons inconnues, la moelle surpasse un peu la colonne, ce qui fait que la limite inférieure de la portion thoracique est plus basse chez l'adulte que chez le nouveau-né. La moelle de 15 cm. arrive à 40 et plus, et le filum terminale de 6 cm. monte à 24.

Chez la plupart des vertébrés inférieurs, la moelle, comme chez l'embryon humain, remplit tout le canal vertébral. Mais le plus grand nombre des mammifères ont une moelle remontée dans la région lombaire, par conséquent un cône, un filament et une queue de cheval. Chez quelques-uns même, elle finit dans la région dorsale. Serres et d'autres zoologistes ont soutenu qu'il y avait un rapport étroit entre l'ascension de la moelle et l'absence ou la réduction de la queue, la moelle descendant d'autant plus bas dans le canal vertébral que la queue est plus développée; l'homme anoure a pour cela une moelle très haute. Mais l'anatomie comparée ne confirme point cette explication. Les oiseaux, dont la queue est un organe de peu d'importance, ont une longue moelle, tandis que les kangourous, les singes à queue prenante et certains poissons à longue queue ont une moelle courte. L'interprétation est encore à trouver.

MOELLE SÉNILE.

Ce chapitre reste à faire, car presque tous les faits avancés sur ce sujet ont été contredits. Nous avons signalé plus haut l'oblitération fréquente du canal de l'épendyme, oblitération ordinairement partielle, c'est-à-dire par segments, qui débute dès l'âge adulte et reconnaît pour cause tantôt une prolifération des cellules épithéliales formant bouchon, tantôt une végétation de fibres névrogliques. Depuis les premières observations de Desmoulins qui remontent à 1820 et dans lesquelles on ne trouve aucun chiffre précis, on voit affirmer à sa suite par plusieurs auteurs, notamment par Chaussard et par Ollivier, que la moelle sénile est notablement atrophiée en longueur et en épaisseur, elle et ses racines, qu'elle a une consistance plus grande, et que sa densité (terme qui ne paraît pas avoir été employé dans un sens rigoureusement scientifique) est augmentée suivant les uns, diminuée suivant les autres. Par suite de l'atrophie le liquide céphalo-rachidien augmente, et même suivant Hyrtl le vide produit entraîne un état variqueux des veines de la queue de cheval.

Relativement aux varices, Kadyi, qui a injecté 20 moelles, objecte qu'on trouve des dilatations flexueuses des veines aussi bien chez les adultes que chez les vieillards et que leur lieu d'élection est plutôt à la région dorsale. Et quant à l'atrophie, elle est en *contradiction* avec les observations précises de Baistrocchi que nous avons citées à propos du *poids de la moelle*, et desquelles il résulte que dans l'extrême vieillesse ni le poids absolu ni le poids spécifique de la moelle ne sont diminués.

ANOMALIES DE LA MOELLE

Il n'est pas question ici des anomalies graves, des monstruosités, mais des simples asymétries.

La moelle peut être de longueur anormale. Keuffel l'a vue finir à la onzième vertèbre dorsale et dans un autre cas à la troisième lombaire. Peut-être les anomalies dans le nombre des vertèbres ne sont-elles pas sans influence sur le niveau où la moelle se termine.

Le cône terminal est quelquefois bifide; dans ce cas les deux branches de bifurcation aboutissent à un filum unique. Assez souvent il se termine par un renflement bulbeux, ou même par deux bulbes superposées; ces renflements correspondent au ventricule terminal.

On a fréquemment signalé le dédoublement du canal central, mais il semble que dans tous les cas on a affaire à une altération sénile ou pathologique, à un cloisonnement longitudinal par végétation épithéliale ou névroglique. Le canal peut être déplacé à gauche ou à droite. La forme de sa section est quelquefois très variable sur un court trajet.

On connaît deux cas d'*ectopie simple de la colonne de Clarke*. Dans le premier, concernant un jeune homme de 16 ans, mort de pleurésie, la colonne reportée très en avant de chaque côté occupait la commissure postérieure et la région intermédiaire aux deux cornes. Cette anomalie n'existait qu'à la région dorsale, la région lombaire supérieure était normale, la région dorsale supérieure et cervicale ne put être examinée. (Pick. *Arch f. Psych.*, 1871). Ce n'est probablement là qu'une anomalie réversive, car cette situation de la colonne de Clarke est normale chez certains mammifères, le rat, le chien (Lenhossék). — Dans le second cas, observé chez une femme de 28 ans, la colonne était dissociée en deux groupes cellulaires, un très petit à la place habituelle, un autre aberrant en plein faisceau de Burdach, sur le trajet des racines postérieures internes; cette disposition n'était bien marquée qu'à droite et n'occupait que le quart supérieur lombaire sur une longueur de 1 centimètre. (Musso. *Rivista sperim. di fren.*, 1887).

Rien de plus commun que les *asymétries* de la substance grise, abstraction faite, bien entendu, des asymétries artificielles produites par l'obliquité des coupes ou par une déformation de la moelle pendant le durcissement. Tantôt ce sont les cornes antérieure ou postérieure qui diffèrent de forme ou de volume avec celles du côté opposé, tantôt la moitié droite n'est pas identique à la moitié gauche; ou bien c'est une colonne cellulaire qui sur son trajet longitudinal est très irrégulièrement disposée, se renfle, s'amincit ou même disparaît momentanément. Ces asymétries sont toujours bornées à un segment de la moelle.

Les *hétérotopies* de substance grise ne sont pas très rares. Kronthal (*Neurologisches Centralblatt*, 1892) en a rassemblé 19 observations, auxquelles il faut ajouter quelques cas ultérieurs de Feist, de Ruffini, etc. Elles consistent dans ce fait que, par une malformation embryologique, une partie de la substance grise se trouve ou détachée de la masse centrale ou dédoublée, c'est-à-dire qu'il y a par exemple deux cornes postérieures du même côté; l'îlot ectopique est tantôt entouré par les faisceaux de la substance blanche, tantôt traversé par eux. Ces malformations peuvent ne siéger que d'un seul côté. Elles sont ordinairement très restreintes comme extension, limitées à une seule paire rachidienne; rarement elles se prolongent sur plusieurs centimètres. Il est probable qu'elles sont fréquentes, à en juger par analogie avec ce qu'on a observé pour le cervelet, et si on n'en cite pas un plus grand nombre de cas, c'est qu'il est rare qu'on étudie histologiquement une moelle sur toute sa longueur. Le laboratoire de Mendel où toutes les moelles sont systématiquement débitées et étudiées en coupes sériées a fourni à lui seul quatre observations d'hétérotopie.

Sur les vingt premières observations, trois concernent des animaux et dix-sept l'espèce humaine. Parmi ces dix-sept, six provenaient d'établissements d'aliénés. Kronthal soutient que ces anomalies ne sont point indifférentes, qu'elles constituent pour le sujet qui en est porteur un lieu de moindre résistance, un point faible qui le prédispose aux maladies de la moelle sous l'influence d'une cause occasionnelle, un traumatisme, une maladie infectieuse. Il se fonde sur ces faits à coup sûr remarquables, que : 1° sur ces dix-sept sujets (j'ajoute le cas de Feist), seize avaient en même temps une lésion acquise de la moelle : myélite, sclérose, dégénération fasciculée ou en foyer; 2° douze ont contracté ces lésions terminales, alors que leur maladie première n'était pas une cause suffisante pour les provoquer, au moins à l'état ordinaire (phtisie, pneumonie, paralysie pseudo-hypertrophique, saturnisme, etc.); 3° dans certains cas, la myélite accidentelle était justement localisée au segment de moelle atteint d'hétérotopie.

Dans la substance blanche, on a noté la fréquente déviation du sillon médian postérieur qui prend une forme arquée, et surtout les asymétries du faisceau pyramidal. Rappelons aussi la présence de cellules nerveuses aberrantes au milieu des faisceaux, signalées par de nombreux observateurs et tout récemment encore par Sherrington et par Waldeyer.

[*CHARPY.*]

LIVRE QUATRIÈME

MORPHOLOGIE DE L'ENCÉPHALE

L'encéphale est, comme son nom l'indique (ἐν, dans, κεφαλή, tête), la partie des centres nerveux qui occupe la cavité crânienne. En dehors de lui, il n'y a plus que la moelle.

Il est caractérisé par ce double fait, qu'il est situé dans le crâne, tandis que la moelle est située dans la colonne vertébrale, et qu'il a pour origine une partie déterminée du tube nerveux embryonnaire, partie qui est antérieure dans le corps supposé horizontal et qui se dilate en vésicules. La trace de cette disposition originelle en vésicules, alignées les unes à la suite des autres, se retrouve à l'état adulte dans la forme multilobée que présente l'encéphale. L'embryologie nous apprend aussi que dans la différenciation du tube nerveux primordial le cerveau précède la moelle, il la précède également dans les étapes du système nerveux chez les invertébrés. Il n'en est donc pas l'efflorescence, comme on l'a dit si longtemps, et comme son aspect extérieur ainsi que son fonctionnement nous portent à le croire; il est l'organe initial, le premier centre; la moelle n'est qu'une formation secondaire, ultérieure; le grand sympathique, une formation tertiaire.

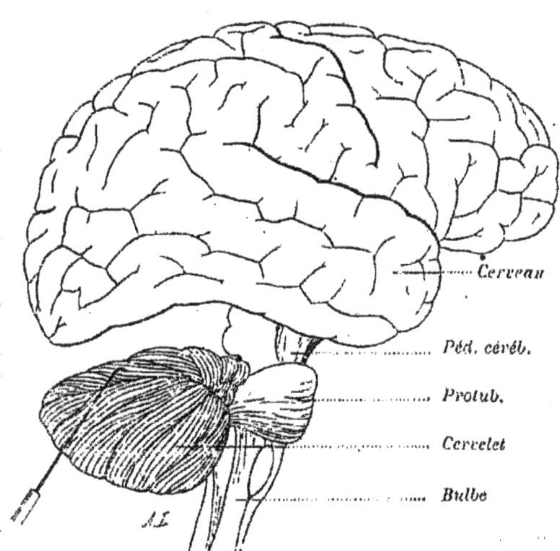

Fig. 153. — Encéphale et ses divisions.
Vue latérale (imitée de Schwalbe).

La forme de l'encéphale est celle d'un ovoïde à grosse extrémité postérieure, dont le grand axe ou longueur (D. antéro-post.) mesure en chiffres moyens 17 cm., la largeur (D. transv.) 13, la hauteur (D. vert.) 12. Sa face supérieure est régulièrement courbe, comme la voûte crânienne sur laquelle elle s'applique; divisée en deux moitiés par la scissure interhémisphérique et plissée par les circonvolutions que masque l'arachnoïde, elle appartient tout entière au *cerveau* proprement dit. Sa face inférieure ou *base* est autrement compliquée. Les trois étages de la base du crâne, correspondant aux fosses frontale, sphénoïdale et occipitale, s'y traduisent de chaque côté par trois saillies qui s'étagent en retrait les unes sur les autres. Les deux premières sont d'abord le sommet du lobe frontal, puis le sommet du lobe temporal; ces deux parties et les organes inscrits entre elles sur la ligne médiane dépendent du cerveau. Au-dessous et en arrière, la troisième saillie est une masse nerveuse qui, sur un encéphale renversé, est reçue dans la dépression en fer à cheval que présente la base du cerveau en arrière. Cette masse se décompose ainsi : tout à fait en bas, une sorte de renflement de la moelle qu'il continue sans démarcation, le *Bulbe rachidien*; au-dessus de lui, un nœud à fibres transversales, le *Pont de Varole* ou *Protubérance annulaire*; derrière le bulbe et la protubérance et les débordant sur les côtés, le *Cervelet*, reconnaissable à sa couleur grise et à son aspect plissé; enfin tout à fait en avant, les *Pédoncules cérébraux*. C'est par ces pédoncules que les organes précédents, bulbe, protubérance, cervelet, semblent articulés avec le cerveau; ils en sont complètement isolés par la section de cet étroit passage, qui mérite d'être appelé l'*isthme de l'encéphale*, nom que Ridley avait eu le tort de donner à l'ensemble des pédoncules cérébraux, de la protubérance et de ses pédoncules moyens.

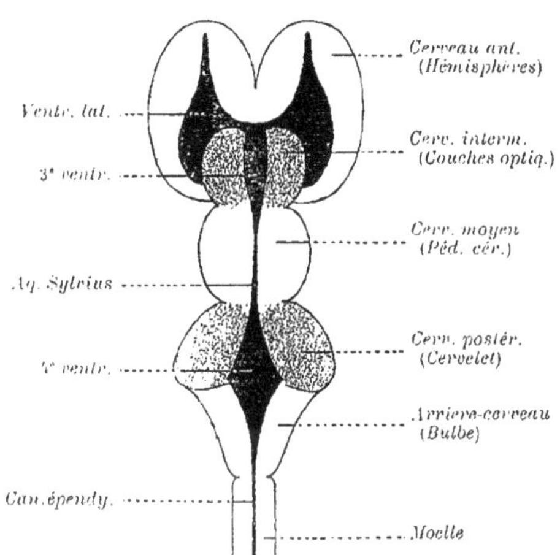

Fig. 154. — Les vésicules cérébrales de l'embryon.
Schéma imité de Gegenbaur.

Tandis que le cerveau occupe la loge crânienne supérieure qui comprend les fosses frontales, sphénoïdales et occipitales supérieures, le bulbe, la protubérance et le cervelet remplissent la loge crânienne inférieure, formée par les fosses occipitales inférieures, la gouttière basilaire et la tente du cervelet. Cette dernière les sépare complètement de la loge cérébrale; la seule communication se fait par l'échancrure antérieure de la tente (trou de Pacchioni), et c'est par elle que passent les pédoncules cérébraux, trait d'union entre ces deux grosses masses nerveuses.

Divisions de l'encéphale. — Le sectionnement de l'encéphale en organes a été longtemps arbitraire. Les anciens appelaient *moelle allongée* l'ensemble des parties blanches comprises entre la moelle, le cervelet et le cerveau, et la comparaient à un animal dont la protubérance était le corps; le bulbe, la queue; les pédoncules cérébelleux moyens, les cuisses ou les jambes; les pédoncules cérébraux, les bras, et qui montrait même, en arrière, des testicules et des fesses (tubercules quatrijumeaux). De cette comparaison grossière, diversement interprétée d'ailleurs par les anatomistes, résultait une terminologie qui s'est en partie conservée (crura, testes, nates...). Aujourd'hui c'est l'embryologie qui sert de guide; comme le fait remarquer Hertwig, « le développement de l'encéphale aux dépens de cinq vésicules distinctes constitue une base morphologique. naturelle pour la description de l'organe » (Voy. livre I, p. 21 sqq.).

Nous étudierons successivement le bulbe, la protubérance, le cervelet, les pédoncules cérébraux et le cerveau. Cette description comprendra dans une première partie la morphologie de ces organes à l'œil nu, tels qu'on les étudie dans une salle de dissection, et dans une seconde partie leur structure.

CHAPITRE PREMIER

MORPHOLOGIE DU TRONC CÉRÉBRAL

§ 1. — BULBE RACHIDIEN

(ARRIÈRE-CERVEAU OU MYÉLENCÉPHALE)

Définition. — Le bulbe est la partie renflée qui termine la moelle et l'unit à la protubérance annulaire. On l'appelle encore *moelle allongée*; ce terme comprenait autrefois toutes les parties blanches qui vont de la moelle au cerveau, et plus tard uniquement le bulbe et la protubérance; depuis Haller il s'applique au bulbe seul. Sa limite inférieure, mal indiquée, est à la naissance de la moelle au-dessus du premier nerf cervical; sa limite supérieure est marquée en avant par le sillon qui le sépare de la protubérance. Il est situé en partie dans le crâne, en partie dans le rachis, et mériterait autant d'être appelé bulbe crânien que bulbe rachidien.

Conformation extérieure. — Le bulbe a été comparé à un cône tronqué aplati d'avant en arrière, à une pyramide quadrangulaire à base supérieure, à un chapiteau de colonne. Placé à la jonction du crâne et du rachis coudés l'un sur l'autre, il se modèle sur cette inflexion. Sa direction générale est presque verticale, il est incliné de 30 à 40 degrés seulement, en avant d'une verticale passant par le trou occipital (fig. 159).

Ses dimensions sont les suivantes : 25 mm. en longueur (22 à 30), 22 mm. en largeur maxima, c'est-à-dire au niveau de sa base, 13 à 15 mm. en épaisseur.

On lui décrit quatre faces, une antérieure, une postérieure et deux latérales, et deux extrémités.

Face antérieure. — On remarque sur cette face, après avoir enlevé sa pie-mère, le *sillon médian antérieur* qui continue celui de la moelle; des fibres arciformes peuvent le masquer en partie. Dans ce sillon, en haut, une fossette profonde, entonnoir vasculaire, *trou borgne* de Vicq d'Azyr, foramen cæcum inférieur de Schwalbe; au-dessous, le *raphé* de Stilling, formé de fibres transversales qui unissent les pyramides; tout à fait en bas, l'*entrecroisement des* *pyramides*, constitué par des faisceaux qui se croisent en forme de natte sur une hauteur de 8 mm. et comblent presque complètement le sillon.

En dehors du sillon médian, la *pyramide antérieure*, continuation apparente mais non réelle du cordon antérieur de la moelle. Elle se présente sous la forme d'un faisceau arrondi, allongé, effilé en bas, point où il mesure 3 mm. et se perd en se bifurquant, élargi au milieu et atteignant 6 mm., et de nouveau resserré à la partie supérieure où il se ramasse en un cordon compact qui s'enfonce dans la protubérance. Les pyramides droite et gauche sont juxtaposées

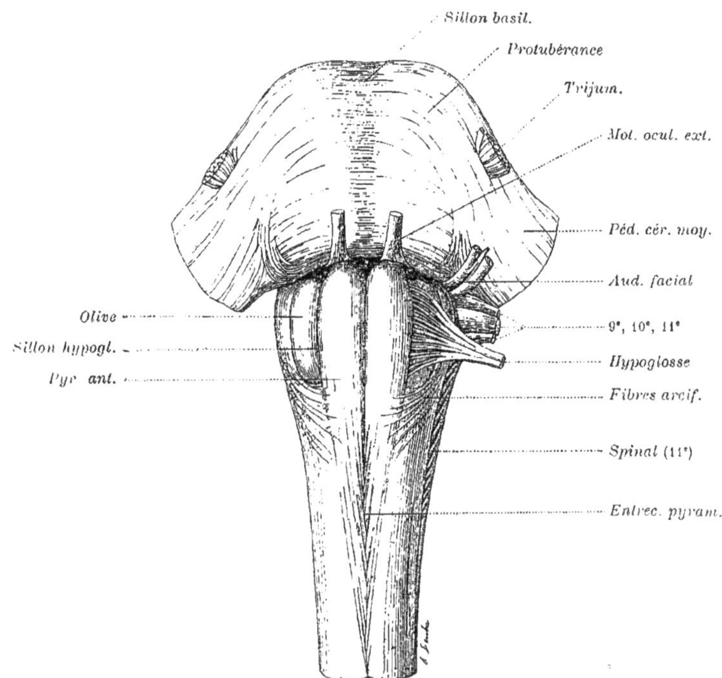

Fig. 155. — Bulbe rachidien et protubérance.
Face antérieure (d'après Hirschfeld).

l'une à l'autre, mais divergent à mesure qu'on se rapproche de leur extrémité supérieure. Dans quelques cas, un léger sillon longitudinal circonscrit aux dépens de leur tiers externe un faisceau distinct, le faisceau pyramidal de Türck.

Le *sillon de l'hypoglosse*, d'où émergent les racines de ce nerf. Appelé encore sillon interne de l'olive, sillon collatéral antérieur, il est souvent interrompu par des fibres arciformes; il se prolonge en bas jusqu'au premier nerf cervical et se confond avec le sillon collatéral antérieur de la moelle.

L'*olive*, olive inférieure ou bulbaire, corps blanchâtre, ovoïde, placé en dehors et en arrière de la pyramide à laquelle il est parallèle. L'olive mesure de 12 à 15 mm. en longueur sur 3 à 6 mm. en largeur. Son extrémité supérieure est la plus grosse, elle se détache en relief et arrive à 3 ou 4 mm. de la protubérance; son extrémité inférieure ou pointe, petite, effacée, est fréquemment couverte par un faisceau arciforme. Les deux olives sont souvent asymétriques de volume; une d'elles peut être bosselée, bilobée en long ou en travers; elles sont plus nettes chez les enfants.

Un double sillon circonscrit l'olive : en avant le sillon de l'hypoglosse (s. olivaire interne), qui la sépare de la pyramide; en arrière un sillon vasculaire, longé par une artère ascendante et perforé par ses rameaux, sillon olivaire externe ou *rétro-olivaire*. Ces deux sillons se réunissent à la pointe de l'olive en un seul qui descend vers la moelle et aboutit à la ligne d'émergence des racines antérieures. Ils peuvent être comblés par des faisceaux de fibres blanches, placés l'un en avant, l'autre en arrière et confondus en bas, de telle sorte qu'ils encadrent l'olive. Burdach, comparant l'olive à un fruit de crucifère et son cadre à une silique ouverte, a appelé ces faisceaux, *f. interne et externe de la silique*. Mais on ne trouve que bien rarement la silique complète; elle peut faire totalement défaut ou n'être représentée que par un seul faisceau.

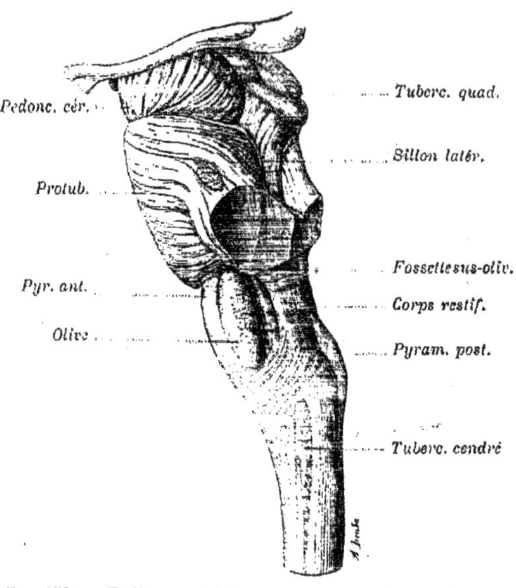

FIG. 156. — Bulbe, protubérance et pédoncules cérébraux. Face latérale (d'après Hirschfeld).

Face latérale. — La face latérale montre : la partie postérieure de l'olive, — le *sillon rétro-olivaire*, sillon vasculaire à surface perforée; — le *faisceau intermédiaire* (f. olivaire, f. respiratoire, f. latéral), bandelette étroite et mousse masquée par l'olive. Souvent à peine saillant, il se perd en bas dans le cordon latéral de la moelle cervicale supérieure, en haut, où il est ordinairement plus large, dans la protubérance. La coupe montre que cette bandelette extérieure est l'arête tronquée d'un faisceau prismatique enfoui dans le bulbe; — le *sillon des nerfs mixtes*, sillon collatéral postérieur, équivalent du sillon de même nom de la moelle, et d'où émergent les nerfs glosso-pharyngien, pneumo-gastrique et spinal; — la partie externe des corps restiformes.

Face postérieure. — La face postérieure présente deux parties bien distinctes, une partie inférieure, arrondie, semblable à la moelle, *partie fermée* du bulbe, et une partie supérieure, *partie ouverte*, dans laquelle les deux moitiés s'écartent et laissent à nu un vaste triangle central qui appartient au plancher du quatrième ventricule avec lequel nous le décrirons.

On observe sur la face postérieure :

Le *sillon médian postérieur*, suite du sillon de la moelle, mais si peu profond qu'il n'est plus qu'un simple trait en haut, où il finit à la pointe du plancher ventriculaire.

Le *cordon de Goll*, qui, arrivé à l'origine du ventricule, prend une forme triangulaire et constitue la *pyramide postérieure*, dont la base renflée (*clava* ou massue, éminence mamelonnée) contient le *noyau de Goll*, et dont le sommet finit sur le bord interne du corps restiforme. La pyramide postérieure limite le ventricule, mais n'est pas libre en dedans, car de son bord interne part une mince lamelle blanche irrégulière qui se perd sous la pie-mère.

Le *sillon intermédiaire postérieur*, qui vient de la moelle et finit sur le corps restiforme.

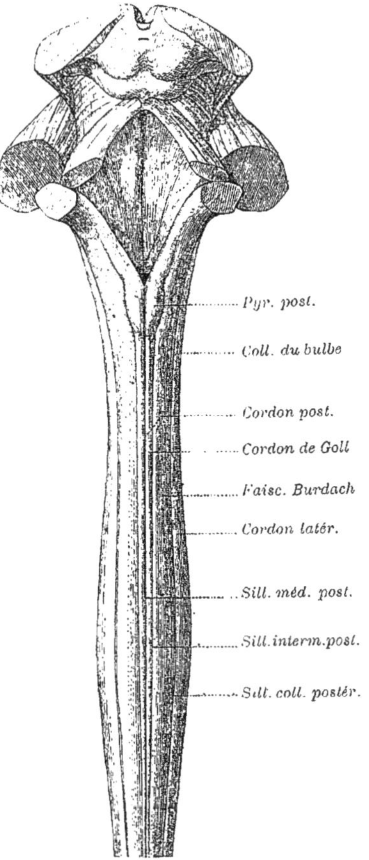

Fig. 157. — Moelle, bulbe, protubérance et pédoncules cérébraux.

Face postérieure. Plancher du 4e ventricule. (D'après Hirschfeld.)

Le *corps restiforme* (*restis*, corde) ou cordon cunéiforme, faisceau arrondi, volumineux, qui semble la continuation du cordon postérieur de la moelle ; il occupe une partie de la face latérale du bulbe et la presque totalité de la face postérieure. Vertical et étroit en bas, il s'élargit au milieu de son trajet, en même temps qu'il se dirige obliquement en haut, en avant et en dehors, le long du plancher ventriculaire, et, de nouveau étroit, se continue par un léger coude, mais sans ligne de démarcation, avec le pédoncule cérébelleux inférieur. Sur sa face externe et inférieure, à 6 mm. au-dessous et en arrière de la pointe de l'olive, se voit une faible saillie grisâtre, le *tubercule cendré de Rolando*. Celui-ci est oblong, de volume assez variable, plus net et plus gris chez l'enfant, à peine reconnaissable chez le plus grand nombre des adultes. C'est la tête de la corne postérieure qui fait en quelque sorte hernie à l'extérieur, recouverte seulement par une mince couche de substance blanche. Chez l'adulte, le tubercule cendré confine immédiatement au sillon des nerfs mixtes.

Le *sillon des nerfs mixtes*.

[CHARPY.]

D'après Schwalbe, on peut chez l'enfant reconnaître trois parties distinctes dans le corps restiforme : 1° le *faisceau de Rolando*, bande étroite située immédiatement en arrière du sillon des nerfs mixtes, élargie au niveau du tubercule cendré qu'elle contient. Ce faisceau ne se prolonge pas jusqu'au cervelet; — 2° le *faisceau de Burdach*, qui comprend la presque totalité du corps restiforme entre le faisceau de Rolando et le cordon de Goll. Comme ce dernier il se renfle au milieu de son trajet, renflement qui répond au noyau du cordon de Burdach ou *tubercule cunéiforme*; — 3° le faisceau *cérébelleux direct*, tractus étroit, reconnaissable à cet âge à son blanc éclatant. Au collet du bulbe il avoisine le sillon collatéral postérieur, est repoussé en avant par le tubercule cendré, traverse la ligne d'insertion du spinal, longe le sillon des nerfs mixtes, et vers l'extrémité inférieure de l'olive se coude pour se porter en arrière sur la face postérieure du corps restiforme où on le perd.

Sommet. — Le sommet se continue directement avec la moelle épinière. Souvent un léger étranglement, *collet du bulbe*, marque le plan de jonction de ces deux organes; mais souvent aussi le collet est à peine indiqué, et on est obligé de prendre comme limite, soit le plan immédiatement sous-jacent à l'entre-croisement des pyramides, soit celui qui passe au-dessus des racines du premier nerf cervical.

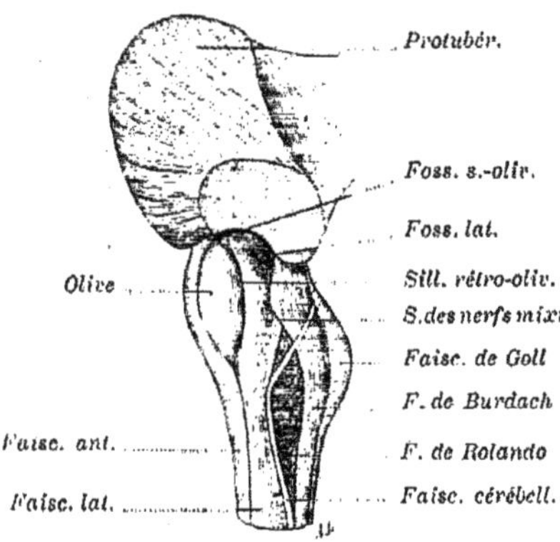

Fig. 158. — Bulbe rachidien de nouveau-né. Face latérale, grossie

Base. — La base du bulbe se continue avec la protubérance annulaire; en avant et sur les côtés, un sillon demi-circulaire, *sillon bulbo-protubérantiel*, marque la limite avec le pont de Varole; mais en arrière le bulbe, par les corps restiformes, s'unit directement au cervelet et par le plancher ventriculaire à la face postérieure de la protubérance.

Le sillon bulbo-protubérantiel offre plusieurs particularités à signaler. Au milieu est le *trou borgne* (foramen cæcum, fossette médiane) que remplissent des vaisseaux et quelquefois des fibres arciformes; il est fermé en haut par des fibres invaginées de la protubérance (*collier des pyramides*) et se continue en bas avec le sillon médian antérieur; les pyramides divergentes et rétrécies à ce niveau le limitent de chaque côté. Entre l'extrémité supérieure de l'olive et la protubérance est la *fossette olivaire* (ou sus-olivaire) d'où l'on voit sortir le nerf moteur oculaire externe. En arrière de l'olive, en avant du corps restiforme, une fossette plus profonde, *fossette latérale*, communiquant avec la précédente, reçoit la terminaison du sillon rétro-olivaire vasculaire et du sillon des nerfs mixtes; elle laisse passer le facial et la racine antérieure de l'auditif.

Fibres arciformes externes. — On appelle fibres arciformes externes (*stratum zonale, transversale*) un système de fibres curvilignes transversales qui couvre plus ou moins les faces antérieure et latérales du bulbe. Elles sont sujettes à de grandes variations comme situation et comme importance; sur certains sujets elles manquent complètement, sur d'autres elles se disposent en larges nappes. Ordinairement elles naissent des faces latérales du corps restiforme, surtout de son extrémité supérieure et antérieure, descendent obliquement sur les côtés du bulbe, coupant et interrompant les sillons qu'elles croisent et vont se perdre en partie dans le sillon médian antérieur.

Deux faisceaux de ces fibres paraissent avoir un siège et une disposition plus fixes. Le premier (avant-pont, ponticulus d'Arnold, propons) entoure l'extrémité supérieure de la pyramide et plonge dans le trou borgne qu'il comble en partie. Le second, *faisceau arciforme de l'olive* ou *f. olivaire inférieur*, large de 6 à 8 mm., vient du corps restiforme, longe le bord postérieur de l'olive, puis croise en la couvrant plus ou moins son extrémité inférieure et remonte ensuite sur son bord interne pour se perdre dans le sillon de l'hypoglosse. Quand ces fibres sont très rapprochées du bord postérieur de l'olive et qu'il en existe de semblables le long du bord antérieur ou interne, elles forment un demi-anneau allongé qui est la *silique* de Burdach. Ces deux faisceaux manquent fréquemment; ils n'existent souvent que d'un seul côté.

Rapports. — La limite inférieure du bulbe, le collet apparent ou non qui sépare l'entre-croisement pyramidal des racines du premier nerf cervical, cor-

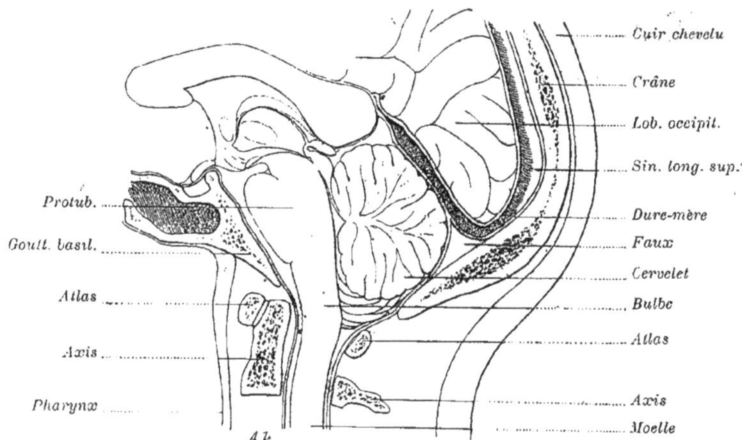

Fig. 159. — Rapports du bulbe, de la protubérance et du cervelet.
Coupe antéro-postérieure.

respond, sur un sujet dont la tête est d'aplomb, au bord supérieur de l'arc postérieur de l'atlas en arrière, au milieu du saillant de l'apophyse odontoïde en avant et par conséquent au milieu de l'arc antérieur de l'atlas. Ces rapports présentent quelques différences légères suivant les sujets, et des variations assez sensibles, suivant la position de la tête, d'aplomb, inclinée ou fléchie. La limite supérieure est au tiers inférieur de la gouttière basilaire, ou milieu du corps de l'occipital, sensiblement au-dessous de la suture occipito-sphénoïdale. Le bulbe est donc à cheval sur les deux cavités crânienne et rachidienne, mais sa plus grande partie est dans le crâne et il eût été plus juste de l'appeler bulbe crânien.

1° Sa face antérieure est en rapport avec la moitié supérieure de l'apophyse odontoïde, l'espace occipito-atloïdien antérieur fermé par de forts trousseaux ligamenteux et la partie inférieure de la gouttière basilaire qu'elle ne touche pas d'ailleurs, car elle en est séparée par les artères vertébrales. Une luxation de l'apophyse odontoïde en arrière atteindra donc l'origine de la moelle et la partie tout à fait inférieure du bulbe. — 2° Les faces latérales sont contiguës aux articulations condyliennes de l'atlas et de l'occipital dont les sépare l'artère vertébrale; plus haut elles sont recouvertes par le cervelet. — 3° La face postérieure est, dans sa partie supérieure, située à l'intérieur du crâne et cachée par le cervelet qui l'embrasse dans une sorte de large gouttière, formée surtout aux dépens de ses lobules amygdaliens. Sa partie inférieure répond à l'espace sous-occipital intercepté entre l'occipital et l'arc postérieur de l'atlas. Cet espace a moins de 1 cm. de hauteur, sur certains sujets à peine quelques millimètres; la flexion forcée de la tête en avant l'agrandit sensiblement; c'est le point faible ou défaut du rachis. Un instrument piquant ou tranchant, rasant l'occipital, traversera les muscles de la nuque, puis les faibles ligaments atloïdo-occipitaux postérieurs et atteindra la partie inférieure du bulbe au-dessous du ventricule. Suivant l'inclinaison de la tête et suivant aussi celle de l'instrument, les lobules tonsillaires du cervelet et la pointe du quatrième ventricule en haut, l'origine de la moelle en bas, pourront être aussi blessés. Ce point dangereux, par où l'homme ou l'animal peuvent être foudroyés, semble avoir été connu de tout temps. Il correspond principalement à l'origine du pneumogastrique, ainsi que l'a montré Flourens dans ses expériences sur le nœud vital; toutefois la position horizontale de la tête chez les animaux permettant d'aborder plus facilement le plancher ventriculaire, les rapports anatomiques ne sont peut-être pas identiques.

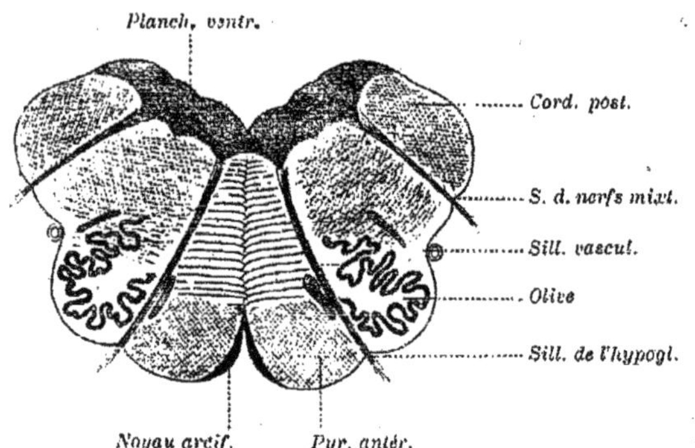

Fig. 160. — Conformation intérieure du bulbe.

Coupe passant par l'olive et le plancher ventriculaire. — Dessin à l'œil nu, grossi.

Conformation intérieure. — Les coupes que l'on peut faire sur un bulbe frais et que l'on examine à l'œil nu ne donnent que des renseignements insignifiants sur la disposition de ses éléments. Il en est autrement des coupes préparées histologiquement et colorées au carmin ou à l'hématoxyline; celles-ci fournissent, même simplement à l'œil nu, des indications très détaillées sur la distribution topographique des différentes parties, nerfs, faisceaux, groupes cellulaires; mais leur étude sera mieux placée au chapitre de la structure.

La coupe faite sans préparation sur un bulbe frais, passant horizontalement à travers les olives, nous montre : le sillon médian, la pyramide antérieure s'enfonçant en coin en arrière (en haut sur le dessin) et en dedans, et sur le côté interne de sa face antérieure qui est libre et arrondie une traînée grise, le *noyau arciforme*; — une seconde saillie convexe, l'olive, qui présente sous une couche blanche extérieure un sac en forme de lame plissée, de couleur jaunâtre, ouvert par son hile vers le centre du bulbe. Elle est flanquée de chaque côté d'une bandelette grise, les parolives antérieure et postérieure. Les sillons collatéral antérieur et rétro-olivaire se voient en coupe. On peut quelquefois suivre un filet blanc qui traverse le bulbe pour sortir par le premier de ces sillons, c'est une racine de l'hypoglosse; — le faisceau intermédiaire plus ou moins net, avec ses deux sillons limitants, le sillon rétro-olivaire où se remarque la coupe de vaisseaux, le sillon des nerfs mixtes d'où émergent des filets nerveux; — une troisième saillie, le corps restiforme, qui aboutit sur son côté interne à une dépression, le plancher ventriculaire.

Cette coupe présente donc trois arcs de cercle sur son contour, la pyramide antérieure, l'olive et le corps restiforme. Outre la lame jaunâtre de l'olive, les parolives et le noyau arciforme, on reconnaît encore la substance grise du plancher ventriculaire, une tache gris rosé pâle dans le champ postérieur (qui correspond à la formation réticulée), et enfin le raphé.

§ II. — PROTUBÉRANCE ANNULAIRE OU PONT DE VAROLE

(BASE DU CERVEAU POSTÉRIEUR OU PARTIE VENTRALE DU MÉTENCÉPHALE)

La *protubérance annulaire* est la partie intermédiaire au bulbe, aux pédoncules cérébraux et au cervelet. On l'appelle encore *mésocéphale*, ou *pont de Varole*, Varole l'ayant comparée à un pont sous lequel passeraient plusieurs bras de rivière représentés par le bulbe et par les pédoncules.

Je rappelle ici que pour les anciens anatomistes elle faisait partie de *l'isthme de l'encéphale*; mais, à l'exemple de Poirier, nous réservons ce nom aux seuls pédoncules cérébraux,

La protubérance occupe la partie antérieure et supérieure de la loge crânienne inférieure ou cérébelleuse, entre le cervelet et la gouttière basilaire. Sa direction est presque verticale, un peu plus droite encore que celle du bulbe, et inclinée seulement de 2 degrés en moyenne sur la verticale passant en arrière d'elle.

Sa longueur, diamètre vertical, est de 2 cm. 5 au milieu, 2 à 3,5 sur les côtés. La largeur, d'un trijumeau à l'autre, de 3 à 3,5; l'épaisseur, 2 cm. 5.

Elle est extrêmement développée chez l'homme, et d'une manière générale, dans la série des mammifères, son volume est en rapport avec le degré hiérarchique de l'animal. Elle dépend en effet essentiellement du cervelet, et accessoirement du cerveau. Comme elle représente surtout une émanation des hémisphères cérébelleux, elle fait presque complètement défaut chez les vertébrés non mammifères qui ont ces hémisphères rudimentaires; elle atteint son maximum chez les primates que caractérise la prépondérance des lobes latéraux sur le lobe médian du cervelet; elle redisparaît chez l'homme, quand ces mêmes lobes avortent.

En la libérant artificiellement avec le couteau, on obtient une masse blanche, ferme au toucher, de forme cubique. Elle a donc six faces; mais la face supérieure n'est que le plan de section entre le pont de Varole et les pédoncules cérébraux; la face inférieure, le plan de séparation d'avec le bulbe; les faces latérales, le plan de séparation d'avec les pédoncules cérébelleux moyens en dehors de l'émergence du trijumeau. Il n'y a que deux faces réelles, l'antérieure et la postérieure.

Face antérieure. — La face antérieure est en rapport avec la gouttière basilaire, mais en reste à distance, séparée d'elle par l'artère basilaire et un vaste canal sous-arachnoïdien. Elle est convexe dans le sens transversal et dans le sens longitudinal. On y remarque : sur la ligne médiane, le sillon médian ou basilaire, en dehors les bourrelets pyramidaux, plus en dehors encore les nerfs trijumeaux.

Le *sillon basilaire* est une gouttière qui s'étend de bas en haut, du trou borgne du bulbe ou foramen cæcum inférieur à une échancrure qui sépare les deux pédoncules cérébraux à leur naissance et qu'on peut appeler le foramen cæcum supérieur. Il loge une grosse artère, le tronc basilaire, mais il ne semble pas être l'empreinte vasculaire de ce tronc; car le sillon s'élargit de bas en haut, ce qui n'est pas le cas de l'artère; il se prolonge sur les faces supérieure et inférieure, ce que ne fait pas le vaisseau; il conserve sa profondeur normale, alors même que le tronc basilaire dévié, ce qui est fréquent, passe en dehors de lui sur un certain parcours. C'est donc probablement une dépression naturelle produite par le raphé médian de l'organe, rendue très sensible par

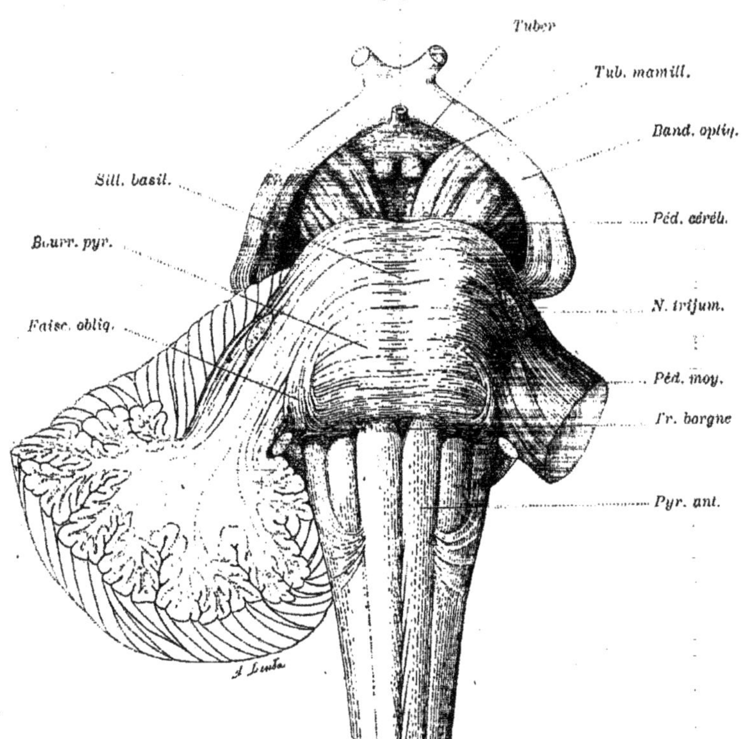

Fig. 161. — Protubérance annulaire, bulbe et pédoncules cérébraux. Face antérieure (d'après Hirschfeld).

la saillie latérale des deux bourrelets pyramidaux avec lesquels le sillon semble être en relation étroite, et peut-être aussi augmentée par l'artère qu'elle reçoit.

Les *bourrelets pyramidaux* sont les deux reliefs longitudinaux qui bordent de chaque côté le sillon médian et qui vont s'élargissant de bas en haut; ils sont produits par le passage des faisceaux pyramidaux sous les fibres transversales de la protubérance qu'ils soulèvent.

Plus en dehors, la face antérieure se continue sans transition avec le pédoncule moyen qui va au cervelet; on peut, avec Henle, adopter comme démarcation une ligne menée de l'émergence du nerf trijumeau à celle du nerf facial. Toute cette face antérieure est striée transversalement par des paquets de fibres qui se dirigent du sillon basilaire vers le cervelet, rappelant, d'après Foville, une chevelure à raie médiane dont les cheveux iraient se rassembler de chaque côté. On appelle faisceaux supérieurs ceux qui sont au-dessus du trijumeau; au-dessous sont les faisceaux inférieurs. Le faisceau moyen ou *f. oblique* est un large ruban saillant ou paquet de fibres, dont l'existence n'est pas constante, qui, d'abord horizontal à la naissance du sillon, descend ensuite obliquement vers le nerf facial et croise en bas les faisceaux inférieurs qu'il recouvre.

Lenhossék a rencontré deux fois et d'un seul côté un tractus arrondi de 1 mm. 5 de large, courant en sens sagittal sur la face antérieure de la protubérance entre le faisceau oblique et le sillon basilaire, à 1 cm. en dehors de celui-ci. Il l'a appelé le *faisceau droit* (f. rectus). On pouvait le suivre en bas jusqu'à la partie inférieure de la face externe de l'olive; en haut, après avoir passé sous la couche superficielle du pont, il se perdait dans le tiers du pied du pédoncule cérébral. Lenhossék pense qu'il s'agit d'un faisceau normal très amplifié et aberrant, détaché du ruban inférieur de Forel (*Anatom. Anzeiger*, 1887, 2 figures).

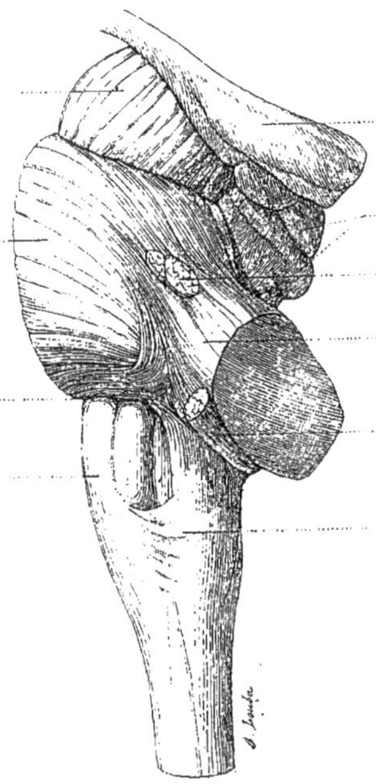

Fig. 162. — Protubérance, bulbe et pédoncules cérébraux. Face latérale.

Face postérieure. — Cette face se continue avec la face correspondante du bulbe et forme avec elle le plancher du quatrième ventricule; nous la décrirons avec cette cavité. Le cervelet la recouvre complètement, soit par sa partie centrale soit par ses pédoncules supérieurs.

Bord inférieur. — Le bord inférieur arqué est le sillon bulbo-protubérantiel déjà décrit; il répond à l'union du tiers inférieur avec le tiers moyen de la gouttière basilaire, quelquefois à l'union des deux moitiés. Entre les deux pyramides, les fibres protubérantielles s'enfoncent pour tapisser leur face interne et constituer en quelque sorte le plafond du trou borgne. Cruveilhier appelle ces fibres ondulées le *collier des pyramides*; c'est le seul point libre de la face inférieure.

Bord supérieur. — Ce bord, en arc plus cintré que l'inférieur, est aussi marqué par une rainure, le sillon protubérantiel supérieur, qui sépare le pont des pédoncules cérébraux. Il correspond au bord supérieur de la selle turcique, point le plus élevé de la gouttière basilaire, tantôt à ce bord même, tantôt à quelques millimètres au-dessous. Ici, comme entre les pyramides, on voit les fibres les plus hautes de la protubérance s'enfoncer entre les pédoncules cérébraux qu'elles entourent sur leur face interne, dans la fossette (foramen cæcum supérieur, échancrure médiane) qui termine l'espace interpédonculaire; Cruveilhier appelle ces fibres, le *collier des pédoncules*. En tapissant l'échancrure qui termine le sillon basilaire, elles représentent l'unique partie visible de la face supérieure de la protubérance.

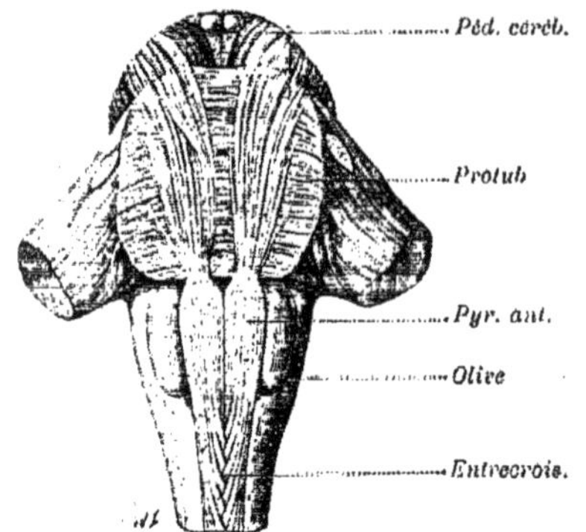

Fig. 163. — Passage des faisceaux pyramidaux dans la protubérance.

Coupe frontale de la protubérance et du bulbe (d'après Hirschfeld).

Conformation intérieure. — Une coupe transversale passant par le milieu de la protubérance et examinée fraîche, à l'œil nu, présente : sur son contour, le sillon basilaire, les bourrelets pyramidaux, la coupe des pédoncules céréb. moyens; et en arrière, la ligne sinueuse du plancher ventriculaire, où l'on remarque la saillie du funiculus teres de chaque côté du sillon médian.

Sur la surface on distingue, dans la partie inférieure de la coupe, des lignes blanches curvilignes striées de gris qui se dirigent parallèlement vers un raphé médian; — au milieu de ces fibres arquées un gros faisceau unique ou à peine dissocié en deux ou trois faisceaux plus petits; il est coupé en travers et entouré ou même en certains points traversé par les fibres arquées. C'est le faisceau pyramidal, ou moteur, suite de la pyramide antérieure, dont le passage dans la protubérance détermine la formation des bourrelets extérieurs; — au centre de la coupe un champ triangulaire de fibres, qui répond au ruban de Reil ou faisceau sensitif; — dans le quart supérieur, une surface gris rosé ou gris jaunâtre qui comprend la substance grise ventriculaire et au-dessous d'elle la formation réticulée.

Une coupe à plat, c'est-à-dire parallèle à la face antérieure, comme celle de la fig. 163 montre la direction transversale des fibres protubérantielles et la direction verticale des faisceaux pyramidaux.

§ III. — CERVELET

(VOUTE DU CERVEAU POSTÉRIEUR OU PARTIE DORSALE DU MÉTENCÉPHALE)

Le cervelet, petit cerveau, est la partie de l'encéphale qui occupe les fosses occipitales inférieures.

Il appartient par son origine au cerveau postérieur ou métencéphale, la quatrième vésicule cérébrale dont la base devient la protubérance, et la voûte le cervelet; la cavité de la vésicule sera la partie supérieure du quatrième ventricule. La voûte prend donc un accroissement colossal. C'est d'abord sa partie médiane qui s'épaissit pour former le *lobe médian* ou *vermis* du cervelet, et plus tard ses parties latérales pour constituer les *hémisphères* cérébelleux. De même chez les vertébrés, le lobe médian existe seul chez les non-mammifères, les lobes latéraux sont nuls ou rudimentaires; les lobes latéraux ou hémisphères n'apparaissent nettement que chez les mammifères et plus on remonte dans l'échelle zoologique, plus on voit ces lobes prendre de l'importance; ils finissent par l'emporter sur le vermis, entraînant comme conséquence un développement considérable de la protubérance annulaire qui est leur prolongement ventral.

L'homme est caractérisé entre tous par la petitesse relative de son lobe médian, lobe cependant primordial et fondamental de l'organe, comme l'a fait remarquer Gall, et par l'énorme prépondérance de ses hémisphères cérébelleux que relie la puissante masse de la protubérance annulaire.

Situation. — Le cervelet est enfoncé comme un coin à base postérieure entre la moelle et le cerveau. Il occupe la loge crânienne inférieure ou cérébelleuse, loge fibreuse dans sa voûte constituée par la tente du cervelet, osseuse dans sa base et ses parties latérales que forment la portion inférieure de l'écaille occipitale, la face interne de l'apophyse mastoïde, la face postérieure du rocher et l'apophyse basilaire. Sur l'apophyse basilaire reposent le bulbe et la protubérance; partout ailleurs le cervelet est au contact des surfaces osseuses que je viens de nommer ou bien de la tente fibreuse qui le sépare du cerveau et l'empêche d'en sentir le poids. Cette situation encaissée l'expose, lui et ses vaisseaux, à la compression et à l'étranglement, quand une tumeur ou un abcès se développe dans la loge qui le renferme.

La grande circonférence descend obliquement en bas et en arrière et correspond par sa partie moyenne à la protubérance occipitale externe ou *inion*. Une ligne continuant le bord supérieur de l'apophyse zygomatique et aboutissant à l'inion marque cette circonférence et la limite supérieure des rapports osseux du cervelet. « On pourra donc aisément sur le vivant mettre le cervelet à nu, en trépanant au-dessous de la ligne précédente, ou mieux encore sur le milieu d'une ligne droite unissant le sommet de l'apophyse mastoïde à la protubérance occipitale externe; l'ouverture répondra à la partie centrale du cervelet et au point déclive de la fosse cérébelleuse. C'est là l'incision de choix pour évacuer les abcès du cervelet » (Poirier).

Couleur. Consistance. Dimensions. — Le cervelet est de couleur gris tendre. Frais, il possède à peu près la même consistance que le cerveau; cependant son écorce est un peu plus molle, ce qui peut tenir à sa plus grande épaisseur, et son noyau blanc est un peu plus dur. Mais il est commun de trouver à l'autopsie, dans les temps chauds principalement, une diffluence de la surface qui se déchire au moindre contact; ce ramollissement cadavérique, marqué surtout dans les parties postérieures les plus déclives, ne doit pas être confondu avec une lésion pathologique.

Les dimensions de l'organe, ellipsoïde à grand axe transversal, sont : en longueur, c'est-à-dire dans le sens antéro-postérieur, de 3 à 4 centimètres au milieu, de 5 à 6 centimètres sur les côtés; — en largeur, grand diamètre transversal, de 10 centimètres (9 à 11); — en épaisseur, de 4 à 5 centimètres aux points les plus renflés.

Le poids moyen est d'environ 140 grammes (Voy. au chapitre : *Poids de l'encéphale*).

Conformation extérieure. — Le cervelet a la forme d'un cœur de carte, dont le sommet tronqué est en avant, la base échancrée en arrière. On lui décrit une face supérieure, une face inférieure et une circonférence.

Face supérieure. — Cette face est tout entière située sous le cerveau chez l'homme, à cause du grand développement de l'hémisphère cérébral en arrière;

la tente de la dure-mère sépare les deux organes. On reconnaît une crête longitudinale médiane, saillante surtout en avant où elle couvre les tubercules quadrijumeaux postérieurs et striée transversalement comme un ver à soie avec ses anneaux, c'est le *vermis supérieur*, logé sous l'arête de la tente. Les parties latérales sont inclinées en versant de toit, elles appartiennent aux hémisphères.

Face inférieure. — En rapport avec les fosses occipitales inférieures et avec le bulbe, cette face bombée présente sur la ligne médiane une fente profonde à bords très convexes qui s'étend d'arrière en avant sur toute la longueur; c'est la *scissure médiane* ou *vallée de Reil*. En arrière, profondément entaillée en

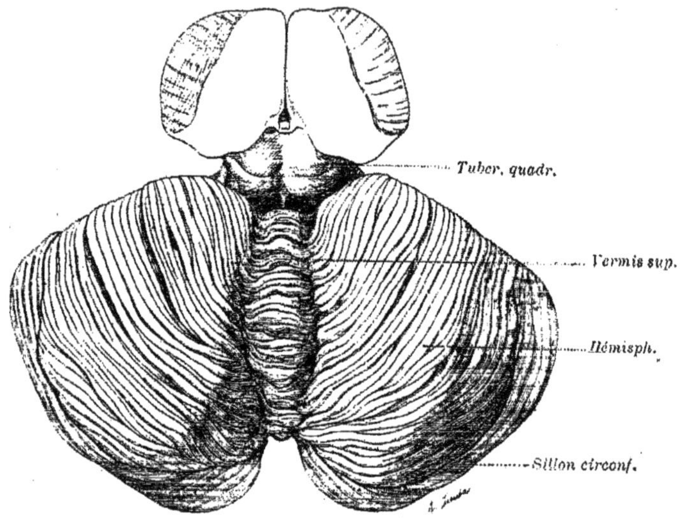

Fig. 164. — Cervelet.
Face supérieure. Le lobe central et les lobes latéraux (vermis et hémisphères).

échancrure, elle reçoit la faux du cervelet; en avant, elle est plus superficielle et devient une simple gouttière qui encadre le bulbe. Si on écarte ses lèvres, on aperçoit la face inférieure du lobe médian ou *vermis inférieur*, plus gros, plus détaché que le vermis supérieur. De chaque côté, la face inférieure des hémisphères. Près de leur forte convexité postérieure, on reconnaît quelquefois l'empreinte jugulaire de Henle, qui répond à l'apophyse jugulaire de l'occipital.

Circonférence. — La circonférence correspond à la gouttière transversale de l'occipital et au bord supérieur du rocher, occupés la première par le sinus latéral, le second par le sinus pétreux supérieur. Elle présente : une *échancrure antérieure* qui embrasse le bulbe et la protubérance, et qui sert de hile à l'organe pour l'émergence de ses six pédoncules; — une *échancrure postérieure* ou *incisure marsupiale*, partie postérieure de la scissure médiane; elle reçoit dans son espace triangulaire la faux de la tente et la protubérance occipitale interne; ses bords sont arrondis et convexes; — entre les deux échancrures et de chaque côté, le bord externe du cervelet coudé à angle droit sur lui-même, au point de jonction de l'occipital avec le rocher, et coudé ensuite à sa jonction avec les échancrures antérieure et postérieure. De là la division

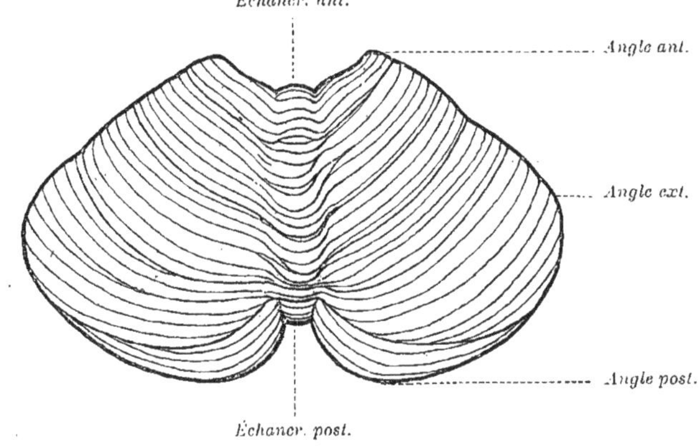

Fig. 165. — Circonférence du cervelet.

de la circonférence en : échancrure antérieure, échancrure postérieure; angles antérieur, postérieur, et latéral ou externe; bord antéro-externe, bord postéro-externe.

LOBES ET LOBULES DU CERVELET

Nous avons déjà reconnu dans le cervelet l'existence de trois *lobes*, d'un lobe médian constitué par les vermis supérieur et inférieur, et de deux lobes latéraux ou hémisphères. Ces derniers sont presque toujours asymétriques, à cause de l'inégalité des sinus latéraux ; la fosse cérébelleuse gauche est ordinairement plus grande que celle de droite. Quelques auteurs décrivent un troisième vermis, le *vermis postérieur*, qui au fond de l'échancrure postérieure unit les deux autres vermis.

Quelquefois le vermis supérieur est grand et de forme triangulaire à base antérieure, limité sur les côtés par des fissures latérales. Lombroso a signalé la fréquence de cette forme chez les criminels et les faibles d'esprit. Il a montré aussi que chez les criminels on rencontrait, avec une fréquence quatre fois plus grande que chez les sujets sains, un vermis inférieur hypertrophié occupant une fossette occipitale moyenne; disposition qui rappelle le cervelet moyen des rongeurs et celui de l'homme du troisième ou quatrième mois fœtal.

Les lobes sont à leur tour divisés en *lobules* par des sillons transversaux profonds. Les deux surfaces du cervelet sont parcourues par des sillons curvilignes, concentriques à la grande circonférence, parallèles entre eux d'une manière générale, mais d'une régularité qui est loin d'être absolue; fréquemment ils s'entrecoupent et passent de l'un dans l'autre. Ils paraissent tous égaux en profondeur sur un cervelet intact, mais en les écartant après avoir enlevé les membranes et surtout en s'aidant de coupes antéro-postérieures, on voit qu'il en est de deux ordres, des superficiels et des profonds ; les profonds sont ceux qui arrivent jusqu'au noyau blanc central, en suivant par conséquent la direction d'un rayon sur la coupe sagittale. Ce sont ces sillons profonds qui servent à délimiter les lobules; les sillons superficiels séparent les lames et les lamelles. Les deux principaux sillons sont le sillon circonférentiel et le grand sillon supérieur.

Le *sillon circonférentiel* ou *grand sillon horizontal*, le plus profond de tous, car il atteint 2 et 3 centimètres, le plus constant, suit la crête de la circonférence dans toute sa longueur et se termine de chaque côté dans une gouttière que présente la face externe du pédoncule cérébelleux moyen. Il est

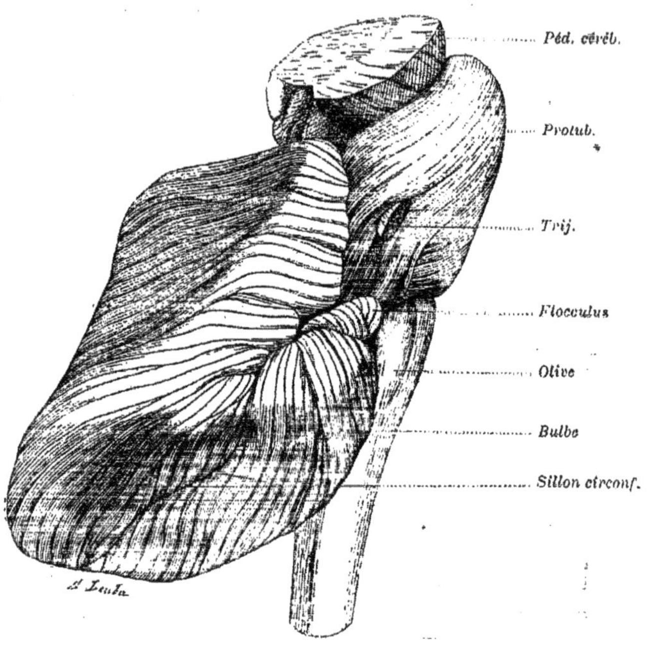

FIG. 166. — Cervelet.
Vue latérale (d'après Foville).

parfois dédoublé. A son passage sur le lobe médian, sous le vermis supérieur, il est superficiel et peut être partiellement interrompu. — Le *grand sillon supérieur* lui est concentrique sur la face supérieure; il se termine de chaque côté à l'angle externe de la circonférence. Il divise la face supérieure en deux lobules, un antérieur, *lobule quadrangulaire*, un postérieur que limite en arrière le sillon circonférentiel, lobule *semi-lunaire*.

Il y a douze ou quinze lobules. Les plus connus, les lobules classiques, sont : la pyramide de Malacarne, la luette, les amygdales et le lobule du pneumo-gastrique. Tous appartiennent à la face inférieure du cervelet (fig. 168).

La *pyramide de Malacarne* ou pyramide *lamineuse* est la partie postérieure du vermis inférieur, qu'on voit saillir au fond de la scissure médiane excavée en losange. Son extrémité postérieure est arrondie en tubérosité, sa partie antérieure se prolonge de chaque côté par un bras qui l'unit à l'hémisphère voisin ; un sillon peu apparent la sépare de la luette. Les deux bras latéraux, la luette et la tubérosité postérieure forment quatre prolongements cruciaux partant de la base de la pyramide. En coupe antéro-postérieure, la pyramide apparaît sous la forme d'un triangle, à sommet effilé dirigé en avant vers le noyau central où il se perd, à large base très convexe et annelée tournée en arrière.

La *luette* (uvula), lobule impair, fait suite à la pyramide en avant. Comprimée latéralement en forme de coin par les lobules de l'amygdale, elle s'élargit d'arrière en avant ; sa partie visible extérieurement, ou base, s'allonge en sens antéro-postérieur par-dessus la voûte du quatrième ventricule, sur une étendue de 1 centimètre ; elle fait saillie à la partie antérieure de la scissure médiane. Sa coupe est triangulaire comme celle de la pyramide. Deux pédicules blancs rattachent de chaque côté sa base aux hémisphères cérébelleux ; ses bords sont en rapport avec les valvules de Tarin.

Les *amygdales* ou *tonsilles* appartiennent à l'hémisphère dont elles occupent la partie la plus interne et sont paires ; elles sont remarquables chez l'homme par leur grand développement. Chaque lobule tonsillaire occupe une niche appelée par Vicq d'Azyr nid de pigeon et plus souvent *nid d'hirondelle* ; c'est un espace creux ouvert en arrière, circonscrit en dehors par le lobule digastrique de l'hémisphère, en haut par l'union de ce lobule avec la pyramide, en bas par le pédoncule cérébelleux inférieur, en dehors par la luette. La valvule de Tarin fait le fond. L'amygdale arrondie et ferme marque son empreinte en dehors sur le lobule digastrique qu'elle excave, en dedans sur la luette qu'elle comprime ; un feuillet blanc l'unit à cette dernière à son extrémité supérieure, tandis que son extrémité inférieure renflée et arrondie, point le plus déclive du cervelet, pend dans le trou occipital et pourrait être atteinte par un instrument enfoncé à travers l'espace occipito-atloïdien (fig. 159) ; un sillon indique la limite de la partie engagée. Sa face interne, qui dans sa partie supérieure est au contact de la luette, est excavée en bas pour recevoir les corps restiformes du bulbe sur lesquels elle se moule. Ses sillons sont dirigés en sens antéro-postérieur, et c'est autour de la tonsille comme d'un centre que, sur la face inférieure de l'hémisphère, les sillons décrivent leurs arcs de cercle parallèles.

Les amygdales de chaque côté, la luette au milieu et entre elles les valvules de Tarin, rappellent la configuration de l'isthme du gosier et en ont tiré leurs dénominations.

Le *lobule du pneumogastrique* ou *flocculus* (touffe, flocon), implanté sur le pédoncule cérébelleux moyen sur lequel il s'enroule, à l'entrée du sillon circonférentiel, est une petite touffe proéminente, qui doit son nom au voisinage du pneumogastrique qu'on voit en arrière et en dessous. Il est séparé du corps restiforme par le plexus choroïde du quatrième ventricule qui sort à travers le trou de Luschka. Il a une forme de massue ; son *pédoncule* médullaire reçoit l'extrémité externe de la valvule de Tarin. Bien que le plus petit des lobules, il est très apparent et constant ; souvent en dehors de lui, sur le pédoncule cérébelleux moyen, on trouve un flocculus accessoire. Son origine embryologique paraît être distincte de celle du reste de l'hémisphère ; Cleland a figuré un encéphale dans lequel le cervelet faisait défaut par suite d'une ventriculo-méningocèle, et pourtant le flocculus existait et occupait la partie latérale de la voûte du ventricule.

On s'est efforcé, dans ces dernières années, d'aboutir à une division topographique rigoureuse de la surface du cervelet, en déterminant exactement les lobules qui la composent. Cette tâche est difficile. Les anatomistes ont pris comme délimitation les sillons profonds ou de premier ordre, qui vont jusqu'au noyau blanc central. Malheureusement ces sillons ne sont pas les mêmes sur le lobe médian et sur les lobes latéraux; tel sillon profond du vermis n'est plus qu'une fissure superficielle sur l'hémisphère et inversement. En présence de cette difficulté, il a paru logique de choisir comme type le vermis, qui est le lobe fondamental dans la série, se développe le premier chez l'homme et montre le premier des sil-

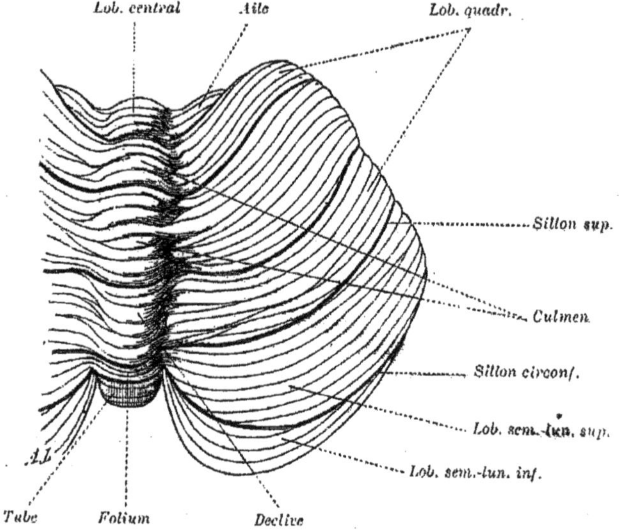

Fig. 167. — Lobules du cervelet.

Face supérieure.

lons qui plus tard s'étendent à l'hémisphère. La classification ainsi obtenue ressemble beaucoup à celle que Kœlliker a tirée de ses recherches embryologiques. L'anatomie comparée fournira probablement un jour des résultats importants; pour le moment on a constaté une grande variété de dispositions chez les mammifères, sans loi bien reconnaissable.

Nous donnons ici pour le lobe médian, puis pour les lobes latéraux, la répartition des différents lobules admise le plus communément.

Le lobe médian renferme huit lobules, dont quatre pour le vermis supérieur et quatre pour le vermis inférieur. Ce sont d'avant en arrière :

1° La *lingula* (languette), lobule aplati, appliqué sur la face postérieure de la valvule de Vieussens et faisant corps avec elle (fig. 169 et 171). Comme elle aussi, formation cérébelleuse avortée, ce lobule se compose de 4 à 5 lames (2 à 7) disposées transversalement, séparées ordinairement en deux moitiés par un raphé médian ou même par un sillon antéro-postérieur. La pointe peut être bifide transversalement, ou de haut en bas, ce qui donne lieu à deux lingula superposées. Stilling a appelé *freins* de la lingula deux prolongements latéraux triangulaires qui naissent de la partie postérieure et se portent à l'hémisphère correspondant, leur pointe s'attache à la face supérieure du pédoncule céréb. moyen.

2° Le *lobule central*, très petit, qui surplombe et cache la lingula; deux expansions ou *ailes* vont se perdre dans l'extrémité antérieure du lobe quadrangulaire.

3° Le *monticulus* ou colline, point le plus saillant du vermis supérieur; il est composé de nombreux feuillets. On y distingue deux parties, le *culmen*, sommet qui occupe les deux tiers antérieurs, et le *déclive* ou pente, qui descend vers l'échancrure postérieure du cervelet.

4° Le *folium cacuminis*, feuillet du sommet, très étroit, composé d'un seule lame visible au fond de l'échancrure postérieure. Son individualité est caractérisée par le passage du grand sillon supérieur en avant, et du sillon circonférentiel en arrière.

Les lobules suivants appartiennent au vermis inférieur :

5° Le *tuber valvulæ*, renflement valvulaire, composé de 6 à 8 feuillets, à la partie la plus postérieure de l'échancrure.

6° La *pyramide*, qui a de 5 à 6 feuillets, jusqu'à 8; plus haut décrite.

7° La *luette*, uvula, avec 8 à 12 lames; également décrite.

8° Le *nodule*, nodulus, tubercule arrondi, de forme variable qui termine la luette. Il est formé de 5 à 6 plis gris, plus gros que ceux de la luette, unis latéralement à la valvule de Tarin. Le nodule a les plus grandes analogies avec la lingula; de même que celle-ci, partie la plus antérieure du vermis supérieur, est implantée sur la valvule de Vieussens, de même le nodule, partie antérieure du vermis inférieur, est implanté sur la partie moyenne de la valvule de Tarin qui tapisse sa face antérieure et lui donne un aspect lisse et opalin. Par l'intermédiaire des deux valvules, il touche la lingula, et tous deux forment le sommet de la voûte ventriculaire.

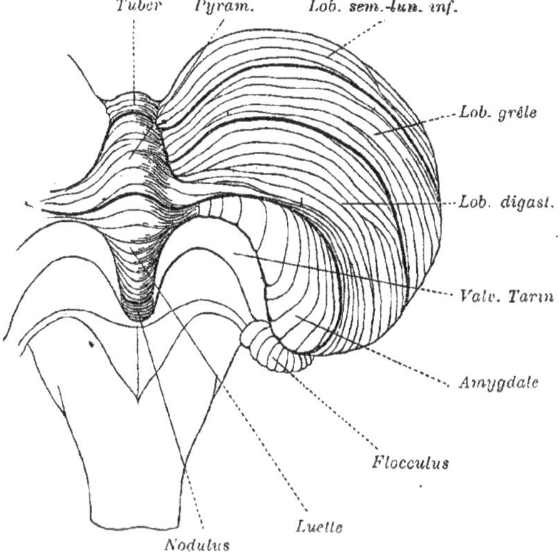

Fig. 168. — Lobules du cervelet.
Face inférieure.

Les lobes latéraux ou hémisphères comprennent 7 lobules, sans compter en avant les *freins* de la lingula et les *ailes* du lobule central, qui font partie de l'hémisphère. Ce sont, en arrière des ailes du lobule central :

1° Le *lobule quadrangulaire*, très vaste, que l'embryologie a montré être divisé en deux parties, une qui correspond au culmen, l'autre au déclive. Dans son ensemble, il prolonge latéralement le monticulus.

2° Le *lobule semi-lunaire supérieur*, entre le sillon supérieur en avant et le sillon circonférentiel; il correspond au folium cacuminis.

3° Le *lobule semi-lunaire inférieur*, qui commence dans l'échancrure par une grosse extrémité arrondie, ce qui était l'inverse pour le lobule précédent; il correspond au tuber.

4° Le *lobule grêle*, gracilis, répète en partie la forme du lobule précédent.

5° Le *lobule digastrique* ou biventer, qui encadre l'amygdale en dehors. Dans sa partie interne, il figure en coupe un coin à sommet postérieur et supérieur. Avec le lobule grêle, il se soude latéralement à la pyramide.

6° L'*amygdale* ou *tonsille*, lobule tonsillaire, décrite plus haut; expansion latérale de la luette.

7° Le *flocculus* ou *lobule du pneumogastrique*, également décrit. Par la valvule de Tarin il se relie au nodule.

Le cervelet est, comme nous l'avons vu dans son embryologie, un puissant développement de la voûte du cerveau postérieur. Dans deux points cependant, la formation nerveuse avorte en partie et n'aboutit qu'à une organisation imparfaite; c'est d'abord en avant, à la jonction de la voûte du cerveau postérieur avec celle du cerveau moyen, c'est-à-dire du cervelet avec les tubercules quadrijumeaux, où apparaît la valvule de Vieussens, et en second lieu en arrière à la jonction de la voûte de ce même cerveau postérieur ou cervelet avec l'arrière-cerveau ou bulbe, où se montre la valvule de Tarin. Ces deux valvules sont donc des formations cérébelleuses atténuées; le terme de valvules qui les désigne fait allusion à un rôle mécanique qu'on leur attribuait autrefois et qui n'existe probablement à aucun titre.

1° **Valvule de Vieussens.** — Les Allemands la connaissent uniquement sous le nom de *voile médullaire antérieur* ou *supérieur*. C'est une lame nerveuse, médiane et impaire, mince, se déchirant facilement, qui remplit l'espace quadrangulaire intercepté par les pédoncules supérieurs du cervelet, oblique comme eux en haut et un peu en avant. Elle mesure 12 à 15 mm. de long sur 6 à 8 de large. Son *extrémité supérieure*, étroite, s'unit à l'écorce blanche des tubercules quadr. postérieurs; on remarque en avant d'elle un petit faisceau blanc longitudinal, bi- ou trifurqué à son insertion valvulaire, qui vient du sillon de séparation de ces tubercules, *frein de la valvule*, et un autre faisceau transversal, visible du moins sur les cerveaux frais, qui est l'entre-croisement des nerfs pathétiques; ces nerfs sortent de chaque côté du frein, séparés de lui par une fossette vasculaire. L'*extrémité inférieure*, large, amincie, se continue avec le noyau blanc du vermis supérieur. Les *bords* se fondent dans les pédoncules céréb. supérieurs. La *face postérieure* ou supérieure, concave, tapissée par les lames grises de la lingula qui lui donnent un aspect crénelé, est en rapport avec le lobule inférieur du vermis supérieur. La *face antérieure* (inférieure de certains auteurs), convexe, forme la partie la plus antérieure de la voûte du quatrième ventricule; le nodule de la luette arrive à son contact.

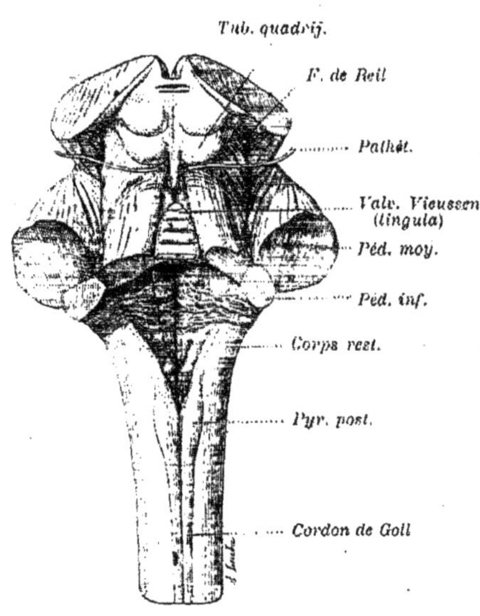

Fig. 160. — Valvule de Vieussens.

Le cervelet a été enlevé. On voit la section des trois pédoncules cérébelleux et une partie du quatrième ventricule. Face postérieure du bulbe et de la protubérance. Tubercules quadrijumeaux. — (D'après Hirschfeld.)

2° **Valvule de Tarin.** — C'est le *voile médullaire postérieur* des auteurs allemands en général, *inférieur* de quelques-uns. Cette lame nerveuse médullaire est impaire comme la valvule de Vieussens; mais ses parties latérales étant très développées, sa partie médiane, au contraire, courte et peu apparente, on la décrit souvent comme double, bien qu'elle soit unique et continue de droite à gauche. Chacune de ses parties latérales (valvules de Tarin droite et gauche) a la forme d'un segment semi-lunaire tendu transversalement et dont le sinus est ouvert en haut et en avant. L'*extrémité externe*, effilée, se continue avec le pédoncule du lobule du pneumogastrique ou flocculus; l'extrémité *interne*, sous forme d'une lamelle opaline, couvre la face antérieure du nodule et d'une partie de la luette qui lui adhèrent et se continue avec celle du côté opposé; elle est au contact de la lamelle semblable de la valvule de Vieussens. Le *bord supérieur*, convexe, adhérent, s'unit à la substance blanche du vermis et des hémisphères; le *bord inférieur*, concave pour embrasser à son coude le pédoncule céréb. inférieur, est libre, et quelquefois mal limité, comme perdu dans la pie-mère. La *face antérieure*, convexe sur la ligne médiane, sinueuse sur la partie latérale, est large de 7 mm. au plus et appartient à la

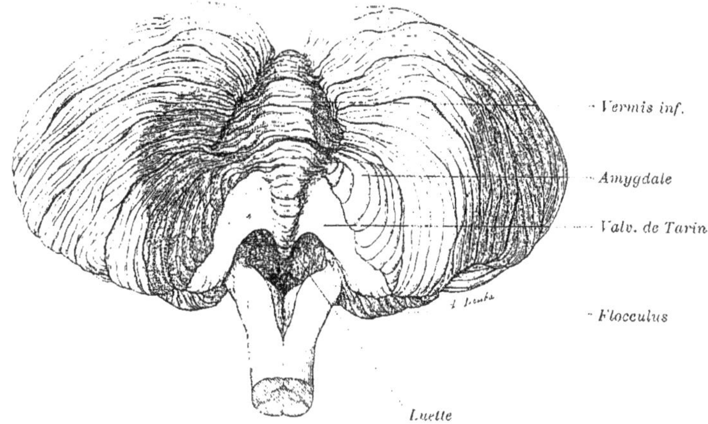

FIG. 170. — Valvules de Tarin.

voûte du ventricule; la *face postérieure*, courbée en sens inverse, présente parfois de légères entailles.

La *valvule de Tarin* est composée d'une lame médullaire cérébelleuse qui chez l'adulte n'arrive pas jusqu'au bord libre; l'épendyme revêt sa face ventriculaire et à partir du bord inférieur, qui par conséquent n'est pas rigoureusement un bord libre, se continue sous la pie-mère ou toile choroïdienne, sous la forme d'une couche épithéliale.

Conformation intérieure. — Le cervelet comprend : une écorce grise, un noyau blanc central, et dans ce noyau plusieurs centres ganglionnaires de substance grise qui sont le corps dentelé et les noyaux accessoires.

Pour se rendre compte de la disposition de ces parties, il faut pratiquer des coupes antéro-postérieures et des coupes horizontales.

1° **Coupe antéro-postérieure médiane** (fig. 171). — Cette coupe, qui passe par les vermis et divise le cervelet en deux moitiés égales, nous montre une figure ramifiée ressemblant à une feuille de thuya et à laquelle on a donné le surnom de cet arbre, c'est-à-dire celui d'*arbre de vie*. La substance blanche centrale ou *noyau central du vermis*, qui représente le tronc de l'arbre, est étroite, courte, allongée d'avant en arrière et de bas en haut; sa surface irrégulière est comparée par les uns à un trapèze (*corps trapézoïdal*), par les autres à un triangle. Une de ses faces correspond au sommet de la voûte du quatrième ventricule et se continue en avant avec la valvule de Vieussens, en arrière avec celle de Tarin. Le tronc de l'arbre de vie donne naissance à deux grosses branches, l'une ascendante, l'autre horizontale, que sépare le grand *sillon supérieur* du cervelet; on voit par là que cette seconde branche mat-

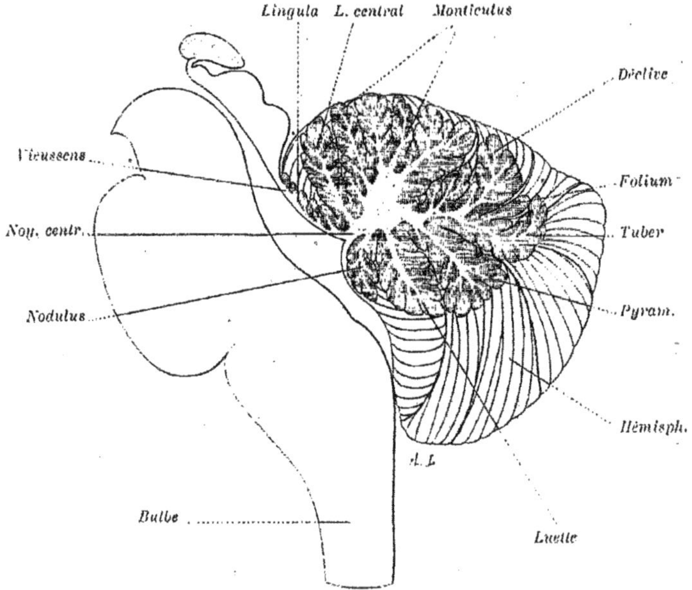

Fig. 171. — Arbre de vie médian du cervelet.
Coupe médiane antéro-postérieure montrant le noyau blanc central et les lobules du lobe médian ou vermis.

tresse fournit tout à la fois au vermis inférieur et au vermis supérieur, ce qui montre combien leur séparation est artificielle. Chacune de ces deux branches principales émet dès son origine des branches secondaires, au nombre de trois pour chacune, que séparent des sillons profonds ou du premier ordre; elles sont l'axe des six lobules du lobe médian, auxquels il faut ajouter la lingula et le nodulus qui n'ont pas de tige centrale. La division des branches secondaires en rameaux principaux produit l'axe ou substance blanche des *lames*; il y en a en moyenne dix par lobule, soit pour tout le cervelet 60 à 80 lames, appliquées les unes contre les autres à la façon des feuillets d'un livre. Enfin les rameaux subdivisés à leur tour en rameaux secondaires deviennent l'axe des *lamelles* ou *circonvolutions*, séparées comme les lames d'ailleurs par des sillons superficiels qui ne vont pas jusqu'au noyau central; ces rameaux secondaires semblent plutôt être la nervure centrale d'une foliole. On compte une moyenne de 10 lamelles par lame, soit 600 à 800 lamelles pour le cervelet, d'après les estimations un peu différentes de plusieurs auteurs (Malacarne, Chaussier).

En résumé, de l'étroit noyau blanc du vermis, tronc central, nous voyons naître deux branches principales et des branches secondaires, toutes séparées par des sillons profonds, chacune représentant un lobule ; des branches secondaires s'irradient les rameaux principaux ou lames; des rameaux principaux partent à angle droit les rameaux secondaires ou lamelles. Un petit renflement de substance blanche marque le point de départ de chaque ramification. Ces divisions ne sont pas d'ailleurs tellement nettes, qu'elles ne puissent en certaines régions être interprétées différemment, de là les variations d'estimation

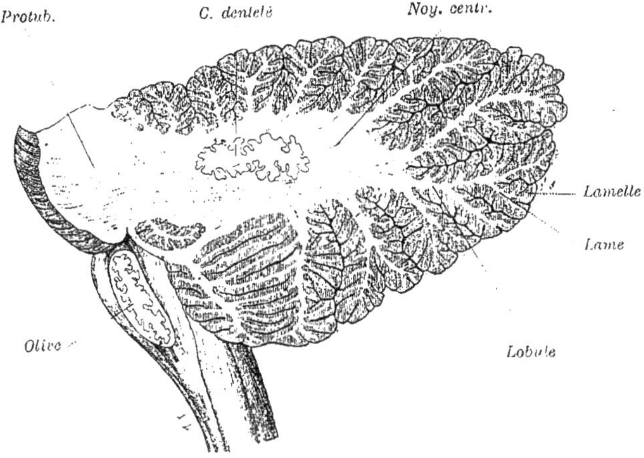

FIG. 172. — Arbre de vie latéral du cervelet.
Coupe antéro-postérieure latérale intéressant simultanément l'olive cérébelleuse (c. dentelé) et l'olive bulbaire. (D'après Sappey.)

dans le nombre des lobules. L'ensemble figure, avons-nous dit, l'arborisation d'une feuille de thuya ou encore une roue verticale à rayons un peu courbes.

Une couche grise corticale de 2 à 3 mm. d'épaisseur recouvre toute la surface sans interruption, aussi bien la surface cachée que la surface extérieure; elle constitue en épaisseur les deux tiers de chaque lamelle ou circonvolution. L'écorce grise étant continue, toutes les lamelles se touchent et passent de l'une dans l'autre, comme les circonvolutions du cerveau ; il en est de superficielles, extérieures, et de profondes, enfouies dans les sillons ; un certain nombre, situées au point le plus bas des sillons de premier ou de deuxième ordre, font la transition entre deux lames ou deux lobules. La substance grise du cervelet est donc une lame extrêmement plissée, 600 à 800 fois, dont chaque petit pli constitue une lamelle de circonvolution ; les petits plis se groupent en plis plus grands qui sont les lames et les lobules. Toute la surface des lamelles est recouverte par la pie-mère qui y enfonce ses vaisseaux et ses entonnoirs conjonctifs, et qui par conséquent pénètre au fond de tous les sillons même les plus ténus. La lingula et le nodule présentent les formes simples du plissement cérébelleux.

2° **Coupe antéro-postérieure latérale** (fig. 172). — Cette coupe, qui partage en deux moitiés un des hémisphères, donne une figure appelée *arbre de vie des lobes latéraux*. Elle ressemble beaucoup à celle du lobe médian, car, après tout, les circonvolutions du vermis passent sur l'hémisphère, mais en diffère à certains points de vue. D'abord on ne trouve plus la tente ventriculaire ni la lingula ni le nodule; le noyau central est beaucoup plus grand; il y a un plus grand nombre de sillons profonds, quinze à seize; les lobules supérieurs sont les plus petits, les postérieurs ou circonférentiels sont les plus gros, les inférieurs de volume moyen. En outre dans le noyau blanc on reconnaît le *corps dentelé*.

Corps dentelé (Synonymie : corps denté, ganglion du cervelet de Gall, corps ciliaire, corps rhomboïdal de Vieussens, olive cérébelleuse). — La coupe antéro-postérieure (fig. 172) le présente sous forme d'un anneau fermé; mais pour en avoir une idée complète, il faut pratiquer une coupe horizontale rasant la valvule de Vieussens et les pédoncules cérébelleux supérieurs (voy. *Struct. du cervelet*, fascic. II). On distingue alors dans chaque hémisphère, au sein de la substance blanche, un espace irrégulièrement ovoïde, limité par une lamelle dense, jaunâtre, plissée en feston ou en zig-zag, et figurant une bourse chiffonnée dont l'ouverture regarde en avant et en dedans. Elle a la plus grande analogie avec l'olive du bulbe. Le corps dentelé a 15 ou 20 mm. de long en sens sagittal ou même plus, sur 10 de largeur transversale et 12 en hauteur; ces chiffres sont d'ailleurs un peu variables. Son ouverture ou *hile* laisse passer des vaisseaux et des fibres nerveuses: il correspond aux angles latéraux du quatrième ventricule et au hile des lobes latéraux du cervelet.

Le volume du corps dentelé est proportionnel à celui des hémisphères cérébelleux, et comme ceux-ci atteignent chez l'homme leur maximum, c'est chez lui que ce ganglion est le plus développé. Plus on descend dans la série animale, plus il est simple. Chez le singe, ce n'est déjà plus qu'une bandelette arquée et non froncée; il est fréquemment interrompu et décoloré chez le chien, réduit à une légère teinte grisâtre chez le chat, le cobaye.

Noyaux gris accessoires. — Nous les décrirons plus loin à propos de la structure du cervelet.

PÉDONCULES CÉRÉBELLEUX.

De la face inférieure du cervelet, au niveau de son échancrure antérieure ou hile, partent trois paires de prolongements dont l'ensemble a été comparé à un limaçon sortant de sa coquille. Tous, rétrécis à leur point d'émergence, s'élargissent et divergent pour se diriger les uns en avant ou mieux en haut, les autres transversalement sur le côté, les derniers en bas et en arrière; ce sont les pédoncules cérébelleux supérieurs, moyens et inférieurs. Ils mettent le cervelet en relation avec le cerveau, la protubérance et le bulbe (processus ou crura cerebelli ad testes, aut ad cerebrum, aut ad corpora quadrigemina — ad pontem — ad medullam oblongatam).

1° **Pédoncules cérébelleux supérieurs.** — Ces cordons un peu aplatis partent du centre médullaire du cervelet, au-dessus de l'origine des pédoncules inférieurs, et se dirigent presque verticalement en haut et un peu en avant, se rapprochant de plus en plus l'un de l'autre, le long des bords supérieurs du quatrième ventricule; puis ils s'engagent sous les tubercules quadrij. postérieurs sous lesquels ils semblent se perdre. Leur extrémité inférieure passe au-dessus du pédoncule inférieur qu'elle croise à sa sortie du cervelet; leur extrémité supérieure, large et mince, se croise avec celle du côté opposé sous les tubercules testes. Leur face antérieure (ou inférieure) est en partie adhérente à la protubérance et au pédoncule cérébral, en partie libre par sa moitié interne et appartient au toit ventriculaire. Leur face postérieure (ou supérieure), libre aussi, au moins en arrière, est recouverte par le cervelet. Le bord externe,

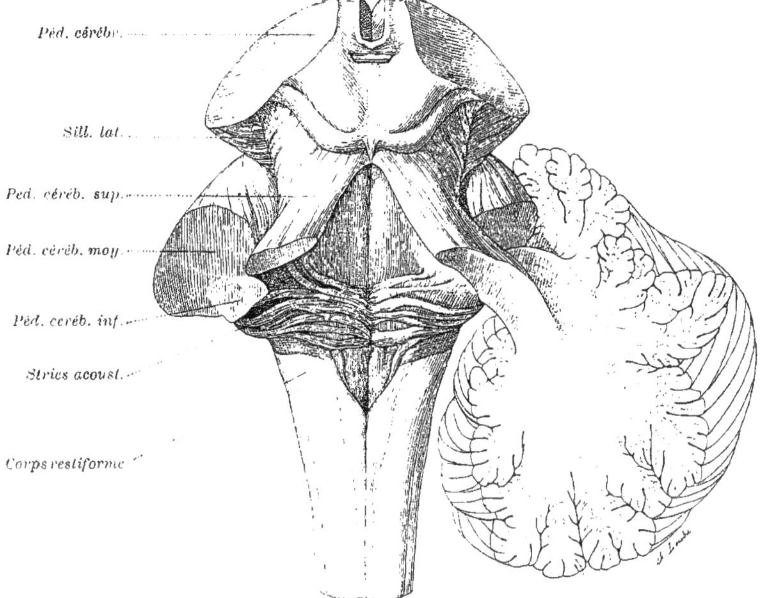

Fig. 173. — Pédoncules cérébelleux.

A gauche, les trois pédoncules sectionnés à leur entrée dans le cervelet; à droite, leur pénétration dans l'hémisphère cérébelleux. On remarquera, sur ce dessin d'après nature, le développement insolite des barbes du calamus ou stries acoustiques sur le plancher du quatrième ventricule.

épais, est séparé de la protubérance par le sillon latéral de l'isthme. Le bord interne, mince, au contact de l'autre pédoncule en avant, en est séparé en arrière par la valvule de Vieussens.

2° **Pédoncules cérébelleux moyens.** — Ce sont les plus volumineux. Destinés à la protubérance, ils descendent de la partie antérieure du cervelet et se dirigent en bas et en dedans à la rencontre l'un de l'autre, en formant un cordon aplati de haut en bas. Leur face inférieure, qui regarde aussi en dehors, est arrondie; on y remarque les touffes du lobule du pneumogastrique et une gouttière où aboutit le grand sillon circonférentiel du cervelet. La face supérieure, très courte, se perd dans le noyau blanc cérébelleux, au-dessus des autres pédoncules. Une ligne tirée de l'émergence du nerf trijumeau à celle du facial marque leur limite inférieure; à ce niveau ils se confondent avec la protubérance annulaire.

3° **Pédoncules cérébelleux inférieurs.** — Ces pédoncules cylindroïdes, destinés au bulbe, se portent d'abord en bas et en avant à leur sortie du cervelet, puis s'infléchissent à angle droit en se dirigeant en bas et en dedans pour longer et border la partie inférieure du plancher ventriculaire et enfin se juxtaposent au V du calamus, point où ils se confondent avec les cordons postérieurs du bulbe. Leur face externe et supérieure est contournée par l'amygdale cérébelleuse;

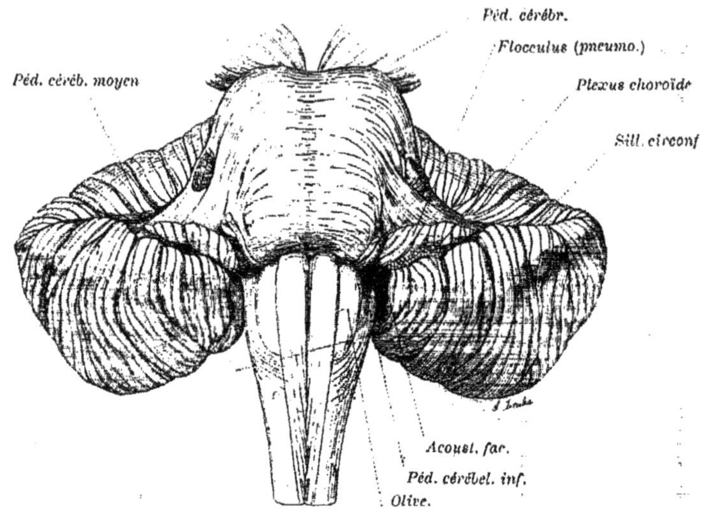

Fig. 174. — Pédoncules cérébelleux.

Les pédoncules cérébelleux inférieurs et moyens vus en place sur la face antérieure du bulbe et de la protubérance.

au-dessous du coude elle est croisée par les stries acoustiques et par la ligula antérieure. Leur face profonde adhère au bulbe dans lequel elle épuise successivement ses fibres.

Quelques auteurs distinguent le pédoncule céréb. inférieur du corps restiforme; d'autres emploient ces deux termes comme synonymes. Si l'on veut conserver une distinction, il faut fixer la limite au coude du pédoncule, coude marqué par un rétrécissement ou *col* et par les stries acoustiques; tout ce qui est au-dessus du coude est le pédoncule céréb. inférieur; ce qui est au-dessous, c'est-à-dire le long du ventricule et continu avec le bulbe, est le corps restiforme.

QUATRIÈME VENTRICULE.

Le quatrième ventricule (ventricule du cervelet de Galien, sinus rhomboïdal des Allemands) est une cavité située entre le bulbe, la protubérance et le cervelet. Ancienne cavité du cerveau postérieur et de l'arrière-cerveau, il fait suite au canal de l'épendyme de la moelle et se continue à son extrémité supérieure avec l'aqueduc de Sylvius, cavité du cerveau moyen.

Le quatrième ventricule est un espace losangique très aplati. Il mesure 3 cm. en longueur et 2 en largeur, sur les deux axes du losange. Sa direction est à pic, presque verticale ; il est incliné de 10° seulement sur la ligne verticale qui passe en arrière de lui, en sorte que les termes de plancher et de voûte ou toit, employés pour désigner ses parois antérieure et postérieure, sont complètement inexacts chez l'homme et ne se justifient que chez les animaux.

Pour bien comprendre la constitution des parois ventriculaires, il est nécessaire de se reporter à leur développement embryologique.

La troisième et dernière vésicule primitive du cerveau embryonnaire forme en se dédou-

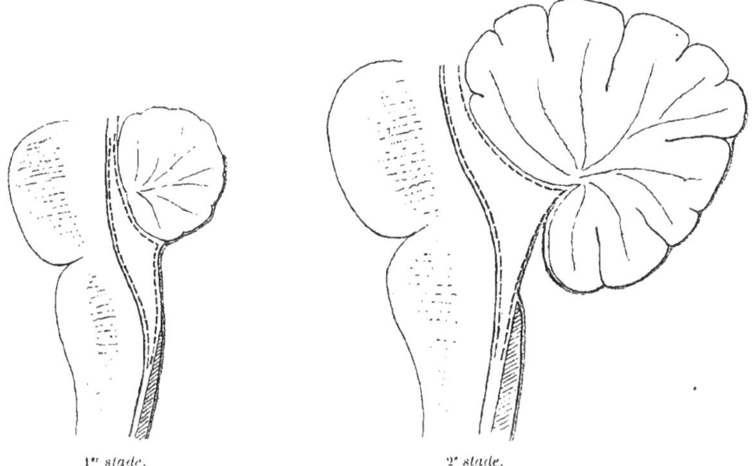

Fig. 175. — Formation de la voûte du quatrième ventricule.

Dessins schématiques montrant deux stades successifs. La pie-mère en rouge.

blant deux vésicules secondaires, qui sont le cerveau postérieur et l'arrière-cerveau. Le cerveau postérieur donne par sa base très épaissie la protubérance annulaire, par ses parties latérales les pédoncules cérébelleux moyens, par sa voûte énormément accrue le cervelet tout entier. L'arrière-cerveau produit par sa base le bulbe, par ses côtés les corps restiformes; sa voûte au contraire reste inféconde, et c'est à peine si au-dessus de l'épithélium de la vésicule primordiale se forme une mince lamelle nerveuse (membrana tectoria). Malgré les progrès du développement, le cerveau postérieur et l'arrière-cerveau sont loin de se différencier l'un de l'autre aussi nettement que les autres parties de l'encéphale; ainsi le bulbe et le pont de Varole ne sont séparés que par un faible sillon, et cette distinction disparaît même chez les animaux qui n'ont pas de protubérance; la cavité élargie et aplatie de l'ancienne vésicule postérieure reste commune aux deux vésicules secondaires et devient le quatrième ventricule. Le quatrième ventricule appartient donc par sa moitié supérieure au cerveau postérieur (protubérance), par sa moitié inférieure à l'arrière-cerveau (bulbe); le point de jonction de ces deux moitiés est dilaté, loin d'être resserré.

A cette période fœtale reculée, le quatrième ventricule est d'une constitution simple et régulière. Son plancher uni est la paroi basale de la cavité vésiculaire; sa voûte en forme de tente est composée d'une partie antérieure très épaisse, le cervelet, ténue seulement en avant et en arrière au niveau de la valvule de Vieussens et de celle de Tarin, et d'une partie postérieure très mince, la lamelle nerveuse de la membrana tectoria que tapisse la pie-mère en dessus. Mais, dès les derniers mois de la vie fœtale, les changements suivants s'accomplissent dans la voûte : 1° Le cervelet s'accroissant en arrière surplombe par son vermis postérieur la voûte membraneuse et forme au-dessus d'elle un second étage, séparé par la fente cérébrale postérieure; la pie-mère se trouve ainsi repliée et invaginée, et ses deux feuillets accolés, plus tard fusionnés, deviennent la toile choroïdienne; 2° la membrana tectoria, qui formait la voûte membraneuse, s'atrophie et se résorbe dans sa partie centrale; il n'en reste que des lambeaux sur les bords (ligula), et là où elle a disparu la voûte n'est plus représentée que par l'épithélium à une seule couche, invisible à l'œil nu, qui tapisse la toile choroïdienne; 3° la pie-mère elle-même finit par se résorber en certains points, crevant la voûte à son angle postérieur et à ses angles latéraux, et produisant le trou de Magendie et les trous de Luschka.

Nous décrirons successivement dans le quatrième ventricule la voûte, le plancher, les bords et les angles.

1° **Voûte du quatrième ventricule.** — La voûte ou toit, en réalité paroi postérieure chez l'homme debout, montre sur la coupe antéro-postérieure

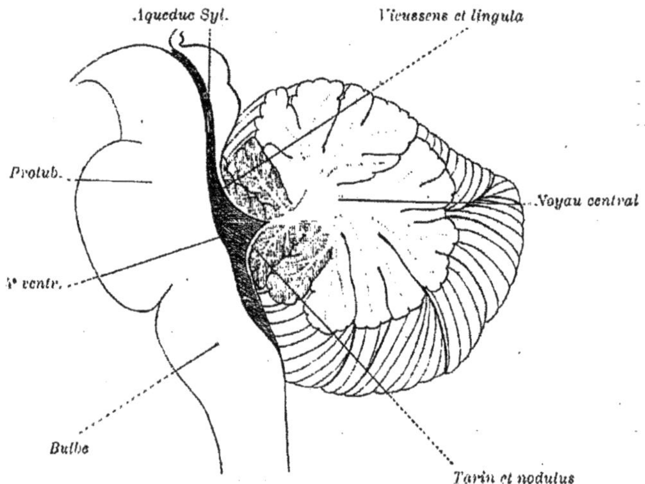

Fig. 176. — Quatrième ventricule.

Coupe antéro-postérieure, montrant la direction verticale de la cavité et la voûte en forme de tente.

comme sur la coupe transversale deux plans inclinés, convexes du côté de la cavité; au centre, à la jonction des deux plans, la disposition est celle d'une *tente* à sommet angulaire, *faîte* ou *angle* de la tente. Les deux parties antérieure et postérieure sont bien différentes.

La partie antérieure, extrêmement épaisse, est constituée par le cervelet et les pédoncules céréb. supérieurs. Elle n'est amincie que tout à fait en avant et au milieu, où elle est représentée par la valvule de Vieussens que renforcent à peine les stries grises de la lingula; c'est là en effet une formation nerveuse avortée, à la jonction du cerveau moyen et du cerveau postérieur.

La partie postérieure, qui s'étend du sommet de la tente à la face postérieure du bulbe, présente deux étages superposés. L'étage inférieur qui est la voûte réelle, primordiale, est extrêmement mince; il est formé sur la périphérie par des lamelles nerveuses atrophiées, la valvule de Tarin, la ligula, l'obex, au centre par l'épithélium épendymaire seul. L'étage supérieur, qui s'est établi ultérieurement par accroissement du cervelet en arrière, est épais; car ce sont le vermis postérieur, la luette et les amygdales, toutes masses cérébelleuses, qui le constituent. Entre ces deux plans, et les unissant entre eux, la pie-mère invaginée, en double feuillet, s'étale sous le nom de *toile choroïdienne* et se pelotonne au milieu autour d'un lacis vasculaire (*plexus choroïdes*).

Revenons à la voûte membraneuse, voûte vraie qui couvre la partie bulbaire du ventricule, et qu'on observera en relevant avec beaucoup de précaution la partie postérieure du cervelet. Dans toute sa partie centrale, elle a perdu tout caractère nerveux, elle est réduite à l'épithélium invisible qui tapisse la face inférieure de la pie-mère et qu'on arrache en arrachant celle-ci; dans sa partie médiane et inférieure, à la pointe du bulbe, elle n'existe même plus,

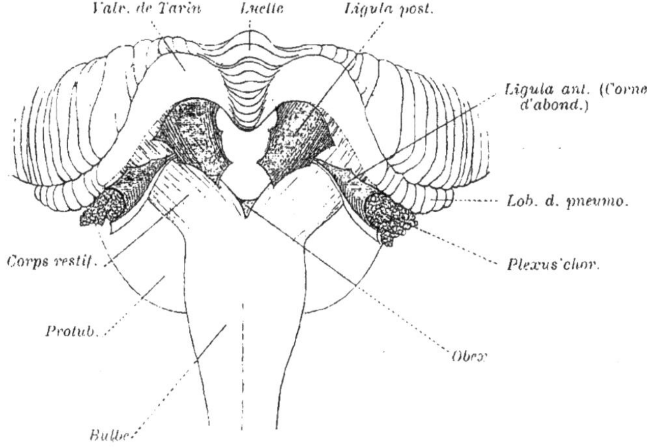

Fig. 177. — Les ligula.

Dessin d'après nature montrant sur la face postérieure du ventricule des restes nerveux ou ligula, tænia. Ces membranes nerveuses, désignées ici en bleu, sont de couleur blanche. — La pie-mère qui les recouvrait n'est pas figurée.

car, par résorption de la pie-mère et de son épithélium, s'est formée une surface fenêtrée ou un trou véritable, *trou de Magendie*, qui fait communiquer la cavité du ventricule avec les espaces sous-arachnoïdiens extérieurs. A la partie antérieure, la voûte est représentée par une formation cérébelleuse rudimentaire, tout à fait comparable à la valvule de Vieussens, c'est la *valvule de Tarin*, lame blanche continue de droite à gauche, excavée de chaque côté en godets, recouverte au milieu par la substance grise du nodulus. Son bord libre marque le point de réflexion de la pie-mère et se continue avec l'épithélium de la voûte. Sur les parties latérales se voient d'autres formations nerveuses atrophiques, mais d'origine bulbaire. Recouvertes en dessus par la pie-mère, à travers laquelle on les aperçoit, adhérentes par leur bord externe aux bords du plancher ventriculaire, elles ont un bord interne libre et déchiqueté; leur forme est celle de minces lamelles blanchâtres. Toutes sont variables dans leur présence, leur forme et leur étendue. Ce sont l'obex et la ligula.

L'*obex* ou verrou est une lamelle impaire et médiane, située à l'angle inférieur du quatrième ventricule. Sa forme est triangulaire, deux de ses côtés sont fixés au renflement ou clava des pyramides postérieures dont ils comblent l'écartement; sa base concave et libre regarde en haut. Il manque parfois totalement.

La *ligula*, languette, ou *tænia*, bandelette, ou ponticulus de Henle (le ponticulus d'Arnold et de la plupart des auteurs étant le faisceau de fibres arciformes qu'on voit dans le trou borgne du bulbe), est une membrane composée de deux feuillets coudés l'un sur l'autre à angle droit, de là une ligula postérieure et une ligula antérieure.

La ligula *postérieure*, quadrangulaire, épaisse d'un demi-millimètre, longue de 5 mm. en moyenne, fait suite à l'obex. Son bord externe est adhérent au bord du plancher ventriculaire: son bord interne, déchiqueté, s'avance plus ou moins loin sur la ligne médiane à la rencontre de la ligula opposée, à laquelle elle s'unit parfois en formant à elles deux une porte cintrée par-dessus le trou de Magendie. Elle est recouverte par la pie-mère qui contient à son niveau un petit plexus choroïde indépendant (Merkel).

La ligula *antérieure* est continue avec l'extrémité supérieure de la précédente, et, comme elle, elle est rubannée et cintrée; mais elle s'en distingue par sa direction transversale. Au lieu d'être longitudinale dans sa ligne d'insertion et de s'étaler du côté interne, elle se porte horizontalement en dehors, croise la face externe du corps restiforme et atteint la ligne d'insertion du pneumogastrique et du glosso-pharyngien. Dans cette partie antérieure, en dehors et en arrière de ces deux nerfs, la ligula forme la paroi postérieure et inférieure du récessus ventriculaire dont nous parlerons plus loin, et engaine les plexus choroïdes qui sortent par l'orifice de ce recessus. Rarement (2 fois sur 54, Hess) elle les enveloppe totalement et ferme par conséquent l'orifice; le plus souvent elle ne les couvre que partiellement, en bas et en arrière; enfin dans certains cas, elle s'enroule en hélice autour de leur pédicule et laisse sortir de son cône leur extrémité frangée, disposition qui lui a fait donner le nom de *corne d'abondance* ou de *corbeille de fleurs*.

Outre la ligula, Hess signale une petite membrane assez constante, de 2 à 3 mm., qui va au lobule du pneumogastrique, parallèlement au bulbe.

Il est important de remarquer que les termes ligula et tænia ne sont pas pris par tous les auteurs dans le même sens. Les uns confondent ces deux membranes nerveuses sous le nom commun de ligula, les autres sous celui de tænia; d'autres gardent le nom de tænia pour un des feuillets et celui de ligula pour l'autre. De même le terme de *voile médullaire inférieur* est appliqué par les uns à la ligula, par d'autres au tænia. On se rappelle que le voile médullaire antérieur est la valvule de Vieussens et le voile postérieur, la valvule de Tarin.

2° Plancher du quatrième ventricule. — Nous avons déjà fait observer que chez l'homme ce plancher est presque vertical, et représente en réalité une paroi antérieure. Il est tantôt long et étroit, tantôt court et large. Sa surface losangique est d'un gris cendré dû à la présence d'une couche grise générale sous-épendymaire (lame cendrée, stratum cinereum) sur laquelle tranchent certaines parties plus blanches. La moitié supérieure du losange appartient à la protubérance, la moitié inférieure au bulbe.

On remarque sur le plancher :

Le *sillon médian*, grand axe du losange qu'il parcourt dans toute sa longueur; à l'angle supérieur il se continue avec l'aqueduc de Sylvius, à l'angle inférieur avec le canal de l'épendyme, qui s'engage dans le bulbe très près de la face postérieure. Une dépression en cul-de-sac, *ventricule d'Arantius*, placée en avant de l'obex, marque la jonction du sillon avec le canal épendymaire. La partie bulbaire ou inférieure du sillon médian est connue depuis Hérophile sous le nom de *tige* du *calamus scriptorius* (roseau à écrire); son extrémité inférieure en est le *bec* ou *V*, et les stries acoustiques transversales en sont les *barbes*.

De chaque côté du sillon médian court une bande longitudinale, saillante, le *funiculus teres* (cordon rond, eminentia medialis des Allemands). Il commence au bec du calamus par une extrémité blanche triangulaire (*aile blanche interne*), d'un blanc un peu grisâtre, qui tranche cependant sur les parties voisines grises et déprimées; il s'efface en partie sur le milieu du losange, à cause des stries acoustiques qui le coupent à angle droit, et se renfle au-dessus d'elles en une saillie blanche arrondie, oblongue, parfois irrégulière, l'*eminentia teres* (*teres*, ronde) qui correspond au noyau d'origine du moteur oc. externe ; un peu aminci, il atteint l'extrémité antérieure du plancher qu'il a parcouru dans toute sa longueur parallèlement à celui du côté opposé. Il disparaît sous les tubercules quadr. postérieurs. — Le funiculus teres est longé en dehors par le *sillon limitant* qui s'étend jusqu'à l'aqueduc de Sylvius et se déprime pour

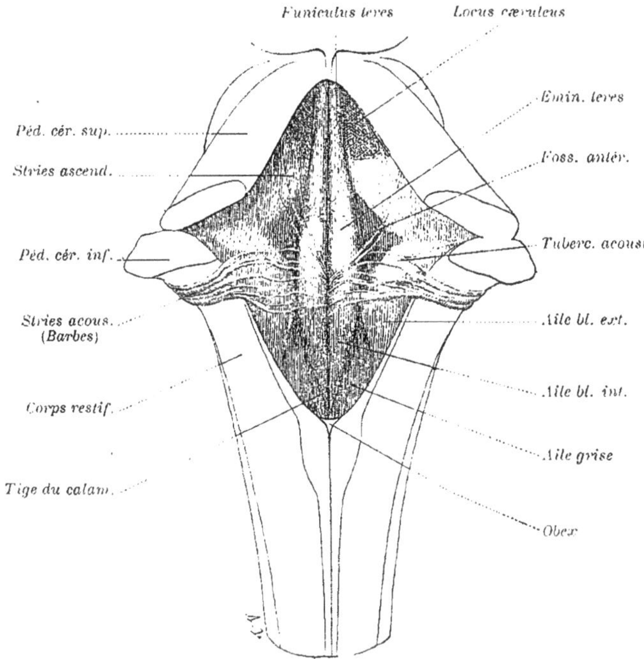

Fig. 178. — Plancher du quatrième ventricule.

Topographie d'après nature. On remarquera le grand développement des stries ascendantes sur cette pièce.

fournir les fossettes antérieures et postérieures dont nous parlerons plus loin : il sépare les noyaux moteurs qui sont en dedans, sous le funiculus teres, des noyaux sensitifs qui sont en dehors.

Les *stries acoustiques* ou *barbes* du calamus. Ce sont des faisceaux blancs en relief qui, partant de l'angle latéral, s'étendent transversalement sur le plancher, dont ils marquent la division en deux moitiés, et s'épanouissent en éventail dans le sillon médian ou du moins près de lui. On les prenait autrefois pour des racines du nerf auditif, mais elles n'ont aucun rapport avec ces racines qu'elles croisent ; on les suit en dehors jusqu'à la face externe du corps restiforme, et quand elles sont bien développées, jusqu'au cervelet, au voisinage du flocculus. Rien de plus variable que ces stries. Elles peuvent faire complètement défaut ou atteindre le chiffre de douze, être grêles ou volumineuses, parallèles ou croisées ; rarement celles de droite et de gauche sont semblables. Il en est une qui se distingue par son trajet oblique en haut et en dehors ou vertical ; elle est inconstante, presque toujours unique, ordinairement plus volumineuse à gauche, traversée quelquefois par les stries transversales ; c'est la *strie ascendante* ou *oblique* ou *baguette d'harmonie*.

Étudions maintenant chaque triangle isolément.

1° Dans le triangle supérieur nous trouvons : le sillon médian, la partie supérieure du funiculus teres, dans ce funiculus et près de la base du triangle l'eminentia teres, les stries acoustiques les plus élevées, la baguette d'harmonie. En dehors de l'eminentia teres, la partie supérieure saillante du *tubercule acoustique*, une des origines du nerf auditif. Entre ce tubercule et l'éminence, et un peu en avant, le sillon limitant se creuse en une dépression triangulaire : la *fossette antérieure* (fovea anterior), où l'on voit presque toujours ramper ou s'irradier en étoile une veine superficielle. — Tout à fait en haut et en dehors : une tache ou une traînée tantôt gris bleuâtre, tantôt brun sombre nommée le *locus cæruleus*, tache bleue, substance ferrugineuse, près des origines du trijumeau. On la suit plus ou moins facilement jusqu'à l'angle supérieur. Elle correspond à un groupe de cellules nerveuses très pigmentées, étendu sur une longueur de 4 à 6 mm. ; c'est cette tache noire qui, vue à travers la couche blanche superficielle, produit une teinte bleuâtre ; sur certains cerveaux on ne la distingue qu'après avoir gratté la couche la plus superficielle. Il est bon de savoir que quelques anatomistes, à l'exemple d'Arnold, ont appelé locus cæruleus la fossette antérieure avec la veine bleue.

2° Le triangle inférieur ou bulbaire nous présente : le sillon médian, tige et bec du calamus et ventricule d'Arantius, — l'origine du funiculus teres, disposée en un triangle à base supérieure ou V du calamus, *aile blanche interne*, dite encore *trigone de l'hypoglosse*, parce qu'elle correspond au noyau d'origine de ce nerf, — en dehors de l'aile blanche, un second triangle qui diffère du premier par sa couleur gris foncé, sa surface déprimée et sa direction en sens inverse. Le sommet du triangle, plus excavé et plus foncé que le reste de la surface, regarde en haut, au niveau des stries acoustiques ; la base est tournée vers le bord inférieur du plancher ; le grand côté est interne, l'angle externe est obtus. On appelle ce triangle l'*aile grise* (synonymie : aile cendrée, fossette postérieure, fovea posterior, trigone des nerfs mixtes, à cause de ses rapports avec l'origine de ces nerfs). Retzius a montré que la base de l'aile grise est séparée du bord postérieur du plancher par un cordon blanc (funiculus separans) et par un liséré de substance grise (area postrema). — Enfin, tout à fait en dehors, un troisième triangle, disposé comme le triangle interne et blanc comme lui, c'est l'*aile blanche externe*, trigone acoustique (area acustica), qui correspond au nerf auditif. Cette aile blanche forme une saillie arrondie ; sa base, que limitent uniquement les stries acoustiques, se continue sans démarcation avec une saillie plus renflée encore qu'on voit au-dessous et en dehors de l'eminentia teres, au-dessus des stries acoustiques, saillie connue sous le nom de *tubercule acoustique*. Elle empiète donc sur la partie supérieure du plancher et se prolonge en dehors dans le pédoncule céréb. inférieur. Ces trois parties, l'aile blanche externe, le tubercule acoustique et son prolongement latéral, ne forment qu'une seule masse, un cordon arqué plus renflé à son coude ; il est tout entier du domaine de l'acoustique.

En résumé, la moitié inférieure du plancher ventriculaire comprend deux triangles ou ailes blanches, séparés par un troisième triangle ou troisième aile, l'aile grise; chacun d'eux correspond à l'origine d'un nerf crânien et acquiert ainsi l'importance d'un repère précieux.

Bords du ventricule. — Les quatre bords sont obliques comme les côtés du losange et légèrement curvilignes. Les bords *supérieurs* correspondent à la jonction des pédoncules cérébelleux supérieurs avec la protubérance. Les bords *inférieurs* longés par les pyramides postérieures et les corps restiformes sont au point de réunion du plancher et de la voûte (ligula postérieure et toile choroïdienne), le long du bord interne du corps restiforme sur lequel s'insère la ligula.

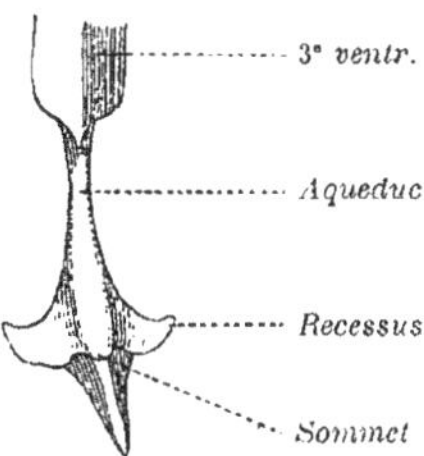

FIG. 179. — Cavité du 4e ventricule.

Moule d'après Welker. — Comparez avec la fig. 265.

Angles du ventricule. — Il y a quatre angles, un supérieur, un inférieur et deux latéraux. A l'angle *supérieur*, la cavité ventriculaire, large de 3 mm., se continue avec l'aqueduc de Sylvius qui aboutit plus haut au troisième ventricule ; le sillon médian du plancher se poursuit

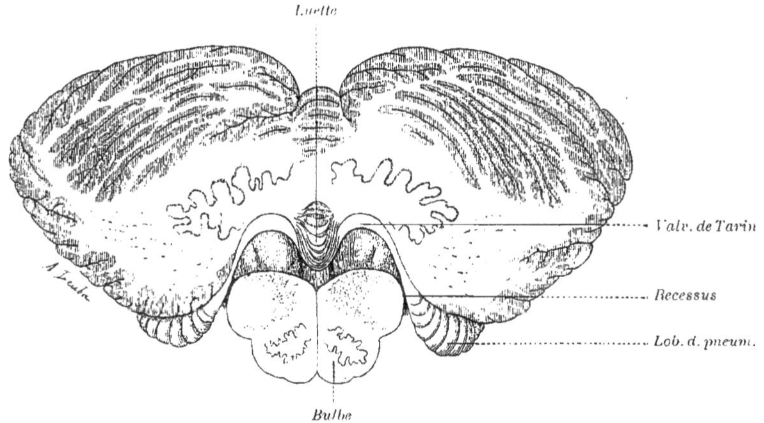

FIG. 180. — Recessus latéral du quatrième ventricule.

Coupe transversale passant par le recessus, au niveau de la base du bulbe.

dans l'aqueduc en formant l'arête inférieure excavée de ce canal prismatique, *sillon médian* de l'aqueduc. L'angle *inférieur* présente le débouché du canal épendymaire de la moelle, sur le plancher la fin du sillon médian ou bec du calamus, sur la voûte l'obex et au-dessus de lui un trou ovale ou une surface fenêtrée, le trou de Magendie, dû à une résorption de la pie-mère et de l'épithélium sous-jacent. Par ce trou, véritable rupture du toit ventriculaire, le liquide de la cavité communique avec celui de l'extérieur.

Les *angles latéraux* sont remarquables par les prolongements creux qu'ils envoient en bas et en avant, et qui, sur les moules de la cavité, ont l'air de cornes ou d'appendices; on leur donne le nom de *recessus latéraux* ou diverticules latéraux. Les recessus sont situés à la jonction des deux moitiés du ventricule, mais appartiennent surtout à la moitié antérieure. Ils s'étendent derrière l'angle de réflexion du corps restiforme et s'ouvrent sous l'arachnoïde par le trou de Luschka, situé à la jonction du cervelet et du bulbe, en dehors des racines des nerfs mixtes. Leur cavité est remplie par les plexus choroïdes latéraux, qui sortent en touffe à travers l'orifice extérieur.

Membrane ventriculaire. — La cavité est tapissée par une membrane lisse et polie, dense surtout à la face postérieure du bulbe. Cette membrane, *épendyme* du quatrième ventricule, se continue avec l'épendyme de la moelle et de l'aqueduc de Sylvius; elle comprend, sur le plancher et la partie antérieure de la voûte, une couche d'épithélium cylindrique cilié et une couche névroglique, sur la partie postérieure de la voûte un simple épithélium plat que couvre la pie-mère.

Le quatrième ventricule renferme une très faible quantité de liquide céphalo-rachidien.

Sur le quatrième ventricule, voyez Retzius, qui en a donné une description minutieuse et de nombreuses photographies dans son ouvrage : *Das Menschenhirn*, 1896.

§ IV. — PÉDONCULES CÉRÉBRAUX ET TUBERCULES QUADRIJUMEAUX

(CERVEAU MOYEN OU MÉSENCÉPHALE)

Nous décrirons successivement : les pédoncules cérébraux et les tubercules quadrijumeaux, base et voûte du cerveau moyen, puis l'aqueduc de Sylvius, cavité de ce même cerveau.

Pédoncules cérébraux. — Les pédoncules cérébraux sont deux troncs nerveux qui relient la protubérance annulaire au cerveau.

Leur *direction* est ascendante; leur bord supérieur est presque vertical, leur bord inférieur oblique à 45 degrés. Ils reposent en avant sur la lame quadrilatère du sphénoïde et sur les bords de la selle turcique que garnit la dure-mère; le bord concave de la tente du cervelet les entoure sur les côtés et en arrière, en sorte qu'ils occupent la plus grande partie du trou de Pacchioni, et passent de la loge inférieure ou cérébelleuse de la cavité crânienne à la grande loge supérieure ou cérébrale.

Leur *forme* est celle d'un cylindre aplati, de couleur blanche, à disposition fasciculée. Leur *volume* est proportionnel à celui du cerveau ; ils sont égaux de droite à gauche. Ils mesurent en longueur 18 mm. en dedans, 15 en dehors; en largeur 12 à 15 mm. à leur origine et 18 à 20 mm. à leur terminaison cérébrale; en épaisseur 20 mm. — La coupe montre que ces tiges, d'aspect général arrondi, sont comprimées dans le sens de l'épaisseur et qu'on peut y distinguer quatre faces, qui sur leurs limites se fondent les unes dans les autres : une face inférieure et une face externe, toutes deux libres, une face supérieure conventionnelle confondue avec les tubercules quadrijumeaux, une face interne qui dans sa moitié supérieure est unie à celle du côté opposé et n'est libre et apparente à l'extérieur que dans sa partie basse.

1° **Face inférieure.** — Cette face est aussi bien antérieure qu'inférieure. Elle est convexe, d'un blanc mat, et se compose de faisceaux séparés par des stries où se voient de gros trous vasculaires. Ces faisceaux sont parallèles; quelque-

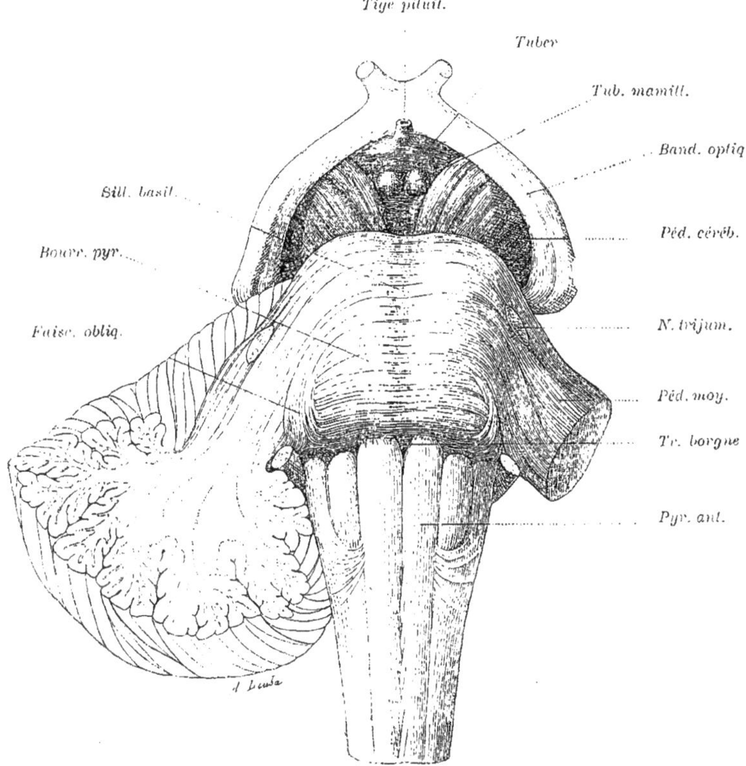

Fig. 181. — Protubérance annulaire, bulbe et pédoncules cérébraux.
(Face antérieure (d'après Hirschfeld).

fois deux sillons plus profonds délimitent trois groupes qui correspondent à des systèmes distincts de fibres conductrices.

Comprimé à sa naissance, le pédoncule s'élargit en éventail dont la base pénètre dans le cerveau ; en même temps il se dirige en dehors, en avant et en haut, de telle sorte que les deux pédoncules sont divergents et interceptent entre eux un angle qui est de 80° entre leurs bords internes et de 90° entre leurs bords externes. La limite postérieure de l'éventail pédonculaire, du côté de la moelle, est marquée par le sillon protubérantiel supérieur, et la limite antérieure, vers le cerveau, par la bandelette optique sous laquelle le pédoncule disparaît.

[CHARPY.]

2° **Face interne.** — Cette face n'est libre que dans une petite étendue, visible extérieurement sur la base du cerveau; partout ailleurs elle est fusionnée sur la ligne médiane avec celle du côté opposé.

La partie libre de cette face, faiblement arrondie, est divisée en deux étages par un sillon antéro-postérieur, remarquable par sa couleur noirâtre qu'il doit à la présence du locus niger et par l'émergence du nerf moteur oculaire commun : de là son nom de *sillon du moteur oc. commun*. Les racines de ce nerf, disposées en série fasciculée et dirigées d'abord en arrière et en dedans, s'unissent bientôt en un seul tronc qui décrit un demi-tour d'hélice autour de ses faisceaux d'origine, en contournant le pédoncule, et prend son trajet définitif en sens antéro-postérieur. Il est fréquent de voir une racine *latérale* émerger très en dehors au milieu des fibres du pédoncule, séparée des autres racines par un vaisseau; elle rejoint plus ou moins loin le tronc commun. L'étage sous-jacent au sillon du mot. commun est fasciculé comme la face inférieure qu'il continue et termine; l'étage supérieur est occupé par la substance perforée que nous décrirons plus loin.

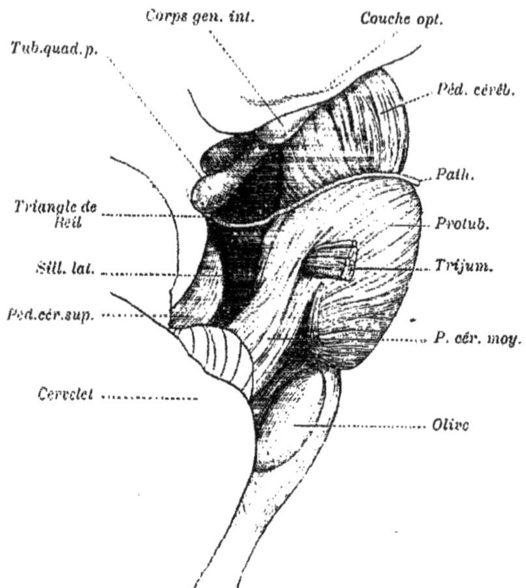

FIG. 182. — Pédoncules cérébraux; face latérale.
Les pédoncules cérébelleux supérieurs et les pédoncules cérébraux séparés par le sillon latéral de l'isthme. Le triangle de Reil en bleu.

3° **Face externe.** — La face externe, que recouvre la cinquième circonvolution temporale et que contournent le nerf pathétique ainsi que des vaisseaux, est, elle aussi, divisée en deux étages d'égale hauteur par un sillon longitudinal, le *sillon latéral de l'isthme*, percé en avant de trous vasculaires et livrant passage à des fibres blanches ascendantes. Ce sillon a une étendue de 15 mm.; il commence en arrière dans le domaine du cerveau postérieur, où il sépare le pédoncule cérébelleux moyen du pédoncule cérébelleux supérieur, tandis qu'en avant il est creusé sur la face du pédoncule cérébral et se termine en arrière du corps genouillé interne; ces deux parties du sillon sont réunies par un coude.

Dans cette portion antérieure, que seule nous considérons ici, on a donc à distinguer deux étages. L'étage inférieur ou ventral est la continuation de la face inférieure du pédoncule et garde sa structure fasciculée. L'étage supérieur ou dorsal est un espace triangulaire, dont la base est dans le sillon latéral et le sommet regarde en haut; le côté postérieur croise obliquement le pédoncule cérébelleux supérieur ; le côté antérieur est bordé par le tubercule quadrijumeau postérieur et son bras qui l'unit au corps genouillé interne. Cet espace a été appelé trigone ou triangle du ruban de Reil, champ du ruban de Reil. Le *triangle de Reil* est en effet occupé par une lame de substance blanche triangulaire, dont la base émerge du sillon latéral, quelquefois sur toute son étendue, et dont le sommet se perd sur le flanc des tubercules quadr. postérieurs sous lequel il semble s'engager ; parfois des fibres rétrogrades se dirigent en arrière vers la valvule de Vieussens. Cette lame est le *faisceau latéral* ou *faisceau triangulaire* de l'isthme ; on l'appelle encore improprement ruban de Reil, terme qui prête à la confusion ; elle représente en effet une partie du ruban de Reil latéral ou acoustique. Tantôt elle est nettement fasciculée ou fibrillaire, et peut être assez facilement isolée, tantôt elle est indistincte et l'on n'a devant soi qu'un champ uni de substance blanche.

Face supérieure. — Cette face n'a pas d'existence réelle, elle n'est que le plan fictif de séparation entre le pédoncule cérébral et les tubercules quadrijumeaux.

Fibres arciformes. — Des fibres arciformes, variables dans leur existence et dans leur importance, vont de la face dorsale à l'espace perforé en contournant le pédoncule cérébral. Les groupes les plus fréquents, les mieux spécialisés, sont le tænia pontis, le tractus pédonculaire transverse et le faisceau en écharpe.

1° *Tænia pontis.* — Henle a désigné ainsi un mince faisceau qui s'enroule autour de l'origine du pédoncule, tout près de la protubérance annulaire dont il semble être détaché. Petit, large de 3 mm. au plus, lisse, blanc, fibrillaire, le tænia naît par des fibres disséminées du sillon latéral de l'isthme, accessoirement du pédoncule c. supérieur et du pédoncule cérébral ; s'il est bien développé, on peut, d'après Henle, le suivre jusque dans le noyau médullaire du cervelet. Après avoir contourné le pédoncule, il s'enfonce en avant du nerf moteur commun, à tel point que Malacarne l'avait pris pour une racine accessoire de ce nerf, et va se perdre sur la face interne du pédoncule. Il est sujet à de grandes variations, mais est à peu près constant.

2° *Tractus pédonculaire transverse.* — Gudden (*Arch. f. Psychiatrie*, 1870) a décrit sous ce nom un faisceau analogue au tænia, mais plus antérieur que lui, déjà signalé d'ailleurs par Gall et par Spurzheim. Il naît du tubercule quadrijumeau antérieur, et partiellement aussi du postérieur d'après Schwalbe, contourne le pédoncule dont il croise perpendiculairement les fibres, et arrivé sur la face inférieure s'enfonce au milieu des faisceaux ; un léger relief permet de le suivre jusqu'à la face interne, vers l'émergence du moteur commun. Le tractus transverse est normal chez beaucoup d'animaux (lapin, lièvre, animaux domestiques) et peut cependant faire complètement défaut chez eux. Chez l'homme, il manque souvent (2 fois sur 3, Lenhossék) et quand il existe, il est relativement peu développé et à court trajet apparent ; dans certains cas, on le suit en dedans jusqu'à l'origine du tænia dont il semble une deuxième racine. Il est beaucoup plus fréquent du côté gauche (Broca). On ne le confondra pas avec un des faisceaux irréguliers qu'on voit quelquefois traverser obliquement la base du pédoncule.

On ne connaît exactement ni ses origines ni sa terminaison.

3° *Faisceau en écharpe*, de Féré. — Ce faisceau curviligne, *f. arciforme*, traverse en diagonale la face inférieure du pédoncule, de la partie externe du pied (du deuxième cinquième externe, Déjerine) au sillon de l'oculo-moteur. C'est une variété anatomique assez rare. Il appartient au système des fibres aberrantes superficielles du pédoncule cérébral et il est constitué par des fibres qui se détachent du faisceau pyramidal pour aller s'accoler au ruban de Reil.

Espace perforé postérieur. — Appelé encore *espace interpédonculaire*, *substance* ou *lame perforée postérieure*. Entre les deux pédoncules cérébraux divergents s'étend un espace triangulaire, occupé par une lame nerveuse qui appartient à l'étage supérieur de la face interne de ces pédoncules, et qu'on appelle l'espace perforé postérieur (le mot espace s'appliquant tout à la fois au champ du triangle et à la substance nerveuse qui le remplit) ; cette lame est la partie la plus interne du pédoncule et se développe aux dépens du cerveau moyen. Le sommet du triangle est postérieur, dans la dépression plus ou moins profonde (foramen cæcum antérieur, recessus posterior de Retzius, échancrure médiane), à laquelle aboutit le sillon basilaire et que ferment des fibres protubérantielles invaginées auxquelles Cruveilhier a donné le nom de *collier des pédoncules*, de même qu'il avait distingué un collier des pyramides. La base est en arrière des tubercules mamillaires. Les côtés sont les sillons droit et gauche de l'oculo-moteur commun. La surface du triangle est elle-même divisée en deux moitiés par un *sillon médian*, élargi et étalé en avant en un petit triangle inscrit dans le premier. C'est le sillon et son élargissement qui sont percés de trous vasculaires et qui devraient seuls s'appeler lame criblée ou perforée. Sur la ligne médiane on a cru reconnaître dans deux petites saillies

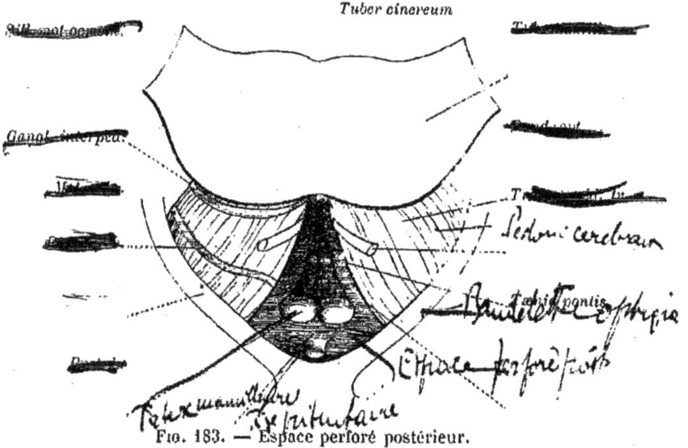

Fig. 183. — Espace perforé postérieur.

Dans cette figure sont groupés schématiquement les ganglions interpédonculaires, le tractus pédonculaire transverse (de Gudden) et le tænia pontis (de Henle), dessinés isolément d'après nature. — Les ganglions exceptionnellement apparents, d'après Brissaud.

peu apparentes les *ganglions interpédonculaires* des animaux ; mais ils font défaut chez l'homme ou sont au moins rudimentaires.

Lame quadrijumelle. — Le toit ou la voûte du cerveau moyen est constitué par une lame quadrilatère en forme de selle, *lame quadrijumelle*, sur laquelle s'élèvent les tubercules quadrijumeaux qui occupent ses angles. Cette lame n'est séparée de la calotte pédonculaire sous-jacente que par le plan fictif mené horizontalement à travers l'aqueduc de Sylvius ; elle mesure 12 à 15 mm. d'avant en arrière, 22 à 25 transversalement ; son épaisseur est de 4 à 5 mm. au milieu de l'aqueduc, de 8 à 10 au niveau des tubercules. Elle est encadrée par l'échancrure de la tente cérébelleuse.

On remarque sur sa face supérieure libre : les tubercules quadrijumeaux et leurs bras, le frein de la valvule de Vieussens, l'émergence du pathétique, la terminaison apparente des pédoncules cérébelleux supérieurs.

Tubercules quadrijumeaux. — Ce sont des éminences arrondies, blanchâtres, disposées par paires. Deux sillons qui se coupent à angle droit les divisent en deux paires ou bijumeaux, une antérieure, tubercules qu. *antérieurs* appelés encore *nates* (fesses), une postérieure, tubercules qu. *postérieurs* ou *testes* (testicules). Ces dénominations de testes et nates sont peu justifiées chez l'homme; elles le sont mieux chez certains animaux, notamment celle de nates chez le mouton, et comme la grosseur et la forme des tubercules varient suivant les espèces animales, il en est résulté que les anciens anatomistes ont appliqué ces termes, tantôt à une paire de tubercules, tantôt à une autre, d'après l'animal qui leur servait de type.

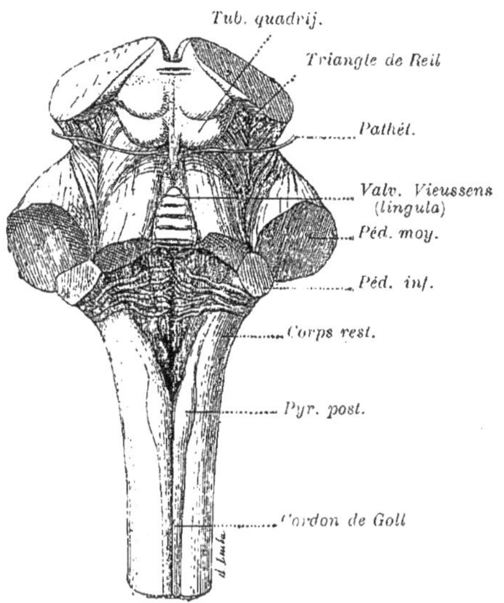

Fig. 184. — Tubercules quadrijumeaux.

Le cervelet a été enlevé. On voit la section des trois pédoncules cérébelleux et une partie du quatrième ventricule. Face postérieure du bulbe et de la protubérance. Tubercules quadrijumeaux. — D'après Hirschfeld.

Les tubercules qu. antérieurs sont plus gros, plus écartés, moins blancs que les postérieurs. Leur forme est ovoïde à grosse extrémité antérieure; ils sont dirigés en avant et en dehors et mesurent 7 à 8 mm. d'avant en arrière, 12 transversalement. Les tubercules postérieurs, *testes*, sont plus petits, plus arrondis et plus détachés, d'une teinte plus blanche; ils ont 6 mm. d'avant en arrière sur 8 transversalement.

Le sillon crucial qui sépare les éminences quadrijumelles a deux branches, l'une longitudinale ou sagittale, l'autre transversale ou frontale; elles se coupent dans l'area quadrata. La branche longitudinale commence étroite en arrière au niveau du frein de Vieussens, et finit en avant en un élargissement triangulaire, renflé sur le cerveau frais, qui reçoit la glande pinéale, et que Schwalbe appelle l'*éminence sous-pinéale* (colliculus subpinealis) et Obersteiner, le *trigone sous-pinéal.*

La branche transversale est parabolique, à concavité antérieure; elle se continue sur le côté avec le sillon interbrachial qui sépare les bras des tubercules.

De la face externe de chaque tubercule qu. antérieur part un tractus blanc, *bras conjonctival antérieur*, qui l'unit à un petit renflement ganglionnaire, *corps genouillé externe*. De même chaque tubercule postérieur est relié à un corps genouillé *interne* par un bras conjonctival, quelquefois bifide, que nous avons vu border en avant le triangle de Reil. La description des corps genouillés et des bras conjonctivaux sera mieux placée avec celle des couches optiques.

Les tubercules quadrijumeaux sont composés d'un noyau gris recouvert d'une couche de substance blanche, d'où leur teinte un peu grisâtre. Les vertébrés non mammifères possèdent comme équivalents deux renflements globuleux et creux, les lobes optiques. Les mammifères ont tous des tubercules pleins; chez les plus inférieurs, monotrèmes, le sillon transversal à peine accusé rend les éminences antérieures peu distinctes des postérieures, de même embryologiquement ce sillon paraît après le sillon longitudinal. Les quatre tubercules sont plus volumineux que ceux de l'homme, les antérieurs sont ordinairement gris; chez les carnassiers, les postérieurs sont plus gros que les antérieurs. L'homme possède des quadrijumeaux relativement très petits; ces centres sensoriels secondaires ont été remplacés par les centres supérieurs de l'hémisphère sur lesquels semble se concentrer l'accroissement cérébral.

Frein de la valvule de Vieussens. — Sur la partie postérieure de la lame quadrijumelle, se voient plusieurs tractus blancs qui sont :

1° Le *frein de la valvule de Vieussens*, petit cordon assez dense, qui part du sillon longitudinal entre les T. Q. postérieurs et se dirige en arrière vers l'extrémité antérieure de la valvule, dans laquelle il se perd en se dissociant en deux ou trois faisceaux.

2° De chaque côté du frein et derrière les testes, l'*émergence du pathétique*, qui se fait ordinairement par deux filets. Sur des cerveaux très frais, on distingue un petit tractus blanc transversal, qui n'est autre que le croisement des deux nerfs, reliant les deux points d'émergence.

3° La terminaison des pédoncules cérébelleux supérieurs qui disparaissent sous les T. Q. postérieurs. Ils sont croisés à ce niveau par les fibres les plus postérieures du faisceau latéral de l'isthme, par celles du tænia pontis quand celui-ci est bien développé, et tout à fait en arrière, par les fibres inconstantes des *faisceaux arqués supérieurs* de Retzius.

Conformation intérieure du cerveau moyen. — Nous nous bornerons ici à la description de la coupe transversale examinée à l'œil nu; cette coupe passe dans la moitié antérieure du pédoncule.

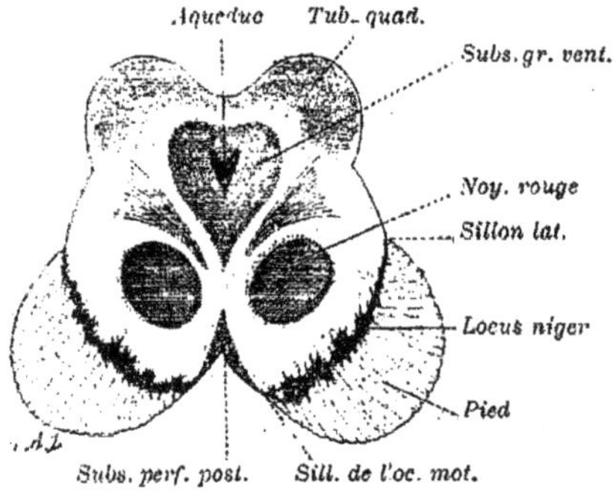

Fig. 185. — Conformation intérieure du pédoncule cérébral.

Dessin à l'œil nu de la coupe transversale.

On voit en bas : le pied pédonculaire, blanc, strié en sens radié, avec des vaisseaux fins entre les faisceaux; à ses deux extrémités le sillon de l'oculo-moteur et le sillon latéral; à sa partie supérieure une bandelette arquée à concavité supérieure, allant d'un sillon à l'autre, mais envahissant davantage le sillon de l'oculo-moteur. Cette bandelette est le *locus niger* de Sœmmering, elle se prolonge irrégulièrement dans le pied pédonculaire; sa couleur est gris ardoisé avec des couches ou des taches plus foncées. Entre les sillons de l'oculo-moteur : la substance grise interpédonculaire ou lame perforée postérieure, mince lamelle triangulaire d'un gris très pâle.

Au-dessus du locus niger : sur la ligne médiane la coupe de l'aqueduc de Sylvius, ici en cœur de carte, — autour de lui la substance grise péri-ventriculaire, gris rosé, disposée en raquette à queue inférieure, — au-dessus la substance grise, gris jaunâtre pâle, des tubercules quadrijumeaux, — au-dessous et latéralement, un champ de substance blanche où l'on reconnaît dans la partie supérieure une surface gris très pâle, triangulaire, qui répond à la formation réticulée, et dans la partie inférieure une tache ronde, gris jaunâtre ou rougeâtre, de 7 mm. de D., le *noyau rouge*.

Division topographique. — Le locus niger, étendu du sillon latéral de l'isthme au sillon de l'oculo-moteur, isole dans le pédoncule cérébral une partie sous-jacente au locus niger disposée en croissant, c'est l'étage inférieur ou base ou mieux encore le *pied du pédoncule*. Au-dessus de lui, si l'on mène, à partir de l'aqueduc, d'abord une verticale médiane séparant les moitiés droite et gauche, puis une horizontale passant par le centre de cet aqueduc, on a ainsi délimité de chaque côté deux champs, un au-dessus qui est celui des tubercules quadrijumeaux, un au-dessous qui appartient au pédoncule cérébral et en constitue l'étage supérieur appelé la *calotte*.

Nous distinguons donc dans le pédoncule un pied et une calotte, séparés par le locus niger. La calotte est pentagonale sur la coupe; elle présente un côté supérieur, c'est l'horizontale conventionnelle qui la sépare du tubercule quadrijumeau; un côté externe libre répond au champ du ruban de Reil, un côté interne fusionné au côté opposé, un côté inférieur qui est le locus niger; enfin un petit côté inféro-interne, libre, qui s'étend du sillon de l'oculo-moteur au sillon médian interpédonculaire et répond à l'espace perforé postérieur. Nous verrons par la suite qu'entre ces deux régions, le pied et la calotte, il y a une grande différence de composition; le pied est un ensemble homogène qui ne renferme que des faisceaux de fibres, la calotte est un territoire hétérogène, amas complexe de fibres et de cellules nerveuses.

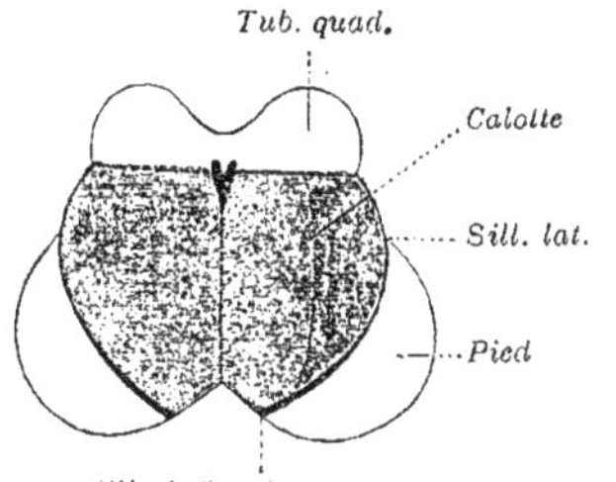

Fig. 186. — Topographie du pédoncule cérébral.

Répartition conventionnelle du pied et de la calotte du pédoncule, la calotte en bleu.

Aqueduc de Sylvius. — La cavité de la vésicule cérébrale moyenne ne prend qu'un faible accroissement; elle se transforme en un canal long de 15 mm., large de 1 à 2 mm. seulement, qui fait communiquer le quatrième ventricule, cavité du cerveau postérieur, avec le troisième ventricule, cavité du cerveau moyen; ce canal est l'aqueduc de Sylvius. De l'angle supérieur du quatrième ventricule, il monte sous une inclinaison de 40 à 50°, passe en tunnel sous la valvule de Vieussens, puis sous la base des tubercules quadrijumeaux et enfin sous la commissure blanche postérieure au niveau de laquelle est son orifice antérieur; au-dessous de lui est la calotte pédonculaire. Plus étroit et conformé en T à ses deux orifices, ou plus exactement en triangle curviligne, il s'élargit dans sa partie moyenne, et prend au niveau des tubercules quadr. antérieurs une forme en cœur, avec une *carène* centrale et deux sinus latéraux qui sont peut-être la trace des prolongements qu'il envoie dans les lobes optiques chez les oiseaux. Le bord inférieur de l'aqueduc est creusé en un *sillon* longitudinal qui continue celui du calamus

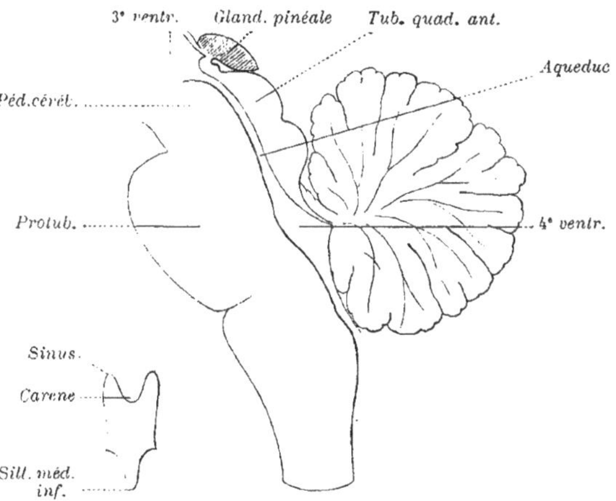

Fig. 187. — Aqueduc de Sylvius.

Vu en coupe dans sa longueur. Un petit dessin à gauche montre, en coupe transversale très grossie, l'aspect cordiforme du canal sur une partie de son trajet.

et aboutit sous la partie antérieure des testes à une dépression qui marque la limite postérieure du cerveau moyen, *incisure préisthmique* de Burckhardt. La paroi du canal est dense, entourée par un noyau gris plus épais en bas ; sur sa face interne se voient des plis longitudinaux très fins (psalterium, pectonculus...).

Sa cavité fusiforme fait de ce canal un ventricule en miniature, que Retzius propose d'appeler le ventricule du mésencéphale.

Bibliographie. — Sur la morphologie du tronc cérébral : Retzius. *Das Menschenhirn*, 1896. Texte et atlas. — *Biol. Untersuch*, t. VIII, 1898.— M. et Mme Dejerine, *Anat.*, tome II, 1901.

§ V. — COUCHES OPTIQUES ET TROISIÈME VENTRICULE

(CERVEAU INTERMÉDIAIRE OU DIENCÉPHALE)

La vésicule des couches optiques ou cerveau intermédiaire, intercalée entre le cerveau antérieur, cerveau de l'hémisphère et des corps striés, et le cerveau

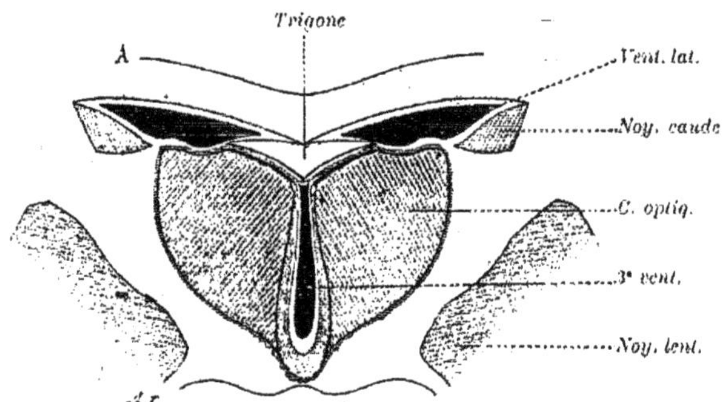

Fig. 188. — Le cerveau intermédiaire (couches optiques et ventricule moyen) vu en coupe transversale.

Une ligne rouge indique ses limites extérieures.

moyen d'où dérivent les pédoncules cérébraux, ne subit d'accroissement notable que dans ses parties latérales qui forment les couches optiques ; mais elle devient méconnaissable, parce qu'elle s'incorpore au grand cerveau. Trois raisons, comme le fait remarquer Schwalbe, rendent difficile sur le cerveau de l'adulte la délimitation de l'ancien cerveau intermédiaire de l'embryon : 1° l'inégalité d'accroissement des parois ; 2° la soudure partielle du cerveau intermédiaire avec le cerveau antérieur, avec l'hémisphère et avec le pédoncule cérébral ; 3° la projection du cerveau au-dessus de la couche optique.

Nous décrirons successivement les couches optiques et le troisième ventricule[1].

1. C'est pour suivre l'ordre logique du développement que nous décrivons la couche optique et le troisième ventricule avant l'hémisphère cérébral ; mais les débutants devront commencer par les hémisphères ou cerveau antérieur, et n'aborder l'étude de la couche optique qu'après celle des corps striés et des ventricules latéraux.

I. — COUCHES OPTIQUES

La *couche optique* ou thalamus est un ganglion volumineux situé en avant et en dehors des tubercules quadrijumeaux, en arrière et en dedans du corps strié, sur les côtés du troisième ventricule.

Sa forme est ovoïde, à grosse extrémité postérieure. Elle mesure en longueur, c'est-à-dire d'avant en arrière, 40 millimètres, en largeur ou transversalement 14 millimètres en avant et 18 en arrière, en hauteur ou épaisseur 18 en avant et 23 en arrière (chiffres de Krause). Les couches optiques, très rapprochées en

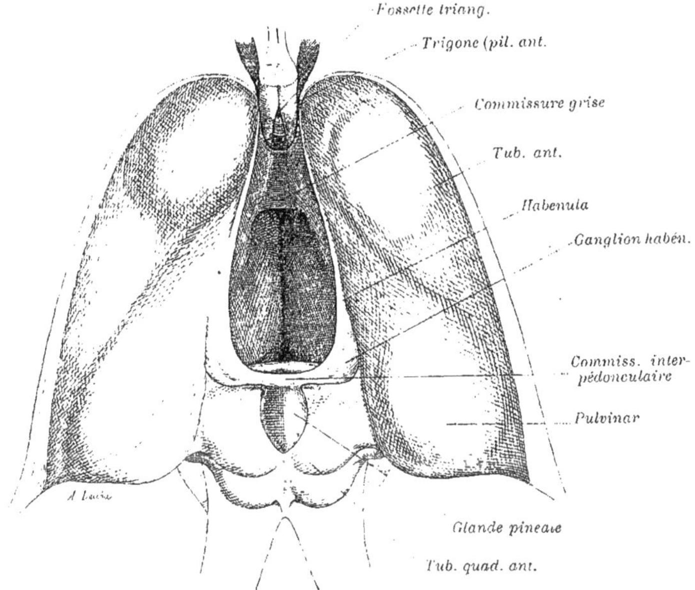

FIG. 189. — Couches optiques, face supérieure.

avant où elles viennent buter contre le trigone, divergent en arrière, en faisant avec la ligne médiane antéro-postérieure un angle de 45 degrés. Cette direction est sensiblement perpendiculaire à celle du pédoncule cérébral sur lequel la couche optique est à cheval.

On leur décrit quatre faces, supérieure, inférieure, externe et interne, et deux extrémités, l'une petite, antérieure, l'autre grosse, postérieure.

1° **Face supérieure.** — La face supérieure, blanc grisâtre, couleur café au lait, est horizontale ; elle est constituée par une écorce médullaire, appelée *stratum zonale*. Triangulaire à sommet antérieur, convexe en tous sens, mais surtout dans le sens sagittal, elle donne à la couche optique sa forme caractéristique. Un sillon, *sillon choroïdien*, qui correspond au bord du trigone, la parcourt obliquement du trou de Monro à l'angle postérieur et externe, et marque à peu près son axe. Il la divise en deux ailes, externe et interne. L'aile externe, plus blanche, se renfle en avant, plus ou moins près de l'extrémité antérieure, en une saillie oblongue, le *tubercule antérieur* (corpus album subrotundum); cette aile appartient au plancher du ventricule latéral. L'aile interne est plus grande, elle occupe presque toute la partie postérieure, où elle se fond insensiblement avec la grosse extrémité; elle est recouverte par le trigone et les plexus choroïdes.

Sur la partie postérieure et interne de la face supérieure se détache un petit champ triangulaire à sommet antérieur, *triangle* ou *trigone* de l'*habenula*, entre la couche optique, la glande pinéale et les T. Q. antérieurs. Il est limité : en dedans par une strie blanche, pédoncule de la glande pinéale ou habena, *habenula*; en dehors par le sillon de l'habenula; en arrière par un sillon transversal profond qui le sépare des T. Q. (sillon sous-pinéal de quelques auteurs) (voy. fig. 208). L'aire du triangle est occupée par un petit renflement, mal délimité parce qu'il est complètement enveloppé de substance blanche, à peine reconnaissable chez l'homme, très prononcé chez beaucoup de mammifères, le *ganglion de l'habenula*. Edinger fait observer que ce ganglion existe même chez les vertébrés les plus inférieurs, que chez tous il est situé en avant de l'épiphyse (glande pinéale), que chez tous aussi il est en relation avec les ganglions interpédonculaires et, par le pédoncule habénulaire, avec la région olfactive du cerveau.

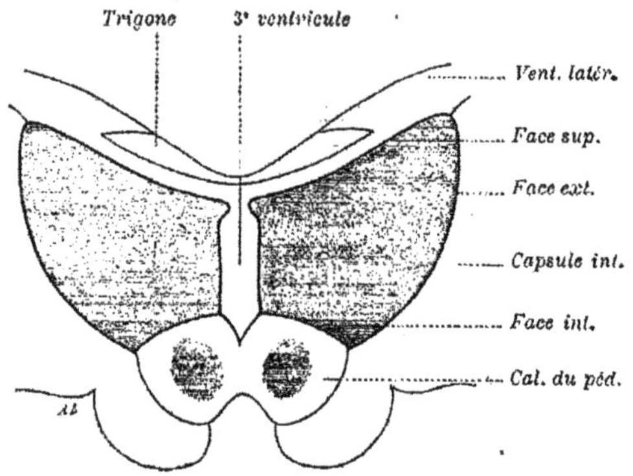

Fig. 190. — Coupe frontale demi-schématique de la couche optique dans sa moitié postérieure.

A ce niveau la coupe présente une forme quadrangulaire. — D'après Schwalbe.

Le bord externe de la face supérieure est marqué par un sillon, s. *opto-strié*, qui sépare la couche optique du noyau caudé; on y remarque un cordon brunâtre qui le parcourt d'un bout à l'autre et qui comprend la lame cornée, la bandelette demi-circulaire et la veine du corps strié, toutes parties que nous décrirons avec le cerveau antérieur; elles sont confondues par quelques auteurs sous le nom de strie terminale.

Le bord interne est au contraire une arête vive, sur laquelle se détache la strie blanche de l'*habenula* (dite encore tœnia thalami, strie médullaire). Elle se dirige tout droit d'avant en arrière, du trou de Monro à la glande pinéale, qu'elle aborde en se coudant à angle droit sur elle-même. Nous venons de voir qu'à ce niveau elle laissait en dehors d'elle le triangle de l'habenula.

A la jonction de la face supérieure avec sa grosse extrémité ou base, à l'angle postérieur et interne de cette face supérieure, la couche optique est échancrée (échancrure ou incisure de l'habenula), en arrière du trigone habénulaire, pour loger le tubercule quadrijumeau antérieur et son bras conjonctival.

Face inférieure. — Cette face, adhérente dans toute son étendue, est excavée et enroulée en arc sur le pédoncule cérébral qu'elle entoure aux trois quarts et qu'elle déborde en dedans et en dehors. C'est avec l'étage supérieur ou calotte du pédoncule qu'elle est soudée. Le sillon de Monro la limite en dedans et la bandelette optique en dehors.

Face externe. — La face externe est soudée partout à une partie blanche, le bras postérieur de la capsule interne ; près de sa jonction avec la face supérieure, elle confine au noyau caudé, dont la sépare la bandelette demi-circulaire. Elle est verticale, comme le montre la coupe qui joint ses deux bords, marqués l'un, le supérieur, par la bandelette demi-circulaire ; l'autre, l'inférieur, par la bandelette optique. En arrière, la couche optique présente sur la coupe une forme quadrangulaire, et la face externe est presque perpendiculaire à la face inférieure ; en avant, ces deux faces passent insensiblement l'une dans l'autre, la coupe devient triangulaire (comparez les coupes 188, 190).

Face interne. — Cette face n'existe que dans les deux tiers antérieurs de la couche optique ; dans le tiers postérieur, elle est remplacée par les tubercules quadrijumeaux et le pédoncule cérébral. Elle est verticale, à angle droit sur la face supérieure. Sa surface, de couleur grise, est légèrement bombée ; elle mesure 8 à 10 millimètres. Elle fait partie du troisième ventricule. Ses limites sont : en haut, un liséré blanc saillant, l'habenula ; en bas, une gouttière curviligne, le sillon de Monro. Dans sa moitié antérieure, elle est souvent unie à la face opposée par un pont transversal très court, très facile à rompre, la *commissure grise*.

La commissure grise, comm. *molle*, comm. *moyenne*, est une lamelle horizontale, d'une grande mollesse, qui unit les deux faces optiques du troisième ventricule. Elle se déchire facilement et se rétracte si complètement après sa déchirure, qu'on peut avoir de la peine à retrouver ses lambeaux. Sa forme est tantôt celle d'un cordon cylindrique, tantôt et plus souvent celle d'une lamelle quadrilatère aplatie. Son épaisseur est de 5 à 6 mm., et sa longueur, de droite à gauche, est de 1 à 2 mm., mais peut atteindre 17 mm. dans l'hydrocéphalie chronique.

La commissure fait souvent défaut, environ 20 fois sur 100, et bien plus souvent chez l'homme que chez la femme. Quelquefois elle est double, et dans ce cas les deux cordons sont ordinairement superposés.

Chez les animaux, elle est très vaste, ou pour mieux dire elle n'existe pas à l'état de commissure, les deux couches optiques étant soudées sur une grande partie de leur surface ; cette soudure est d'ailleurs un phénomène secondaire. Chez l'homme l'écartement des couches optiques étire la soudure et provoque la formation d'un cordon.

Elle ne renferme aucune fibre nerveuse et seulement de la névroglie (Golgi, Willer) ; elle ne mérite donc pas son nom. Le fait qu'elle est plus grosse sur les cerveaux petits et dégénérés, plus volumineuse, plus constante, plus fréquemment double chez la femme que chez l'homme, tend à la faire considérer comme un organe rétrogradé, en voie de disparition (Tenchini).

Valenti a cité chez l'homme plusieurs cas de *soudure* des couches optiques par leur face interne ; il les rapporte à une dégénérescence atavique.

Extrémité antérieure ou ***sommet.*** — Cette extrémité est arrondie et semble formée par l'inflexion en avant de la face supérieure ; elle limite en arrière le trou de Monro que le trigone ferme en avant.

Extrémité postérieure ou ***base.*** — La base de la couche optique (face postérieure de quelques auteurs), libre dans toute son étendue, est un bourrelet

[*CHARPY.*]

transversal qui se continue insensiblement avec la face supérieure. Elle surplombe et recouvre le corps genouillé interne ainsi que le bras conjonctival antérieur; à son extrémité externe se voit le corps genouillé externe, à son extrémité interne le *pulvinar* ou *tubercule postérieur* de la couche optique. Le pulvinar (coussinet) est une saillie arrondie qui n'est bien développée que chez l'homme et chez les singes; il est moins détaché que le tubercule antérieur.

Corps genouillés. — A la base se rattachent deux petites masses ganglionnaires, les *corps genouillés* externe et interne, qui constituent le métathalamus des embryologistes.

Le *corps genouillé externe*, placé à la jonction de la face externe avec la base de la couche optique, en dehors et en avant du corps genouillé interne, est une saillie blanc grisâtre en forme de cœur à sommet antérieur. Il se détache mal sur la couche optique dans laquelle il est plus ou moins enfoncé. Son existence est constante chez les vertébrés (Edinger). Une bandelette blanche, appelée *bras conjonctival antérieur*, le relie au tubercule q. antérieur; elle est dirigée transversalement de dedans en dehors, et, après avoir quitté le tubercule quadrijumeau, passe entre le corps genouillé interne et le pulvinar, dans lequel elle semble quelquefois se perdre. Ce ganglion reçoit la racine externe de la bandelette optique.

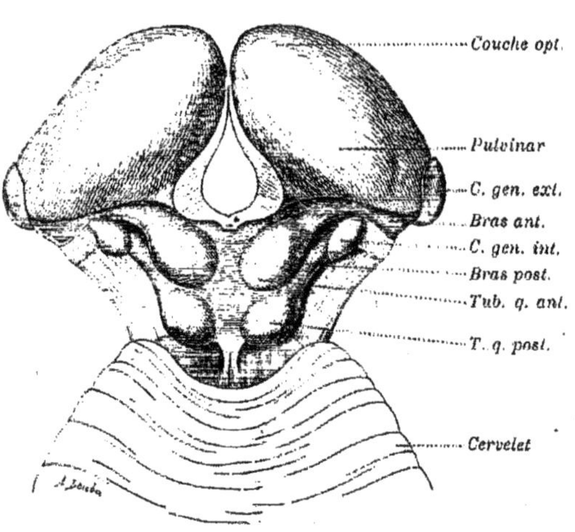

Fig. 191. — Base ou face postérieure de la couche optique. Le pulvinar et les corps genouillés.

Le *corps genouillé interne* est situé en arrière du précédent et plus près de la ligne médiane. Il est aussi plus gris, plus petit et plus saillant. De forme ovale, il mesure dans son grand D. qui est transversal, 8 millimètres, et 4 en D. vertical. Un sillon net le sépare du pédoncule cérébral. A son extrémité interne aboutit le *bras conjonctival postérieur*. Ce bras, bien distinct du bras antérieur, part du tubercule quad. postérieur, se dirige en dehors et un peu en avant, et, arrivé sous le pulvinar, atteint le corps genouillé dans lequel il se perd en se rétrécissant; il est quelquefois bifide. A l'extrémité externe se rend un ruban médullaire qui est la racine interne de la bandelette optique.

Entre les extrémités externes des deux corps genouillés, Rauber a décrit un cordon, plus facile à voir chez le nouveau-né, qu'il appelle l'anse *intergéniculaire*.

II. — TROISIÈME VENTRICULE

Le troisième ventricule ou ventricule moyen est une cavité impaire et médiane, interposée entre les couches optiques, au-dessous du trigone, au-dessus de la région centrale de la base. Reste peu amplifié de l'ancienne vésicule intermédiaire ou v. des couches optiques, il n'en a pas gardé la forme régulière. Le développement des couches optiques l'a comprimé latéralement; il a pris l'aspect d'un entonnoir, très aplati de droite à gauche, situé de champ, dans le

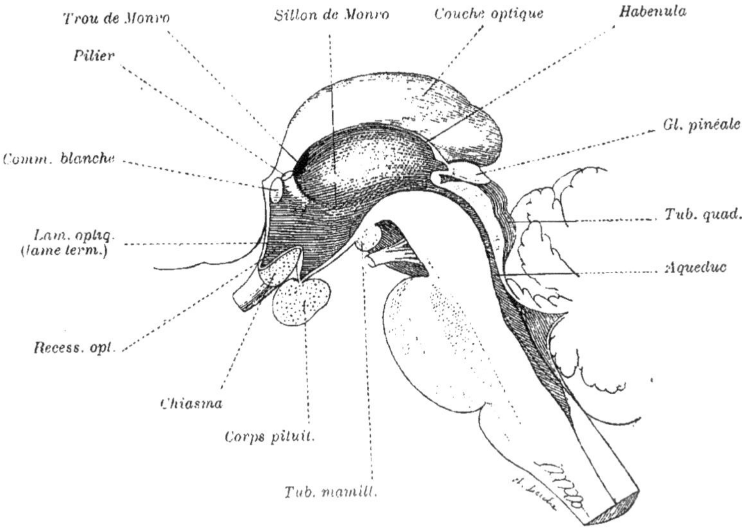

Fig. 192. — Paroi latérale du ventricule moyen; coupe médiane antéro-postérieure.
La paroi ventriculaire est teintée en bleu. — Imité de Reichert.

sens antéro-postérieur, avec un sommet qui regarde en bas et se confond avec la tige pituitaire.

On lui considère deux parois latérales, un bord antérieur, un bord postérieur, une voûte, et trois angles.

1° **Parois latérales**. — Cette paroi prise dans son ensemble est triangulaire, lisse et de couleur grise. Le *sillon de Monro* la divise en deux parties distinctes. Ce sillon part de l'orifice de l'aqueduc de Sylvius par lequel il se continue avec le *sillon limitant* du quatrième ventricule, se dirige horizontalement en avant en décrivant un arc à concavité supérieure, qui contourne la commissure grise, et aboutit au trou de Monro. Au-dessus est la partie thalamique; au-dessous, la partie sous-thalamique ou infundibulaire.

La partie *thalamique* est la face interne de la couche optique déjà décrite. C'est une surface ovalaire, à grand axe antéro-postérieur; entre l'habenula qui la limite en haut et le sillon de Monro en bas, elle mesure près de 1 centimètre.

La partie *sous-thalamique* ou *infundibulaire*, que termine en bas l'infundibulum, appartient à cette formation nerveuse appelée par quelques auteurs *commissure grise de la base, masse grise du troisième ventricule, plancher du troisième ventricule.* Elle est triangulaire, à base supérieure, cette base étant le sillon de Monro ; sa hauteur est la même que celle de la partie supérieure. Elle est libre sur ses deux faces. Sa face externe correspond à la région centrale de la base du cerveau et présente successivement d'avant en arrière : l'espace perforé postérieur, les tubercules mamillaires, la saillie médiane de l'éminence sacculaire, le tuber cinereum que prolongent la tige et le corps pi-

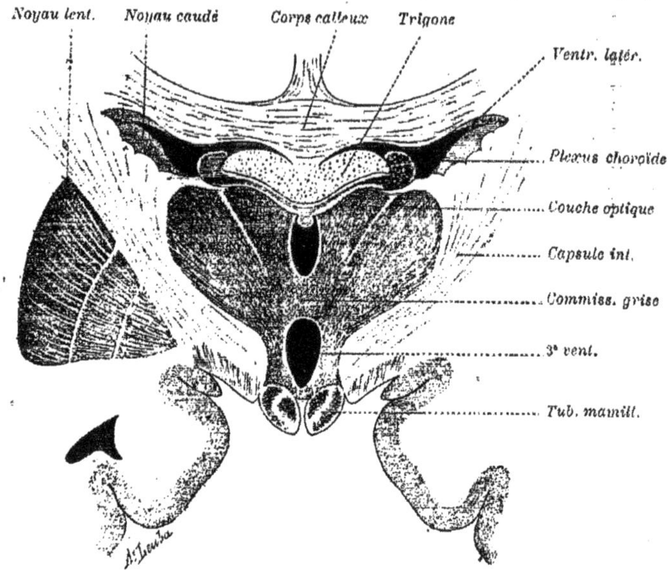

Fig. 193. — Voûte du ventricule moyen; coupe frontale.

La coupe passe au niveau des tubercules mamillaires. Le ventricule moyen est divisé en deux étages par la commissure grise. La pie-mère (toile choroïdienne et plexus choroïdes) en rouge.

tuitaire, le chiasma optique et, tout à fait en avant, la lamelle grise optique ou lame terminale.

Bord antérieur. — Ce bord est vertical; il s'étend du trou de Monro au chiasma optique (fig. 192). On y remarque de haut en bas : les deux *piliers antérieurs du trigone*, divergents et croisés transversalement par la *commissure blanche antérieure* qui passe en avant d'eux, d'où une surface triangulaire à base inférieure, par laquelle s'engage parfois un prolongement du ventricule de la cloison transparente (voy. fig. 189). Cet espace, que l'on a cru percé d'une fente et que Vieussens a appelé la vulve, est en réalité fermé en avant; c'est la dépression vulvaire de Sappey, le recessus ou *fossette triangulaire* de Schwalbe; ce dernier terme me paraît le meilleur. — La *lamelle grise optique* ou *lame terminale*, à laquelle adhère le chiasma; elle se continue en haut avec la substance grise de la cloison transparente, en enveloppant la face postérieure des piliers du trigone, latéralement avec la substance perforée antérieure, en arrière avec le tuber cinereum. Cette lame nerveuse, demi-transparente au milieu (*fenêtre*, de Retzius) est, après l'épithélium choroïdien, la partie la plus mince du cerveau ; elle est doublée extérieurement d'une pie-mère fibreuse, résistante, continue avec le névrilemme du nerf optique.

Bord postérieur. — Le bord postérieur ou *plancher* du troisième ventricule est oblique à 45 degrés en bas et en avant. A partir de l'aqueduc de Sylvius, il comprend : 1° la partie antérieure de la *lame* ou *substance perforée postérieure*, lame interpédonculaire, que nous avons décrite avec le cerveau moyen, mais dont la partie ventriculaire appartient au cerveau intermédiaire. — 2° Les *tubercules* ou *corps mamillaires*, petits renflements ovoïdes de 5 à 6 millimètres de diamètre qui proéminent sur la face inférieure. Ils sont piriformes, d'après Retzius; leurs bases se pressent et s'aplatissent l'une contre l'autre et ne sont séparées que par un profond sillon, comblé lui-même par une lame grise très fragile ; leur sommet, dirigé en dehors et un peu en avant, se prolonge en un pédoncule ou *bras* qui se perd dans l'espace perforé latéral. Leur écorce est blanche et leur centre gris. — 3° En avant des tubercules mamillaires, et en arrière du tuber, Retzius a indiqué : d'abord deux légères saillies latérales, *tubercules prémamillaires* ; puis une saillie médiane, l'*éminence sacculaire*, qui se traduit intérieurement par une fossette, le recessus sacculaire ; cette évagination du plancher ventriculaire est peut-être l'homologue du sac vasculaire des poissons (fig. 204) — 4° Le *tuber cinereum*, amas de substance grise et molle, situé en arrière du chiasma, en avant de l'éminence sacculaire. Sa forme est bombée. Il correspond au point le plus déclive du ventricule. Vers son tiers antérieur il présente une évagination dirigée en bas et en avant et comme couchée sur la partie antérieure, c'est l'*infundibulum* ou *tige pituitaire*. Ce prolongement grisâtre, de forme conique, aplati d'avant en arrière, long de 5 à 7 millimètres, épais de 1 mm. 7 à 3 mm. 4 (Krause), se continue par sa base évasée avec le tuber, et par son sommet s'engage dans l'orifice de la tente pituitaire pour s'unir à la glande pituitaire qui lui semble appendue. L'infundibulum est percé d'une cavité qui s'étend jusqu'au voisinage de son sommet ; sa paroi antérieure est plus épaisse que la paroi opposée.

Bord supérieur ou ***voûte***. — Le bord supérieur correspond à la voûte ou toit du troisième ventricule. Il est horizontal, étendu d'arrière en avant, de la fente de Bichat au trou de Monro ; sa forme est arquée, à concavité inférieure.

Au sens strict du mot et de la dérivation embryologique, la voûte du ventricule est limitée à son épithélium ; mais pratiquement et par le fait de superpositions et de soudures avec des organes voisins, il faut y adjoindre la toile choroïdienne, c'est-à-dire la pie-mère invaginée et adhérente à l'épithélium, et même le trigone cérébral ou voûte à trois piliers qui recouvre exactement la toile choroïdienne. Enfin, le corps calleux susjacent au trigone sépare encore de l'extérieur la voûte primitive autrefois libre.

Sur la vésicule du cerveau embryonnaire, cette voûte était relativement épaisse; mais elle a de bonne heure avorté, comme celle du quatrième ventricule, et s'est trouvée réduite à son feuillet épithélial primitif jeté transversalement de l'habenula droit à l'habenula gauche, et, en sens antéro-postérieur, de la glande pinéale aux piliers antérieurs du trigone; dans tous ces points ce feuillet se continue avec l'épithélium épendymaire du ventricule. Le toit n'est pas libre par sa face supérieure, mais recouvert par la toile choroïdienne à la face inférieure de laquelle il adhère intimement, si bien qu'en enlevant la toile choroïdienne on crève par là même le toit de la cavité. Des formations nerveuses, analogues aux tænia et ligula du quatrième ventricule, se rencontrent assez souvent sur les bords de la voûte, entre l'épithélium et la toile choroïdienne. Connues sous le nom de *tæniæ des couches optiques* ou du troisième ventricule, elles se présentent sous la forme de languettes déchiquetées, grisâtres, gélatineuses, insérées sur l'habenula, par conséquent sur les côtés de la voûte et s'étendant jusqu'à l'extrémité antérieure où elles se rejoignent.

Angles du ventricule (fig. 192). — Les trois angles du ventricule présentent des particularités remarquables : — à l'angle antérieur, les trous de Monro, et entre eux la fossette triangulaire, la commissure blanche antérieure; — à l'angle postérieur, la glande pinéale, la fente de Bichat et l'aqueduc de Sylvius; — à l'angle inférieur, le chiasma, l'infundibulum et la tige pituitaire.

1° ***Angle antérieur.*** — Cet angle correspond au *trou de Monro*, auquel aboutissent le sillon de Monro et l'habenula. On appelle ainsi un orifice ovalaire, pair et symétrique, très étroit sur les sujets normaux, large sur les cerveaux atrophiés et dans l'hydrocéphalie interne, intercepté entre les piliers du trigone en avant et le sommet de la couche optique en arrière. Ce canal interventriculaire est un reste de la vaste communication qui existait chez l'embryon entre la vésicule hémisphérique et la vésicule intermédiaire; il persiste avec ces grandes dimensions chez les reptiles et les batraciens. Par les trous de Monro, le ventricule moyen communique avec les ventricules latéraux; par eux aussi, ou plus exactement à côté d'eux, sous leur épithélium soulevé, passent les plexus choroïdes.

2° ***Angle postérieur.*** — A l'angle postérieur, on remarque de haut en bas : la *partie transversale de la fente de Bichat*; par elle le ventricule s'ouvre à l'extérieur, mais en apparence seulement, car la paroi ventriculaire épithéliale a été seulement déprimée à ce niveau par l'invagination de la pie-mère, mais non perforée; — la *glande pinéale*, évagination de la voûte ventriculaire, que nous décrirons plus loin; — la *commissure blanche postérieure*, cordon blanc, très court, tendu transversalement d'une couche optique à l'autre, en avant des tubercules quadrijumeaux; entre la glande pinéale et la commissure est un diverticule de la cavité ventriculaire, le *recessus sous-pinéal*; — sous la commissure postérieure, l'*orifice supérieur* ou *antérieur*, ou aditus (anus pour Vieussens) de l'aqueduc de Sylvius, qui fait communiquer le ventricule moyen avec le quatrième ventricule.

3° ***Angle inférieur.*** — Cet angle inférieur ou *sommet* du ventricule nous présente l'*infundibulum* avec sa cavité (recessus infundibulaire), et, en avant de celui-ci, le *chiasma des nerfs optiques*. Le tuber cinereum se reploie au-dessus du chiasma et adhère à sa face supérieure; cette partie du tuber est le trigone cendré de Müller. A l'union du tuber avec la lamelle grise optique ou lame terminale se voit une dépression angulaire bordée par les nerfs optiques, le *recessus optique* ou diverticule *préchiasmatique*, reste d'une fente qui chez l'embryon se prolongeait dans le pédoncule optique. C'est la partie la plus large du ventricule. On conçoit que des épanchements séreux ou autres dans ces petites poches déclives des recessus puissent agir par compression sur les nerfs optiques.

Cavité du troisième ventricule (fig. 265).— La cavité, dont nous venons d'étudier les parois, est un espace triangulaire très étroit dont le grand axe est incliné à angle droit sur l'aqueduc de Sylvius. Elle ne mesure de droite à gauche que 4 à 5 millimètres, de sorte que ses faces sont presque en contact; son D. antéro-postérieur est de 25 millimètres (23-27); sa plus grande hauteur ou D. vertical, est également de 25 millimètres, mesurée de l'habenula à l'infundibulum, mais de 15 seulement sur une coupe frontale moyenne. Elle communique par les trous de Monro avec la cavité des ventricules latéraux, par l'aqueduc de Sylvius avec le quatrième ventricule. On y voit plusieurs diverticules en cul-de-sac, deux à son angle postérieur, les recessus infra et suspinealis, deux à son angle inférieur, le recessus infundibulaire et le recessus optique.

Le sillon de Monro divise la cavité en deux étages : un étage supérieur ou thalamique, cloisonné lui-même par la commissure grise; un étage inférieur sous-thalamique infundibulaire, que limitent circulairement la protubérance annulaire, les pédoncules cérébraux et les bandelettes optiques.

Bibliographie. — Retzius. Das Menschenhirn, 1896.

EXPANSIONS DE LA VÉSICULE OPTIQUE

La vésicule optique, ou cerveau intermédiaire, thalamencéphale, donne naissance, dès les premières périodes embryonnaires, à des expansions ou évaginations bien différentes : les unes proviennent de sa voûte, la plus importante est la glande pinéale ou épiphyse; une autre naît du plancher et forme la glande pituitaire ou hypophyse (voy. Embryologie, p. 38).

A. — GLANDE PINÉALE

La glande pinéale est un organe appendiculaire développé sur la voûte du ventricule moyen. On l'appelle *épiphyse*, c'est-à-dire excroissance supérieure, ou *conarium*, par comparaison avec un cône de pin, d'où pinéale; les anciens l'ont aussi qualifiée du nom de penis cerebri. Ce n'est d'ailleurs ni une glande, ni une formation identique à l'organe pinéal vrai des vertébrés inférieurs.

Situation. — Elle est située sous le bourrelet du corps calleux, en arrière et à l'entrée du troisième ventricule, dans le sillon sagittal qui sépare les tubercules qu. antérieurs et qui présente au contact de la glande une surface triangulaire tantôt déprimée (fossette du conarium), tantôt bombée (tubercule sous-pinéal). Sa forme est ovoïde ou conique, le sommet en arrière, la base en avant; la glande est en effet renversée en arrière chez l'homme, et sa direction est oblique en haut et en avant; chez la plupart des mammifères elle est verticale, et chez d'autres vertébrés, renversée en avant. — De la grosseur d'un petit pois, un peu aplatie de haut en bas, elle mesure 10 millimètres en long sur 5 en largeur, jusqu'à 12 sur 8, et 5 en épaisseur. Il ne paraît pas y avoir de différences sexuelles, et les variations de volume sont, du moins chez l'homme, en rapport avec celles du cerveau. Le poids moyen est de 0 gr. 20; le poids spécifique est de 1,047 à 1,050 (Engel). — La surface externe, lisse ou grenue, finement striée, est de couleur gris rougeâtre.

Fixation. — La glande pinéale est fixée dans sa position, d'abord par ses adhérences avec la pie-mère qui l'entoure, puis par la continuité de sa base avec la paroi du ventricule moyen.

Elle n'est pas placée, comme on le dit à tort, entre les deux feuillets de la toile choroïdienne, mais entre la toile choroïdienne qui est au-dessus et le feuillet réfléchi de la pie-mère cérébelleuse qui est au-dessous; ses faces supérieure et inférieure n'ont avec la pie-mère qu'un rapport très lâche; ses bords sont plus étroitement unis avec les plexus choroïdes par des filaments conjonctifs et des vaisseaux; c'est surtout le sommet ou extrémité postérieure qui est relié à la pie-mère de la fente de Bichat et, à ce qu'il semble, à la dure-mère voisine par un cordon fibreux qui se fixe au bord antérieur de la tente du cervelet. De cette disposition résulte entre la face supérieure de la glande et la toile choroïdienne soulevée par les veines de Galien un petit cul-de-sac, le diverticulum supérieur, ou *recessus supra-pinealis* de Reichert (fig. 87); ouvert en avant dans le ventricule, terminé en pointe en arrière, limité sur les côtés par les adhérences des plexus choroïdes avec les bords de la glande et par de petites lamelles de substance blanche (*tæniæ recessus*) qui émanent des pédoncules de la glande, ce cul-de-sac est une sorte d'évagination épithéliale simple du toit ventriculaire, superposée à l'évagination épithéliale complexe qui constitue l'épiphyse. Il forme quelquefois chez le fœtus un large cul-de-sac.

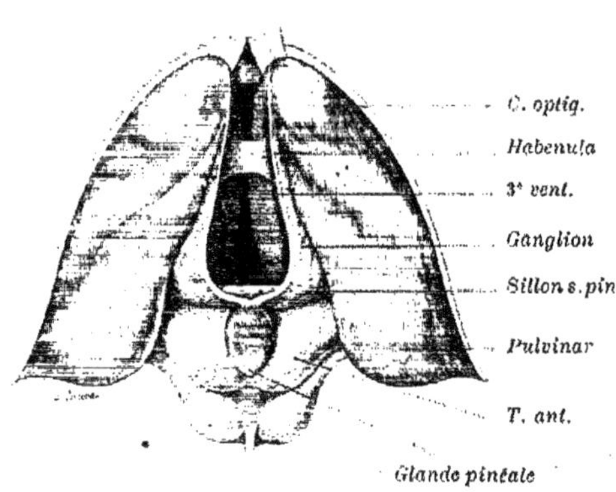

Fig. 104. — Glande pinéale et triangle de l'habenula.

Ces relations de l'épiphyse avec la toile choroïdienne font qu'en place elle n'est pas mobile, comme lorsqu'on l'a dégagée de ses liens conjonctivo-vasculaires, et que les hypothèses physiologiques (Descartes, Magendie), qui ont supposé sa parfaite mobilité étaient, par ce seul fait, anatomiquement inexactes.

Pédoncules. — Les rapports de la base avec le ventricule moyen sont interprétés différemment suivant les auteurs. Cette base est échancrée en croissant, et de chaque angle part un tractus médullaire, qui suivant un trajet courbe se porte d'abord horizontalement en dehors, se juxtapose au ganglion de l'habenula, puis se réfléchit et se dirige en avant, appliqué sur la couche optique, dans l'angle de séparation de ses faces interne et supérieure pour aller se perdre dans le pilier antérieur du trigone. Ces deux tractus, nettement reconnaissables à leur relief et à leur blanc éclatant, sont pour les auteurs français les *pédon-*

cules antérieurs habenæ, habenulæ, rênes, freins de la glande pinéale. Il paraît acquis aujourd'hui que ce faisceau n'a aucun rapport avec la glande, mais que ses fibres se rendent en partie dans le ganglion de l'habenula, en partie dans la commissure interpédonculaire. Le terme de pédoncule devrait donc être remplacé par celui de *strie médullaire* ou de *tænia thalami* des auteurs étrangers. — His et la Nomenclature anatomique l'appellent strie médullaire et réservent le nom de tænia thalami à la mince lame atrophique qui unit l'arête de la strie à l'épithélium inférieur du plexus choroïde médian (voy. p. 270, petit texte).

Dans l'échancrure du croissant, les deux pédoncules sont reliés par une bordure de substance blanche, fréquemment infiltrée de granulations calcaires, la

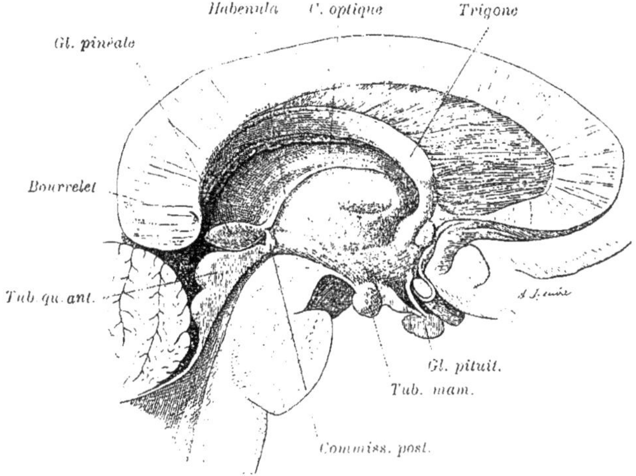

FIG. 195. — Rapports de la glande pinéale. — Coupe antéro-postérieure.

commissure des pédoncules ou *interhabénulaire*, qui garnit la lèvre supérieure de la base de la glande et s'avance quelquefois assez loin sur la toile choroïdienne. Elle est l'homologue de la *commissure supérieure* des vertébrés inférieurs.

De la lèvre inférieure se détache une seconde lame blanche, lame médullaire inférieure, pleine ou grillagée, qui va se confondre avec la commissure blanche postérieure. Elle paraît être composée de faisceaux transversaux ou plutôt très obliquement croisés. Entre ces deux lames médullaires supérieure et inférieure est intercepté un sinus dont la base s'ouvre en avant dans le troisième ventricule; on donne à ce cul-de-sac le nom de *ventricule de la glande pinéale*, recessus pinealis, ou infra-pinealis, pour le distinguer du supra-pinealis dont nous avons parlé plus haut; il marque l'orifice ou l'entrée de l'évagination creuse qui constitue l'épiphyse embryonnaire et, dans certains cas chez l'adulte, il communique avec une cavité creusée dans la glande, qui représente alors en quelque sorte le corps du ventricule, tandis que le recessus n'en est que l'orifice d'entrée non oblitéré.

Outre les pédoncules antérieurs, les auteurs français décrivent encore des

[CHARPY.]

pédoncules *inférieurs* ou postérieurs qui descendent en avant de la commissure postérieure pour se perdre sur la face interne du ventricule, et des pédoncules *transverses* ou moyens qui vont aux couches optiques. Ces tractus ne sont guère reconnaissables et me semblent être des parties isolées de la lame médullaire inférieure.

Structure. — La glande pinéale est un organe dégénéré, à structure presque exclusivement épithéliale, avec quelques éléments nerveux. Sa présence est constante. Sa coupe montre une substance grise, molle, tantôt pleine, tantôt creusée d'une ou plusieurs cavités kystiques contenant un liquide séreux, trouble ou laiteux. Le stroma comprend une capsule conjonctive d'origine piale, tapissée extérieurement par un épithélium à une seule couche de cellules pigmentées, et des travées centrales infiltrées de pigment jaune, où cheminent des vaisseaux assez nombreux. Le parenchyme est représenté par des acini ou follicules épithéliaux arrondis, inclus dans les mailles des travées conjonctives et renfermant des cellules rondes ou fusiformes. Cajal a constaté chez le lapin et d'autres animaux que sur les cellules épithéliales glandulaires sont appliquées des arborisations, qui proviennent des nerfs sympathiques périvasculaires.

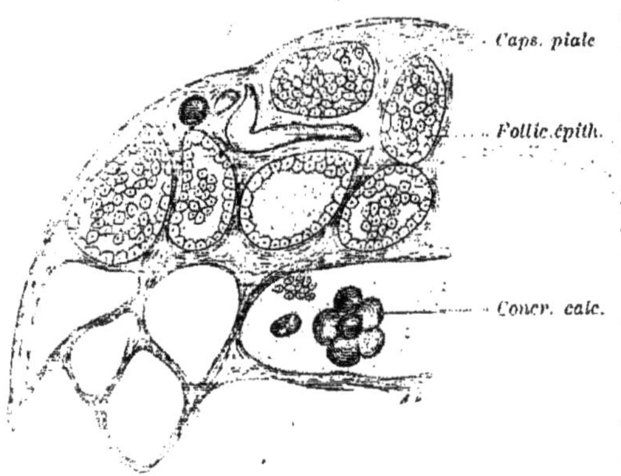

Fig. 196. — Structure de la glande pinéale de l'homme; préparation histologique.

Capsule, travées, follicules épithéliaux, épithélium à divers degrés de désagrégation. Plusieurs cavités folliculaires ont été vidées au pinceau.

Le caractère de dégénérescence de l'organe se manifeste non seulement par les formations kystiques et les infiltrations pigmentaires, mais encore par la présence à peu près constante de concrétions calcaires ou *acervules*, sous forme de sable, dans la glande elle-même, dans ses pédoncules et jusque dans la toile choroïdienne voisine.

L'épiphyse représente peut-être un organe sensoriel oblitéré. Elle existe chez les mammifères et les oiseaux. On l'a longtemps identifiée avec l'organe pariétal des vertébrés inférieurs et notamment des reptiles, qui forme en se développant l'*œil pinéal* ou pariétal, œil impair, médian. On a reconnu depuis que ces deux évaginations, bien que très voisines et peut-être toutes deux de signification sensorielle, ne sont pas identiques. L'œil pinéal n'est pas représenté chez les mammifères ni chez l'homme (voy. Embryologie, p. 40).

B. — GLANDE PITUITAIRE OU HYPOPHYSE

La *glande pituitaire* ou corps pituitaire est ainsi nommée d'après l'opinion des anciens anatomistes qui la considéraient comme un réservoir de l'humeur pituitaire, *glans pituitam excipiens*, dit Vésale; on l'appelle encore *l'hypophyse*, c'est-à-dire excroissance inférieure, par opposition à l'épiphyse ou glande pinéale. C'est un corps grisâtre, ovalaire, appendu à la tige pituitaire et logé dans la selle turcique. Son poids moyen est de 0 gr. 60; son poids spécifique de 1,0657; son D. transversal, qui est le plus grand, mesure 15 millimètres; les D. vertical et ant. post. ont la même étendue, 5 à 7 millimètres. Encaissée dans la selle turcique, entre les lames du sphénoïde en avant et en arrière et les deux sinus caverneux, elle est partout au contact de la dure-mère; elle est fixée dans sa situation par le diaphragme connu sous le nom de tente pituitaire ou de l'hypophyse et par les prolongements conjonctifs et vasculaires qui unissent son enveloppe au revêtement dural de la fossette.

Deux lobes, étroitement unis par une membrane commune que leur fournit la pie-mère, composent la glande pituitaire; ces deux lobes bien distincts sur la coupe sont l'un antérieur, lobe glandulaire, l'autre postérieur, lobe cérébral.

1° **Lobe glandulaire ou hypophyse proprement dite.** — Le lobe glandulaire (lobe antérieur; lobe épithélial) est le plus considérable des deux. Il a la forme d'un rein à hile postérieur; en arrière de lui, dans sa concavité, s'enchâsse le lobe cérébral. Sa texture est compacte, tenace; sa couleur sur la coupe varie entre le gris, le jaune et le rouge; plus jaune chez les sujets âgés, elle est ordinairement à l'état frais et chez les sujets jeunes brun jaune à la périphérie, gris rouge dans le centre; ces variations de couleur paraissent tenir uniquement à un pigment que contiennent certaines de ses cellules épithéliales.

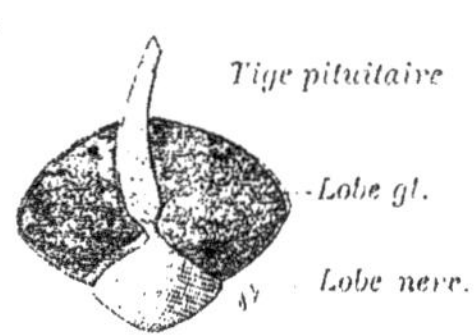

Fig. 197. — La glande pituitaire et ses deux lobes, vus par derrière.

Le lobe glandulaire ou épithélial est teinté en rose. D'après Schwalbe.

Ce lobe provient embryologiquement d'un diverticulum du fond de la cavité buccale, du sinus ectodermique prépharyngien; plus tard cette évagination, qui comprend un sac terminal et un canal excréteur pédiculaire, est séparée de sa base d'implantation par la formation et la soudure des deux moitiés du corps du sphénoïde qui détruisent le pédicule et laissent ainsi dans la selle turcique le sac épithélial terminal. Sur la face externe de la paroi antérieure de ce sac se développent des tubes glandulaires dont la lumière est remplie tantôt par des cellules épithéliales accumulées, tantôt par des amas de substance colloïde, onctueuse, jaunâtre. La cavité primitive du sac lui-même persiste quelquefois chez l'adulte, mais à l'état de simple fente.

Luschka, Suchannek et Escat ont observé la persistance du canal hypophysaire dans le corps du sphénoïde. Il débouchait sur la voûte du pharynx, à 2 centimètres en avant de la fossette ou bourse pharyngée.

L'hypophyse, par son origine buccale, son mode d'évagination et son produit de sécrétion, a la plus grande analogie avec la glande thyroïde. Ses fonctions sont obscures et les résultats obtenus par les physiologistes les plus récents, Cyon, Caselli, Friedmann sont contradictoires. Chez les vertébrés inférieurs, le produit de sécrétion est versé, grâce à un orifice de la cavité centrale, dans l'espace intra-arachnoïdien. Chez l'homme ce produit est résorbé; l'organe est une glande à sécrétion interne. Il est probable qu'elle a un rôle trophique, comme la glande thyroïde. Comme celle-ci, elle augmente dans la grossesse; on a observé son hypertrophie dans l'acromégalie.

2° **Lobe nerveux ou cérébral.** — Appelé encore lobe infundibulaire, ou lobe postérieur, il occupe, en arrière du lobe glandulaire, une petite fossette creusée sur la paroi antérieure de la lame quadrilatère de la selle turcique. Ses dimensions varient très peu, elles sont de 2 à 3 mm. dans un sens sur 6 à 7 dans l'autre; sa forme est arrondie; sa couleur gris blanchâtre. Il est plus mou, plus friable et plus transparent que le lobe épithélial dans lequel il s'enfonce et auquel il est intimement uni par la capsule commune pie-mérienne et sa cloison de séparation. C'est toujours sur lui, et non sur le lobe antérieur, comme le disent à tort nos classiques, que vient s'insérer la tige pituitaire ou infundibulum; la tige passe dans une sorte d'ombilic creusé sur la face supérieure de la glande pituitaire totale. Ce qui peut induire en erreur, c'est qu'il y a ordinairement un *prolongement linguiforme* du lobe glandulaire qui remonte sur la face antérieure de la tige et peut même atteindre le chiasma; d'autres fois même, la tige traverse un véritable anneau de substance épithéliale avant de se fixer sur le lobe infundibulaire. Ces deux dispositions sont normales et constantes chez certains animaux.

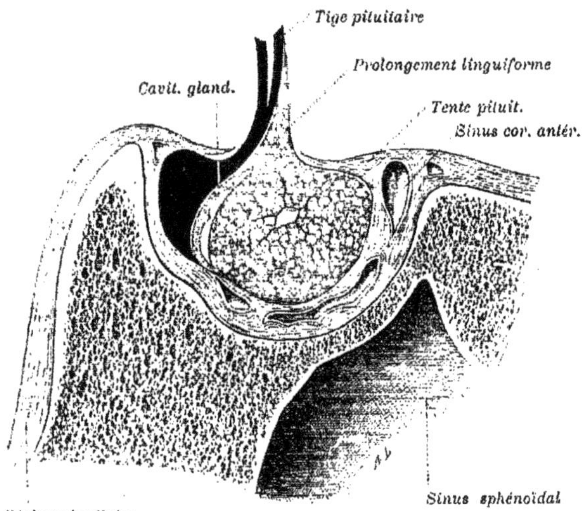

Fig. 198. — La glande pituitaire en place dans la selle turcique; coupe antéro-postérieure. Dessin d'après nature sur un nouveau-né.

On remarque les deux lobes de la glande; le lobe épithélial teinté en rose présente un prolongement linguiforme, une cavité aplatie et une veine centrale; le lobe nerveux est teinté en noir. En avant est le grand sinus coronaire antérieur; en arrière le petit sinus postérieur; au fond de la selle turcique, le plexus intercaverneux.

Tandis que la glande est une évagination ascendante de la paroi supérieure de la cavité buccale, le lobe nerveux est une évagination descendante de la paroi inférieure du cerveau, du plancher du ventricule moyen. Toutes deux marchent à la rencontre l'une de l'autre et s'unissent dans la selle turcique. Chez les vertébrés inférieurs pendant toute la vie et chez les embryons des vertébrés supérieurs, le lobe cérébral est creux, continu avec la cavité du troisième ventricule par le canal de l'infundibulum; ses parois sont faites de substance nerveuse et recouvertes à l'intérieur par un épithélium cylindrique vibratile. De très bonne heure cette structure disparaît chez les mammifères; la cavité se comble, ou ne persiste accidentellement qu'à l'état de vestige, conservant d'ailleurs son épithélium caractéristique.

La masse pleine contient, outre une abondante névroglie et du tissu conjonctif, des cellules nerveuses rudimentaires et la terminaison plexiforme des axones émanés des cellules du tuber. D'après Berkeley et Cajal, un certain nombre de cellules pyramidales possèdent un prolongement protoplasmique qui s'enfonce entre les cellules épithéliales du lobe glandulaire.

Le lobe nerveux est, chez les vertébrés supérieurs, un organe atrophié, une sorte de filum terminale antérieur (Benda). Sa signification est inconnue.

Les variations de poids et de volume de la glande pituitaire portent à peu près exclusivement sur le lobe épithélial. Le poids de la glande totale n'est pas dans la série animale en relation avec le poids du cerveau, mais plutôt avec celui du corps. Schœnemann a trouvé comme moyenne, pour 27 sujets à hypophyse normale : nouveau-né 0 gr. 13 chiffre assez uniforme, à 10 ans 0 gr. 33, à 20 ans 0 gr. 54, à 30 ans 0 gr. 63, à 50 ans 0 gr. 60. La glande la plus lourde pesait 1 gr. 35. Les chiffres de Comte sont très analogues : 0,59 à 33 ans.

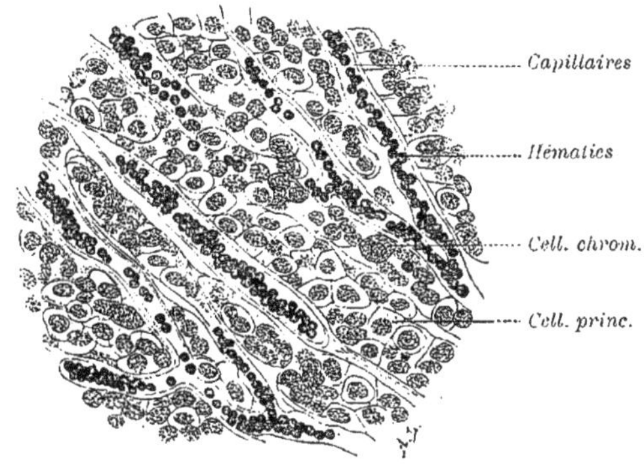

Fig. 199. — Hypophyse de l'homme. Structure histologique. D'après Lothringer.

Les cellules chromophiles ont une teinte foncée.

Dans la selle turcique, la glande pituitaire ne baigne en aucune façon dans le sang; elle est partout en contact avec la dure-mère. La face inférieure et la face antérieure du lobe glandulaire reposent sur un plexus veineux creusé dans la méninge et dépendant du sinus coronaire antérieur; ce plexus n'existe pas au niveau du lobe infundibulaire. La carotide interne n'a normalement aucun rapport avec l'hypophyse; mais la carotide élargie et flexueuse des vieillards peut refouler la paroi interne du sinus caverneux et creuser une facette sur les deux lobes de la glande.

C'est dès la fin du deuxième mois fœtal, d'après His, que la paroi antérieure du sac hypophysaire émet des bourgeons tubulaires exogènes, tandis que la paroi postérieure, celle qui est appliquée contre le lobe cérébral, reste inactive, et par conséquent beaucoup plus mince que l'autre. Déjà chez l'enfant la cavité du sac n'est plus qu'une fente très étroite, difficile à reconnaître; chez l'adulte on en retrouve rarement des vestiges à l'intérieur de la coupe; extérieurement elle correspond à la surface poreuse qu'on voit sur la face supérieure, près de la tige.

Le lobe épithélial a une enveloppe de pie-mère qui se prolonge entre les lobes glandulaires en formant un stroma conjonctif délicat, que parcourent des artérioles venues de la carotide primitive, deux veines assez importantes et de larges capillaires dont la paroi endothéliale est dans beaucoup de points au contact immédiat des tubes épithéliaux, disposition favorable à l'absorption du produit sécrété.

Les tubes glandulaires, simples ou ramifiés, larges de 16 à 20 μ, ont un revêtement d'épithélium cubique qui repose sur une mince membrane propre. Le plus souvent leur lumière est comblée par d'autres cellules épithéliales, ce sont alors des cordons pleins et non des tubes; assez souvent, ils renferment un amas colloïde, qui se stratifie quand il est volumineux; plus rarement il y a un canal libre. Les cellules épithéliales sont reparties en deux catégories, les cellules principales et les cellules chromophiles. Les *cellules principales* sont petites, à protoplasma clair, peu colorable : ce sont elles qui augmentent dans les hypertrophies pituitaires consécutives à la thyroïdectomie. Les *cellules chromophiles* sont grandes, leur vaste protoplasma réfringent contient des grains qui réduisent l'acide osmique et fixent vivement les matières colorantes. Comte les subdivise en éosinophiles et cyanophiles, ces dernières se colorant en bleu foncé par l'hématoxyline et étant par excellence sujettes à la vacuolisation. On discute encore pour savoir si chez l'homme les cellules chromophiles sont plus ou moins nombreuses et si elles dérivent ou non des cellules principales. Faut-il voir dans les grains une forme du protoplasma ou un produit de sécrétion et dans la substance colloïde un produit d'excrétion? Ce sont autant de questions en suspens

Chez presque tous les sujets, par conséquent à l'état normal, on rencontre non seulement des amas colloïdes dans les tubes, mais des vésicules ou petits kystes colloïdes: ces vésicules, très peu nombreuses d'ailleurs et disséminées, occupent surtout l'ancienne paroi postérieure du sac, c'est-à-dire le voisinage du lobe cérébral. Des formations colloïdes pathologiques, nombreuses et volumineuses, ne sont pas rares; elles paraissent être constantes en cas de goitre.

La glande pituitaire est à son maximum de développement chez les vertébrés inférieurs, et va en diminuant à mesure qu'on se rapproche de l'homme. Elle ne manque que chez l'amphioxus. Le lobe infundibulaire est énorme chez les poissons, il constitue un vrai lobe cérébral. Le lobe glandulaire est très variable de forme; il peut être inférieur ou postérieur au lobe nerveux. Son pédicule persiste chez les Sélaciens; chez la Myxine, il s'ouvre toute la vie dans le tube digestif, comme chez l'embryon de mammifère. La cavité centrale du corps de la glande est persistante dans plusieurs espèces animales.

Sur la structure de la glande pituitaire, voir : Lothringer, Untersuchungen an der Hypophyse. *Arch. f. microsc. Anatomie*, 1886 — Schœnemann, Hypophysis und Thyroïdea. *Virchow's Archiv*. 1892. — L. Comte. Contrib. à l'étude de l'hypophyse humaine. *Thèse de Lausanne*, 1898. — Benda. *Berlin. Klinik Wochen*, 1900, p. 1205.

CHAPITRE II

MORPHOLOGIE DES HÉMISPHÈRES CÉRÉBRAUX

(CERVEAU ANTÉRIEUR OU TÉLENCÉPHALE)

Les *hémisphères cérébraux* sont deux masses nerveuses symétriques qui surmontent et couronnent le prolongement céphalique de la moelle.

Ils correspondent à la totalité du cerveau antérieur de l'embryologie, mais non du cerveau de l'anatomie descriptive. Le *cerveau* proprement dit comprend en effet les hémisphères avec leurs ventricules latéraux, et les couches optiques avec le ventricule moyen. Ces dernières parties dérivent d'une vésicule spéciale ou cerveau intermédiaire: nous les avons déjà décrites. Il nous reste donc à étudier la partie *hémisphérique* du cerveau.

Sur la morphologie du cerveau : BRISSAUD. Anatomie du cerveau de l'homme, 1893. — M. et Mme DÉJERINE. Anatomie des centres nerveux, 1894 et 1901. — RETZIUS, Das Menschenhirn, 1896.

Afin d'établir un ordre logique dans la description des parties compliquées qui s'unissent pour former le cerveau, nous étudierons : 1° le manteau qui recouvre toute la voûte de l'hémisphère, et dont les plis constituent les *circonvolutions*; 2° les *commissures* ou moyens d'union entre les manteaux de chaque hémisphère, et, sans nous astreindre à les classer par leur chronologie embryonnaire, ce qui aurait de réels inconvénients pour l'étude, nous passerons successivement en revue le *corps calleux*, le *trigone*, le *septum lucidum* et la *com-*

missure blanche antérieure; 3° les formations de la base, *corps striés et capsule interne*; 4° les cavités des vésicules hémisphériques ou *ventricules latéraux*.

D'autres anatomistes considérant le cerveau tout entier, c'est-à-dire avec les couches optiques, l'ont divisé en deux parties : les masses périphériques et le noyau cérébral (Foville), le noyau comprenant les corps striés, les couches optiques et les commissures qui les entourent; ou bien en partie périphérique, le manteau et en partie centrale, le corps (Broca).

§ I. — MANTEAU DE L'HÉMISPHÈRE OU PALLIUM

(SURFACE EXTÉRIEURE DU CERVEAU)

Le cerveau occupe la plus grande partie de la cavité crânienne, toute cette cavité à l'exception de la loge cérébelleuse. Sa surface plissée est de couleur grise, d'un gris clair ou foncé suivant le type pigmentaire du sujet.

Il présente la forme d'un ovoïde à grosse extrémité postérieure. Cette forme varie comme celle du crâne; elle se rapproche de l'ellipse chez les dolichocéphales au crâne allongé, de la sphère chez les brachycéphales au crâne court, avec toutes les transitions mésaticéphaliques qui relient ces deux types extrêmes. Les deux formes, crânienne et cérébrale, ne sont pas rigoureusement calquées l'une sur l'autre et leur indice n'est pas identique; les sinus frontaux en avant, la protubérance occipitale interne en arrière rétrécissent sensiblement le diamètre antéro-postérieur des hémisphères. Dans la très grande majorité des cas, et probablement toujours dans les conditions normales, c'est le cerveau qui décide de la forme; la boîte osseuse se modèle sur lui, comme le font les méninges, et le suit dans toutes ses expansions à la façon de la capsule d'un viscère. Dans certaines conditions anormales, telles que les déformations artificielles du crâne ou les soudures précoces des os de la voûte de cause pathologique, c'est la boîte crânienne qui détermine, mais encore d'une façon partielle, la conformation extérieure des hémisphères.

La longueur moyenne du cerveau, mesurée au compas, de la pointe du lobe frontal à celle du lobe occipital, est de 16 centimètres; sa plus grande largeur de 13 et sa hauteur de 12.

Sa surface totale, en le supposant déplissé, est d'environ 2000 centimètres carrés, dont un tiers appartient à la surface libre et les deux tiers à la surface profonde, cachée dans les sillons et les scissures.

On distingue dans le cerveau une région supérieure ou convexité, une région inférieure ou base.

A. — **CONVEXITÉ DU CERVEAU**. — La face convexe répond à la voûte du crâne depuis les arcades orbitaires jusqu'à la protubérance occipitale; elle n'est séparée de la face osseuse endocrânienne que par les méninges, par la dure-mère surtout; la présence d'empreintes sur cette face, mieux marquées il est vrai à la base qu'à la voûte, atteste ces rapports de contiguïté.

Elle est divisée en deux moitiés par la *scissure interhémisphérique* (scissure médiane, fente interhémisphérique, fente du manteau) qui est verticale et antéro-postérieure. En avant et en arrière, elle s'étend sur toute la hauteur; au milieu, elle s'arrête au corps calleux. La faux du cerveau la remplit en partie. Cette scissure sépare le cerveau en deux hémisphères ou deux cerveaux, les cerveaux droit et gauche de Galien. Elle peut être déviée d'un côté ou de l'autre (Cruveilhier).

Les deux hémisphères ne sont pas rigoureusement symétriques. Presque toujours l'un des deux est plus lourd de quelques grammes. Le gauche est généralement plus long, surtout en arrière, et sa densité est souvent un peu plus forte. Sa partie frontale se développe plus tard que celle de droite. On peut considérer ces *asymétries* comme un caractère supérieur, car elles n'existent pas chez les mammifères inférieurs et sont à peine marquées chez les singes et les races primitives. Quant aux grandes asymétries, visibles au premier coup d'œil, qui déforment la scissure médiane, on les a rencontrées principalement dans des cas extrêmes, d'une part chez des idiots ou des faibles d'esprit, et alors elles relèvent d'encé-

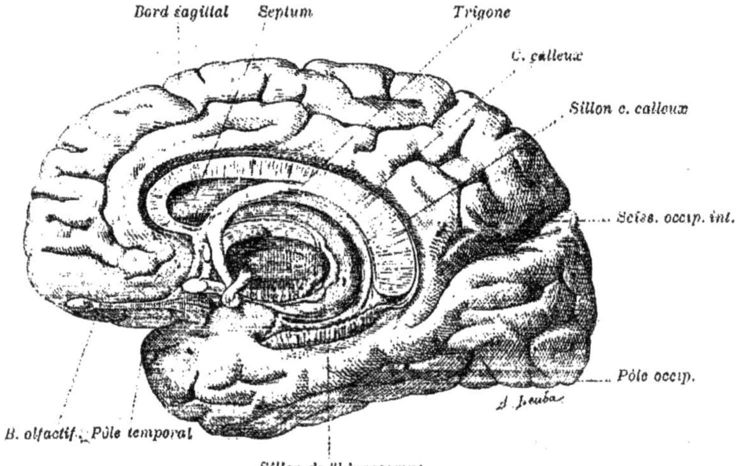

Fig. 200. — Face interne du cerveau.

phalites, d'atrophies crâniennes, d'agénésies cérébrales, et d'autre part chez des sujets distingués. Bichat avait un de ses lobes cérébraux notablement plus volumineux que l'autre.

Dans chaque hémisphère, il faut considérer une face interne, une face externe et une face inférieure.

La *face interne*, conformée en croissant, est plane, verticale, séparée de celle du côté opposé par la faux du cerveau. Les deux faces internes sont au contact presque immédiat à travers l'espace fenêtré de la faux et sous ce repli fibreux; Gruveilhier les a vues soudées par des ponts de substance grise.

En isolant cette face interne tout entière à l'aide du couteau qui sépare l'hémisphère droit de l'hémisphère gauche, on remarque qu'elle comprend deux parties : une périphérique formée par les circonvolutions et qui appartient au manteau; une centrale, sectionnée, limitée en haut par le sillon du corps calleux, en bas par le sillon de l'hippocampe, et qu'on appelle le *seuil* ou limen de l'hémisphère. Ce seuil est constitué par le corps calleux avec son sillon qui forme le limbe, par la voûte à trois piliers, la cloison transparente et le troisième ventricule.

La *face externe* convexe et figurant un segment de surface sphérique, appliquée contre les écailles osseuses de la voûte, montre quatre saillies en rapport avec les bosses frontale, temporale, pariétale et occipitale, mais très atténuées, bien moins marquées que les saillies de la voûte crânienne. Les extrémités antérieure et postérieure sont arrondies; la postérieure dépasse le cervelet d'environ 25 mm.. sauf dans quelques races chez lesquelles le recouvrement est incomplet. Cette face est profondément entaillée par la *scissure de Sylvius*, qui naît de la base où elle correspond aux petites ailes du sphénoïde, et monte obliquement en haut et en arrière sur la face convexe qu'elle ne parcourt qu'à moitié et qu'elle divise en deux régions, l'une antérieure ou fronto-pariétale, l'autre pos-

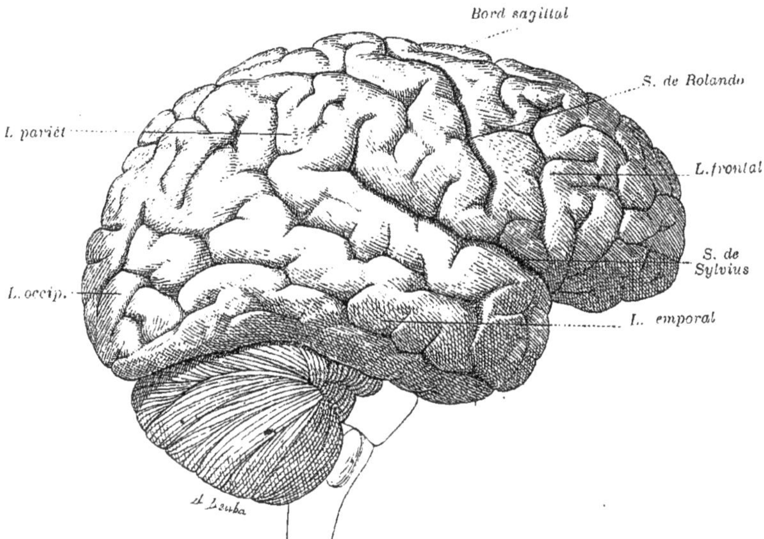

FIG. 201. — Face externe du cerveau. D'après Hirschfeld.

térieure ou temporo-occipitale. En écartant les lèvres accolées de cette scissure, on reconnaît dans sa profondeur une vaste excavation dont la surface est plissée comme le reste de l'hémisphère et qu'occupe un lobe indépendant, l'*insula de Reil*.

La réunion à angle aigu de la face externe avec la face interne forme le *bord supérieur* ou *bord sagittal* de l'hémisphère, qui s'étend en ligne courbe antéro-postérieure d'une extrémité à l'autre. Il est longé par le sinus longitudinal supérieur vers lequel convergent des veines nombreuses; c'est un des sièges d'élection des granulations de Pacchioni. La longueur moyenne du bord sagittal, mesuré dans son contour du pôle frontal au pôle occipital est de 28 centim. chez l'homme, de 26 centim. chez la femme, et, si on le prolonge en retournant sur la face inférieure jusqu'au trigone olfactif, de 34 et 32 centim. (Eberstaller.)

La *face inférieure* fait partie de la base du cerveau avec laquelle nous allons la décrire.

[CHARPY.]

B. — **BASE DU CERVEAU**. — L'encéphale reposant sur sa convexité et les pédoncules cérébraux ayant été sectionnés à leur entrée dans le cerveau, on a sous les yeux une vaste surface, horizontale et plane dans son ensemble, la *base* du cerveau en anatomie descriptive, composée de parties embryologiques diverses : face inférieure du manteau, base du cerveau antérieur et base du cerveau intermédiaire. — On y distingue deux régions latérales symétriques et une région médiane.

1° **Régions latérales.** — Chacune des régions latérales droite et gauche est la *face inférieure* de l'hémisphère et présente, comme les autres faces, des cir-

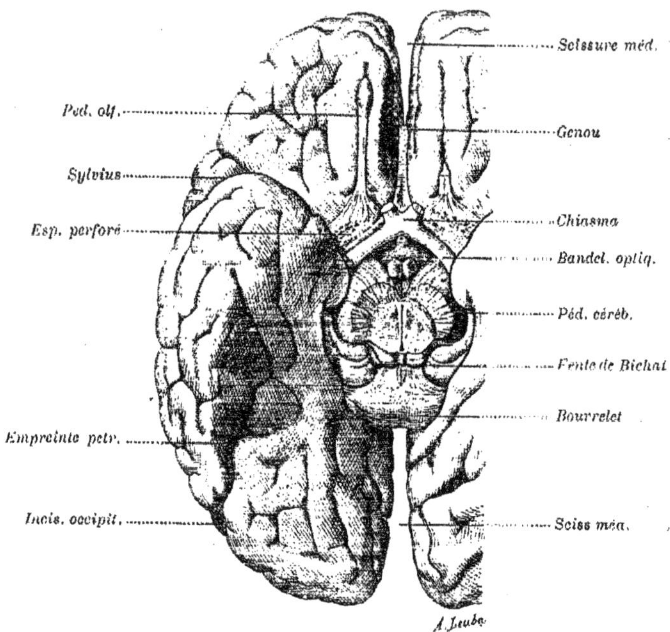

Fig. 202. — Base du cerveau, d'après Hirschfeld.

convolutions. Elle est séparée en deux parties, antérieure et postérieure, par le prolongement de la scissure de Sylvius qui arrive jusqu'à la région médiane en décrivant une courbe à concavité postérieure.

La partie antérieure, plane, comprenant le tiers seulement de la base de l'hémisphère, est la face inférieure du lobe frontal ou *lobule orbitaire* ; elle repose sur la voûte de l'orbite sur laquelle elle creuse des empreintes bien nettes. Sa forme est triangulaire, à sommet mousse dirigé en avant; elle est limitée en dedans par un bord droit, qui touche le bord opposé, en dehors par un bord convexe, en arrière par une base concave, la scissure de Sylvius. Près du bord interne et parallèlement à lui, on remarque le *pédoncule olfactif*; il émerge en arrière d'une saillie triangulaire, le *trigone olfactif*, et se termine en avant par un renflement ovoïde, le *bulbe olfactif*; celui-ci repose sur la gouttière ethmoïdale et donne naissance aux filets du nerf olfactif. Chez certains sujets, la partie qui sépare le bord interne d'avec le pédoncule olfactif, le gyrus rectus, est recouverte d'une bandelette blanche gaufrée, mal limitée en dehors, qui n'acquiert d'ailleurs son plein développement que chez les animaux osmatiques ; c'est la *substance réticulée* du tractus olfactif (Brissaud).

La partie postérieure, rétro-sylvienne, est une surface uniforme, excavée pour loger le cervelet ; elle comprend la face inférieure des deux lobes temporal et occipital. Elle occupe, dans la cavité crânienne, deux surfaces différentes : en avant, la fosse sphénoïdale étendue de la petite aile du sphénoïde au bord supérieur du rocher ; en arrière, la face supérieure de la tente du cervelet qui la sépare de cet organe. Une légère dépression, l'*empreinte pétreuse*, marque sur l'hémisphère le point de contact de l'arête du rocher et la séparation des deux parties temporale et occipitale. La fente qui sépare cette face du cervelet et dans laquelle s'insinue la tente de la dure-mère est la *fente cérébrale transversale antérieure*, la fente transversale postérieure étant celle qui sépare le cervelet du bulbe.

La face inférieure de l'hémisphère en se rencontrant en dehors avec la face externe, en dedans avec la face interne, détermine un bord inférieur et externe, un bord inférieur et interne. Le *bord inférieur externe* est mousse, arrondi sur le lobe frontal et le lobe temporal, net et tranché sur le lobe occipital. Le bord *inférieur interne* présente une disposition inverse.

2° **Région médiane.** — Elle repose sur la partie centrale de la base du crâne, c'est-à-dire d'arrière en avant sur la lame quadrilatère, la selle turcique, la gouttière optique et les petites ailes du sphénoïde, toutes parties appartenant au même os. On y remarque une excavation en forme de fer à cheval ouvert en avant, et aux deux extrémités de la ligne médiane, l'origine et la terminaison de la scissure interhémisphérique.

Extrémité antérieure de la scissure interhémisphérique. — Elle se compose de deux parties : une antérieure, libre, longue de 3 cm., dans laquelle sont reçues l'apophyse crista-galli et la faux du cerveau ; une postérieure, en partie comblée par le *corps calleux*. Cette dernière partie de la scissure est cachée superficiellement par l'arachnoïde qui passe comme un pont d'un bord à l'autre et constitue le plancher de l'*espace* ou *confluent sous-arachnoïdien antérieur* (voy. fig. 203). Si on déchire ce feuillet dense et qu'on écarte les lèvres de la fente, on aperçoit au fond la portion réfléchie du corps calleux avec son *genou* ou extrémité antérieure et son *bec*, qui se prolonge en pointe jusque vers le chiasma. Les fibres transversales du genou et du bec sont croisées par deux faisceaux blancs longitudinaux à direction antéro-postérieure, qui, au niveau du genou, se continuent en partie avec les nerfs de Lancisi et au niveau du bec se séparent à angle obtus pour traverser l'espace perforé antérieur et aboutir au lobule de l'hippocampe ; on donne à ces faisceaux le nom de *pédoncules du corps calleux* ou *bandelettes diagonales*. Ils sont accompagnés par les artères cérébrales antérieures.

Excavation centrale. — L'excavation centrale, que borde en arc de chaque côté la dernière circonvolution temporale, est recouverte par un épais feuillet de l'arachnoïde qui passe d'une circonvolution à l'autre et du chiasma à la protubérance; ce feuillet ferme en dessous le grand confluent inférieur ou *confluent central*, un des principaux réservoirs du liquide céphalo-rachidien. De la surface de la toile arachnoïdienne on voit émerger les nerfs optiques, les artères carotides, la tige pituitaire, les nerfs moteurs oculaires communs (fig. 96). L'arachnoïde étant enlevée, on observe un creux profond; sur un cerveau reposant dans sa calotte crânienne, c'est une pyramide étroite, à base superficielle correspondant à l'opercule arachnoïdien, et dans laquelle la plupart des organes sont indistincts; si, au contraire, le cerveau repose par sa convexité sur un plan horizontal, sa base ramassée et infléchie se distend, le creux s'étale et laisse voir la structure de ses parois. Toute sa périphérie est occupée par l'hexagone artériel

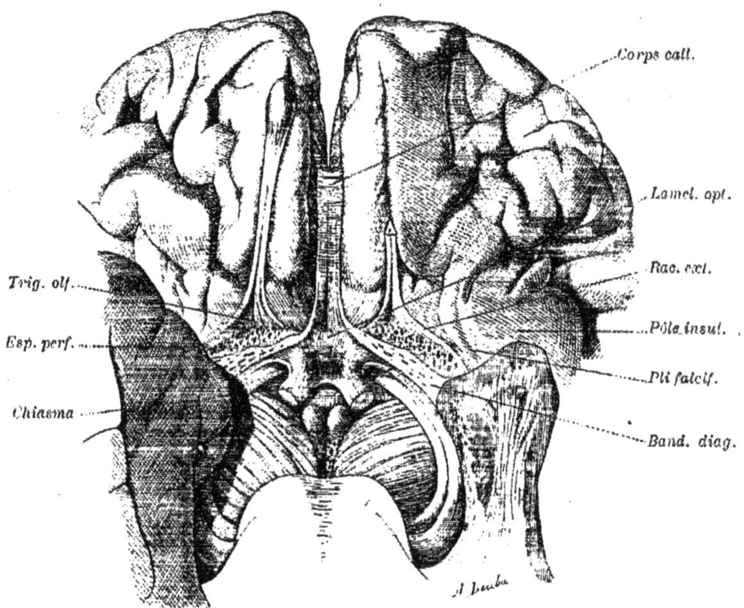

Fig. 203. — Espace perforé antérieur. — En partie d'après Foville.

de Willis et par la partie initiale de ses branches efférentes; c'est-à-dire qu'on y trouve en avant les artères cérébrales antérieures et les sylviennes, sur les côtés les communicantes postérieures et les choroïdiennes, en arrière les cérébrales postérieures. Ces vaisseaux ayant été reconnus et excisés, l'excavation se trouve divisée en plusieurs parties par le chiasma optique et les pédoncules cérébraux.

Le *chiasma optique* est une masse blanche, en carré long, comparée pour sa forme à la lettre Chi des Grecs; il est couché horizontalement sur la tige de l'hypophyse et sur la partie antérieure de la tente pituitaire. Des deux angles antérieurs partent les nerfs optiques, qui reposent d'abord sur les gouttières optiques latérales, puis pénètrent par les trous de même nom dans la cavité orbitaire. Les deux angles postérieurs donnent naissance à deux faisceaux de fibres blanches, *bandelettes optiques*, qui contournent en arc l'excavation, puis la face externe des pédoncules cérébraux et vont, de plus en plus aplatis, se terminer derrière la couche optique, dans les corps genouillés.

En avant du chiasma, et sur la ligne médiane, se voit la *lamelle grise optique* ou *lame terminale* de forme triangulaire, attachée par sa base au chiasma sur lequel elle se prolonge. Son sommet s'avance entre les pédoncules calleux, et forme en avant de la commissure blanche antérieure la lame *rostrale* ou précommissurale. Elle est très mince et très molle; la moindre traction la déchire et produit un trou qui conduit au ventricule moyen, car elle appartient au cerveau intermédiaire, le cerveau des couches optiques, dont elle est la partie la plus antérieure. — En dehors d'elle, s'étend de chaque côté l'*espace perforé antérieur*, portion basale du cerveau antérieur, soudée latéralement au cerveau intermédiaire. Cet espace est quadrilatère, à grand axe parallèle à la bandelette optique qui le borde en arrière; le chiasma, le bord postérieur du lobule orbitaire et le pôle du lobe temporal forment les autres côtés. Une légère saillie, *pli falciforme* ou limen insulæ, le sépare en dehors de la scissure de Sylvius avec laquelle il se continue. Sa surface est lisse, de couleur grise, quelquefois partiellement ou même entièrement blanche. Son nom de *perforé* lui vient des nombreux trous dont il est criblé et qui servent de passage aux artères et veines du corps strié. Cet espace est parcouru obliquement, de son angle antéro-interne au pôle temporal, par un tractus blanc ou *bandelette diagonale* constant, mais plus ou moins apparent, qui n'est que le prolongement du pédoncule du corps calleux. Sur son bord antérieur se voit le trigone olfactif, dont les racines externe et interne se portent sur la substance perforée qu'elles traversent. Par sa face supérieure invisible, il se continue avec l'extrémité antérieure du corps strié. Toutes ces connexions nous sont expliquées par l'embryologie; c'est en effet la base du cerveau antérieur (espace perforé) qui donne naissance au lobule olfactif et aux corps striés.

L'espace perforé antérieur (substance ou lame perforée, quadrilatère perforé) est une région *olfactive* petite chez l'homme, large chez les animaux osmatiques. Elle ne se voit bien qu'en écartant les parties voisines, chiasma et circonvolutions, qui la cachent et en enlevant l'artère sylvienne, qui rampe à sa surface et s'y attache par de nombreux rameaux. Sur le cerveau en place, elle est complètement couverte par l'extrémité ou pôle du lobe temporal qui se projette au-dessous d'elle. On aperçoit alors une sorte de bas-fond dont la forme est celle d'un quadrilatère allongé, les deux grands côtés étant l'un antérieur, l'autre postérieur.

Le côté antérieur, taillé en biseau, est la portion antérieure de la troisième circonvolution frontale, qui s'unit en dedans à la première pour former le pôle frontal et se dirige transversalement en dehors vers la scissure de Sylvius. Sur la partie interne de cette circonvolution, on remarque une saillie, la *tubérosité olfactive* ou *trigone*, d'où partent deux *racines olfactives* blanches, l'une interne, l'autre externe, qui côtoient les parties correspondantes du bord antérieur de l'espace; quelquefois une racine moyenne s'enfonce directement en arrière dans l'espace perforé. — Le côté postérieur est la bandelette optique qui du chiasma se porte obliquement en dehors et en arrière; elle adhère à la substance qu'elle recouvre. — Le côté interne est formé en avant par une arête mousse, qui marque le point de jonction de la face interne et de la face inférieure orbitaire de l'hémisphère, en arrière par la lamelle optique. — Sur le côté externe curviligne à concavité interne nous trouvons une crête saillante, le *pli falciforme*, et derrière elle, le bord interne du sommet du lobe temporal, fortement échancré par l'*incisure limbique*. Cette crête sépare l'espace perforé de la scissure de Sylvius proprement dite, et confine au pôle du lobe de l'insula; la scissure de Sylvius débouche donc dans l'espace perforé en franchissant cette sorte de détroit, le pli falciforme, qui manque d'ailleurs chez la plupart des animaux adultes; c'est pourquoi cet espace a pu être appelé *vallée de Sylvius*.

[CHARPY.]

Il y a quatre angles : deux antérieurs qui sont interne et externe; deux postérieurs, qui se distinguent de la même façon.

Nous voyons donc que cette région est étroitement contournée et en partie pénétrée par les deux seuls nerfs qui naissent du cerveau même, le nerf olfactif et le nerf optique. Nous voyons aussi que les pôles des trois lobes frontal, temporal et l'insula répondent à trois de ses angles.

La surface de l'espace perforé est lisse, d'une couleur grisâtre de ton très variable. Tantôt elle est complètement grise, tantôt entièrement blanche, ou le plus souvent d'un gris plus foncé dans sa partie antérieure, presque blanc au contraire en dehors; d'autres fois enfin, la substance grise se rassemble en deux bandes, appelées par quelques auteurs *circonvolutions olfactives externe et interne*, qui se dirigent l'une en dehors vers le pôle temporal l'autre en dedans vers le bec du corps calleux, et sont toutes deux longées par les racines du pédoncule olfactif. Sur le côté interne, en arrière du trigone olfactif, Retzius a signalé un tubercule, bien marqué chez les animaux osmatiques.

Il nous reste encore à indiquer deux particularités importantes, ce sont les vaisseaux et la bandelette diagonale.

« La surface est crevée d'un grand nombre de *trous vasculaires* distribués avec une assez grande régularité. Alignés sur des lignes parallèles à la direction du bord antérieur du quadrilatère, ils forment plusieurs rangs régulièrement espacés. Dans chacun de ces rangs, le diamètre des trous augmente de dedans en dehors. Ceux qui occupent la diagonale blanche figurent des ovales, dont le grand diamètre est transversal comme cette couche elle-même. Ceux qui occupent l'espace gris, antérieur à cette même diagonale, représentent des ovales allongés à grand diamètre antéro-postérieur (Foville). » Par ces orifices passent quelques veines et surtout des artères centrales, qui vont de l'artère sylvienne au corps strié.

La *bandelette diagonale* a été signalée par Vicq d'Azyr sous le nom de pédoncule antérieur du corps calleux, par Foville sous celui de *bandelette diagonale*, diagonale blanche, et sous ce même nom redécrite avec plus de soin par Broca qui en a indiqué les connexions olfactives. C'est la partie horizontale ou basale du pédoncule du corps calleux. En effet, ce ruban de substance blanche, sortant de l'angle intérieur et interne, traverse l'espace et aboutit au côté externe sans suivre un trajet rigoureusement diagonal; ce trajet est d'ailleurs un peu variable, il est parallèle à la bandelette optique et à la racine olfactive externe; quelquefois le ruban est reporté tout à fait en arrière. Il se termine dans l'extrémité de la cinquième circonvolution temporale. Au delà de son émergence à l'angle interne, la bandelette se réfléchit au-devant du bec du corps calleux et se continue avec les nerfs de Lancisi. Si les classiques l'ont à peine indiquée, c'est que dans la majorité des cas elle n'est pas apparente. Elle varie comme par exemple les stries acoustiques : tantôt complètement superficielle et visible, ou superficielle par places, ramassée en ruban compact ou bien éparpillée sur le quadrilatère, elle est, le plus souvent, enfouie sous une couche de substance grise, qu'il faut gratter ou enlever par un courant d'eau, pour qu'on reconnaisse le faisceau médullaire. Mais, superficielle ou profonde, elle existe toujours; d'ailleurs, même à travers la substance grise, on soupçonne sa présence par la direction transversale caractéristique des orifices vasculaires sur son trajet.

La bandelette diagonale divise l'espace perforé en deux parties : une antérieure d'un gris plus foncé, bien que moins foncé encore que la lamelle optique, et qu'on appelle la *substance grise de Sœmmering*, élargie surtout en dehors et pénétrée par les filets de la racine olfactive moyenne; une postérieure ou partie innominée.

L'espace perforé est la véritable base de la vésicule hémisphérique; c'est son hile vasculaire, c'est aussi le point d'attache du corps strié, formation basale qui n'est en quelque sorte que la couche supérieure de la substance grise perforée énormément agrandie et projetée dans les cavités ventriculaires.

En arrière du chiasma est une surface losangique, circonscrite par les bandelettes optiques et la face interne des pédoncules cérébraux.

Nous l'avons déjà décrite à propos du plancher du ventricule moyen. Elle comprend d'avant en arrière :

Le *tuber cinereum*, avec la tige et le corps pituitaire. Le tuber présente lui-même de chaque côté une petite saillie, ou *éminence latérale*, qui correspond peut-être au *lobe inférieur* de certains vertébrés (Retzius);

L'*éminence vasculaire* (Retzius), élevure médiane, homologue du sac vasculaire des poissons; et à côté d'elle deux élevures très légères, *tubercules prémamillaires*;

Les *tubercules mamillaires* dont les *bras* se perdent en dehors dans l'espace perforé latéral, sous la bandelette optique (p. 269). Simples chez l'embryon humain et chez un grand nombre de mammifères, ils sont doubles chez les singes supérieurs et chez l'homme. Quelquefois un sillon antéro-postérieur les subdivise et forme, comme chez le lapin, deux tubercules latéraux à côté des tubercules médians;

L'*espace perforé postérieur* ou interpédonculaire.

Les *pédoncules cérébraux*, qui plongent dans la base du cerveau au-dessous des couches optiques, nous sont connus. Sur leur face interne se voit l'émergence du nerf moteur oc. commun. Leur face externe est croisée et contournée par la bandelette optique, le nerf pathétique et l'artère cérébrale postérieure.

En arrière des pédoncules, l'excavation est limitée par le *bourrelet* du corps calleux, extrémité postérieure large et renflée qui termine cette commissure en arrière comme le genou en avant. Il étend ses fibres blanches transversalement d'un hémisphère à l'autre. Au-dessous de lui sont les tubercules quadrijumeaux antérieurs avec la glande pinéale; entre les tubercules et le bourrelet, la partie moyenne de la fente de Bichat.

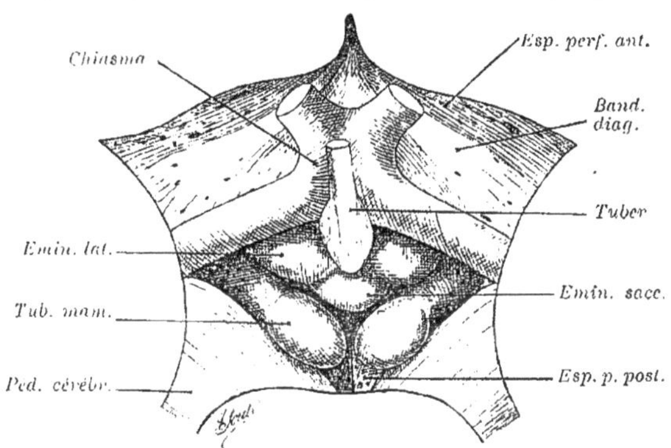

Fig. 204. — Région centrale de la base.
Grossie. — D'après Retzius.

Fente de Bichat. — L'excavation que nous venons de décrire est contournée, dans la portion qui est en arrière du chiasma, par la *fente de Bichat* ou *grande fente cérébrale*, *fente transversale du cerveau*. La fente de Bichat impaire, médiane, symétrique, a la forme d'un fer à cheval dont la concavité regarde en bas et en avant (fig. 203). On lui reconnaît deux parties latérales et une partie médiane ou moyenne. — La *partie latérale* s'étend d'avant en arrière, le long du bord inféro-interne de l'hémisphère, depuis l'espace perforé antérieur, où elle semble se continuer avec la scissure de Sylvius, jusqu'au bord externe du bourrelet calleux; elle a pour lèvre supérieure la bandelette optique et le pédoncule cérébral, pour lèvre inférieure le bord libre arqué de la cinquième circonvolution temporale ou circonvolution de l'hippocampe. — La *partie moyenne* ou médiane, partie transversale de la fente, est placée horizontalement entre le bourrelet du corps calleux, qui lui sert de lèvre supérieure, et les tubercules quadrijumeaux qui sont sa lèvre inférieure; elle se continue de chaque côté avec la partie latérale. Pour la voir sur un encéphale entier dont on a la base sous les yeux, il faut soulever le cervelet et le porter en avant; on aperçoit alors, au fond de l'espace qui sépare le cervelet du cerveau (fente cérébrale antérieure) et sous le bourrelet, un vide devenu béant, par lequel s'engagent dans le troisième ventricule un repli de pie-mère et la glande pinéale ; c'est la partie moyenne de la fente de Bichat.

La fente de Bichat n'est au fond que le sillon qui sépare les couches optiques de l'hémisphère, le cerveau intermédiaire du cerveau antérieur. Ce n'est pas une fente réelle, il n'y a pas de perforation de la paroi. A son niveau, la voûte ou base primitive du cerveau hémisphérique a été refoulée dans les ventricules par une invagination de la pie-mère épanouie en plexus choroïde ; elle persiste à l'état rudimentaire d'un feuillet épithélial, qui se continue sur les deux lèvres avec la membrane épendymaire. La fente est donc fermée par la pie-mère et son revêtement épithélial.

Extrémité postérieure de la scissure interhémisphérique. — Cette partie de la scissure qui s'étend sur une longueur de 6 cm. à partir du bourrelet du corps calleux est libre dans toute son étendue ; elle est remplie par la base de la faux du cerveau.

On a signalé dans le champ de l'excavation des formations médullaires inconstantes que nous mentionnerons brièvement.

Strie blanche du tuber cinereum. — Gudden la connaissait déjà. Lenhossék l'a constatée neuf fois sur trente cerveaux humains, toujours unilatérale et à gauche. Elle existe aussi chez le chien. Cette bandelette, d'un blanc net, large de 1 millimètre, se détache en pinceau de la partie postérieure du tubercule mamillaire autour duquel elle s'enroule, traverse le tuber cinereum à 4 ou 5 millimètres du pédoncule cérébral, passe sur la bandelette optique, en dessous si l'on regarde un cerveau par sa base, et s'enfonce dans l'espace perforé antérieur. Les coupes montrent qu'elle s'y recourbe en décrivant un arc à convexité antérieure et qu'elle finit en pinceau au niveau du pilier antérieur de la voûte. L'auteur pense que la strie blanche est un faisceau détaché du pilier antérieur du trigone cérébral : il naît comme lui du tubercule mamillaire, suit un trajet parallèle bien qu'écarté, et le rejoint au-dessus du tuber. (Lenhossék. Beobachtungen am Gehirn des Menschen. *Anat. Anzeiger.* 1887.)

Retzius l'a vue tantôt uni et tantôt bilatérale. Il présume que c'est un système normal, qui ne se montre qu'exceptionnellement à la surface. Déjerine, comme Lenhossék, rattache la stria alba aux fibres aberrantes du trigone.

Il est probable que la *bandelette mamillaire* décrite par Trolard comme une formation inconstante, entre l'espace perforé antérieur et l'espace postérieur, est la même que la strie de Lenhossék. (Appareil nerveux de l'olfaction, 1890.)

CIRCONVOLUTIONS CÉRÉBRALES

Terminologie. — Pour désigner chacun des traits anatomiques de la surface cérébrale, il s'est créé un langage qui, en englobant pêle-mêle tous les termes dont se servait chaque observateur pour son compte personnel, est, par là même, rempli de significations ambiguës ou même contradictoires. Broca a essayé de le réformer ; dans sa *Nomenclature cérébrale*, 1878, il a posé les règles claires, précises de la terminologie des circonvolutions, et indiqué un système simple et uniforme, pour classer et dénommer les saillies et anfractuosités des hémisphères. Les anthropologistes français se sont conformés à cette terminologie dont Broca donnait à la fois le précepte et l'exemple ; il est regrettable que les médecins n'en aient pas tenu un compte suffisant et parlent souvent un langage différent de celui des anatomistes. Les auteurs de langue allemande ont uniformisé leurs désignations par la Nomenclature anatomique de 1895.

Nous nous conformerons, à quelques détails près, à la terminologie fixée par Broca. — Voici d'abord les définitions essentielles :

Un *lobe* est une partie de l'hémisphère limitée par des scissures.

Une *scissure* est une fente fondamentale, que l'on reconnaît telle à sa précocité embryologique, à sa constance, à sa profondeur, à sa répartition chez les animaux.

Une *circonvolution* est une saillie allongée qui présente une forme sensiblement fixe et déterminée.

Un *sillon* est une fente allongée, de valeur secondaire, qui sépare deux circonvolutions d'un même lobe.

Une *incisure* est une dépression, ordinairement en fossette ou en étoile, en tous cas à court trajet, qui subdivise une même circonvolution en branches ou plis. Ainsi, l'incisure sépare les parties d'une même circonvolution; le sillon, deux circonvolutions d'un même lobe; la scissure, deux ou plusieurs circonvolutions de lobes différents. Cependant l'usage fait encore appeler sillons certaines incisures remarquables par leur fixité et leur universalité.

Le mot *pli*, autrefois synonyme de circonvolution, n'indique plus maintenant qu'une partie de circonvolution, de préférence étroite et courte. — On appelle *pli de passage* celui qui réunit deux lobes à travers une scissure; il y en a dans toutes les scissures à leurs extrémités et souvent sur leur trajet. — On nomme *pli d'anastomose* celui qui, dans un même lobe, réunit deux circonvolutions entre elles.

Un *pôle* est le point commun d'où partent, en rayonnant, un certain nombre de circonvolutions.

Le terme *lobule* est un des plus mal définis. Il désignait d'abord un ensemble restreint de circonvolutions; c'est ainsi qu'on disait le lobule de l'insula, ou encore le lobule orbitaire, c'est-à-dire la face orbitaire des trois circonvolutions frontales. Ces dénominations disparaissent. Aujourd'hui, lobule signifie amas de plis circonscrit. Tantôt le lobule est une partie d'une seule circonvolution, ainsi le lobule quadrilatère de P^1; le lobule du pli courbe de P^2, le lobule de l'hippocampe de T^5; — tantôt les plis qui le constituent appartiennent à deux circonvolutions, comme le lobule paracentral, formé aux dépens des deux circonvolutions rolandiques.

Dans une circonvolution, on appelle *pied* la partie supposée initiale, le point d'où on la fait partir, ce qui au fond est conventionnel; et *tête*, son autre extrémité. Une *racine* est un pli d'insertion, ordinairement court et étroit, par lequel le pied s'attache à une circonvolution voisine; elle ne représente donc qu'une partie du pied. Chaque circonvolution est désignée par une lettre majuscule, celle du nom de son lobe, avec un exposant qui indique l'ordre numérique, que l'on compte toujours de haut en bas et sans reprendre ou changer s'il y a une seconde face en retour sur le lobe. Ainsi F^3 signifie troisième circonvolution frontale, au-dessous de F^1 et de F^2. Les sillons sont désignés de la même manière, seulement avec une lettre minuscule : t^2, deuxième sillon temporal.

Il y a quatre grands lobes et deux petits; les grands sont les lobes frontal, pariétal, temporal et occipital; les petits, le lobe du corps calleux et le lobe de l'insula.

Le lobe frontal a quatre circonvolutions : F^1, F^2, F^3 et *Fa*.

Le lobe pariétal en a trois : P^1, P^2 et *Pa*.

Le lobe temporal, cinq : T^1, T^2, T^3, T^4 et T^5.

Le lobe occipital, six : O^1, O^2, O^3, O^4, O^5, O^6.

Le lobe du corps calleux, une seule : *C*.

Le lobe de l'insula, cinq : I^1, I^2, I^3, I^4, I^5.

Le schéma ci-joint peut servir de moyen mnémotechnique pour se rappeler le nombre et la direction des circonvolutions des grands lobes.

On remarque les trois pôles : frontal, temporal, occipital; les trois circonvolutions pariétales, quatre frontales, cinq temporales, six occipitales : 3, 4, 5, 6; et enfin la direction des lignes, deux verticales ou transversales, et les autres longitudinales.

L'usage, plus fort que toute grammaire, a modifié sur certains points la nomenclature de Broca et la modifiera encore. Broca lui-même avait remplacé les noms de quatrième frontale F^4 et de troisième pariétale P^3, par ceux plus compréhensifs de frontale ascendante *Fa* et de pariétale ascendante *Pa*. Les deux autres pariétales sont plus clairement désignées par les mots de pariétale supérieure et de pariétale inférieure, tout en conservant leurs exposants P^1 et P^2. On dit cuneus au lieu de sixième occipitale, et circonvolution de l'hippocampe au lieu de cinquième temporale. Ces termes spéciaux ont l'avantage d'être un relai pour la mémoire et de présenter aux yeux l'image d'un objet défini avec les localisations physiologiques qui s'y rattachent.

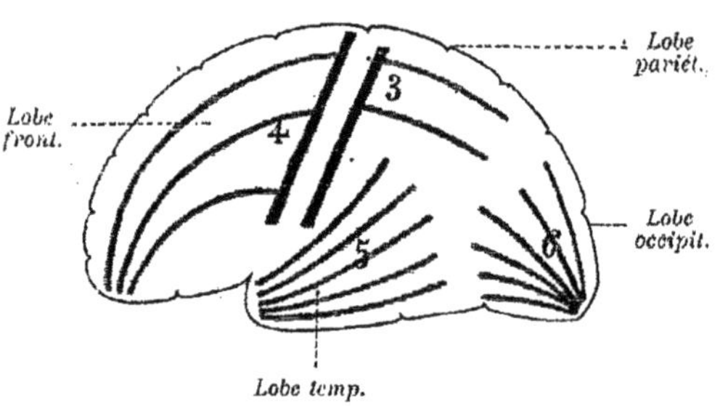

Fig. 205. — Schéma des circonvolutions.

LOBES ET SCISSURES

La première division du manteau, la plus générale, est sa division en lobes, puisqu'un lobe est formé par la réunion de plusieurs circonvolutions.

Avec Broca, nous avons appelé *scissure* toute fente qui sépare deux lobes. Comme c'est la fente elle-même qui fait distinguer les lobes et les précède, il faut, pour être jugée telle, qu'elle se signale par un certain nombre de caractères anatomiques importants. Tout d'abord les scissures du cerveau humain s'observent sur la grande majorité des cerveaux gyrencéphales; elles existent chez tous les primates, et, à l'exception de la scissure occipitale, chez tous les mammifères non primates. En second lieu, et pour cette même raison de précocité zoologique, elles sont précoces dans leur apparition chez l'embryon; leur date est antérieure au sixième mois (quatrième et cinquième mois). Enfin, au point de vue morphologique, et abstraction faite des anomalies inévitables dans tout organe, elles sont constantes dans leur existence et dans leur forme, et toujours profondes.

Il y a quatre scissures interlobaires : la scissure de Sylvius, S ; la scissure de Rolando, R ; la scissure occipitale, O ; la scissure sous-frontale, L (initiale de limbique). Elles séparent quatre grands lobes : le lobe frontal, le lobe pariétal, le lobe temporal, le lobe occipital ; et deux petits : le lobe de l'insula et le lobe du corps calleux. On y ajoute une petite scissure intra-lobaire, la calcarine, K, qui devrait être le cinquième sillon occipital, car elle sépare la cinquième circonvolution occipitale de la sixième ou cuneus ; mais elle a mérité le nom de scissure par sa fixité zoologique et sa précocité embryonnaire.

Sillons totaux et sillons corticaux. — En se fondant sur un caractère morphologique que présentent certaines anfractuosités, dans la période fœtale, His a divisé les fentes de la surface hémisphérique en deux groupes : les sillons totaux ou fissures, et les sillons corticaux. 1° Les *sillons totaux* affectent la totalité de la paroi de la vésicule hémisphérique, et se projettent en saillie dans l'intérieur de cette vésicule ; ils sont en outre constants et précoces. A la fissure ou sillon total de Sylvius correspond en projection intérieure le corps strié ; à l'occipitale, la convexité de la corne postérieure du ventricule latéral ; à la calcarine, l'ergot de Morand ; à la fissure de l'hippocampe, la corne d'Ammon ; à la fissure collatérale, l'éminence collatérale ou de Malacarne. On voit que la scissure de Rolando et la sous-frontale ne rentrent pas dans les sillons totaux. — 2° Les *sillons corticaux*, sillons proprement dits et non plus fissures, sont limités à l'écorce cérébrale et ne font aucune saillie dans les ventricules.

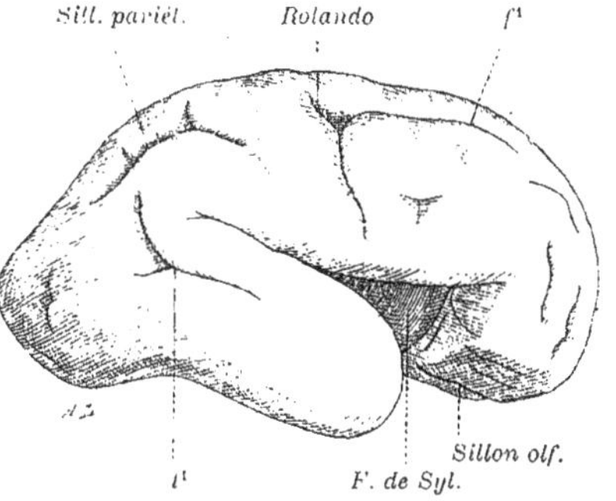

Fig. 206. — Scissures et circonvolutions fœtales.
Fœtus de 7 mois. (D'après Kœlliker.)

A son tour, Pansch a réparti les sillons corticaux en trois catégories : les sillons primaires, secondaires et tertiaires. Les *sillons primaires* ou principaux apparaissent de bonne heure (6ᵉ mois) ; ils sont relativement constants dans leur forme et leur existence ; ils sont profonds. Ils comprennent : le sillon de Rolando, le sillon inter-pariétal, le second sillon frontal, le sillon olfactif, le sillon en H, et le sillon occipito-temporal (ou 4ᵉ temporo-occipital) ; le premier sillon frontal et le sillon calloso-marginal sont des sillons primaires douteux. Les *sillons secondaires* et *tertiaires* sont plus tardifs (7ᵉ mois et au delà), plus irréguliers à tous les points de vue ; les sillons tertiaires répondent à ce que nous avons appelé *incisures*.

I. *Scissure de Sylvius.* — La scissure de Sylvius, S, porte le nom de Le Boë Sylvius, anatomiste du XVIIᵉ siècle. Elle s'étend obliquement sur la face externe de l'hémisphère, séparant le lobe temporal qui est au-dessous, du lobe frontal et d'une partie du lobe pariétal qui sont au-dessus. C'est la scissure la plus anciennement connue, car elle se voit au premier coup d'œil sur le cerveau, encore bien mieux s'il s'agit d'un cerveau fœtal.

Elle se compose de deux parties : le tronc et les branches. Ces deux portions sont coudées presque à angle droit l'une sur l'autre ; la première appartient à la face inférieure du cerveau, la seconde à la face externe.

Tronc de la scissure. — Le tronc est cette portion indivise, qui se fait remarquer par sa situation sur la face inférieure ou base du cerveau, et par sa direction transversale. C'est cette portion que plusieurs auteurs, Broca entre autres, ont appelée *vallée de Sylvius*, ou partie *basilaire*. Sa longueur est de 3 cm. Commençant près de la ligne médiane sur le côté de la lame grise optique, elle s'étend transversalement en dehors jusqu'au pôle de l'insula, ou mieux jusqu'à la crête qui sépare l'insula de la vallée de Sylvius et qu'on appelle le pli falciforme : chez les animaux osmatiques, ce pli est remplacé par une circonvolution olfactive externe, atrophiée chez l'homme, séparant nettement les deux parties de la scissure dans la profondeur. Dans ce trajet, la scissure, fermée par des méninges résistantes, est en rapport avec le bord postérieur des petites ailes du sphénoïde, saillantes et aiguës chez l'homme, qui s'enfoncent dans la dépression de la surface.

En réalité, cette portion que limite en dehors la racine externe olfactive, n'appartient pas à la scissure ; son écorce profonde (espace perforé antérieur) est un territoire olfactif qui dépend du rhinencéphale. La scissure vraie commence au pôle de l'insula.

Branches de la scissure. — Dès qu'elle apparaît sur la face externe, au niveau du pôle de l'insula, la scissure s'élargit considérablement en formant la *fosse* ou excavation de Sylvius, qui fait suite à la fosse embryonnaire et renferme le lobe de l'insula ; en même temps elle se divise en trois branches, qui toutes sont profondes, c'est-à-dire qu'elles aboutissent au sillon de Reil et coupent le manteau dans toute son épaisseur. On distingue une branche postérieure S, une branche horizontale antérieure s' et une branche ascendante s.

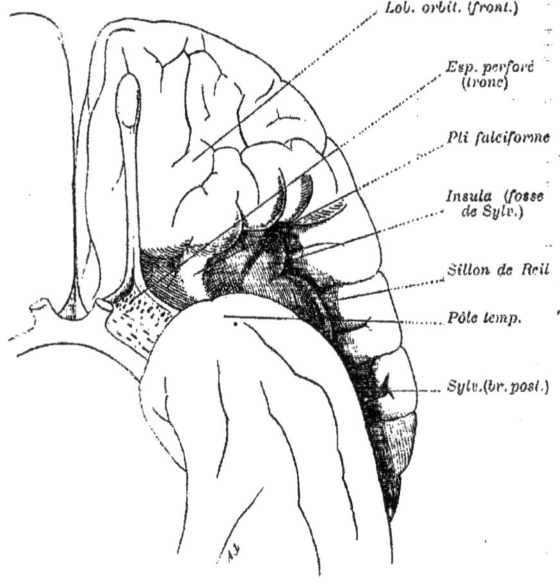

Fig. 207. — Scissure de Sylvius.

Le tronc ou vallée de Sylvius et la fosse ou excavation, vus sur la base du cerveau.

1° *Branche postérieure*, S ; scissure de Sylvius proprement dite. — La branche postérieure est celle que l'on a en vue quand on parle de la scissure de Sylvius en général ; elle est la plus longue, la plus facile à voir sans préparation (voy. fig. 209). Elle part à angle obtus du tronc dont elle est le prolongement, se dirige en arrière et après un trajet de 5 à 6 cm. se relève pour finir par le *rameau terminal ascendant*, qui lui-même aboutit au lobule du pli courbe. Son trajet est arqué à concavité antérieure plus ou moins accentuée.

La branche postérieure est profonde de 2 et 3 cm., surtout dans sa partie initiale qui correspond à la fosse de Sylvius. Dans l'excavation sont contenus le lobe de l'insula, les divisions de l'artère cérébrale moyenne et une quantité notable de liquide céphalo-rachidien circulant dans le canal sylvien. Les deux lèvres, l'une supérieure, l'autre inférieure, surplombent la large fosse de Sylvius et se projettent au-dessus d'elle en forme de couvercles ou *opercules* que nous décrirons plus loin.

2° *Branche horizontale, antérieure*, s' ou pour d'autres auteurs s''. — Cette branche est plus importante que la suivante, car elle est plus précoce dans son apparition et plus fixe comme existence. Elle est absolument constante chez l'homme et l'est aussi chez les singes anthropoïdes. Elle se détache du tronc commun au niveau du pôle insulaire, et se dirige horizontalement en avant, sur une longueur de 2 à 4 cm., en séparant la portion moyenne de la troisième frontale d'avec sa portion orbitaire. On la trouve presque toujours sur la face externe de l'hémisphère, quelquefois sur le bord sourcilier, plus rarement sur la face orbitaire.

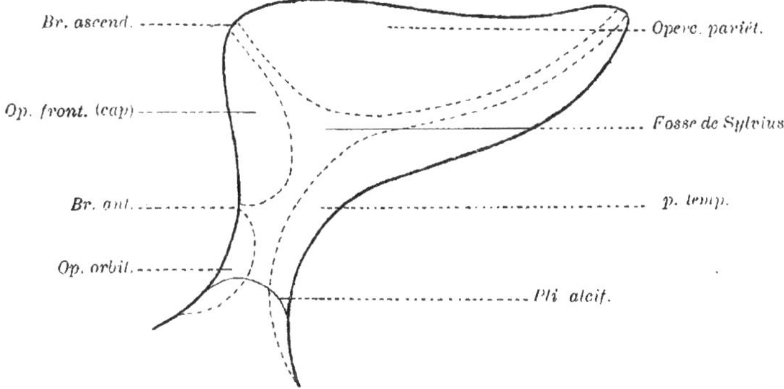

Fig. 208. — Formation des opercules de la scissure de Sylvius.
Côté gauche. — Schéma de Broca.

3° *Branche ascendante*, s. — La branche ascendante, appelée encore branche verticale, se détache à angle obtus de la branche postérieure, à peu près au même point que la branche horizontale antérieure; elle a la même longueur et la même profondeur, c'est-à-dire qu'elle arrive jusqu'au fond de la scissure que longe le sillon de Reil. Sa direction est verticale, presque toujours inclinée un peu en avant, jamais en arrière. Elle naît tantôt au même point que la branche horizontale antérieure en formant un V avec elle, plus souvent à quelques millimètres (5 à 10) en arrière, en formant un U, plus rarement enfin par une branche commune, en Y. La partie de la troisième frontale interceptée entre ces branches est le *cap*. Dans son trajet ascendant, elle s'enfonce dans le creux du premier méandre de la circonvolution, entre le *pied* qui est en arrière et le *cap* qui est en avant.

Cette branche est tardive dans son apparition embryonnaire et zoologique; car elle fait défaut, même chez les anthropoïdes, et n'est pas constante chez l'homme; elle peut manquer sur certains cerveaux imparfaits.

Comme on l'a vu au chapitre de l'embryologie, p. 42, la scissure de Sylvius commence dès la fin du deuxième mois embryonnaire ou au commencement du troisième mois par une dépression sur la face externe de l'hémisphère; cette dépression est le hile de l'hémisphère réniforme, elle représente une partie corticale fixée au tronc du cerveau, ne se projetant que faiblement à l'extérieur, pendant que le reste du manteau libre d'attache se développe circulairement autour d'elle et la fait paraître de plus en plus profonde. C'est, on peut dire, la seule scissure dont on connaisse exactement le mode de formation. Par son extrême précocité, par son origine qui n'est autre que l'attache de l'insula au corps strié, par sa continuité constante, en ce sens qu'elle n'est jamais interrompue par des plis de passage, la scissure de Sylvius ne ressemble à aucune autre et ne peut même être assimilée aux sillons totaux embryonnaires de His. Elle existe chez presque tous les mammifères; elle fait pourtant défaut chez le tapir.

La dépression béante circonscrite par la saillie des lobes voisins porte le nom de *fosse de Sylvius* (fig. 206), terme que quelques anatomistes appliquent encore chez l'adulte à l'excavation fermée qui loge l'insula. D'abord verticale, la fosse ne tarde pas à devenir oblique en arrière, à mesure que se forme le lobe occipital qui semble par là influencer tout l'hémisphère antérieur. Bientôt les lobes voisins se projettent vers elle en saillies arrondies qui vont à la rencontre l'une de l'autre, par-dessus le fond de la dépression lisse et bombée, représentant l'insula rudimentaire; ces saillies portent le nom d'*opercules* (couvercles). Il y en a quatre : l'opercule temporal, l'opercule pariétal qui deviendra l'opercule rolandique, l'opercule frontal, futur cap de F^3 et l'opercule orbitaire. La fente qui sépare l'opercule orbitaire de l'opercule frontal sera la branche horizontale antérieure de la scissure, celle qui sépare l'opercule frontal de l'opercule fronto-pariétal sera la branche ascendante. Ainsi que nous l'avons déjà dit, la branche horizontale apparaît la première (fin du 4e mois ou commencement du 5e); elle marque une étape importante, la troisième circonvolution frontale prenant le type qu'elle conservera chez les anthropoïdes. La branche ascendante se montre au 8e mois seulement, la circonvolution a dès lors deux flexuosités, caractéristiques du cerveau humain et du développement du langage articulé. Ecker a montré que la branche ascendante naissait d'abord de la branche horizontale antérieure, d'où une forme d'Y qui se transforme progressivement en V et en U par l'accroissement du cap frontal. A la naissance, on trouve encore souvent la forme en V; la fosse de Sylvius n'est pas encore totalement fermée, et une petite fossette centrale laisse apercevoir le pôle de l'insula.

II. ***Scissure de Rolando.*** — La scissure de Rolando, R, nom donné par Leuret en l'honneur d'un anatomiste italien qui a décrit en 1829, après Vicq d'Azyr d'ailleurs, la scissure en question et les circonvolutions qui la bordent, est une fente transversale, située au centre de la face externe de l'hémisphère et séparant le lobe frontal du lobe pariétal. C'est le *sillon central* d'un grand nombre d'auteurs étrangers, à la suite de Huschke. Elle est en effet au centre de la calotte hémisphérique, ou du moins sa partie moyenne est à égale distance des extrémités antérieure et postérieure du cerveau; aussi est-ce toujours elle qu'il faut déterminer en premier lieu pour s'orienter au milieu des lobes et des circonvolutions. Sa position centrale, sa non-interruption, les deux circonvolutions parallèles et continues qui la bordent, la feront distinguer facilement, au moins en dehors d'anomalies importantes, des sillons pré- et postrolandiques qui pourraient donner le change. Elle se montre au cinquième mois de la vie intra-utérine.

Elle suit un trajet obliquement ascendant en haut et en arrière, depuis la scissure de Sylvius à laquelle elle confine, jusqu'au bord supérieur de l'hémisphère qu'elle dépasse un peu. La longueur est de 8 à 9 cm. L'angle qu'elle forme avec ce bord supérieur ou bord sagittal est ouvert en avant et aigu, c'est l'*angle rolando-sagittal*, ou *angle rolandique*. Cet angle est de 70° en moyenne. Il est utilisé en chirurgie pour déterminer la position de la scissure sur la voûte crânienne.

Son *trajet* est flexueux et présente ordinairement deux courbes ou *genoux* dont les convexités sont en sens inverse.

Son *extrémité inférieure* est fermée par le pli de passage fronto-pariétal inférieur qui la sépare de la scissure de Sylvius. — Son *extrémité supérieure* arrive jusqu'au bord sagittal qu'elle entaille d'une incisure; souvent elle se prolonge sur la face interne de l'hémisphère. Elle est fermée par le pli de passage fronto-pariétal supérieur, qui unit la pariétale ascendante avec la tête élargie de la frontale ascendante et constitue ainsi le *lobule para-central*. Fréquemment cette extrémité, à partir du bord sagittal, se coude brusquement et se prolonge en arrière sur une longueur de 10 à 15 mm., en une queue ou *crochet* qui embrasse dans sa concavité la concavité en sens inverse de la

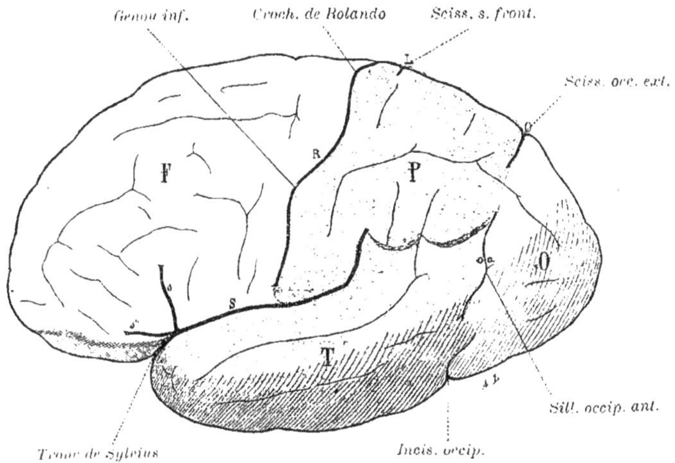

Fig. 209. — Lobes et scissures de la face externe du cerveau.

Le lobe pariétal est en bleu, le lobe temporal en rose. — *R*, Rolando; *S*, Sylvius; *s*, branche ascendante; *s'*, branche horizontale antérieure.

scissure sous-frontale à sa terminaison. Par cette queue postérieure, qui rappelle l'inflexion contraire de l'extrémité inférieure, l'extrémité supérieure de Rolando se trouve reportée à 1 cm. et plus en arrière, ce qui entraîne certaines difficultés pour calculer les angles d'inclinaison ou déterminer les rapports topographiques; pratiquement, il vaut mieux ne pas en tenir compte.

III. **Scissure occipitale.** — La scissure occipitale, *O*, scissure *perpendiculaire* de quelques auteurs, *pariéto-occipitale* de la *Nomencl. anatomique*, sépare le lobe pariétal du lobe occipital. Sa direction est transversale, c'est-à-dire perpendiculaire au grand axe de l'hémisphère. A cheval en quelque sorte sur le bord sagittal, elle se prolonge sur les deux faces, externe et interne; de là deux branches, appelées par abréviation scissures occipitales externe et interne.

1° **Scissure occipitale interne.** — Cette branche, *perpendiculaire interne* (voy. fig. 211) de plusieurs auteurs, occupe la face interne de l'hémisphère; elle va du bord supérieur de l'hémisphère au bord externe de l'arc qui entoure le corps calleux. Son trajet est oblique en bas et en avant. Sa longueur atteint 3 cm., sa profondeur 1 à 3 cm.

A sa partie inférieure, la scissure occipitale se jette dans la scissure calcarine. Elle forme avec elle un Y dont la branche commune, longue de 2 cm. et plus, semble constituée également par les deux scissures; mais l'anatomie comparée montre que cette tige appartient exclusivement à la calcarine, et que même chez l'homme un pli de passage profond isole la branche occipitale d'avec l'autre branche.

Cette anfractuosité est continue sur tout son trajet. En écartant les lèvres, on remarque deux plis de passage profonds qui sont constants. Ce sont les *plis de passage internes* de Gratiolet, qui les distinguait en supérieur et inférieur. Le pli supérieur est le *pli de passage pariéto-occipital interne*; le pli inférieur est le pli *cunéo-limbique*.

2° **Scissure occipitale externe.** — Cette branche, appelée encore *perpendiculaire externe*, diffère à plusieurs points de vue de la branche interne avec laquelle elle se continue sur le bord sagittal. Elle coupe transversalement la face convexe de l'hémisphère, mais à l'inverse de la branche interne elle est presque toujours comblée par des plis de passage superficiels et réduite à de courts tronçons; ce n'est qu'à titre d'anomalie rare qu'on observe une fente continue longue de 4 à 5 cm.

Les deux plis de passage sont ceux auxquels Gratiolet attachait tant d'importance comme caractéristique du cerveau humain, *premier* et *second plis de passage pariéto-occipitaux*. Tous deux sont, en règle générale, superficiels, volumineux et sinueux. Le premier, qui unit la circonvolution pariétale supérieure avec la première occipitale, longe le bord sagittal et décrit une anse à convexité inférieure; le second, qui va de la pariétale inférieure à la deuxième occipitale, est au-dessous et en dehors du premier, et décrit une courbe à convexité supérieure. Les deux plis se touchent au milieu par leur convexité, et c'est entre ces deux sommets que passe le sillon interpariétal, pour aller se prolonger plus ou moins loin sur le lobe occipital. Le caractère polymorphe de la scissure occipitale tient aux grandes variations que ces plis peuvent présenter dans leur profondeur, leur volume et leurs flexuosités. Ordinairement elle se compose de deux tronçons, qui sont : l'*incisure sagittale* constante sur le bord supérieur de l'hémisphère, aboutissant de l'occipitale interne, et le petit sillon *occipital transverse* situé entre les deux plis, sur un plan postérieur à l'encoche. En prolongeant la direction de ces incisures qui marquent l'occipitale externe, on arrive plus bas, entre le lobe temporal et le lobe pariétal, à un sillon assez constant qui a la même position transversale et porte le nom de *sillon occipital antérieur*.

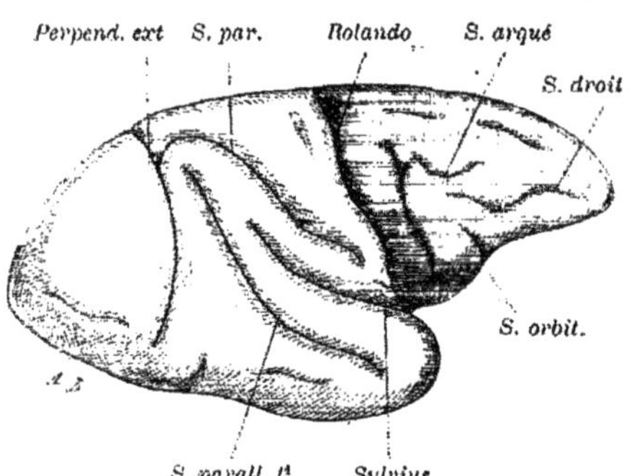

Fig. 210. — Cerveau simien (macaque).

Face externe. (D'après Eberstaller.) — Le lobe frontal est teinté en rose.

A l'inverse de l'homme, la plupart des singes, mais non tous, possèdent deux plis de passage internes *superficiels* qui comblent la scissure occipitale interne, et au contraire deux plis de passage *profonds* qui laissent ouverte la scissure externe. Celle-ci apparaît comme une fente profonde et continue, dont la lèvre postérieure, formée par le bord antérieur du lobe occipital, se projette en opercule ou calotte sur la lèvre antérieure ou pariétale qu'elle recouvre. Elle porte en France le nom de perpendiculaire externe, en Allemagne celui de *fente simienne*.

IV. ***Scissure sous-frontale ou calloso-marginale.*** — La scissure sous-frontale, marquée *L* parce qu'elle est une partie de la scissure limbique des mammifères osmatiques, est la scissure *calloso-marginale* des auteurs anglais, dénomination qui ne peut donner qu'une idée fausse de ses rapports; c'est le *sulcus cinguli* de la *Nomenclature anatomique*. En général bien manifeste, elle occupe sur la face interne de l'hémisphère l'espace courbe qui sépare le lobe frontal du lobe calleux en avant et du pariétal en arrière.

Son trajet est celui d'un *S* italique, dont la branche intermédiaire aux deux crochets serait rectiligne. Née sous le genou du corps calleux, elle contourne la

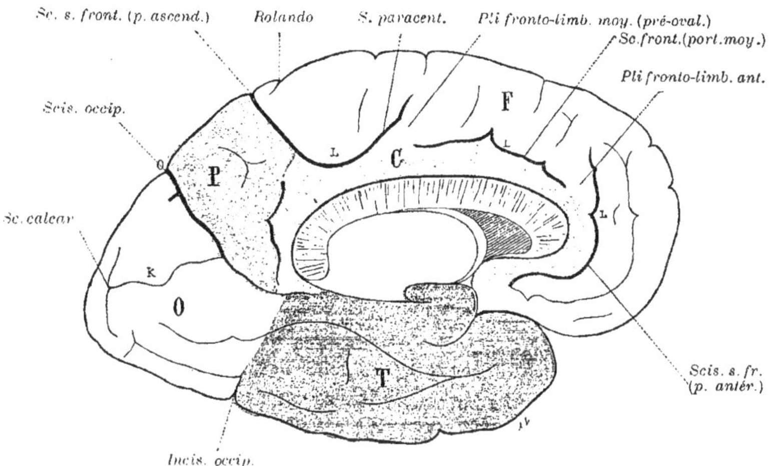

Fig. 211. — Lobes et scissures de la face interne du cerveau.

Le lobe pariétal en bleu, le lobe temporal en rose, le lobe du corps calleux en gris. — *O*, scissure occipitale; *K*, la calcarine; *L* (limbique), la sous-frontale ou calloso-marginale.

circonvolution qui borde cette commissure, devient comme elle horizontale, puis l'abandonne vers le quart postérieur pour remonter vers le bord sagittal de l'hémisphère où elle se termine. De là trois parties : une *antérieure*, oblique et courte; une *moyenne*, horizontale; une *postérieure* (*r. marginalis* de la *Nom. anat.*), ascendante, remarquable par les crénelures de ses bords qui lui ont fait donner le nom de scissure festonnée. La longueur totale est de 13 à 14 cm.; la profondeur, inférieure à 1 cm. dans la portion initiale, atteint son maximum dans la portion terminale. Il est à remarquer que, dans ses parties moyenne et postérieure, la scissure n'est pas taillée perpendiculairement, mais obliquement dans l'épaisseur de l'écorce; elle regarde en dedans et en haut, et son fond est plus près du corps calleux que son entrée.

Les trois portions ne sont pas seulement distinctes par les changements de direction, mais encore par la présence de deux plis de passage, un à chaque coude; ces *plis fronto-limbiques* interrompent la scissure quand ils sont superficiels, ou s'ils sont profonds lui donnent une configuration en escalier. Ils sont en outre accompagnés d'incisures, qui de la scissure se prolongent sur la face interne de la première frontale; celle qui suit le pli postérieur et limite en avant le lobule paracentral ou lobule ovalaire est l'incisure préovalaire ou *sillon paracentral.*

Les scissures que nous venons de décrire délimitent quatre grands lobes et deux plus petits. Les grands lobes sont les lobes frontal, pariétal, temporal et occipital; les petits lobes, le lobe de l'insula et le lobe du corps calleux.

Le lobe **frontal** est limité sur la face externe par la scissure de Sylvius en bas, par la scissure de Rolando en arrière; sur la face interne par la scissure sous-frontale, sur la face inférieure par la branche horizontale de la scissure de Sylvius. Il comprend quatre circonvolutions, une transversale ou ascendante, la frontale ascendante, et trois longitudinales ou antéro-postérieures qui sont les première, deuxième et troisième frontales.

Le lobe **pariétal** a pour limites : sur la face externe ou convexe, en avant la scissure de Rolando qui le sépare du lobe frontal, en arrière la scissure occipitale externe qui le sépare du lobe occipital, en bas la scissure de Sylvius qui l'isole du lobe temporal; sur la face interne, le vestige d'une scissure qu'on voit chez les non-primates, le sillon sous-pariétal qui le sépare très imparfaitement du lobe du corps calleux, tandis qu'au contraire la scissure occipitale externe le détache nettement du lobe occipital. Il comprend trois circonvolutions, une transversale ou pariétale ascendante, et deux longitudinales, antéro-postérieures, les pariétales supérieure et inférieure.

Le lobe **temporal** est séparé en haut des lobes frontal et pariétal par la scissure de Sylvius; en arrière, par toute sa base, il est partiellement fusionné avec le lobe occipital, sans scissure limitante, borné seulement par quelques sillons transversaux inconstants. Il confine sur la face inférieure et interne au corps de l'hémisphère; la fente de Bichat s'interpose à ce niveau entre le corps hémisphérique et le bord du manteau. On compte cinq circonvolutions temporales, toutes longitudinales, les première, deuxième, troisième, quatrième et cinquième temporales.

Le lobe **occipital** est séparé du lobe pariétal par les scissures occipitale externe et interne, mais continu en partie avec le lobe temporal, comme nous venons de le voir. Ses six circonvolutions, toutes longitudinales, s'échelonnent régulièrement de la première à la sixième.

Le lobe **du corps calleux**, qui occupe la face interne, est formé d'une seule circonvolution enroulée autour du corps calleux, séparée de lui par le sillon du corps calleux, séparée des lobes frontal et pariétal par la scissure sous-frontale et le vestige de la scissure sous-pariétale.

Le lobe **de l'insula**, enfoui dans la scissure de Sylvius, sur la face externe de l'hémisphère, est limité par les bords profonds du lit de cette scissure, bords qui constituent le sillon circulaire de Reil et s'interposent entre l'insula d'une part, les lobes frontal, pariétal et temporal de l'autre. Il comprend cinq circonvolutions dites de l'insula et disposées en sens radié.

Quatre lobes sur six ont une disposition en pyramide à sommet mousse; ce sommet porte le nom de *pôle* et constitue l'extrémité libre du lobe. On reconnaît un pôle frontal, temporal, occipital, et un pôle de l'insula. Il n'y en a pas pour le lobe pariétal, ni pour le lobe calleux.

Le nombre des lobes et des circonvolutions est fixe; seul le nombre des plis secondaires peut varier. Il y a en tout 24 circonvolutions.

Lobe frontal. — 4 circonvolutions	première frontale F^1	
	deuxième frontale F^2	
	troisième frontale F^3	
	frontale ascendante Fa	
Lobe pariétal. — 3 circonvolutions	pariétale supérieure P^1	
	pariétale inférieure P^2	
	pariétale ascendante Pa	
Lobe temporal — 5 circonvolutions	première temporale T^1	
	deuxième temporale T^2	
	troisième temporale T^3	
	quatrième temporale T^4	
	cinquième temporale (ou de l'hippoc.) T^5	
Lobe occipital — 6 circonvolutions	première occipitale O^1	
	deuxième occipitale O^2	
	troisième occipitale O^3	
	quatrième occipitale O^4	
	cinquième occipitale O^5	
	sixième occipitale (ou cuneus) O^6	
Lobe du corps calleux — 1 circonvolution.	Circonvolution du corps calleux C.	
Lobe de l'insula — 5 circonvolutions	première insulaire I^1	insula antérieur
	deuxième insulaire I^2	
	troisième insulaire I^3	
	quatrième insulaire I^4	insula postérieur
	cinquième insulaire I^5	

La division du cerveau en lobes a une grande importance morphologique, car elle repose sur l'anatomie comparée et sur le développement embryologique; mais elle paraît n'avoir comme application qu'une valeur topographique, utile, nécessaire même pour l'orientation, et non une valeur fonctionnelle. C'est ainsi que les centres moteurs sont à cheval sur le lobe frontal et sur le lobe pariétal, que la scissure de Rolando réunit plus qu'elle ne les sépare; ce dernier lobe possède des centres visuels dont la majeure partie ressortit pourtant du lobe occipital. Chaque lobe contient des centres supérieurs d'association.

Il en est de même des circonvolutions. Chacune d'elle n'est qu'un agrégat de centres qui peuvent n'avoir aucun rapport fonctionnel; ainsi la troisième circonvolution frontale appartient par son origine à l'exercice du langage et par sa terminaison à la région olfactive. Les sillons ou scissures qui séparent les circonvolutions sont revêtus d'une couche corticale dont l'importance physiologique est peut-être aussi grande que la couche superficielle qui recouvre le dos ou crête de ces mêmes circonvolutions; tel est le cas de la fonction visuelle dans la scissure calcarine. Nous ne devons donc pas voir dans les circonvolutions, pas plus que dans les lobes, des entités anatomiques ou des organes; ce ne sont que des formes dont la raison d'être nous échappe encore.

Quant à la cause générale du plissement cortical, elle est la conséquence, comme l'a montré Baillarger, de la loi géométrique qui règle le rapport des surfaces avec les volumes. Les volumes croissent comme les cubes des diamètres, et les surfaces comme les carrés seulement. Pour que la surface hémisphérique s'accroisse autant que le volume du cerveau, il faut qu'elle se replie sur elle-même comme la muqueuse de l'intestin grêle. Aussi la plupart des animaux de petite taille sont-ils *lissencéphales* (cerveau lisse), alors que les espèces de taille moyenne ou grande sont *gyrencéphales* (cerveau plissé). Nous avons vu plus haut que, grâce à ce plissement, la surface de l'hémisphère triplait d'étendue et mesurait 2000 cm. carrés et plus. Malgré la richesse de ses circonvolutions qui l'ont fait classer dans une catégorie à part, celle des *archencéphales*, le cerveau humain n'a pas compensé entièrement l'amoindrissement cortical qui résulte du grand développement de sa masse, et sa surface rapportée à cette masse est inférieure à celles des animaux.

Il n'existe pas entre les sexes de différence *spécifique*, ni dans la précocité du développement ni dans les formes adultes. Le cerveau de la femme présente en général une plus grande simplicité et une plus grande régularité dans le plan de ses circonvolutions et les variations en sont moins nombreuses. Mais ces caractères ne diffèrent pas de ceux que l'on observe dans son système osseux ou musculaire. Telles sont les conclusions de ceux qui ont étudié à ce point de vue un grand nombre de cerveaux (Eberstaller, Retzius).

LOBE FRONTAL

Le lobe frontal est la partie de l'hémisphère qui s'étend en avant de la scissure de Rolando.

Il correspond à l'os frontal dont il occupe non seulement la partie verticale écailleuse, mais encore toute la face orbitaire; sur sa périphérie, il dépasse sensiblement cet os, surtout en arrière, où il est recouvert par le pariétal sur une étendue de plusieurs centimètres. Il a pour limites : en bas et en dehors la scissure de Sylvius qui le sépare du lobe temporal, en bas et en dedans la scissure sous-frontale qui le sépare du lobe du corps calleux, en arrière la scissure de Rolando qui borne en avant le lobe pariétal.

Broca a bien montré que l'homme est caractérisé par la *prédominance frontale* de son cerveau, tandis que les animaux non primates ont la prédominance pariétale (voy. les fig. 209 et 228.) Le lobe frontal comprend en poids total les 43 centièmes du poids du cerveau, en poids de son manteau cortical les 42 p. 100, en surface carrée les 40 ou 42 centièmes. Quelle que soit l'idée qu'on se fasse de ses fonctions, il est certain que, pris dans la généralité des cas, son développement marche de pair avec l'intelligence, surtout avec les hautes qualités intellectuelles de la conception et de la réflexion plutôt qu'avec celles de l'action; et l'opinion commune qui attribue un vaste front aux penseurs, c'est-à-dire un lobe frontal haut et large, aux courbes harmonieuses, est parfaitement justifiée par l'anatomie. Meynert a soutenu que la grandeur du lobe frontal de l'homme était surtout apparente, qu'elle dépendait du gros volume des corps striés et de l'insula dans le sens transversal et du surhaussement produit par le pôle temporal dans le sens de la hauteur; mais Eberstaller a fait voir que ces causes n'agissent que dans d'étroites limites. Il reste acquis que le cerveau humain est bien un cerveau frontal; et, dans ce grand développement antérieur, l'accroissement se fait en tout sens. Le front n'est pas seulement large en haut; de fuyant il devient droit, c'est-à-dire qu'il s'accroît dans le sens antéro-postérieur ou de l'épaisseur, et le visage tout entier prend le type orthognathe.

Le lobe frontal comprend quatre circonvolutions : une transversale, parallèle à la scissure de Rolando, qui est la *frontale ascendante*, et trois longitudinales que l'on compte de haut en bas, *première*, *deuxième* et *troisième frontales*. Ces trois circonvolutions longitudinales, insérées perpendiculairement sur la frontale ascendante, se dirigent parallèlement vers le bord sourcilier et là se replient sur elles-mêmes à angle aigu, pour suivre un trajet récurrent sur la face orbitaire. Elles ont donc, toutes, deux branches ou deux portions, une portion supérieure ou dorsale, et une portion inférieure ou orbitaire; la première frontale possède en plus une portion interne. C'est à l'ensemble des portions orbitaires des trois frontales que l'on a donné, à la suite de Gratiolet, le nom de lobule orbitaire, terme qui tend à disparaître; quelques auteurs ont même décrit ces parties réfléchies des circonvolutions comme des *circonvolutions orbitaires* indépendantes.

La circonvolution transversale ou frontale ascendante est séparée des trois circonvolutions longitudinales par un sillon également transversal, le *sillon prérolandique*. Celles-ci à leur tour sont isolées les unes des autres par des sillons longitudinaux, le *sillon frontal supérieur* entre la première et la deuxième

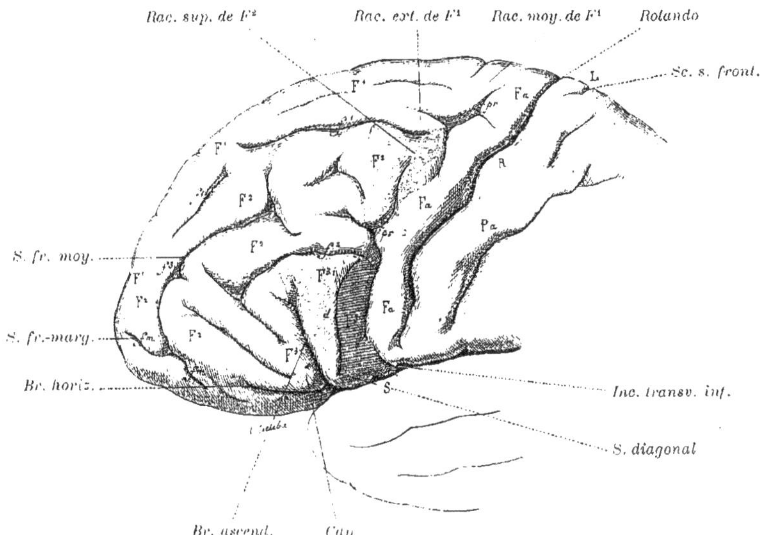

Fig. 212. — Face externe du lobe frontal.

Le pied de F^2 et celui de F^3 sont teintés en rose. — La partie basilaire ou postérieure du pied de F^3 est en teinte foncée.

circonvolution frontale, le sillon frontal *inférieur* entre la seconde et la troisième.

Circonvolution frontale ascendante. — La frontale ascendante, *Fa*, appelée encore quatrième frontale F^4, circonvolution *prérolandique*, circonvolution *centrale antérieure*, est une des plus faciles à reconnaître avec la pariétale ascendante. Elle est située en avant de la scissure de Rolando dont elle forme la limite antérieure, et répond sur le crâne non à l'os frontal, comme son nom pourrait le faire croire, mais à la partie antérieure du pariétal.

Elle commence à la scissure de Sylvius, monte en sens oblique sur la face convexe de l'hémisphère, parallèlement à la scissure de Rolando et sous un même angle d'inclinaison, et dépasse le bord sagittal pour se terminer sur la face interne. Son bord antérieur est limité par les tronçons du sillon prérolandique et donne insertion aux racines des trois circonvolutions longitudinales; son bord postérieur forme la lèvre antérieure de la scissure de Rolando.

L'extrémité inférieure ou *pied* est unie à la pariétale ascendante par un pli transversal; c'est le *pli de passage fronto-pariétal inférieur* ou *opercule rolandique*. On observe ordinairement sur ce pli une incisure oblique, plus ou moins profonde, l'*incisure transverse inférieure* (Eberstaller).

L'extrémité supérieure ou *tête* est située sur la face interne. A l'inverse du pied, elle s'épanouit en une masse aplatie, de forme irrégulièrement quadrilatère, le *lobule paracentral* ou lobule *ovalaire* (voy. fig. 213). Il est borné en haut par le bord sagittal de l'hémisphère, en bas et en arrière par la branche ascendante de la scissure sous-frontale, en avant par le sillon paracentral ou incisure préovalaire, considéré par les uns comme un sillon indépendant, par d'autres comme une branche de la scissure sous-frontale. Son bord supérieur est coupé par la fin de la scissure de Rolando, incisure rolandique; son bord inférieur est quelquefois uni par un pli de passage fronto-limbique postérieur ou ovalaire à la circonvolution du corps calleux. Il est rare que la surface soit lisse; on y voit d'ordinaire une incisure de forme variée.

Dans la grande majorité des cas, le lobule paracentral est constitué uniquement aux dépens de la frontale ascendante; un pli de passage étroit, *pli fronto-pariétal supérieur*, qui suivant sa disposition se confond avec le lobule ou s'en isole, l'unit à la tête de la pariétale ascendante et ferme la scissure rolandique.

Outre ces deux plis, supérieur et inférieur, qui rattachent l'une à l'autre les deux circonvolutions ascendantes, un pli moyen, presque toujours profond, traverse Rolando au niveau de son genou supérieur.

Sillon prérolandique. — Le *sillon prérolandique*, *pr.* (sillon frontal parallèle, sillon précentral) limite en avant la circonvolution frontale ascendante. Il est quelquefois unique et complet, au point de simuler la scissure de Rolando; mais le plus souvent il est formé de deux parties bien différentes, que sépare le pied de la deuxième frontale. Ces deux branches sont :

1° Le **sillon prérolandique supérieur**, qui occupe le tiers supérieur de la face externe, entre les racines de F^1 et de F^2;

2° Le **sillon prérolandique inférieur**, peu profond, entre les racines de F^2 et de F^3, et continu ordinairement avec le second sillon frontal.

Première circonvolution frontale.

— La première frontale, F^1 (frontale *supérieure* d'un grand nombre d'auteurs), est située sur le bord sagittal de l'hémisphère, entre la scissure sous-frontale en dedans et le premier sillon frontal f^1, prolongé lui-même par le sillon olfactif fo^1. Seule des circonvolutions de son lobe, elle occupe les trois faces de l'hémisphère et possède par suite trois portions distinctes, une externe, une inférieure ou orbitaire, et une interne, que l'on a souvent considérées comme trois circonvolutions distinctes.

1° **Portion externe ou dorsale.** — Cette portion s'étend sur la partie la plus élevée de la face convexe, entre le bord sagittal et la deuxième frontale. Elle naît de la frontale ascendante par trois racines : une racine moyenne, superficielle, située sur le bord sagittal, c'est la racine normale; une racine externe, accessoire, profonde, placée au-dessous de la précédente; une racine interne, qui provient du lobule paracentral. De là elle se dirige d'arrière en avant, en diminuant de plus en plus, à tel point que dans le tiers antérieur elle est réduite à un pli étroit qui contourne en dedans le sillon fronto-marginal pour passer sur la face orbitaire.

Les *plis d'anastomose* avec la deuxième frontale sont constants et nombreux. On en compte ordinairement trois.

2° **Portion orbitaire** (fig. 228). — Cette portion, décrite sous le nom de *gyrus rectus*, fait suite à la portion externe dont elle est la branche réfléchie; elle est

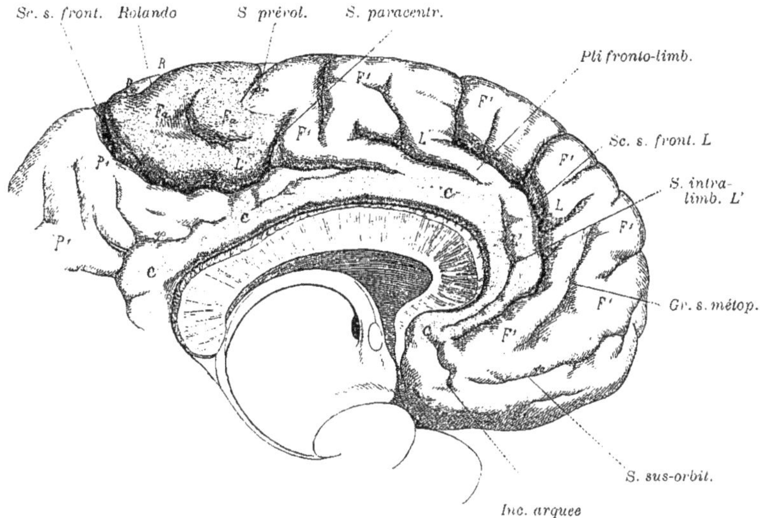

Fig. 213. — Face interne du lobe frontal.
Le lobe calleux teinté en gris, le lobule paracentral en rose.

limitée en dedans par la fente interhémisphérique, en dehors par le sillon olfactif qui loge le pédoncule olfactif, et elle s'étend de l'angle interne de l'hémisphère à l'espace perforé. Elle est étroite, un peu plus large en arrière (1 cm.) qu'en avant; son trajet est rectiligne. Elle est sur un plan inférieur à la partie voisine de F^2 et se détache en un bourrelet saillant, plus marqué chez le nouveau-né, fortement accentué chez quelques microcéphales et chez les singes inférieurs, chez lesquels il constitue le *rostre* ou *bec ethmoïdal* (fig. 217); ce bec occupe la fosse ethmoïdale. On ne trouve à la surface du gyrus rectus qu'une incisure à peu près constante, en avant du sillon olfactif (*incisure olfactive transverse*).

3° **Portion interne.** — Cette portion (circonvolution *frontale interne* de quelques auteurs) occupe, sur la face interne de l'hémisphère frontal, tout ce qui est en dehors de la circonvolution du corps calleux, dont elle est séparée par la scissure sous-frontale, et avec laquelle elle présente des variations inverses de développement. Le bord sagittal qui limite la frontale interne sur son contour excentrique n'est qu'une séparation topographique ; il n'y a ni sillon ni incisure, et la circonvolution est continue sur ce bord avec sa portion externe et sa portion orbitaire. Contrairement à la portion dorsale, la frontale interne va croissant d'arrière en avant et atteint son maximum d'expansion en avant et au-dessous du corps calleux. Sur sa partie inférieure, elle est coupée en sens sagittal par l'*incisure sus-orbitaire* ou *sillon rostral*, et quelquefois au-dessus par le *sillon métopique*.

Parmi les plis de passage nous signalerons plus particulièrement celui qui unit l'extrémité du corps calleux avec l'extrémité de la première frontale, pli *fronto-limbique inférieur*. Presque toujours superficiel et étroit, il ferme à sa partie initiale la scissure sous-frontale. Il est au centre d'une petite région de transition, de forme quadrilatère, que Broca a appelée le *carrefour de l'hémisphère* (fig. 226). Le carrefour, haut de 10 mm., large de 5, est limité en haut par le bec du corps calleux, en bas par l'espace perforé, en arrière par la lame terminale et la commissure blanche antérieure, en avant, mais d'une façon inconstante, par l'*incisure arquée* qui peut communiquer avec la scissure sous-frontale ou avec le sillon sus-orbitaire ou même avec tous les deux. Ce qu'il y a de remarquable dans ce champ cortical, c'est qu'il est un aboutissant et un lieu de passage pour l'union du lobe calleux avec la première frontale (pli fronto-limbique inférieur), les nerfs de Lancisi et le pédoncule du septum lucidum en haut, la racine olfactive interne et la bandelette diagonale en bas.

Premier sillon frontal. — Sillon olfactif. — **1° Premier sillon frontal.** — Le premier sillon frontal, f^1, sillon *frontal supérieur*, sépare sur la face externe la première circonvolution frontale de la seconde. Il est généralement peu profond et coupé en deux ou trois tronçons par les anastomoses de F^1 à F^2.

2° **Sillon olfactif.** — Le sillon olfactif fo^1, sillon *orbitaire interne*, est situé sur la face orbitaire du lobe frontal, entre le gyrus rectus et la deuxième frontale; il est la continuation apparente du premier sillon frontal, mais n'a en réalité rien de commun avec lui. Son nom lui vient de ce qu'il loge le pédoncule et le bulbe olfactifs, qui sont appliqués contre lui par un pont arachnoïdien.

Ce sillon est remarquable par son apparition précoce, sa constance, l'absence totale d'interruption par des plis d'anastomose. Il se dirige d'arrière en avant, mais en obliquant vers la fente interhémisphérique. Son extrémité antérieure dépasse le bulbe olfactif. Son extrémité postérieure, élargie en fossette, contient la tubérosité olfactive; le plus souvent elle se recourbe en dehors en forme de crochet à concavité antérieure.

Deuxième circonvolution frontale. — La deuxième frontale, F^2, ou encore *frontale moyenne*, est située sur la partie moyenne de la face externe et de la face inférieure, entre le premier et le second sillon frontal. Elle comprend deux portions : une externe ou dorsale, et une inférieure ou orbitaire.

1° **Portion dorsale ou externe.** — Elle naît par deux racines : l'une supérieure, volumineuse, superficielle, qui se détache du milieu de *Fa* et suit d'abord un trajet ascendant; elle constitue le *pied* de la deuxième frontale; — l'autre inférieure, profonde, qui provient du pied de F^3.

De la fusion des deux racines résulte une puissante masse lobulée, riche en plis et en incisures, qui fait de F^2 la plus large des trois frontales, et dans laquelle on reconnaît des flexuosités transversales rapprochées, anastomosées par leurs coudes avec les circonvolutions voisines. Elle atteint son maximum de développement au niveau du bord orbitaire qui est presque entièrement occupé par son épanouissement. Fréquemment elle est dédoublée, en arrière par une branche antérieure du sillon prérolandique, en avant par une longue incisure, dite *sillon frontal moyen*; ce dernier va lui-même se jeter dans le *sillon fronto-marginal* qui coupe horizontalement le rebord orbitaire.

2° **Portion orbitaire.** — Cette portion de F^2 occupe à elle seule les deux tiers de la face orbitaire entre le gyrus rectus de F^1 et la portion orbitaire de F^3. Elle est séparée de ces deux circonvolutions en dedans par le sillon olfactif fo^1 ou sillon orbitaire interne, en dehors par le sillon orbitaire externe, fo^2. Sa limite postérieure n'est pas nettement définie; on est pourtant à peu près d'accord aujourd'hui pour la fixer à la branche transversale du sillon en *H* que l'on voit au milieu de la face orbitaire.

La surface de cette portion est excavée pour se mouler sur la face orbitaire; sa forme est irrégulièrement quadrilatère ou d'autres fois cunéiforme à base antérieure, suivant les variations du sillon en *H*. En arrière, elle s'unit sur la partie externe du trigone olfactif avec la première et la troisième frontales pour constituer un point commun d'anastomose, considéré comme le pôle frontal. En avant, elle est lobulée soit par les branches sagittales antérieures du sillon en *H* qui la limite, soit par une *incisure intermédiaire*.

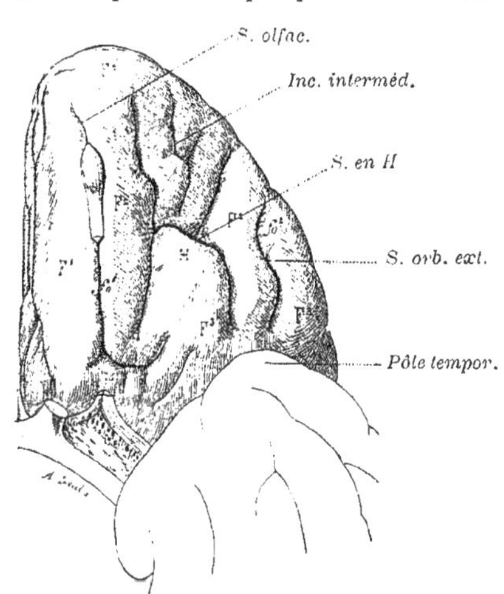

FIG. 214. — Face inférieure du lobe frontal (lobule orbitaire).

Le *sillon en H* qu'on voit au centre de la face orbitaire est un sillon constant chez l'homme et les primates. A côté de sa forme typique en *H*, c'est-à-dire avec deux branches latérales externe et interne unies par une branche transversale, on observe les formes les plus variées en *X*, en *K*, en *Z*, et surtout la forme triradiée, c'est-à-dire à trois branches diversement combinées, dont le centre est en général à l'angle orbitaire externe.

Deuxième sillon frontal. — Sillon orbitaire externe. — 1° **Deuxième sillon frontal.** La deuxième frontale est longée sur son bord inférieur par le *deuxième sillon frontal*, f^2, ou frontal *inférieur*, qui la sépare de la troisième circonvolution frontale. Ce sillon est parallèle à f^1, dirigé comme lui en sens

[CHARPY.]

sagittal, mais un peu plus court. Il naît, en arrière, du sillon prérolandique inférieur, que beaucoup d'auteurs considèrent comme sa branche postérieure ou ascendante, se dirige d'arrière en avant en décrivant une courbe à concavité inférieure, et après un court trajet, arrivé à la base du cap de la troisième frontale, se bifurque en deux branches transversales.

2° **Sillon orbitaire externe** (Hervé). Sur la face orbitaire, parallèlement au sillon olfactif ou sillon orbitaire interne fo^1, parallèlement aussi au jambage externe du sillon en *H* et à 5 ou 10 mm. en dehors de lui, se trouve constamment le sillon orbitaire externe fo^2, qui est un sillon indépendant, ne s'unissant ni à la scissure de Sylvius ni aux sillons marginaux du bord sourcilier. C'est lui qui sépare le bord interne de F^3 du bord externe de F^2.

Troisième circonvolution frontale. — La troisième frontale, F^3,

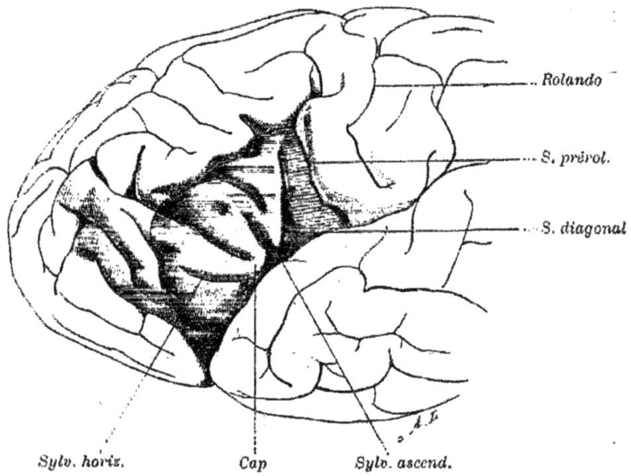

Fig. 215. — Troisième circonvolution frontale.

Hémisphère gauche du cerveau de Gambetta (d'après Hervé). — La troisième frontale est teinte en rouge, le pied en rouge plus foncé ; la partie basilaire du pied est indiquée par des hachures.

appelée encore *frontale inférieure*, et par les Anglais *circonvolution de Broca*, parce qu'en 1861 Broca a découvert qu'elle était le centre du langage, est située sur la partie inférieure du lobe frontal, entre le deuxième sillon frontal et la scissure de Sylvius. Son bord supérieur convexe est en beaucoup de points mal séparé de F^2 en raison des nombreuses anastomoses qui les unissent ; son bord inférieur concave est au contraire nettement délimité par la profonde scissure de Sylvius. C'est surtout la troisième frontale qui ferme la scissure et recouvre l'insula ; aussi la non-occultation de l'insula indique-t-elle presque toujours un développement imparfait de cette circonvolution (voy. fig. 233).

La troisième frontale présente dans son trajet la forme d'un M, c'est-à-dire qu'elle subit deux inflexions autour des deux branches de la scissure de Sylvius qui s'enfoncent entre les angles de l'M, de la branche ascendante et de la branche horizontale. Les trois premiers jambages de l'M appartiennent à la partie dorsale ou externe de la circonvolution, laquelle occupe la région latérale inférieure de l'os frontal en empiétant sur le pariétal; le dernier jambage, celui de gauche si nous regardons un cerveau gauche, représente la portion orbitaire. A son tour la portion dorsale se subdivise en deux parties, le pied et le cap.

Reprenant d'arrière en avant les divisions de F^3 sur un type schématisé, nous aurons donc les parties suivantes : 1° le *pied*, qui est situé en arrière de la branche ascendante de Sylvius; 2° le *cap*, qui occupe tout l'espace compris entre la branche ascendante et la branche horizontale; 3° la portion orbitaire ou *tête*, placée en avant de la branche horizontale. Chose remarquable, à chacune des trois portions correspond une structure histologique différente (Betz) et vraisemblablement une fonction spéciale. La fonction du pied est seule connue, elle préside au langage articulé; la portion orbitaire se rattache peut-être aux centres olfactifs.

1° **Pied de F³.** — Le pied de F^3, ou *partie operculaire* des auteurs étrangers, naît de la partie inférieure de la frontale ascendante par une *racine* qui est en règle générale unique et profonde. Il forme un lobule quadrangulaire, plus haut que large, bordé en avant par la branche sylvienne ascendante, en arrière par le sillon prérolandique, en bas par le commencement de la branche postérieure de Sylvius, en haut par le deuxième sillon frontal f^2. Il mesure 30 mm. de hauteur sur 15 à 20 en largeur. C'est la partie la plus tardive dans son développement; elle ne se forme qu'un mois avant la naissance, et ne commence à fonctionner, comme on sait, qu'un an plus tard. Le bord supérieur est presque toujours uni à F^2 par une ou deux anastomoses.

Généralement la surface du pied est divisée en deux parties par le *sillon diagonal* de l'opercule (Eberstaller). Ce sillon descend obliquement en bas et en avant sur une longueur qui peut atteindre 3 cm., et sépare deux parties inversement conformées, une partie antérieure ou *ascendante*, à grosse extrémité supérieure, une partie postérieure ou *basilaire*, à grosse extrémité inférieure. La partie basilaire est la partie la plus large de F^3; en haut, elle se bifurque pour donner le pli d'anastomose avec F^2 et pour s'unir avec la partie ascendante; en bas, elle se réunit encore avec cette même partie. La partie ascendante qui longe la branche verticale de Sylvius établit la continuité avec le cap de F^3.

De la présence et des variations de ce sillon dépendent les formes simples ou compliquées du pied de F^3. Une erreur fréquente consiste à le prendre pour une seconde branche ascendante de Sylvius et à reconnaître la présence de deux caps; mais le sillon diagonal se distingue d'une branche sylvienne vraie en ce que : 1° il est oblique en haut et *en arrière*, et non pas vertical ou incliné en haut et en avant; 2° il ne coupe pas la totalité du bord inférieur de F^3 et, par conséquent, n'est pas une émanation du sillon circulaire de l'insula.

2° **Cap de F³.** — Le cap, ou *partie triangulaire* des auteurs allemands, est compris entre la *branche ascendante* de Sylvius, qui le sépare de la partie ascendante du pied, et la *branche horizontale* antérieure, qui le sépare de la portion orbitaire. C'est lui qui forme la partie frontale de l'opercule fronto-orbitaire et qui contribue le plus à recouvrir l'insula, notamment la première circonvolution I^1 avec laquelle il est souvent uni par un pli.

Sa forme est celle d'un triangle ou delta. Le sommet qui regarde en bas et un peu en arrière répond à la bifurcation de la scissure de Sylvius, par conséquent au coude qui marque la fin de son tronc transversal. La grandeur de son angle mesure le développement du cap. La base est longée en arrière par le deuxième sillon frontal, et coupée perpendiculairement par sa branche transversale terminale qui s'enfonce au milieu de la surface, jusque près du sommet, divisant ainsi le cap en deux plis, l'un antérieur, l'autre postérieur. Elle est unie avec la deuxième frontale par un ou plusieurs plis anastomotiques; on en compte ordinairement deux.

3° **Portion orbitaire.** — La portion orbitaire, la première qui commence à se dessiner chez le fœtus, fait plus manifestement suite à la portion dorsale que ce n'est le cas pour les autres frontales; c'est elle qui constitue l'opercule orbitaire. Elle est composée de deux branches coudées à angle droit. La branche externe, dirigée dans le sens antéro-postérieur, est comprise entre la branche antérieure de Sylvius et le sillon orbitaire externe; la branche interne, dirigée transversalement, forme le bord postérieur de la face orbitaire, entre le sillon en H qui est en avant et l'espace perforé qui est en arrière. On admet communément aujourd'hui que cette portion se prolonge jusqu'à l'angle orbitaire interne, au niveau du trigone olfactif, et s'unit à ce niveau avec la première et la deuxième frontales. Là serait donc le vrai *pôle frontal*, d'où partiraient comme des méridiens les trois circonvolutions pour s'irradier jusqu'à la frontale ascendante en franchissant le bord sourcilier.

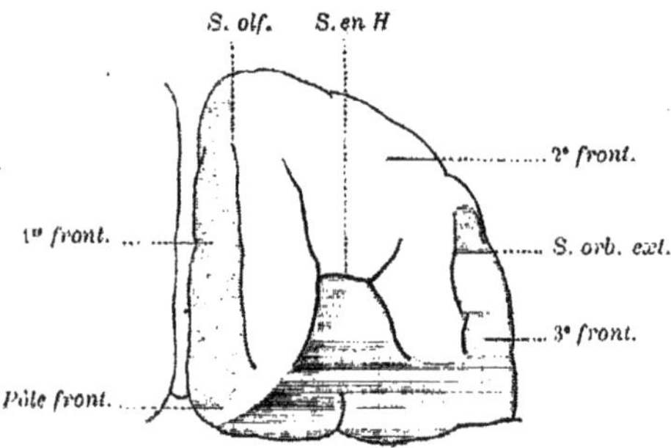

Fig. 216. — Le pôle frontal (d'après Hervé).

Signalons en terminant les anastomoses que la troisième frontale contracte avec le lobe de l'insula, plus particulièrement avec l'insula antérieur, à l'aide de petits plis, dits *plis obliques* ou *marginaux*, qui s'entre-croisent ou se fusionnent avec une ou plusieurs des trois circonvolutions insulaires antérieures.

Bibliographie. — Nous possédons sur la troisième circonvolution frontale deux monographies importantes : 1° celle de Rüdinger : *Zur Anatomie des Sprach-centrums*, 1882, avec 50 dessins; 2° celle de Hervé : La Circonvolution de Broca, *Thèse de Paris*, 1888.

Variations de la troisième circonvolution frontale. — La *troisième frontale* manque chez les singes inférieurs ou n'est représentée que par une portion orbitaire très courte; il n'y a aucune branche antérieure ou ascendante de Sylvius. Avec les anthropoïdes apparaît une troisième circonvolution, constituée aux dépens de F^2; mais il n'y a encore qu'une branche de Sylvius, que l'on assimile à notre branche horizontale antérieure malgré sa direction ascendante, et une seule flexuosité autour de cette branche. La portion dorsale ne peut donc pas se diviser en pied et cap, et avec l'absence du cap on voit manquer les deux premières circonvolutions insulaires qui lui correspondent. Il n'y a plus qu'une *partie arquée* avec deux branches et un genou, étendue de la racine de *Fa* à la portion orbitaire. Ce type inférieur se rencontre quelquefois chez l'homme, sur des cerveaux dégradés ou sur des cerveaux de sourds-muets.

Le type humain normal comprend deux branches sylviennes et deux flexuosités. La troisième frontale ne paraît pas être au point de vue de son volume influencée par la taille du sujet, comme le sont les rolandiques. D'après Rüdinger, elle est de forme plus simple et de diamètres moindres chez la femme que chez l'homme, et cela dès l'enfance. D'après lui aussi, elle offre en général un développement proportionnel à l'intelligence et aux facultés oratoires du sujet, comme le lui a montré l'étude de 17 cerveaux d'hommes célèbres; chez eux, la circonvolution est plus vaste, plus complexe, plus incisurée, l'asymétrie bilatérale est plus marquée, et il est plus fréquent de voir la circonvolution gauche supérieure à la droite. Toutefois je remarque que sur le cerveau du grand orateur Gambetta, la 3e circonvolution frontale *droite*, et en particulier son pied, était bien plus développée que la *gauche* qui ne présente rien d'excessif, à en juger du moins par les dessins d'Hervé, qui sont considérés comme exacts.

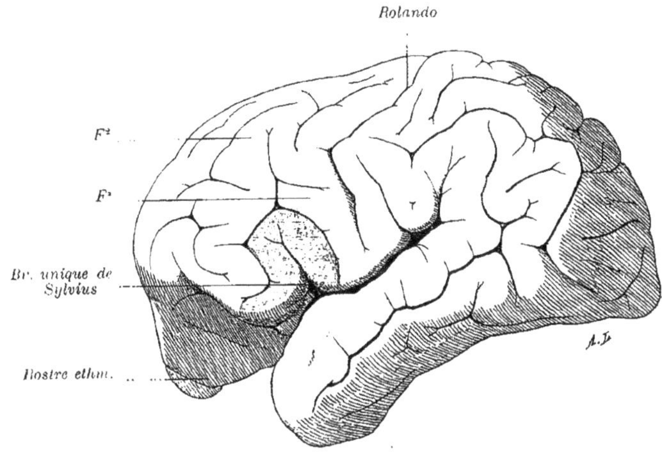

Fig. 217. — Type élémentaire de la 3e frontale.

Circonvolution arquée, une seule branche de Sylvius, une seule inflexion. — Cerveau d'orang (d'après Gratiolet).

Inversement l'arrêt de développement de F^3 a été observé maintes fois chez les races inférieures, chez les sujets d'intelligence défectueuse et chez les sourds-muets de naissance. Giacomini signale chez trois sourds-muets sa petitesse, ses faibles inflexions, l'absence de ses plis d'anastomose avec F^3. Rüdinger la trouve, sur 5 sourds-muets, plus simple, plus petite à gauche, alors que le côté droit est normal ou même volumineux; l'atrophie porte surtout sur le pied, le cap et la première temporale. Il a vu aussi sur des microcéphales la circonvolution tout à fait rudimentaire ou même à peu près absente, en même temps que l'insula était resté lisse.

Ce sont là des faits positifs dont l'importance est considérable. Il importe de signaler, en opposition, des faits négatifs que peuvent expliquer la transmission héréditaire de formes acquises ou toute autre condition, et qui ne sauraient infirmer le résultat général; ils doivent seulement nous imposer une extrême réserve dans l'appréciation des cas particuliers et dans la reconstitution posthume de l'intelligence ou de l'élocution du sujet d'après l'étude de sa troisième frontale. Ainsi Eberstaller fait observer, ce que tous les anatomistes savent par expérience, que les cerveaux des salles de dissection présentent fréquemment un F^3 très compliqué; il a vu cette circonvolution parfaitement normale sur trois sourds-muets et sur deux crétins. De même Calori a constaté son développement habituel chez des sourds-muets et chez deux idiots qui ne pouvaient parler.

[CHARPY.]

Type quaternaire du lobe frontal. — En 1876 Benedikt avança que le cerveau des criminels possédait comme caractère distinctif un type à quatre circonvolutions longitudinales, produit par le dédoublement de la première frontale; c'était, suivant lui, une anomalie réversive ramenant le cerveau humain au type carnivore, la première frontale se résolvant en ses deux éléments primordiaux, les deux sagittales supérieures des mammifères. Il y avait dans cette affirmation une première erreur, le dédoublement se produisant plus souvent aux dépens de F^2 que de F^1; en second lieu, l'assimilation de notre première frontale aux deux pariétales supérieures des carnivores est de tous points inadmissible; enfin Benedikt ne prouvait pas par des chiffres précis que le type quaternaire fût plus fréquent sur le cerveau des criminels que sur celui des sujets normaux. Plus tard en 1879 (*Anatomische Studien an Verbrecher-Gehirnen*, Wien, 1879), il reconnut que F^1 n'était pas

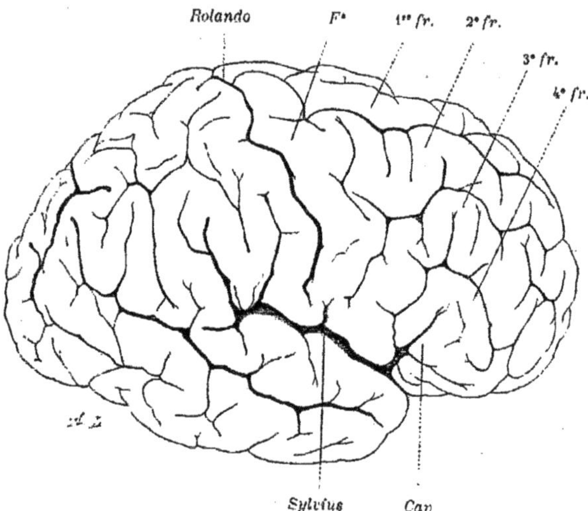

FIG. 218. — Type quaternaire du lobe frontal (d'après Giacomini).
Hémisphère droit.

seule à se dédoubler, mais il maintint ses conclusions premières basées dès lors sur 87 cerveaux de criminels qui se décomposaient ainsi :

42 cerveaux	à 3 circonvolutions		
40 —	à 4 circonvolutions	complètes	27
		incomplètes	13
5 —	à 5 circonvolutions		

Bientôt des observations se succédèrent dans le même sens, dix de Schweckendick, quatre de Hanot, trois de Bouchard (de Bordeaux), etc... et leurs auteurs crurent un moment que le type à quatre frontales était le stigmate principal, typique, du cerveau criminel.

Cette hypothèse ne tarda pas à être renversée par les deux faits suivants : 1° le dédoublement d'une frontale est aussi fréquent sur les cerveaux normaux que sur les autres, c'est ce qu'a établi Giacomini (*Varietá delle Circonvoluzioni*, 1882); on a pu croire au début à une fréquence plus grande sur les cerveaux criminels parce qu'on les étudiait avec plus de soin que les autres; 2° le cerveau humain dérive, non pas du type carnivore, mais du type simien binaire, qui en se dédoublant produit chez l'homme l'ébauche normale d'un type quaternaire. Celui-ci dans son développement n'est donc pas une anomalie atypique, réversive, mais bien au contraire l'exagération d'une forme normale, une anomalie progressive.

LOBE PARIÉTAL

Le lobe pariétal est situé à la partie moyenne et supérieure de l'hémisphère, au-dessus de la branche postérieure ou branche horizontale de la scissure de

Sylvius qui le sépare du lobe temporal, en arrière de la scissure de Rolando qui borde le lobe frontal, en avant de la scissure occipitale externe qui limite le lobe occipital.

Le lobe pariétal correspond à l'os pariétal de la voûte, mais celui-ci dépasse en tous sens le territoire cérébral sous-jacent et recouvre une partie des lobes frontal, temporal et occipital; le centre de la bosse pariétale répond à la circonvolution pariétale inférieure, à la jonction de ses deux lobules constitutifs.

Les limites du lobe sont nettement indiquées en avant par la scissure de Rolando, en bas par la scissure de Sylvius; elles sont bien moins nettes en dedans et en arrière. En dedans, c'est-à-dire sur la face interne de l'hémisphère, le lobe pariétal, circonscrit sur son bord antérieur par la fin de la scissure sous-frontale, sur son bord postérieur par la scissure occipitale interne, est en partie fusionné par son bord inférieur avec la circonvolution du corps calleux; il en est séparé par un sillon inconstant le *sillon sous-pariétal*, et à son défaut par une incisure ramifiée. En arrière et sur la face externe, le lobe si distinctement coupé chez les singes inférieurs par la scissure perpendiculaire externe, est chez l'homme partiellement fusionné avec le lobe occipital par des plis de passage qui comblent cette scissure, chez lui *scissure occipitale externe*. On prend comme limite une ligne menée de la scissure occipitale qui forme une encoche sur le bord sagittal de l'hémisphère, à l'*incisure préoccipitale* du bord inférieur.

Il n'y a que trois circonvolutions, une transversale et antérieure, ou pariétale ascendante, et deux antéro-postérieures ou c. pariétales supérieure et inférieure. Un sillon unique, le *sillon interpariétal*, est interposé entre ces trois circonvolutions.

Circonvolution pariétale ascendante, *Pa*. — La pariétale ascendante (troisième pariétale, P^3, *c. post-rolandique* ou *centrale postérieure*) est parallèle à la scissure de Rolando qu'elle borde en arrière, d'où son nom de post-rolandique, et à la frontale ascendante. Elle est en général robuste, flexueuse, plus coupée d'incisures que *Fa* sur son bord rolandique; elle s'amincit quand elle est bordée en arrière par un sillon post-rolandique bien marqué.

Son extrémité inférieure ou *pied* est unie par un pli de passage avec le pied de *Fa*, et par sa partie postérieure ordinairement avec le pied de la pariétale inférieure; d'où un petit lobule ou *opercule rolandique*, formé par les origines de ces trois circonvolutions, qui se projette au-dessus de la partie postérieure de l'insula. De là, la pariétale ascendante monte entre la scissure de Rolando et le sillon interpariétal, arrive au bord supérieur de l'hémisphère et descend sur la face interne, pour se terminer par un second pli de passage étroit qui la soude à la frontale ascendante. Nous avons dit plus haut que les extrémités supérieures de *Fa* et de *Pa*, mais essentiellement de *Fa*, constituaient en se confondant le *lobule paracentral*, contourné en arrière par la terminaison de la scissure sous-frontale. Ainsi se trouve fermée en haut et en bas, par ces deux plis de passage fronto-pariétaux, la scissure de Rolando qui représente un bassin indépendant.

De même que la pariétale inférieure P^2 naît en bas de *Pa*, de même la pariétale supérieure P^1 a son origine, son pied, sur le bord postérieur de la tête de cette même circonvolution.

Circonvolution pariétale supérieure, P^1. — La pariétale supérieure ou première pariétale, P^1, fait pendant à F^1. Comme elle, elle s'insère par son pied sur une circonvolution rolandique; comme elle, elle suit le bord supérieur de l'hémisphère en empiétant sur les deux faces, et en décrivant des inflexions en S, dont la direction principale est verticale.

Son origine, ou *pied*, émane sur la face externe, près du bord sagittal, de la partie postérieure de la pariétale ascendante, tantôt par une ou deux branches, tantôt par une large base ; il semble ordinairement que Pa se prolonge dans la pariétale supérieure, car au delà elle se rétrécit en son pli de passage rolandique. La terminaison de P^1 en arrière est remarquable ; la circonvolution se ramasse en un pli unique, qui traverse la scissure occipitale externe et contourne son incisure supérieure par une flexuosité dont la concavité regarde ordinairement en haut ; de là elle va sur le lobe occipital se continuer avec la

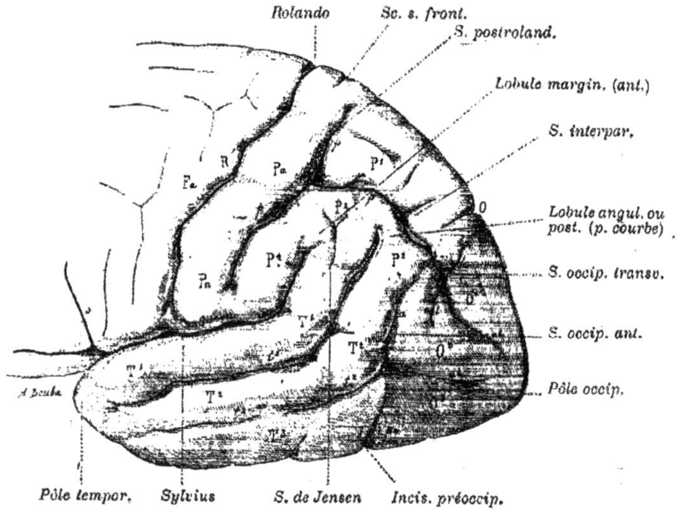

Fig. 219. — Face externe des lobes pariétal, temporal et occipital.

Le lobule antérieur (lobule marginal, lobule du pli courbe) de la seconde pariétale est teinté en rose ; le lobule postérieur (lobule angulaire, pli courbe) est teinté en gris.

première circonvolution occipitale, O^1. C'est là le *premier pli de passage pariéto-occipital externe*, si connu depuis Gratiolet. Superficiel dans les trois quarts des cas, c'est lui qui comble en haut la scissure occipitale externe (perpendiculaire externe des singes), et la rend méconnaissable.

La pariétale supérieure, à cheval sur le bord hémisphérique, déborde également sur les deux faces et présente un type carré par le grand développement transversal de ses deux parties qui s'infléchissent et se creusent d'incisures. Sur la face externe, le corps élargi de la circonvolution prend le nom de *lobule pariétal supérieur*, séparé de la seconde pariétale P^2 par le sillon interpariétal. Sur la face interne, il s'étale en un amas mamelonné de plis et d'incisures, qui forment le *lobule quadrilatère* ou lobe carré, ou encore *précuneus*, avant-coin, le cuneus étant la circonvolution occipitale qui lui fait suite en arrière. Le terme de précuneus tend à devenir plus usuel ; il est plus court et plus compréhensif. Ce lobule plan et vertical est limité en avant par la scissure sous-frontale qui remonte derrière le lobule paracentral, en arrière par la scissure occipitale; en haut, il se continue sans démarcation avec le lobule pariétal supérieur; en bas, il est à peine séparé de la circonvolution du corps calleux par de faibles incisures, quelquefois par un sillon rudimentaire, *sillon sous-pariétal*, tous vestiges d'une scissure sous-pariétale qui existe chez certains animaux et qui est chez nous comblée par des plis de passage.

Circonvolution pariétale inférieure, P^2. — La pariétale inférieure, ou *deuxième pariétale*, P^2, est parallèle à la pariétale supérieure dont elle est séparée par le sillon interpariétal. Elle naît du pied de la pariétale ascendante, par une racine unique; quelquefois l'insertion de cette racine est profonde, et le plus souvent alors il y a une deuxième insertion sur le milieu de *Pa*. Cette origine ou *pied* fait partie de l'opercule rolandique qui recouvre l'insula. De là la circonvolution remonte le long de la pariétale ascendante, contourne l'extrémité de la scissure de Sylvius, puis redescend en s'élargissant, décrit une seconde inflexion qui embrasse l'extrémité du sillon temporal parallèle t^1, et, arrivée à sa terminaison, se divise en deux branches, une supérieure qui devient le deuxième pli de passage, une inférieure qui s'unit à la deuxième temporale.

Ce pli de passage, *deuxième pli pariéto-occipital externe*, est toujours superficiel; il oblitère avec le premier pli, et seul quand ce premier pli est profond, la scissure occipitale externe et se continue avec la deuxième circonvolution occipitale.

La pariétale inférieure est souvent difficile à débrouiller, à cause de ses sillons secondaires, de ses anastomoses et de ses plis de passage; comme P^1 elle représente deux circonvolutions distinctes chez la plupart des mammifères, et cette fusion est toujours irrégulière et accidentée. Par son bord supérieur, elle est fréquemment anastomosée avec la pariétale supérieure, grâce à un ou même deux plis qui traversent le sillon interpariétal; par son bord inférieur, elle reçoit la terminaison ou tête de deux circonvolutions, d'abord de la première temporale, à la jonction de ses deux inflexions (lobule marginal et lobule angulaire), puis de la deuxième temporale, au niveau de son extrémité postérieure. Pour se repérer, il faut suivre le bord inférieur qui est toujours plus simplement conformé, et se rappeler qu'il est abordé par deux sillons ascendants et parallèles, par la scissure de Sylvius en avant, et en arrière par le premier sillon temporal (scissure parallèle) t^1. La pariétale inférieure à cheval sur ces deux sillons décrit une double inflexion. La partie qui est à cheval sur la fin de Sylvius, surtout la branche postérieure, est renflée en une masse volumineuse avec incisure centrale; c'est le *lobule marginal* de Gratiolet et de presque tous les auteurs étrangers, ou pli supra-marginal, le *lobule du pli courbe* de la plupart des Français. Sans être particulier à l'homme, il est du moins très développé chez lui; les côtés droit et gauche sont ordinairement asymétriques. La partie de P^2, qui enfourche la terminaison du sillon temporal t^1, constitue un nouveau lobule en général moins tourmenté, nommé *pli courbe* par Gratiolet, pli ou *lobule angulaire* par Huxley et les auteurs étrangers. Les termes malheureux de lobule du pli courbe et pli courbe prêtent à une confusion constante; je me suis rallié aux dénominations de *lobule marginal* (marge de la scissure de Sylvius) et de *lobule angulaire* (angle fermant le sillon temporal), mais il vaudrait encore mieux adopter les termes plus simples proposés par Giacomini de *lobule antérieur* (lobule du pli courbe, lobule marginal) et de lobule *postérieur* (pli courbe, lobule angulaire).

Sillon interpariétal. — Le *sillon interpariétal*, *p*, terme employé par Ecker et qui a prévalu contre ceux de s. *intrapariétal* de Turner et de s. *pariétal* de Broca, sépare les unes des autres les trois circonvolutions pariétales. Ce sillon, profond et précoce, offre de nombreuses variétés. Dans le type habituel, il présente deux branches unies en T couché : une branche verticale post-rolandique qui est antérieure, une branche horizontale qui est en arrière; la branche verticale à son tour comprend deux branches secondaires, une infé-

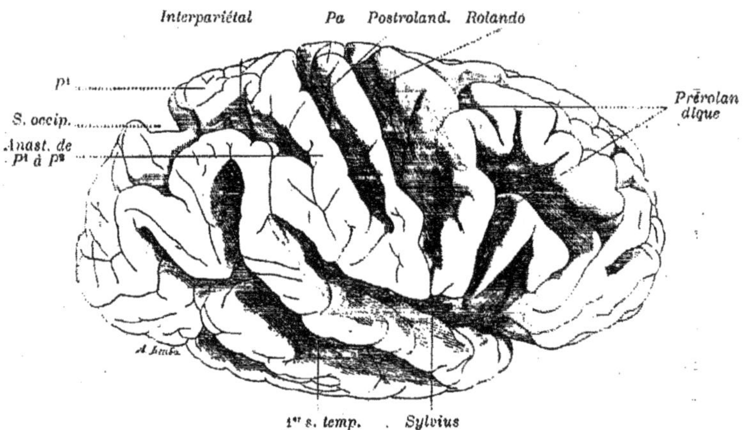

Fig. 220. — Sillon postrolandique typique, séparé de la branche horizontale du sillon interpariétal par un pli d'anastomose qui unit les pariétales supérieure et inférieure. (D'après Cunningham.)

Hémisphère droit.

rieure ou *ascendante*, une supérieure ou *descendante*, séparées par l'insertion de la branche horizontale.

La *branche verticale* ou post-rolandique, par son rameau ascendant, commence près de la scissure de Sylvius entre le pied de la pariétale ascendante et celui de la pariétale inférieure, monte obliquement entre ces deux plis; arrivée au milieu de *Pa*, elle se coude et se continue par un arc à concavité inférieure et postérieure avec la branche horizontale. Au même niveau, elle s'unit à la partie descendante ou supérieure. La continuation des deux parties supérieure et inférieure entre elles, en produisant la branche verticale qui longe le bord postérieur de la pariétale ascendante, fait ainsi apparaître un sillon parallèle à la scissure de Rolando; c'est le *sillon post-rolandique* de Giacomini, lequel devient tout à fait comparable à celui de Rolando, quand un pli d'anastomose isole la branche horizontale de la branche verticale.

La *branche horizontale*, branche sagittale de quelques auteurs, se dirige en arrière parallèlement au bord supérieur de l'hémisphère, entre les pariétales supérieure et inférieure, en décrivant un trajet un peu sinueux; elle franchit la scissure occipitale externe entre le premier et le second pli de passage et se continue sur le lobe occipital.

Qu'elle se prolonge directement ou indirectement sur la face externe du lobe occipital, la branche horizontale du sillon interpariétal peut s'y terminer de deux façons : ou bien elle aboutit à un sillon qui lui est perpendiculaire, et qui se dirige verticalement, à 15 millimètres en arrière de la scissure occipitale externe, le *sillon occipital transverse* ; ou bien, croisée ou non par ce sillon transverse, elle se continue sans interruption au pôle occipital, et se confond alors avec le premier sillon occipital o^1 qui sépare O^1 et O^2.

Sur le lobe pariétal, voy. en particulier : GIACOMINI, Varietà delle circonvoluzioni, 1882; — RUDINGER. Zur Anatomie der Affenspalte und der Interparietalfuche, 1889; — CUNNINGHAM. The intraparietal sulcus of the brain, in *Journal of Anatomy*, 1889.

LOBE TEMPORAL

Le *lobe temporal* est situé au-dessous du lobe pariétal, en avant du lobe occipital.

Il occupe la fosse crânienne moyenne, ou fosse temporo-sphénoïdale, constituée par la grande aile du sphénoïde, la face interne de l'écaille temporale et la face antérieure du rocher; il descend plus bas que tous les autres lobes.

Il a pour limites : à sa partie supérieure, la scissure de Sylvius qui le sépare du lobe frontal, de l'insula et du lobe pariétal; à sa partie interne, la fente de Bichat qui l'isole de la base et des formations centrales du cerveau. Sa limite postérieure est artificielle, car le lobe temporal se continue sans transition avec le lobe pariétal et le lobe occipital. On le sépare conventionnellement de ce dernier par une ligne transversale qui va de l'incisure préoccipitale à la circonvolution calleuse sous le bourrelet; il y a en outre une différence de forme, la face inférieure du lobe temporal est convexe, celle de l'occipital, concave; enfin presque toujours, à la jonction des deux lobes, se voit une dépression, parfois très profonde, bien nette sur les cerveaux fixés par les liquides durcissants, c'est l'*empreinte pétreuse*, qui correspond au bord supérieur du rocher et surtout à la saillie du canal demi-circulaire supérieur.

L'extrémité dirigée en bas et en avant, qui se détache en saillie arrondie au-dessous de la partie initiale de la scissure de Sylvius, est le *pôle temporal*. Elle est libre, située derrière l'orbite, sous la petite aile du sphénoïde. Le pôle est indivis; de sa base partent en divergeant les sillons et les circonvolutions qui se portent sur les faces externe et inférieure du lobe temporal.

Il y a quatre sillons, dit sillons temporaux, et cinq circonvolutions temporales; la cinquième n'appartient pas au pôle, elle reste à 2 centimètres en arrière et en dedans, séparée par le sillon limbique. Les trois premières occupent la face externe; les deux autres, la face inférieure.

1° **Première circonvolution temporale** T^1. — La première temporale, T^1, ou temporale supérieure, simple, peu flexueuse, assez grêle, suit la scissure de Sylvius dont elle constitue la marge ou lèvre inférieure, et se relève comme elle pour aller se souder à la pariétale inférieure P^2, à la jonction du lobule marginal et du lobule angulaire. — Elle a pour limites sur son bord supérieur la scissure de Sylvius, sur son bord inférieur le premier sillon temporal.

Le *premier sillon temporal*, t^1, ou *sillon parallèle, sillon temporal supérieur*, est parallèle en effet à la branche postérieure de la scissure de Sylvius.

Il commence à 1 centimètre du pôle, suit d'abord un trajet rectiligne et horizontal, puis se coude pour devenir ascendant et finir sur les limites du lobe pariétal, à un niveau plus élevé que Sylvius. Souvent une incisure, dite *sillon intermédiaire* de Jensen, sépare sa terminaison de la fente sylvienne. — Sa constance, sa profondeur, qui peut atteindre 2 centimètres, la précocité de son apparition, au sixième mois fœtal, enfin sa grande diffusion chez les primates, puisqu'on le constate chez des singes qui ont le cerveau presque lisse, avaient conduit Gratiolet à l'élever au rang de scissure, sous le nom de *scissure parallèle.*

2° **Deuxième temporale** T^2. — T^2 ou c. temporale moyenne est une circonvolution plus large et plus flexueuse que T^1. A sa partie postérieure elle se divise en deux branches terminales, une branche supérieure, ascendante, plus grosse, qui s'unit à la pariétale inférieure, au niveau du lobule angulaire, et ferme ainsi en arrière l'anfractuosité du premier sillon temporal ; une inférieure ou horizontale qui se continue dans O^3.

Nettement séparée de la première temporale par le sillon parallèle, elle l'est moins bien de la troisième ; car le *deuxième sillon temporal*, t^2, ou s. temporal moyen, est inconstant et souvent interrompu.

3° **Troisième temporale** T^3. — La troisième temporale, ou temporale inférieure, occupe l'angle inférieur du lobe. Elle aboutit en arrière à l'incisure préoccipitale qu'elle franchit ou contourne par un pli profond pour s'unir à O^3.

Elle est ordinairement anastomosée en plusieurs points avec la deuxième et forme avec elle une sorte de lobule.

Au-dessous d'elle, le *troisième sillon temporal*, t^3, ou s. temporal inférieur, est comme t^2 inconstant et discontinu. Il correspond au troisième sillon occipital o^3, mais en est séparé soit par l'incisure soit par un pli de passage.

4° **Quatrième temporale** T^4. — La quatrième temporale occupe la face inférieure. Mince en avant, à son émergence du pôle, elle va toujours s'élargissant et rencontre la quatrième occipitale, qui a la même disposition en sens inverse ; les deux bases de ces circonvolutions se soudent pour former une masse unique, que Huschke a appelée le *lobule fusiforme*, et dont on a fait la circonvolution temporo-occipitale proprement dite, ou première temporo-occip. ou temporo-occipitale externe. Il n'y a pas en effet de sillon ou de scissure transversale séparant les deux moitiés du fuseau, mais on peut cependant leur trouver une limite ; la partie occipitale O^4 est concave ; la partie temporale T^4 est convexe ; à leur jonction est l'empreinte pétreuse. — La quatrième temporale, fréquemment anastomosée avec la troisième, mal séparée d'elle par conséquent par le sillon t^3, est au contraire bien isolée de la cinquième par le par le puissant sillon t^4. Elle présente souvent, dans sa partie élargie, des fossettes, des incisures, qui lui donnent un aspect lobulaire.

Le *quatrième sillon temporal* t^4, ou *sillon collatéral*, est comme le premier remarquable par son apparition précoce, sa constance, sa profondeur. Il sépare la quatrième circonvolution temporale de la cinquième, c'est-à-dire de l'hippocampe. Continu en arrière avec le quatrième sillon occipital o^4, d'où le nom de *sillon occipito-temporal* donné à l'ensemble de ces deux portions, il se dirige en avant suivant un trajet curviligne à concavité interne, et cesse avant d'atteindre le pôle temporal. Il est prolongé par le *sillon limbique* (incisure limbique, incisure temporale, préuncique) qui semble en être la continuation, mais qui se rattache en réalité à la scissure limbique, comme nous le dirons plus loin. C'est la partie antérieure très profonde du quatrième sillon temporal, qui, refoulant la mince paroi ventriculaire, produit dans la corne temporale l'*éminence collatérale*, parallèle à la corne d'Ammon, et le plus souvent rudi-

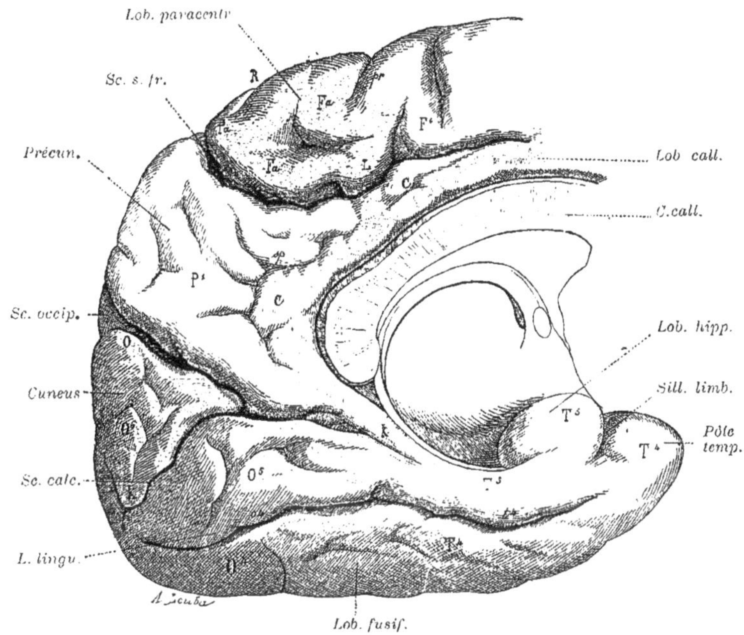

FIG. 221. — Lobe temporal et lobe occipital. Face interne.

La face inférieure de l'hémisphère est redressée pour permettre de voir O^4 et T^4. Le lobe occipital en bleu, le cuneus en bleu foncé, le lobule paracentral en rose.

mentaire ; de là le nom de *scissure collatérale* donné par quelques auteurs à t^4, de là aussi son classement dans les scissures totales des embryologistes, celles qui se traduisent par un pli intra-ventriculaire, comme la calcarine avec l'ergot de Morand. — Ce sillon est ordinairement entier, il n'est que rarement coupé par des anastomoses entre T^4 et T^5.

5° **Cinquième temporale** T^5, ou **circonvolution de l'hippocampe.** — La cinquième temporale ou *c. uncinée, unciforme*, c'est-à-dire à crochet, plus connue sous le nom de *circonvolution de l'hippocampe*, parce qu'elle correspond au grand hippocampe ou corne d'Ammon, occupe le bord interne et inférieur du lobe temporal. Elle est nettement limitée à sa partie externe par le quatrième sillon temporal constant et profond, à sa partie interne par la fente de Bichat dont elle constitue la lèvre inférieure. Son extrémité postérieure effilée se continue par deux branches avec le lobe du corps calleux et avec la cinquième occipitale ou lobule lingual O^5. On réunissait autrefois ces deux circonvolutions T^5 et O^5 dans une même description sous le nom de deuxième circ. temporo-occipitale ou occipito-temp. interne; elles sont cependant bien distinctes. L'extrémité antérieure n'arrive pas jusqu'au pôle temporal, elle en est séparée par le sillon limbique.

La circonvolution de l'hippocampe se fait remarquer par sa largeur insolite, par l'aspect de sa surface et par la forme de sa partie antérieure. A l'état frais, sa partie antérieure présente un aspect *verruqueux*, chagriné, dû à de petites saillies papillaires dont la signification est encore inconnue. Sa partie moyenne et postérieure est couverte d'un délicat réseau blanc pointillé de gris ou *substance réticulée blanche* d'Arnold, qui ne dépasse pas en haut le sillon de l'hippocampe, et qui s'étend jusqu'au bourrelet du corps calleux sous lequel elle disparaît.

L'extrémité antérieure de T^5 se replie sur elle-même de bas en haut et forme un coude brusque dont les deux branches supérieure et inférieure se mettent au contact. Ce coude ou genou porte le nom de *pli unciné*, plus usuellement de *lobule de l'hippocampe*; il a 25 à 30 millimètres de long sur 18 à 20 de large; il est situé en dedans et en arrière du pôle temporal. La branche directe est la tête de la 5e temporale; la branche réfléchie dont l'extrémité, *apex*, regarde en arrière est l'*uncus* ou crochet. Entre les deux branches le sillon de l'hippocampe se prolonge en formant le *sillon de l'uncus*.

L'uncus a une forme conique; son sommet paraît libre, mais se continue en réalité avec le corps godronné et avec la fimbria; sa base est soudée au genou du lobule. Il présente des incisures antéro-postérieures qui se traduisent sur la corne d'Ammon sous-jacente par des digitations ou griffes. Zukerkandl fait observer que l'uncus n'est bien marqué que chez les animaux anosmatiques, car c'est un reploiement de la corne d'Ammon, dû à l'atrophie ou à la rétraction de cette même corne. Retzius tend plutôt à le rattacher au lobe calleux. Il subdivise sa surface en deux portions, auxquelles se rendent les deux faisceaux de la racine olfactive externe : le gyrus semi-lunaris en dedans, et le gyrus ambiens en dehors. Un léger sillon les sépare.

Le lobule de l'hippocampe est séparé, en dehors, de T^4 et du pôle temporal par le *sillon limbique* (Broca), scissure rhinique de Retzius, incisure temporale de Schwalbe. Reste de la scissure limbique, ce sillon forme une encoche à 2 centimètres en arrière du pôle temporal, et s'avance plus ou moins loin sur la face inférieure du lobe à la rencontre du quatrième sillon temporal t^4, mais sans se confondre ordinairement avec lui. Souvent il est représenté par une incisure isolée ou à son défaut par une fossette. Broca le considère comme le prolongement de la grande scissure limbique sur le lobe temporal; ce serait un vestige de l'arc inférieur de cette scissure.

Le bord interne de la circonvolution de l'hippocampe, qui forme la marge de l'écorce cérébrale à ce niveau, présente une disposition compliquée à cause de l'enroulement de ce bord en volute, enroulement réel pour les uns, apparent pour les autres, qui y voient l'accolement de deux circonvolutions distinctes.

Il est nécessaire de s'orienter d'abord sur une coupe transversale passant un peu en arrière du lobule de l'hippocampe (fig. 222). Nous remarquons de haut en bas sur cette coupe : la base du cerveau sur laquelle se détache à ce niveau la bandelette optique, la fente de Bichat au fond de laquelle pénètre la pie-mère, puis du côté interne, libre, extra-ventriculaire, une bandelette blanche, la fimbria, un cordon gris, le corps godronné, et la forte saillie du corps de T^5 séparée du corps godronné par le sillon de l'hippocampe; — du côté externe, la corne inférieure du ventricule latéral, dont la paroi externe est concave, tandis que la paroi interne, convexe, renflée, constitue la corne d'Ammon, accompagnée quelquefois en dessous par une seconde saillie semblable, appelée *éminence collatérale*, qui résulte de la projection du sillon t^4 dans la cavité ventriculaire. De toutes ces parties, la corne d'Ammon seule est intra-ventriculaire; tout le reste, fimbria et corps godronné, appartient à l'écorce, au manteau de l'hémisphère, qui a pour limite la fente de Bichat.

A. **Corne d'Ammon.** — La description de la corne d'Ammon ou *grand hippocampe* se rattache à celle du ventricule latéral, mais comme cette saillie est due au refoulement de la paroi ventriculaire par le sillon de l'hippocampe, sillon cortical, nous indiquerons dès maintenant ses traits fondamentaux. Le ventricule étant ouvert, elle se présente comme un bourrelet de la paroi interne, et s'étend d'avant en arrière en un croissant à concavité antérieure ou interne, qui embrasse le pédoncule cérébral sur une longueur de 5 centimètres environ. Elle a une forme conique. Sa partie antérieure ou tête, courte et large de 15 à 18 millimètres, engagée dans la partie la plus antérieure de la corne temporale, est limitée en dedans par l'uncus, dont la sépare une gouttière qui loge le plexus choroïde. Elle présente sur son bord antéro-externe des incisures qui la divisent en digitations (*griffes* ou *ongles*) au nombre de deux à quatre; la plus constante de ces incisures répond à une branche secondaire du sillon de l'hippocampe. Ces digitations manquent chez le fœtus et chez les animaux osmatiques; elles tiennent à une atrophie évolutive. La partie postérieure ou *queue*, plus étroite, large de 8 à 10 millimètres, mais plus longue, s'étend jusqu'au carrefour du ventricule latéral; elle est unie en dedans à la fimbria. Cette partie est notablement atrophiée chez l'homme et chez les primates (voy. fig. 261 et 263).

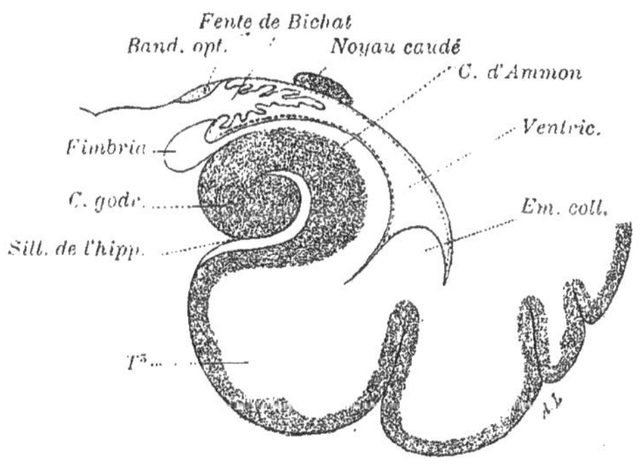

Fig. 222. — La corne d'Ammon et la corne temporale du ventricule vues en coupe transversale.
L'épithélium ventriculaire est teinté en bleu.

On appelle *alveus* ou *lit* la couche de substance blanche qui revêt la corne d'Ammon. La substance médullaire et la substance grise de la corne se continuent sans démarcation avec celles de l'uncus.

B. **Fimbria.** — La synonymie n'en est que trop riche : corps bordé, tænia de l'hippocampe, corps frangé; nous adoptons le terme de fimbria qui tranche mieux sur celui de corps godronné.

C'est une bandelette *blanche*, qui court horizontalement le long du bord interne de la corne d'Ammon, auquel elle est soudée, au-dessus du corps godronné dont elle est séparée par le *sillon fimbrio-godronné.* Elle est aplatie de haut en bas, et frangée sur sa face inférieure. On voit sur une coupe transversale qu'elle a deux faces et deux bords. La face supérieure libre est la lèvre inférieure de la fente de Bichat. La face inférieure adhère en son milieu à la corne d'Ammon, au bord interne de son alveus ; de chaque côté de cette ligne de soudure, elle est libre et se projette en dehors dans le ventricule, en dedans sur le corps godronné qu'elle recouvre. Le bord interne est libre. Le bord externe ne l'est pas, car il donne attache au feuillet de la pie-mère qui s'invagine pour former les plexus choroïdes et à l'épithélium ventriculaire qui se réfléchit

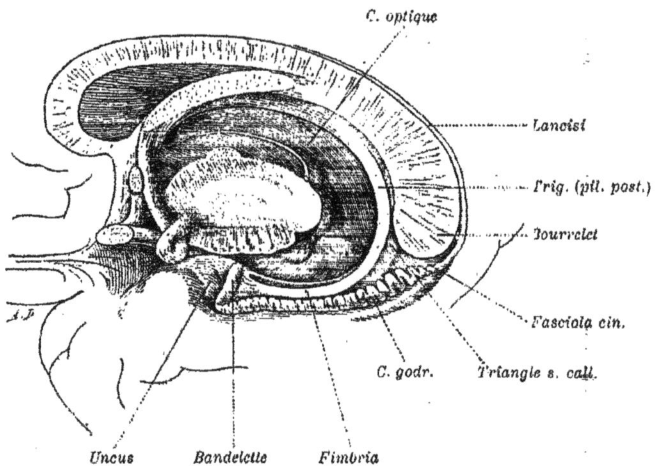

Fig. 223. — Le corps godronné, vu sur une coupe médiane du cerveau. (D'après Hirschfeld.)

sur le pédicule vasculaire. La fente de Bichat n'est donc pas ouverte, ou du moins son ouverture ne communique pas librement avec la cavité ventriculaire ; il faut la concevoir comme le hile d'une poche mésentérique, dans lequel s'engagent des vaisseaux enveloppés par la pie-mère, elle-même séparée de la cavité par le feuillet épithélial réfléchi du ventricule. C'est pour cela que les injections de grains colorés insolubles, poussées avec précaution dans l'espace sous-arachnoïdien inférieur chez l'animal vivant, pénètrent dans le plexus choroïde, mais non dans la cavité même (Quincke). Nous avons dit, à propos des méninges, que plusieurs anatomistes, Merkel entre autres, admettaient cependant l'existence d'une perforation par atrophie et résorption du mince feuillet viscéral.

La fimbria se termine en avant dans le sommet du lobule de l'hippocampe, ou plus exactement à l'union de l'uncus et de la corne d'Ammon.

Elle se continue en arrière avec le trigone cérébral ou voûte à trois piliers. Comme nous le verrons plus loin, le pilier postérieur du trigone, arrivé sous le bourrelet du corps calleux, se divise en deux branches, une branche postérieure courte, qui de suite prend une forme éparpillée et se continue avec l'alveus de la corne d'Ammon qu'il constitue en grande partie, une branche antérieure qui reste compacte et devient la fimbria.

C. **Corps godronné.** — Le corps godronné (fascia dentata, corps denté, corps bordant) est un ruban gris cendré, situé parallèlement à la fimbria, entre celle-ci et la partie supérieure de la circonvolution de l'hippocampe. Le sillon fimbrio-godronné et le sillon de l'hippocampe le séparent de ces deux organes. Il a 3 millimètres de largeur environ et présente ordinairement sur sa partie externe des incisures régulièrement espacées, au nombre de 12 à 14, qui le découpent en autant de plis transversaux ou godrons. Sa face supérieure est en partie libre, en partie adhérente ; elle est recouverte par la fimbria qu'il faut soulever pour voir le corps godronné. Sa face inférieure convexe forme la paroi supérieure du sillon de l'hippocampe. Son bord interne est libre à l'extérieur, son bord externe est adhérent à l'écorce grise de la corne d'Ammon.

On peut distinguer dans le corps godronné trois parties, une antérieure ou bandelette de l'uncus, une postérieure ou bandelette cendrée, et une moyenne, celle que nous venons de décrire.

1° **Bandelette de l'uncus.** — La bandelette de l'uncus, bandelette ou limbe de Giacomini, indiquée déjà par Luschka sous le nom de queue du corps godronné, mais plus exactement décrite par Giacomini, est la terminaison antérieure du corps godronné. Cette lamelle ténue, cendrée, gélatineuse, large de 1 mm. à 1,5, pénètre au fond du sillon de l'uncus, sillon terminal de l'hippocampe, contourne ce sillon et se réfléchit à angle droit pour traverser perpendiculairement la face interne du crochet sur une longueur de 25 à 30 mm. et finir près du sommet de l'uncus, au point où celui-ci s'unit à la paroi ventriculaire. Pour Retzius, la partie de l'uncus qui est située en arrière de la bandelette est distincte de la partie antérieure ; c'est le *gyrus intralimbicus*.

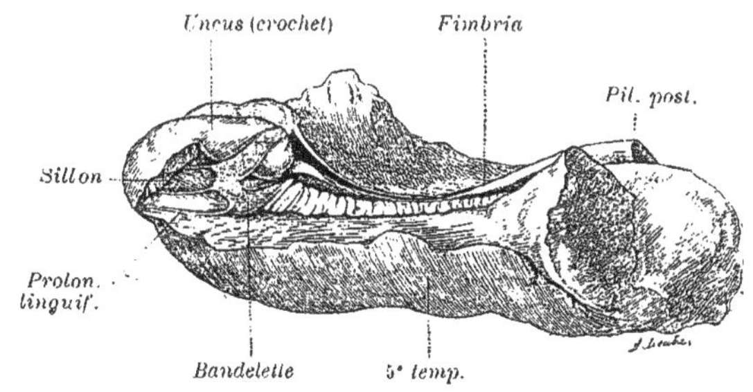

Fig. 224. — La bandelette de l'uncus (teintée en bleu) et le corps godronné. (D'après Giacomini.)
La partie antérieure de la 5e temporale a été excisée.

L'existence de cette bandelette est une particularité du cerveau de l'homme et des singes, en rapport avec la présence de l'uncus, lui-même produit par la rétraction atrophique de la corne d'Ammon. Elle fait défaut quand l'uncus manque, c'est-à-dire chez la plupart des mammifères (Zuckerkandl).

2° **Bandelette cendrée. — Éminences sous-calleuses.** — La bandelette cendrée, ou *fasciola cinerea*, décrite par Giacomini, est l'origine postérieure du corps godronné. Lisse, large de 2 mm. à peine, faisant un léger relief, cette bandelette qui fait suite à la partie plissée commence au-dessous du corps calleux; dans son trajet rétrograde, elle s'écarte de plus en plus de la fimbria qui passe sous le corps calleux avec le trigone, tandis que la bandelette contourne le bourrelet du corps calleux dont elle entoure étroitement la partie postérieure. Elle vient sur la face supérieure se continuer avec les nerfs de Lancisi.

Dans ce trajet, la bandelette cendrée, au lieu d'être accolée et adhérente à la circonvolution de l'hippocampe, s'en éloigne de façon à intercepter entre elles deux un espace triangulaire long de 10 mm., large de 5 à 10 mm., qui correspond à la face interne de l'isthme du lobe calleux (voy. fig. 223). On y remarque trois ou quatre élevures ovalaires, grisâtres, qui semblent se détacher de la face interne de la circonvolution. Ces formations corticales, *éminences sous-calleuses*, étaient connues des anciens anatomistes; la plupart des auteurs les considèrent comme un vestige des circonvolutions sous-calleuses de certains mammifères.

On observe en effet au-dessous du bourrelet du corps calleux, dans le sillon qui sépare la bandelette cendrée de la circonvolution de l'hippocampe, des tubercules ovoïdes dont le nombre varie de 1 à 7 et qui existent chez l'homme dans la moitié des cas. Ils se disposent en cordon de perles. Ordinairement ils sont étroitement unis à la face interne de la cinquième circonvolution temporale et n'en sont qu'une dépendance. Ces *éminences sous-calleuses*, atrophiées chez l'homme, sont le vestige de la circonvolution sous-calleuse des mammifères osmatiques, circonvolution sinueuse comme le corps godronné qu'elle continue et qui se prolonge sur le corps calleux dans la circonvolution de Lancisi. Vicq d'Azyr la considérait comme l'origine du corps godronné. Zuckerkandl leur a donné le nom impropre de *circonvolution calleuse*, réservant celui de circonvolution *sous-calleuse* aux pédoncules du corps calleux. G. Retzius propose de l'appeler *circonvolution d'André Retzius*, en l'honneur de l'anatomiste qui en a le premier donné une description précise (1856).

L'origine et la terminaison de la bandelette cendrée ne sont pas comprises de la même façon par tous les auteurs. Tandis que Giacomini admet que son extrémité antérieure ou inférieure est la continuation directe du corps godronné, Retzius soutient au contraire que ce dernier, effilé et aplati, se termine sur la partie externe de la bandelette, séparé d'elle par un sillon inconstant. La bandelette est une formation distincte (gyrus fasciolaris) qui, née dans le sillon fimbrio-godronné, n'a que des rapports de contiguïté ou d'anastomose avec le fascia dentata. — Par son extrémité supérieure ou antérieure, la bandelette cendrée, d'abord cordon hémi-cylindrique, s'aplatit en un feuillet gris, semilunaire, qui se continue sur la face supérieure du bourrelet calleux avec l'indusium et les nerfs de Lancisi, dont nous parlerons plus loin. (Voy. Corps calleux).

La signification morphologique du corps godronné n'est pas complètement élucidée. M. Duval, et à sa suite Schwalbe, Golgi, etc., considèrent le corps godronné comme une véritable circonvolution, la *circonvolution godronnée*, distincte de la circonvolution de l'hippocampe; elle serait alors la sixième temporale T^6, et le sillon de l'hippocampe deviendrait le cinquième sillon temporal, t^5. Il y aurait donc deux circonvolutions accolées et parallèles, une supérieure ou c. godronnée, l'autre inférieure ou c. de l'hippocampe. La circonvolution godronnée serait pour Duval une partie des circonvolutions sous-calleuses des mammifères; pour Schwalbe, elle appartiendrait à l'arc interne, concentrique au lobe limbique, arc constitué par le septum lucidum, le trigone cérébral et le corps godronné. Giacomini objecte à cette interprétation que la corne d'Ammon et le corps godronné sont vastes chez des animaux lissencéphales, tels que la chauve-souris, la taupe, le lapin, et qu'il serait étrange que ces cerveaux n'eussent qu'une seule circonvolution, la c. godronnée. L'opinion la plus accréditée est celle que Zuckerkandl a développée dans ses travaux d'anatomie comparée, à savoir que le corps godronné est la partie inférieure ou basale d'une circonvolution annulaire, concentrique au grand lobe limbique, dont les formations de Lancisi atrophiées chez les anosmatiques, mais bien développées chez les osmatiques, représentent la partie supérieure ou sus-calleuse.

Le corps godronné est sujet à de grandes variations. On a constaté une fois son absence, c'était chez un microcéphale. Tantôt il est bien dentelé et déborde à l'extérieur, tantôt il est caché et comme atrophié. Chez beaucoup d'animaux à odorat développé, il est superficiel et volumineux, la fimbria ne le recouvre pas et se trouve rejetée en dehors. On l'a vu ainsi chez l'homme (Giacomini) : il était indépendant de la fimbria, et à découvert dans presque toute son étendue; ses incisures étaient fortes et nombreuses, le sillon de l'hippocampe presque nul.

D. Sillon de l'hippocampe. — Ce sillon, ou sillon arqué, est la partie inférieure du sillon d'Ammon qui chez l'embryon circonscrivait l'arc marginal. Le sillon de l'hippocampe sépare le corps godronné de la circonvolution de l'hippocampe. Sa forme est curviligne dans sa longueur, comme est le corps godronné lui-même, et curviligne en coupe transversale, avec une concavité dirigée en dedans. On ne voit extérieurement que son entrée et il paraît étroit, mais il est très profond, car en refoulant la paroi ventriculaire il produit la corne d'Ammon, c'est donc un sillon total au sens des embryologistes. Il est fermé; ses deux lèvres ou parois sont étroitement accolées, soudées même chez les rongeurs, grâce au prolongement de pie-mère qui s'insinue dans la fente avec des vaisseaux nombreux et serrés ; ces vaisseaux ne trouvant pas à s'étendre projettent leurs réseaux dans la couche superficielle (couche lacunaire) des deux parois, de là cette adhésion que nous venons d'indiquer. Des deux lèvres, la supérieure ou interne est formée par la face inférieure du corps godronné, l'inférieure ou externe par l'écorce grise de la corne d'Ammon et de la circonvolution de l'hippocampe.

En arrière, le sillon de l'hippocampe contourne le bourrelet et se continue avec le sillon du corps calleux. En avant, il s'enfonce entre les deux branches du lobule de l'hippocampe et y constitue le *sillon de l'uncus*.

Au-dessous du sillon de l'hippocampe est le corps ou ventre de la cinquième temporale. Nous avons fait observer que la surface de cette circonvolution, dans sa partie antérieure surtout, est recouverte d'un mince réseau blanc et gris, *la substance réticulée d'Arnold*; au voisinage du sillon de l'hippocampe, cette substance se condense en une lame blanche appelée *lame enroulée*, qui pénètre dans le sillon et se contourne plus ou moins complètement en S autour du corps godronné. Enfin on donne le nom de *subiculum* à la partie renflée de T^5, sur laquelle repose la corne d'Ammon.

E. Noyau amygdalien. — Dans la partie antérieure de la corne temporale du ventricule, la paroi interne est formée par la tête renflée de la corne d'Ammon, la paroi externe par la substance blanche du tapetum. La portion supérieure de cette dernière paroi se renfle en une épaisse saillie, large de 1 cm., qui se projette dans le ventricule au-dessus du cul-de-sac antérieur et recouvre la corne d'Ammon ; elle porte le nom de *tubercule amygdalien*.

Le tubercule renferme le *noyau amygdalien*, amas de substance grise ou gris jaunâtre, de la forme et du volume d'un noyau d'amande, dont la partie externe est parcourue par des stries radiées. C'est une formation corticale enfouie dans le lobule de l'hippocampe, dont elle occupe le genou et la branche réfléchie ou uncus. Sur trois de ses faces, externe, inférieure et interne, le noyau amygdalien est libre et n'est entouré que par la substance blanche; mais sa face supérieure se fusionne avec l'écorce de la base, dont elle émane, et s'unit avec l'avant-mur, la base du noyau lenticulaire et l'espace perforé, toutes formations confondues à ce niveau (voy. fig. 255 et 263).

[*CHARPY.*]

Plis temporaux transverses. — En écartant les lèvres de la scissure de Sylvius, on remarque que le lobe temporal possède une face supérieure, triangulaire à sommet dirigé en avant, invisible sur un cerveau intact, et que cette face est parcourue par des plis transversaux ou mieux obliques en dedans, en haut et en arrière, de volumes très différents.

Il faut sur cette face distinguer deux parties, une antérieure et une postérieure. La partie antérieure, qui avoisine le pôle temporal, est presque lisse ; on y distingue cependant deux ou trois bourrelets, courts, faiblement saillants, qui vont de l'insula au pôle temporal, séparés par de légers sillons ; ce sont les *plis transverses antérieurs*.

Sur la partie postérieure de cette même face, se voient des plis beaucoup plus saillants, *plis transverses postérieurs*, qui sont de véritables circonvolutions temporales. Le territoire qu'ils occupent a été désigné par Féré sous le nom de *région rétro-insulaire* (fig. 229).

Le premier de ces plis, le plus antérieur, constitue le *pli temporo-pariétal profond* de Broca, la *circonvolution temporale transverse* de Heschl ; il est remarquable par sa constance, son apparition précoce et son grand développement.

Les autres plis situés en arrière sont inconstants, variables en nombre, de un à trois, et faiblement développés.

Broca a décrit les plis temporaux transverses comme des plis de passage unissant le lobe temporal au lobe pariétal, analogues à des plis temporo-pariétaux qu'on observe chez beaucoup d'animaux. Toutefois cette interprétation et cette assimilation sont contestables. Les plis transverses paraissent être exclusivement temporaux ; ils se terminent dans la scissure de Sylvius par une extrémité aplatie et ne la traversent pas pour se continuer sur le lobe pariétal ; ils sont seulement imbriqués avec les plis marginaux de P^2, qui arrivent de l'autre côté de la scissure.

Bibliographie. — Sur la disposition du corps godronné à ses extrémités, voyez : Giacomini, Bandelette de l'uncus de l'hippocampe, *Archives italiennes de biologie*, 1882 ; — Fascia dentata du grand hippocampe dans le cerveau de l'homme, *Id.*, 1884. — Retzius. *Biolog. Untersuch.*, t. VIII, 1898.

LOBE OCCIPITAL

Le lobe occipital est le plus petit et le plus mal différencié des grands lobes ; il occupe la partie postérieure de l'encéphale, et correspond aux fosses occipitales supérieures. Il recouvre la totalité du cervelet.

La *forme* de ce lobe est celle d'une pyramide triangulaire à sommet postérieur. La face externe convexe est en rapport avec la fosse occipitale supérieure, par conséquent avec la bosse occipitale extérieure. La face interne plane regarde celle du côté opposé, dont elle est séparée par la base de la faux du cerveau. La face inférieure, légèrement concave, repose sur la tente du cervelet inclinée en versant de toit, et par elle est en contact médiat avec la face supérieure de l'hémisphère cérébelleux.

Le *sommet* ou extrémité postérieure, ou *pôle occipital*, correspond à la partie supérieure et externe de la protubérance occipitale interne ; quand cette protubérance fait une forte saillie, qui peut dépasser 1 cm., le sommet de l'hémisphère s'excave sur sa face interne pour la recevoir. Sur cette même extrémité se rencontre souvent une dépression plus ou moins profonde, oblique en bas et en dehors, décrite par quelques auteurs comme un sillon anormal, mais que Giacomini a montrée être l'*empreinte du sinus*. C'est le sinus l. supérieur qui, soit parce qu'il se dévie de la ligne médiane, soit le plus souvent parce qu'il se divise prématurément en deux branches, imprime sa trace variable sur la face interne de l'hémisphère.

La *base* du lobe occipital, placée dans le plan frontal et soudée au reste de l'hémisphère, n'est pas facile à délimiter sur tout son contour. Sur la face interne, la scissure occipitale ou perpendiculaire interne établit une démarcation nette; mais, sur la face externe, les plis de passage pariéto-occipitaux effacent la séparation originelle, et il en est de même sur la face inférieure à cause de la fusion des circonvolutions temporales et occipitales. Pour la face externe, Schwalbe trace une ligne fictive allant de l'incisure profonde qui marque sur le bord supérieur la scissure occipitale à une autre encoche, à peu près constante, qu'on remarque sur le bord externe et inférieur de l'hémisphère à la jonction des lobes temporal et occipital. Cette encoche ou *incisure préoccipitale*, signalée déjà par d'autres auteurs, se prolonge souvent sur la face externe en un sillon ascendant, le *sillon préoccipital* de Meynert, qui aide encore à la limitation de la base. La Nomenclature anatomique a choisi pour limite le *sillon occipital transverse* d'Ecker, qui descend verticalement en arrière de la scissure occipitale externe. Sur la face inférieure, la limite est indiquée par l'*empreinte pétreuse*, dépression que produit le bord supérieur du rocher, ou à son défaut par une ligne menée de l'incisure préoccipitale à un point situé au-dessous du bourrelet du corps calleux.

Rüdinger a montré que les lobes occipitaux sont fréquemment asymétriques d'un côté à l'autre; la déviation latérale de la grande ou de la petite faux, l'excavation plus ou moins profonde d'une des fosses occipitales, et surtout les différences des sinus latéraux droit et gauche, sont les causes ordinaires de cette inégalité, qui se traduit par des écarts de 10 à 15 millimètres dans les diamètres.

Le lobe occipital possède cinq sillons et six circonvolutions qui, à l'exception de la dernière, ne sont pas toujours nettement différenciées entre elles ni bien distinctes des circonvolutions du lobe pariétal et du lobe temporal. On les compte de haut en bas, en commençant par la face externe et continuant par la face inférieure, pour remonter de là sur la face interne. Les cinq sillons antéro-postérieurs partent du pôle occipital qui reste indivis et sur lequel par conséquent ils ne se fusionnent pas, puis divergent sur les faces de la pyramide; on en compte trois sur la face externe, le troisième étant situé sur le bord inférieur et externe, un sur la face inférieure, un sur la face interne. Ecker a donné le nom de *lobulus extremus* à la partie interne du pôle occipital qui se trouve derrière l'origine de la scissure calcarine.

1° **Première circonvolution occipitale O^1.** — La première circonvolution occipitale se dirige parallèlement au bord supérieur de l'hémisphère et en dehors de lui; elle va du pôle occipital à la circonvolution pariétale supérieure P^1.

Sur son bord interne, elle n'est séparée de la circonvolution adjacente O^0 par aucun sillon, et seulement par des incisures inconstantes. Sur son bord externe, elle est limitée d'avec la deuxième occipitale par le *premier sillon occipital*, o^1. Ce sillon (*s. occipital supérieur* des Allemands) est dans la moitié des cas le prolongement du sillon interpariétal, dans l'autre moitié il en est indépendant. C'est un des plus constants des sillons occipitaux.

La première occipitale est unie à la première pariétale par le *premier pli de passage pariéto-occipital*. Ce pli, profond chez la plupart des singes et caché au fond de la scissure perpendiculaire externe, est superficiel chez l'homme et comble cette scissure dont il ne laisse que l'encoche du bord supérieur de l'hémisphère; il décrit une inflexion curviligne entre cette encoche et le sillon occipital transverse et vient se souder à O^1.

2° ***Deuxième occipitale O^2***. — Située sur la partie moyenne de la face externe, elle va du pôle occipital à la pariétale inférieure P^2, à son lobule postérieur, auquel l'unit le deuxième pli de passage pariéto-occipital. Elle est bornée en haut par le premier sillon occipital o^1 ou occipital supérieur, en bas par le *deuxième sillon* o^2.

3° ***Troisième occipitale O^3***. — Elle occupe la partie inférieure de la face externe. Le *troisième pli de passage*, premier pli temporo-occipital, superficiel,

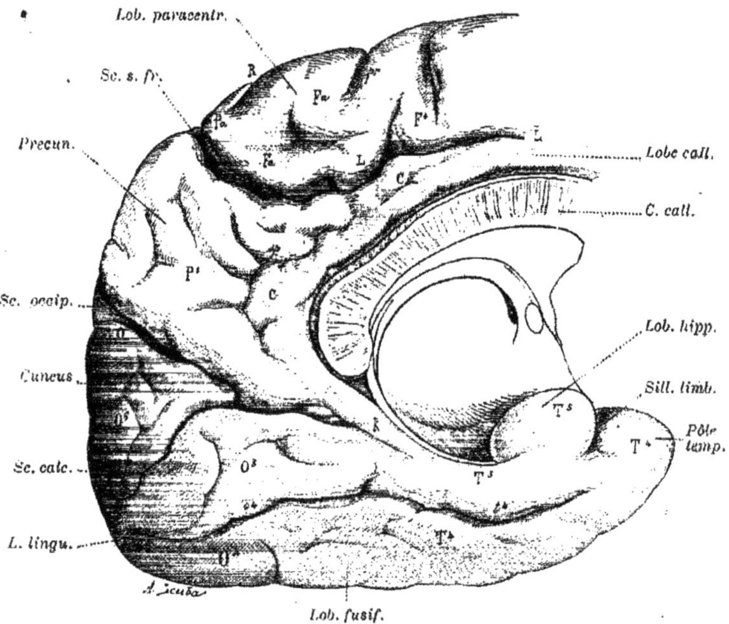

Fig. 225. — Lobe temporal et lobe occipital. Face interne.

La face inférieure de l'hémisphère est redressée pour permettre de voir O^4 et T^4. Le lobe occipital en bleu, le cunéus en bleu foncé, le lobule paracentral en rose.

l'associe à la seconde temporale T^2 et quelquefois à la pariétale inférieure; elle est séparée de T^3 par l'*incisure préoccipitale*, dans laquelle se voit un pli d'union (quatrième pli de passage, deuxième pli temporo-occipital) avec cette circonvolution. Son extrémité antérieure est donc bifurquée en deux plis, un pour T^2, un pour T^3.

Le *troisième sillon occipital* o^3, ou s. occipital inférieur, qui la borne en dessous, court le long du bord inféro-externe de l'hémisphère, en arrière de l'incisure. Il est inconstant, variable dans sa forme, souvent contourné en S ou coupé par une incisure transversale.

4° ***Quatrième occipitale O^4***. — Située sur la face inférieure, elle se continue en avant sans interruption avec la quatrième temporale, T^4; leur limite toute fictive est marquée par la ligne transversale qu'on mène de l'incisure préoccipitale. Cette fusion des deux circonvolutions, toutes deux effilées à leurs extrémités opposées et soudées par leur base élargie, les a fait réunir sous le nom commun de première c. temporo-occipitale ou *lobule fusiforme* (Huschke).

Elle a en dehors d'elle le troisième sillon o^3, en dedans le *quatrième s. occipital* o^4. Ce dernier est, à l'inverse de o^3, remarquable par sa constance, sa profondeur, la précocité de son apparition. A partir du pôle occipital, il se dirige en ondulant vers le lobe temporal et s'y unit au quatrième sillon temporal t^4 avec lequel il forme la *scissure collatérale*, des auteurs étrangers.

5° ***Cinquième occipitale*** O^5. — Cette circonvolution, située en presque totalité sur la face inférieure, en petite partie sur la face interne, présente une large surface en arrière, tandis qu'en avant elle se rétrécit pour s'unir à la cinquième temporale T^5 par un pli assez étroit (pli de passage occipito-hippocampique de Broca). Sa forme lui a valu le nom de *lobule lingual*. Beaucoup d'auteurs l'ont décrite avec T^5 comme ne formant qu'une seule et même circonvolution, deuxième temporo-occipitale. Des incisures longitudinales peuvent la diviser en deux ou trois plis secondaires. Ses limites sont très nettes de chaque côté, car elle est bordée en dehors par o^4, en dedans par la scissure calcarine.

6° ***Sixième occipitale*** O^6. — La sixième occipitale, placée tout entière sur la face interne, est un peu irrégulière en surface, mais nettement triangulaire dans son contour, le sommet du triangle étant dirigé en avant. On l'appelle souvent le *cuneus* (Burdach) ou coin, lobule cunéiforme. Sa partie postérieure est séparée de la première occipitale par le bord sagittal de l'hémisphère, mais sans sillon notable et constant. Son bord supérieur est marqué par la scissure occipitale ou perpendiculaire interne, que traversent dans la profondeur des plis de passage allant au lobule quadrilatère et à la circonvolution du corps calleux. Son bord inférieur est la scissure calcarine. Sa surface n'est jamais lisse; dans les formes bien développées, elle est découpée par des incisures.

La *scissure calcarine* K, sillon du petit hippocampe, cinquième sillon occipital o^5, doit son nom de calcarine à sa pénétration dans la corne occipitale du ventricule latéral où elle va former le calcar ou ergot de Morand. Sa constance, sa précocité phylogénique et ontogénique lui ont fait attribuer la qualification de scissure au lieu de celle de sillon. Elle naît en arrière, à un demi-centimètre du pôle occipital, par deux branches, l'une *ascendante*. l'autre *descendante*, qui se prolonge sur le pli polaire (Broca) ou lobulus extremus (Ecker); puis elle se porte horizontalement en avant, un peu au-dessus du bord inférieur et interne de l'hémisphère, en suivant un trajet à double flexuosité, reçoit la scissure occipitale, et se coudant légèrement en bas va finir sur le bord externe de la circonvolution du corps calleux.

En s'unissant à la scissure occipitale, la calcarine forme un Y, dont les deux branches obliques circonscrivent le cuneus O^6. La branche antérieure, tige ou queue de l'Y, semble appartenir à la scissure occipitale dont elle prolonge la direction; mais elle est en réalité une dépendance de la calcarine, comme le montrent les faits d'anatomie comparée et la présence d'un petit pli de passage, toujours profond et constant, le *pli cunéo-limbique*, qui barre la scissure occipitale et ne laisse qu'une communication superficielle. Elle est longue de 2 cm. et très profonde; on y voit de nombreux vaisseaux; elle peut être bi- ou trifurquée dans la profondeur, de là les variations d'aspect de l'ergot de Morand. La scissure calcarine se termine par une incisure sur le bord externe du lobe du corps calleux; quelquefois chez l'homme, en règle générale chez les singes inférieurs, la scissure semble couper en deux la circonvolution calleuse et aboutir à la fissure de l'hippocampe, mais presque toujours ce n'est là qu'une apparence et un pli de passage profond unit les deux parties de la circonvolution à travers l'entaille superficielle (Broca).

LOBE OU CIRCONVOLUTION DU CORPS CALLEUX

Le *lobe du corps calleux* (gyrus cinguli, circonvolution du corps calleux), ou par abréviation le lobe calleux, entoure le corps calleux qui lui est concentrique. Il est réduit à une seule circonvolution, qui présente cette particularité

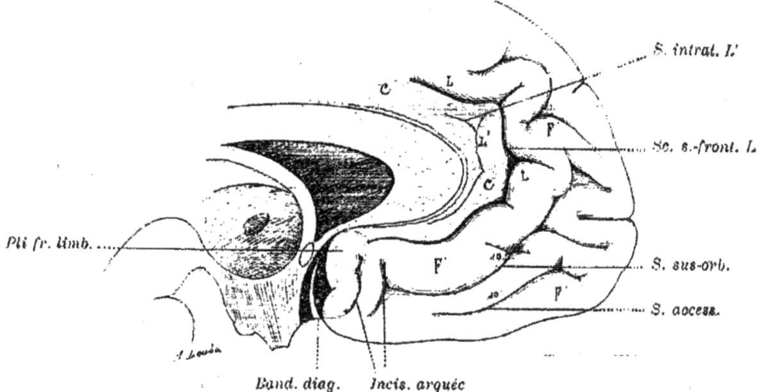

Fig. 226. — Origine du lobe calleux *C* et carrefour de l'hémisphère.
La surface du carrefour est teintée en rose. L'incisure arquée est dédoublée sur ce cerveau.

de passer au-dessous de deux autres lobes, du lobe frontal et du lobe pariétal, et d'aboutir à la limite du lobe occipital.

Cette circonvolution *C*, est limitée en dessus par la scissure sous-frontale ou calloso-marginale, et à partir du lobe pariétal, par le sillon sous-pariétal ; ce dernier n'est souvent qu'une incisure et la sépare si imparfaitement du lobule quadrilatère de P^1 que Rolando réunissait le lobe calleux et ce lobule sous le nom de circonvolution crêtée, par analogie avec une crête de coq. En dessous, la limite est nettement tracée par le sillon du corps calleux, dont la circonvolution forme la lèvre ou paroi supérieure (fig. 231).

Le lobe calleux naît en avant du bec du corps calleux par une languette étroite et courte, pli de passage qui l'unit avec la première frontale; puis, suivant un trajet arqué, contourne successivement le genou, la partie moyenne et le bourrelet du corps calleux, et sous ce bourrelet, s'unit à la circonvolution de l'hippocampe T^5. Le point de jonction est un pont étroit, large de 5 mm. à peine, appelé quelquefois *isthme*, et qui est un véritable pli de passage ; c'est sur lui que finit en encoche la scissure calcarine, plus exactement la branche commune de la calcarine et de l'occipitale interne. — L'isthme est le pli *temporo-limbique* de Broca. Il est constant, mais souvent profond, petit, lisse, effilé à sa partie antérieure et partiellement recouvert par le lobule lingual.

La surface de la circonvolution, c'est-à-dire sa face interne, est en général simple. On y rencontre parfois des sillons, parallèles à la direction générale, notamment le *sillon intra-limbique* qui semble la dédoubler, et plus souvent des incisures transversales ou étoilées, dont un certain nombre paraissent être des nervures vasculaires. Elle possède aussi une face inférieure très étroite qui surplombe le corps calleux en formant le toit de son sillon ou ventricule; cette face est en rapport avec l'artère cérébrale antérieure qui n'y marque pourtant aucune empreinte, et avec les prolongements du corps godronné décrits sous le nom de tractus gris de Lancisi. L'écorce cérébrale au fond du sillon calleux se termine, en apparence du moins, d'une façon simple, en biseau que rase horizontalement le plan transversal du corps calleux.

LOBE LIMBIQUE

Tous les cerveaux de mammifères, y compris l'homme, qu'ils aient ou non des circonvolutions, présentent à la face interne de l'hémisphère, autour du corps calleux, un anneau cortical distinct affecté en principe à l'organe de l'olfaction. Cet anneau fermé en arrière paraît ouvert en avant, mais là aussi il est complété par l'union de son extrémité supérieure avec la racine interne du pédoncule olfactif, de son extrémité inférieure avec la racine externe. Broca, dans un de ses plus mémorables travaux (1878), en a donné une étude approfondie: il l'a appelé *lobe limbique*, parce qu'il forme le limbe ou limite de la cavité générale de l'hémisphère, du hile de la vésicule hémisphérique.

Étudié chez un animal osmatique (chien, loutre, renard), c'est-à-dire doué d'une olfaction puissante, l'appareil olfactif, cérébral, est composé de deux parties, du lobe olfactif qui correspond à notre bulbe olfactif, et du lobe limbique. Le *lobe olfactif* est attaché à un volumineux *pédoncule*, qui, par deux *racines olfactives* externe et interne, véritables circonvolutions, se soude aux extrémités du lobe limbique; d'où l'aspect d'une raquette, dont le lobe olfactif est le manche, et le lobe limbique le cercle.

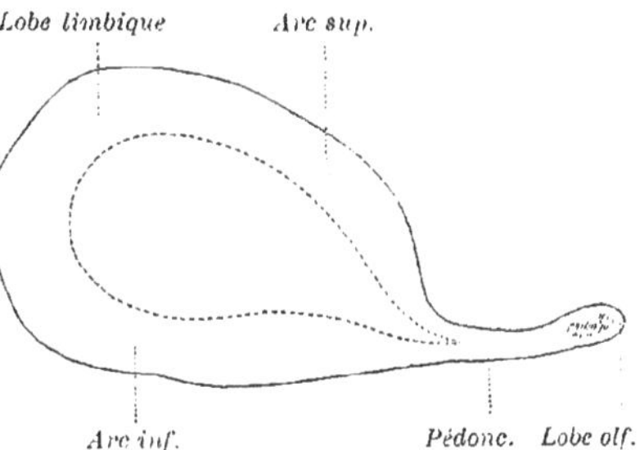

Fig. 227. — Schéma du lobe limbique.
Type en raquette.

Le lobe limbique est circonscrit en dedans, sur son bord interne et concave, par le sillon de l'hippocampe et le sillon du corps calleux qui sont les deux moitiés du sillon d'Ammon embryonnaire; en dehors, sur son bord externe convexe, par la *scissure limbique*, scissure profonde qui sépare la circonvolution d'avec le lobe pariétal et le lobe frontal, les seuls qui existent chez les non primates. Cette scissure n'est pas continue, des plis de passage la coupent, surtout le pli fronto-limbique, qui isole un tronçon antérieur ou scissure sous-frontale. Dans le lobe lui-même, on peut topographiquement distinguer deux parties ou arcs, un arc supérieur ou sus-calleux, qui entoure le bourrelet, la face supérieure et le genou du corps calleux; un arc inférieur ou sous-calleux, ou *lobe de l'hippocampe*, qui répond à la face inférieure du corps calleux et à la partie latérale de la fente de Bichat. Ces deux arcs, séparés en avant par un écartement que comblent les racines divergentes du pédoncule olfactif, sont continus en arrière; tout au plus, un pli de passage rétro-limbique, profond ou superficiel suivant l'animal considéré, situé au niveau du bourrelet du corps calleux, indique-t-il le point de la séparation future.

Ce vaste appareil, qui occupe sur la face inférieure et sur la face interne du cerveau une place considérable, est tout entier affecté à l'olfaction chez les animaux osmatiques, pour qui l'odorat est le sens capital, que détrônera plus tard le sens de la vue chez les mammifères supérieurs.

Chez les animaux anosmatiques, à odorat peu ou pas développé, tels que sont les cétacés et les singes, le lobe limbique s'atrophie dans certaines de ses parties, se transforme dans d'autres, et surtout ses deux arcs se dissocient. Considérons l'homme, que l'on ne peut dire anosmatique au sens littéral du mot, mais qui est au moins *microsmatique* (Turner). Nous reconnaissons chez lui l'ancien lobe limbique à cette circonvolution qui entoure le corps calleux et va par ses deux extrémités aboutir à l'espace perforé antérieur, où là aussi son ouverture est fermée par les grêles racines de l'olfactif. Cette circonvolution, Foville l'appelait circonvolution de l'ourlet; Gerdy, circ. annulaire; Arnold, gyrus fornicatus. Seulement nous l'avons dissociée; nous avons décrit son arc supérieur comme lobe du corps calleux, son arc inférieur comme circonvolution de l'hippocampe T^5; les deux arcs sont toujours continus en arrière, mais non pas à plein jet et seulement par un pli de passage étroit, l'*isthme*, qu'entaille plus ou moins profondément la scissure calcarine. La limite interne n'a pas changé, c'est toujours le sillon de l'hippocampe et le sillon du corps calleux. La limite externe, la scissure limbique, n'existe plus sous ce nom et dans sa forme typique; elle est coupée en tronçons dont chacun est rattaché à un lobe voisin, mais on peut sans peine la reconstituer malgré ces interruptions; on la retrouvera dans la scissure sous-frontale, le sillon sous-pariétal, le quatrième sillon temporal t^4, qui est constant et profond, enfin le sillon limbique temporal.

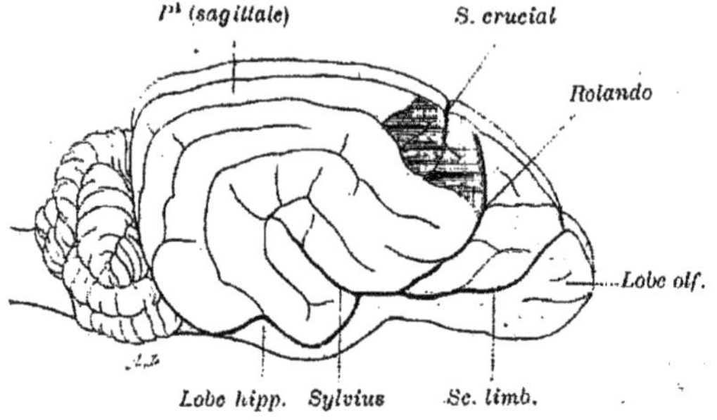

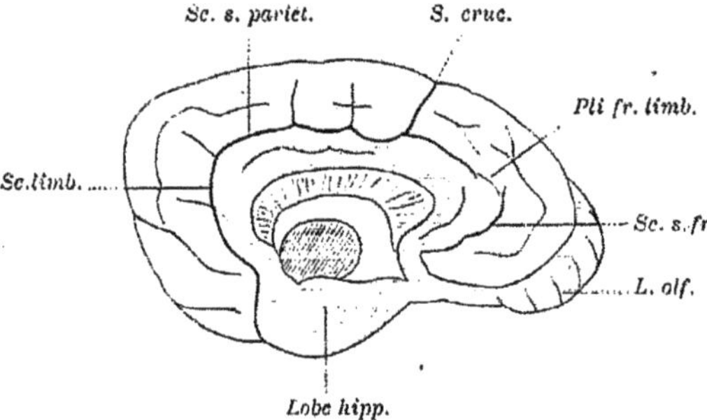

Fig. 228. — Lobe limbique du chien : faces externe et interne. Type d'un cerveau de carnivore.

Le lobe limbique et le lobe olfactif sont ombrés. Le lobe frontal est teinté en rose, le gyrus sigmoïde en bleu.

Les deux circonvolutions du lobe ont divorcé anatomiquement, et physiologiquement elles ont changé de fonction, et c'est cette adaptation à un autre travail, inconnu d'ailleurs, il faut bien le dire, qui a empêché ou amoindri leur atrophie. Ainsi la circonvolution du corps calleux, arc supérieur, est restée volumineuse et plissée chez les cétacés dont l'appareil olfactif est atrophié et la racine interne nulle; chez l'homme, elle semble, comme nous l'avons vu, devoir être absorbée par le lobe frontal. Seule son extrémité antérieure, qui reçoit des origines olfactives au niveau du carrefour, est peut-être encore un centre cortical de l'olfaction. La circonvolution de l'hippocampe T^5, n'est plus qu'une partie du lobe temporal, et là encore on ne peut plus chercher de centres olfactifs que dans son extrémité antérieure ou lobule de l'hippocampe, et dans les formations ammoniennes et godronnées de son bord interne. Les deux extrémités de l'anneau limbique seraient donc seules restées *olfactives*.

On a objecté à la magistrale description de Broca d'être incomplète, par omission d'un autre anneau cortical olfactif, et de comporter une appellation inexacte. M. Duval, considérant le corps godronné comme une circonvolution véritable et rappelant que certains animaux possèdent des circonvolutions sous-calleuses, pense qu'il existe un second limbe, concentrique au premier, le vrai limbe de la cavité hémisphérique, représenté par le corps godronné et le trigone cérébral; là serait le lobe limbique réel, et la scissure limbique devrait être cherchée dans le sillon de l'hippocampe.

Cette manière de voir soulève deux objections : d'abord, elle suppose que la circonvolution du corps calleux ne se continue pas avec celle de l'hippocampe, ce qui est pourtant indéniable, ensuite elle fait terminer le corps godronné sous le corps calleux au lieu de le prolonger sur cette commissure par les nerfs de Lancisi.

Au même moment Schwalbe, pour les mêmes raisons, distinguait dans sa Névrologie deux lobes limbiques concentriques : un lobe limbique externe, qui n'est autre que celui de Broca, et un lobe limbique interne, constitué par le corps godronné, le trigone cérébral et le septum lucidum.

Giacomini admet lui aussi un second limbe autour du grand limbe de Broca. Ce limbe intérieur est représenté par le corps godronné, la fasciola cinerea avec les circonvolutions ou éminences sous-calleuses, et les nerfs de Lancisi qui passent sur le corps calleux, toutes parties qui sont continues, arquées, et s'étendent du lobule de l'hippocampe à l'espace perforé antérieur, comme le grand lobe limbique lui-même.

Zuckerkandl reconnaît dans l'appareil olfactif une disposition intermédiaire entre celles qu'ont indiquées Schwalbe et Giacomini. Il y a, suivant lui, trois cercles concentriques : le plus extérieur est le *grand lobe limbique* de Broca (circonvolutions de l'hippocampe et du corps calleux, auxquelles il ajoute les circonvolutions sous-calleuses des animaux, rudimentaires chez l'homme); le second est *l'arc marginal externe*, qui comprend le corps godronné et les nerfs de Lancisi, et qui passe par conséquent au-dessus du corps calleux; le troisième est *l'arc marginal interne*, que forment la fimbria, le trigone cérébral et le pédoncule du septum lucidum, et qui est situé sous le corps calleux.

Enfin plus récemment, Trolard et Bole ont soutenu des opinions à peu près analogues. Nous reviendrons d'ailleurs sur ces questions à propos des origines olfactives.

Quelle conclusion tirer de ce rapide exposé? Broca, malgré ces objections qu'il connaissait, a maintenu son nom et sa description du lobe limbique, et tous les auteurs étrangers que j'ai cités ont fait comme lui. Cette question ne touche d'ailleurs qu'indirectement l'anatomie de l'homme et des primates chez lesquels on ne décrit pas un lobe limbique, mais un lobe du corps calleux et une circonvolution de l'hippocampe; elle l'intéresse toutefois pour la dérivation et la comparaison des parties analogues. Mais qu'il s'agisse d'un lobe limbique typique (osmatiques) ou transformé (anosmatiques), il n'y a rien à changer ni à la terminologie ni à la conception de Broca. Le mot *lobe limbique* a un sens acquis et précis qui désigne un organe déterminé; y toucher serait produire la confusion. D'autre part, ce mot lobe ne peut vraiment s'appliquer qu'aux grandes circonvolutions qui entourent le corps calleux et non à ces productions atténuées, même chez les osmatiques, qui sont les nerfs de Lancisi et le corps godronné. Il reste seulement entendu qu'il existe, en dedans du grand limbe de l'hémisphère, un limbe cortical secondaire représenté par la *formation godronnée*.

Voy. sur la question du lobe limbique : BROCA, Le grand lobe limbique, *Revue d'anthropologie*, 1878. — SCHWALBE, *Neurologie*, 1881. — GIACOMINI, Fascia dentata du grand hippocampe, *Archives italiennes de Biologie*, 1884. — ZUCKERKANDL, Das Riechcentrum, 1887, et Das Riechbundel des Ammonshornes in *Anatom. Anzeiger*, 1888. — TROLARD, *Appareil central de l'olfaction*, 1889. — BOLE, Le lobe limbique, *thèse de Lille*, 1893.

LOBE DE L'INSULA

Le lobe ou lobule de l'insula de Reil occupe le fond de la scissure de Sylvius. Il faut écarter les lèvres de cette scissure, entre les lobes frontal et temporal, pour apercevoir l'insula dans l'excavation.

Il ressemble à un poing fermé ou à une coquille de bivalve, ou plus simplement il a la forme d'une pyramide triangulaire; le sommet du triangle regarde en bas et en avant, la base en haut, en direction horizontale; le bord antérieur est court, vertical; le bord postérieur, long et oblique. Il y a trois faces aplaties.

Au moment de son apparition, dans le cours du cinquième mois embryonnaire, l'insula est complètement à découvert dans la fosse de Sylvius; mais peu à peu les trois lobes qui l'environnent croissent à la rencontre les uns des autres et, passant par-dessus l'insula qui reste accolé au corps strié, finissent par le recouvrir complètement ou à très peu de chose près au moment de la naissance; c'est là le phénomène du recouvrement ou de l'occultation de l'insula. De cette saillie des grands lobes surplombant le lobule central résulte la formation de sillons et d'opercules.

Les sillons sont les dépressions qui séparent le contour de l'insula de la face profonde des lobes qui se projettent par-dessus lui. L'insula tout entier est entouré comme d'un fossé par le *sillon de Reil* ou sillon circulaire, et chacun de ses trois côtés est bordé par une partie de ce grand sillon; de là un sillon de Reil antérieur, un sillon supérieur, un sillon inférieur ou postérieur. Le sillon de Reil ne fait pas le tour complet de l'insula. Il commence dans l'espace perforé ou vallée de Sylvius; mais après avoir contourné les trois côtés, l'extré-

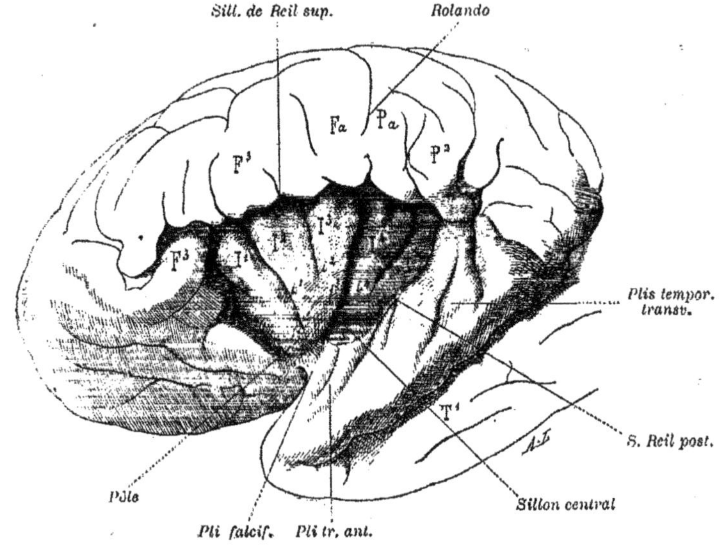

Fig. 229. — L'insula (teinté en bleu).

Insula antérieur. — Insula postérieur en bleu plus foncé. — Plis transverses du lobe temporal. (D'après Eberstaller.)

mité de sa branche inférieure, au lieu de revenir à l'espace perforé, remonte sur la face supérieure du lobe temporal et cesse un peu en arrière du sommet de ce lobe.

En se projetant par-dessus l'insula, les circonvolutions voisines lui constituent des couvercles ou *opercules*, qu'il faut soulever pour voir le lobe sur lequel ils s'appliquent. On distingue quatre opercules, entre chacun desquels s'engage une branche de la scissure de Sylvius. L'opercule orbitaire est l'extrémité antérieure de F^3; l'opercule frontal ou antérieur, le cap de la troisième frontale, entre les deux branches de Sylvius; l'opercule rolandique ou supérieur est constitué par le pied des deux circonvolutions rolandiques *Fa* et *Pa* et celui de F^3, il est donc en arrière de la branche ascendante de Sylvius; enfin l'opercule inférieur ou temporal est formé par la première temporale, le pôle temporal et la face interne du lobe (fig. 208).

A la jonction du sillon antérieur et du sillon inférieur de Reil, au point où la face externe de l'hémisphère s'unit à la face inférieure, le sommet arrondi de l'insula est séparé de l'espace perforé par le *pli falciforme*. Broca a nommé ainsi une crête antéro-postérieure qui sépare la vallée ou espace perforé de la scissure de Sylvius; sa couleur est gris blanchâtre et sa forme semi-lunaire. D'après Retzius, il représente la partie moyenne atrophiée de la circonvolution olfactive externe. Au pli falciforme aboutissent le sillon de Reil antérieur, le pôle de l'insula, le sillon central interinsulaire; c'est là aussi que l'artère sylvienne émet ses ramifications digitées; c'est pourquoi Schwalbe l'a appelé le *seuil* de l'insula (*limen insulæ*). Ajoutons que le pli falciforme n'est pas constant, et qu'il ne sépare qu'imparfaitement la scissure de Sylvius de l'espace perforé, tandis que chez les animaux à grand développement olfactif, l'insula est séparé de la base, non par une crête étroite, mais par la puissante racine externe du pédoncule olfactif et par la profonde scissure antérieure du rhinencéphale.

Le sommet du lobe porte le nom de *pôle de l'insula*. Du pôle partent en éventail les circonvolutions *insulaires*, appelées encore plis courts ou plis droits (gyri breves, gyri recti), au nombre de cinq ordinairement, qui se portent les unes verticalement en haut, les autres en haut et en arrière. On les compte d'avant en arrière, de I^1 à I^5; chacune d'elles a une forme conique, étroite à son origine polaire, large à sa terminaison dans le sillon de Reil. Dans ce sillon, elles s'entrecroisent avec de petits plis, *plis obliques*, émanés des circonvolutions voisines, c'est-à-dire de la troisième frontale et des frontale et pariétale ascendantes. Quatre sillons rectilignes, *sillons insulaires*, séparent ces circonvolutions. Il en est un, le troisième, qui est caractérisé par sa constance, sa profondeur, son apparition précoce, et a reçu le nom de *sillon central*; il sépare en deux parties le pôle de l'insula et se prolonge jusqu'au pli falciforme. Il divise l'insula en deux moitiés, l'insula antérieur et l'insula postérieur.

1° **Insula antérieur.** — Il comprend trois circonvolutions qui sont les *première, deuxième* et *troisième insulaires antérieures*; elles partent d'un point commun auquel Eberstaller réserve le nom de *pôle de l'insula*, et qu'on pourrait nommer le *pôle antérieur*. La première insulaire I^1 (gyrus brevis anterior), la plus volumineuse, est située dans la branche antérieure de Sylvius, sous le cap de la troisième frontale avec laquelle elle s'unit assez souvent. En avant d'elle est le sillon antérieur de Reil, en arrière le premier sillon insulaire ou sillon antérieur. — La deuxième insulaire I^2 (gyrus medius), la plus petite, plate, est séparée de la troisième par le deuxième sillon insulaire, ou *sillon précentral*. — La troisième I^3 (gyrus tertius seu posterior) est volumineuse. En arrière d'elle est le *sillon central* i^3, qui correspond au troisième sillon insulaire.

Eberstaller décrit en outre dans l'insula antérieur le pli transverse et le pli accessoire.

Le *pli transverse de l'insula* se détache du pôle de l'insula, se dirige en avant vers la partie orbitaire ou tête de la troisième frontale qui la recouvre et s'unit avec elle de façon très variable. Il forme une barrière entre le sillon de Reil antérieur et l'espace perforé. Retzius le rattache à la circonvolution olfactive externe. — Le *pli accessoire*, situé en dehors du précédent, sous l'opercule orbitaire formé par F^3, se détache de la première insulaire, suit le sillon de Reil antérieur et s'unit avec les plis profonds de la troisième frontale.

2° **Insula postérieur.** — Les deux circonvolutions de l'insula postérieur aboutissent, non au pôle de l'insula, mais à un sommet commun (que l'on pourrait appeler pôle postérieur), qui se prolonge sur la face supérieure du lobe temporal.

La première insulaire postérieure I^4 (gyrus longus, centrale postérieure) est remarquable par sa longueur; elle se dirige en haut et en arrière, recouverte par le pli temporal transverse, se divise en deux ou trois branches et arrive à l'intersection des sillons supérieur et inférieur de Reil; là, elle s'entrecroise avec les plis marginaux de la pariétale ascendante. — La deuxième insulaire postérieure I^5 (gyrus posterior secundus), séparée de la précédente par le quatrième sillon i^4, ou *sillon postcentral*, est limitée en arrière par le sillon de Reil inférieur; elle est plate, ordinairement mal différenciée de la première, surtout à leur origine antérieure commune.

Les circonvolutions et les sillons de l'insula montrent une grande concordance avec ceux du lobe frontal dont ils semblent être le prolongement.

L'insula, chez l'homme, est vaste; ses plis sont nombreux et bien développés comparativement à ceux des animaux. Son occultation complète par les opercules des lobes voisins tient au développement excessif du lobe frontal et principalement de la troisième circonvolution.

Avant-mur. — Que l'on fasse une coupe verticale ou une coupe horizontale à travers l'insula, on remarquera qu'il est en quelque sorte plaqué contre

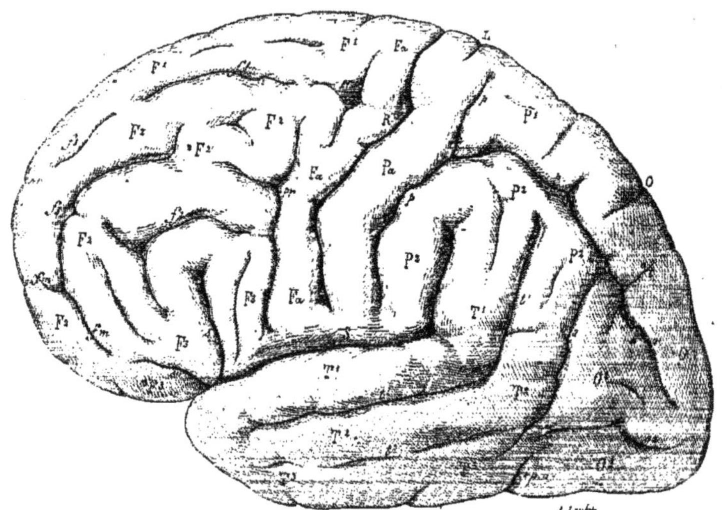

Fig. 230. — Circonvolutions cérébrales.
Face externe.

la face externe et convexe du noyau lenticulaire ou extra-ventriculaire du corps strié. Un espace de quelques millimètres seulement sépare l'écorce insulaire de la substance grise du corps strié. Entre le noyau lenticulaire et l'écorce de l'insula, on observe de dedans en dehors : une couche blanche, ou *capsule externe*, qui n'adhère pas au corps strié ; une couche grise, l'avant-mur ; une seconde couche blanche interposée entre l'avant-mur et l'écorce. Cette dernière couche, qui était pour Rolando la lame de la vallée de Sylvius, est connue sous le nom de *capsula extrema* (Voy. fig. 254 et 258).

L'*avant-mur*, claustrum de Burdach, noyau tæniforme d'Arnold, bandelette vermiculaire, est une lame de substance grise qui double la surface profonde de l'insula et la sépare de la capsule externe ; elle ne dépasse en aucun sens le sillon de Reil. Elle est verticale, parallèle à la face externe du noyau lenticulaire, large de 1 à 2 mm. Sa face interne est lisse, légèrement concave ; sa face externe, denticulée, présente de légères crêtes qui s'enfoncent dans les plis des circonvolutions de l'insula. Elle se recourbe sur sa périphérie, pour se rattacher à l'écorce du lobe frontal et du lobe temporal, sur les limites de l'insula; une coupe verticale montre qu'à sa partie inférieure elle double de largeur, en même temps qu'elle se rapproche du corps strié; puis elle se replie en dedans, pour se continuer avec la substance grise de l'espace perforé, sur laquelle repose déjà le noyau lenticulaire.

L'avant-mur, constant chez les mammifères, est une *formation corticale* aberrante; il représente la couche profonde des cellules fusiformes de l'écorce cérébrale, isolée de la couche moyenne par la pénétration des fibres arquées

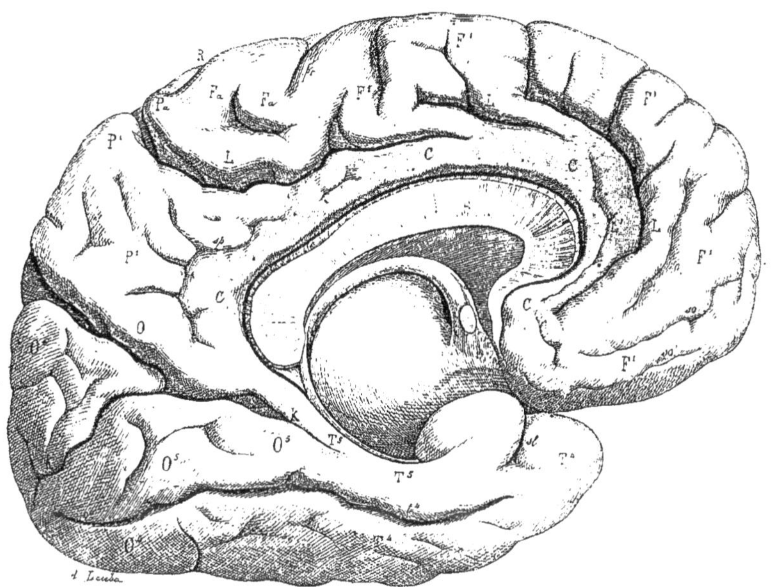

Fig. 231. — Circonvolutions cérébrales.

Face interne.

Ces deux dessins et le suivant sont l'assemblage des dessins partiels que nous avons donnés plus haut.

qui unissent les circonvolutions et qui sont, ailleurs, placées au-dessous de la couche cellulaire profonde. Cependant Brissaud et van Gehuchten le rattachent au corps strié.

Bibliographie. — Parmi les derniers travaux sur l'insula, il faut citer : Guldberg, Zur Morphologie der Insula Reilii, in *Anat. Anzeiger*, 1887; — Eberstaller, Zur Anatomie und Morphologie der Insula, in *Anat. Anzeiger*, 1887; — Cunningham, The sylvian fissure and the island of Reil, in *Journal of Anatomy*, 1890. — G. Retzius, Das *Menschenhirn*. 1896.

Sur l'anatomie comparée, le mémoire important de Clark. *Journ. of compar. Neurology*, 1896.

Cerveau du nouveau-né. — Au point de vue de ses circonvolutions, le cerveau du nouveau-né est une ébauche terminée; c'est presque un cerveau d'adulte à une échelle réduite (Retzius). Ce n'est point un type simple, il est seulement moins compliqué qu'il ne sera plus tard.

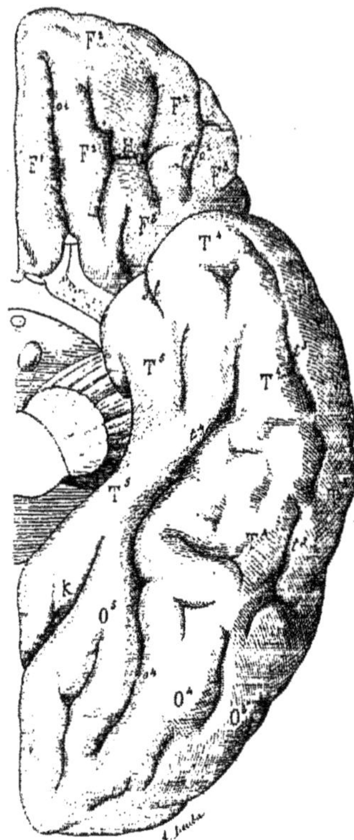

FIG. 232. — Circonvolutions cérébrales. Face inférieure.

L'avancement morphologique extérieur est remarquable, si on le compare au retard histologique de la structure interne. En effet, toutes les circonvolutions sont déjà formées et par leur petitesse donnent même l'illusion d'une richesse plus grande. Les plis de passage existent tous: les sillons primaires et secondaires aussi; seuls les sillons tertiaires ou incisures, surtout ceux que émanent des lèvres des grands sillons, n'ont pas tous paru, encore voit-on déjà beaucoup d'incisures longitudinales ou en étoiles. Même le lobe frontal, malgré son bec rostral très prononcé, est près d'avoir atteint la totalité de son extension, car la scissure de Rolando, que je trouve inclinée de 60 à 65° au huitième mois (chiffre un peu inférieur à celui de Cunningham cité plus haut), présente l'angle définitif de 70° (angle rolando-sagittal), et non de 50° comme l'a dit Hamy.

Les variations individuelles sont acquises et indiquées dès ce moment; c'est du moins ce qui soutient Giacomini contre Weisbach, et il se fonde sur ce fait qu'il a constaté des différences morphologiques sur des cerveaux de fœtus jumeaux du même sexe.

Le principal retard évolutif porte sur la troisième frontale, qui représente la dernière acquisition du cerveau humain, et par suite, celle qui doit ontogéniquement se développer la dernière; le pied surtout, centre du langage articulé, est encore mal indiqué. Cet imparfait développement de la circonvolution de Broca, de son pied et de son cap, a pour conséquence de laisser à découvert une faible partie du pôle de l'insula, car l'opercule frontal ne rejoint pas l'opercule temporal; le pôle apparaît au fond d'une petite fossette à bords radiés, large de quelques millimètres.

Dès les premiers mois qui suivent la naissance, la troisième frontale achève sa croissance proportionnelle, l'insula est totalement recouvert. Sur le reste de l'hémisphère, les sillons secondaires prennent leur importance définitive, sans qu'on sache s'il s'en forme de nouveaux. Il est probable, au contraire, que des sillons tertiaires ou incisures qui n'existaient pas encore peuvent se former, de là des circonvolutions plus flexueuses, plus divisées, et plus lobulées.

L'atlas de Retzius (*Das Menschenhirn*, 1896) contient les photographies de plusieurs cerveaux du 9e mois fœtal.

Cerveau du vieillard. — Les modifications de forme que l'on peut observer sur le cerveau du vieillard sont toutes les conséquences d'un seul processus général, l'atrophie. Les circonvolutions sont amincies en tous sens; Engel fait observer qu'il devient exceptionnel d'en rencontrer d'une largeur de 10 mm. comme à l'âge adulte, de là une forme plus sèche, plus ferme, plus anguleuse, au lieu de la forme large et arrondie. Les scissures et les sillons s'agrandissent et deviennent béants; un liquide céphalo-rachidien abondant les remplit, et ce même écartement des lèvres des scissures isole les circonvolutions qui les bordent et les détache plus nettement. Le dessin de la surface de l'hémisphère devient apparent.

Type inférieur du cerveau. — Les principaux caractères d'infériorité sont : la forme élémentaire des circonvolutions, qui sont rectilignes, simples, symétriques, atrophiées dans certaines parties ou bien présentant le type des circonvolutions primitives du 4e mois; — la pauvreté des plis d'union, plis de passage ou plis d'anastomose; — l'imparfait développement des sillons et des scissures; — la conformation réversive, simienne, de certaines régions, telle que la terminaison effilée en *rostre* de l'extrémité du lobe frontal, la projection d'un *opercule* occipital par-dessus la scissure occipitale externe.

Une seule de ces anomalies ne saurait mettre un cerveau en état d'infériorité, soit par ce qu'elle peut être un simple accident de forme extérieure, soit parce qu'elle peut être compensée. Mais quand elles s'accumulent, elle donnent au cerveau tout entier, ce qui est rare, ou à une partie déterminée du cerveau, une tournure tout à fait simienne, et il est bien difficile de penser qu'une imperfection histologique et fonctionnelle n'accompagne pas cette dégradation anatomique. Le type inférieur des circonvolutions s'observe à des degrés très divers et dans des combinaisons très variées chez les idiots, les microcéphales, les faibles d'esprit. Il est aussi celui d'un grand nombre de races inférieures.

Quant au cerveau des criminels-nés, ils ne présentent ni un type général dégénéré, inférieur, ni des anomalies propres, que l'on puisse invoquer comme des stigmates caractéris-

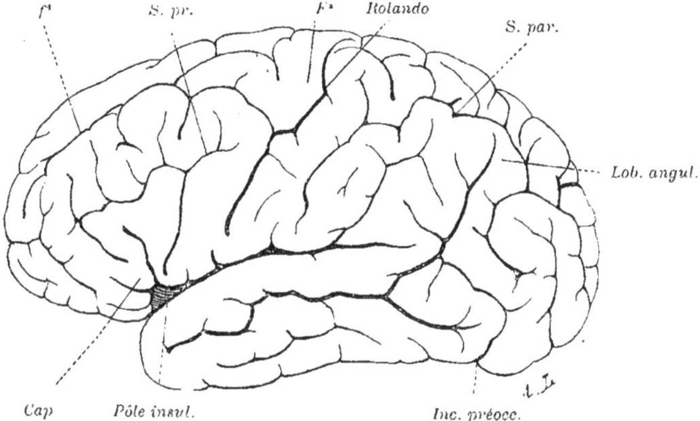

Fig. 233. — Type simple des circonvolutions.

Cerveau d'une femme faible d'esprit. (D'après Pozzi.)

tiques. Ce sont plutôt des cerveaux irréguliers, avec des formes atypiques dans leurs plis et leurs sillons et des inégalités régionales de développement.

Bibliographie. — Pour la description d'ensemble je me suis inspiré avant tout des publications de Broca. Anatomie comparée des circonvolutions, *Revue d'anthropologie*, 1878; — Nomenclature cérébrale, *Ibidem*, 1878; — Description élémentaire des circonvolutions cérébrales de l'homme, *Ibidem*, 1883; — de l'article de Pozzi. Circonvolutions cérébrales, dans le *Dictionnaire des sciences médicales*, 1876; — de la *Névrologie* de Schwalbe (1881), qui lui-même a utilisé les travaux antérieurs classiques d'Ecker (1869) et de Pansch (1879).

Voy. aussi : Eberstaller, *Das Stirnhirn*, 1890; — Giacomini, *Guido allo studio delle Circonvoluzioni cerebrali*, 1884; — Retzius, *Das Menschenhirn*, 1896, et *Biolog. Untersuch.*, tome VIII, 1898.

TOPOGRAPHIE CRANIO-CÉRÉBRALE

Dans une première période purement *anatomique* (Gratiolet, Broca), ce fut au point de vue de la morphologie que l'on étudia les rapports entre les circonvolutions du cerveau et les lignes naturelles du crâne extérieur, c'est-à-dire la *topographie crânio-cérébrale*. On reconnut bientôt qu'il n'existait aucune concordance rigoureuse de forme entre les productions écailleuses de la voûte crânienne et la division conventionnelle des lobes cérébraux. Il n'y a que des relations d'ensemble entre la surface nerveuse et la surface osseuse, bien que cette dernière soit faite uniquement pour protéger la première. Ainsi les bosses frontale, pariétale et occipitale répondent approximativement au centre des lobes de même nom; l'écaille temporale recouvre la partie antérieure du lobe temporal; la scissure occipitale est à peu près sous-jacente à la suture lambdoïde, et la scissure de Sylvius longe sur un certain trajet le bord supérieur de l'écaille temporale. Mais cette dernière scissure s'étend aussi chez l'adulte sous le sphénoïde et sous le pariétal, et chez le nouveau-né elle est bien au-dessus de la suture temporo-pariétale; la scissure de Rolando est loin de la suture coronale, de telle sorte que le lobe frontal est au point de vue crânien en partie pariétal;

[CHARPY.]

la scissure occipitale du nouveau-né est à 12 et 15 mm. en avant de la suture lambdoïde; enfin les circonvolutions ont une direction en complète discordance avec les fibres rayonnantes des plaques osseuses qui les recouvrent.

La découverte des localisations cérébrales, en permettant de diagnostiquer le siège précis de certaines lésions circonscrites et en engageant le chirurgien à attaquer ces lésions par une brèche à la voûte crânienne, ne devait pas tarder à exiger une connaissance plus exacte et plus minutieuse des rapports crânio-cérébraux. C'est la deuxième période ou période *chirurgicale*, dirigée surtout dans un sens pratique, celui de l'intervention opératoire. On dut alors s'occuper beaucoup moins de la forme du crâne et de ses divisions en os distincts, et beaucoup plus des lignes géométriques que l'on peut tracer sur la surface de la tête d'un homme vivant, en correspondance avec les lignes sous-jacentes de la surface cérébrale; le crâne fournit simplement des points saillants, des *repères* ou jalons pour le tracé du terrain. La topographie cérébrale de crâniologique est devenue céphalométrique.

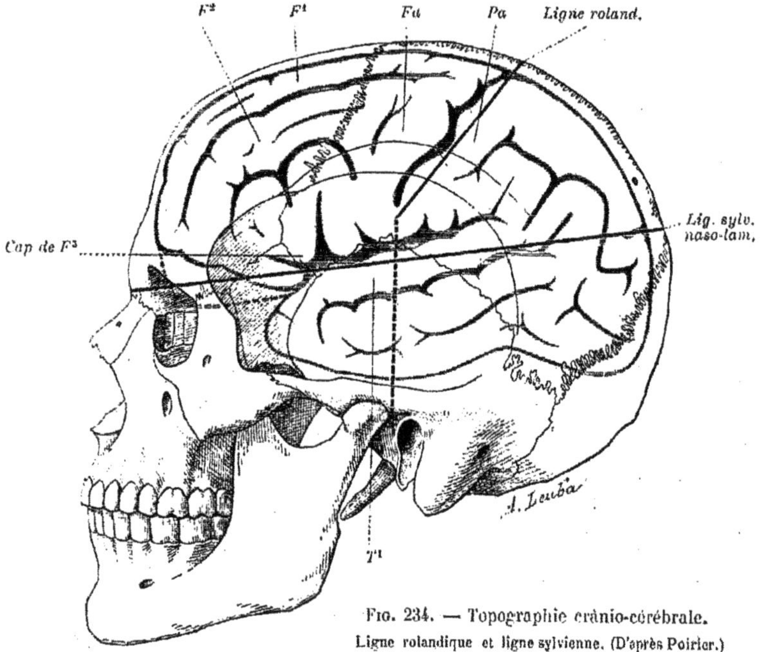

Fig. 234. — Topographie crânio-cérébrale.
Ligne rolandique et ligne sylvienne. (D'après Poirier.)

A ce point de vue nouveau, la question est surtout du domaine de l'anatomie chirurgicale; aussi renverrons-nous le lecteur aux ouvrages spéciaux. Il trouvera une étude approfondie du sujet dans la *Topographie crânio-encéphalique* de P. Poirier (1891), œuvre complétée depuis lors par la thèse de Lefort, de Lille (1890), celle de Woolonghan, de Bordeaux (1891); un chapitre spécial de l'*Anatomie médico-chirurgicale* de P. Poirier (1892) et de la *Chirurgie opératoire du système nerveux* de Chipault, t. I, 1894 : enfin par plusieurs communications nouvelles (d'Antona, *Semaine médicale*, 1891; — Kœhler, *Deutsch. Zeitschr. f. Chir.*, 1891; — Clado, *Congrès de chirurgie*, 1893; — Masse et Woolonghan, Bordeaux, 1894. — Waldeyer. *Rapport au Congrès international de* 1900).

Nous nous contenterons d'indiquer les données fondamentales sur lesquelles est basée à l'heure actuelle la topographie crânio-cérébrale.

Pour déterminer sur le vivant les relations topographiques entre les circonvolutions et la surface extérieure, il faut éviter les repères difficiles à trouver, les mesures difficiles à prendre, les instruments difficiles à manier. C'est ainsi qu'on a renoncé à chercher sur la ligne médiane le *bregma*, point qui marque la rencontre des sutures coronale et bi-pariétale et que rien ne révèle au toucher; les plans vertico-transversaux, celui de Merkel notamment, passant par les apophyses mastoïdes, ne sont pas commodes à tracer; même il n'est pas aisé de dessiner une simple ligne horizontale du crâne, et l'on a dû abandonner les procédés de Lucas-Championnière qui, malgré leur imperfection, ont rendu pourtant de réels services. Les seuls repères utilisés sont : l'angle fronto-nasal qui sépare le nez du front; le lambda, point où se rencontrent les trois branches des sutures lambdoïde (pariéto-occipitale) et sagittale (bi-pariétale); l'inion, terme anthropologique employé pour abréger son synonyme protubérance occipitale externe; le trou auditif et l'apophyse orbitaire externe. Les trois premiers sont placés sur la ligne médiane antéro-postérieure qui a reçu le nom de *ligne sagittale*. Quant aux mesures d'angles qu'emploient un certain nombre de chirurgiens, elles sont données par les cyrtomètres ou encéphalomètres, instruments formés par des lames de métal flexible qui se moulent sur la convexité de la tête et s'inclinent à volonté l'une sur l'autre.

Les trois scissures qui séparent les quatre grands lobes sont les lignes fondamentales à construire. La plus importante de toutes est la scissure de Rolando, pour deux raisons : d'abord le milieu de Rolando est au milieu de la longueur de l'hémisphère et représente le centre du diamètre de la courbe antéro-postérieure; en second lieu les centres moteurs connus sont tous situés dans son voisinage. Si à la scissure de Rolando on ajoute la scissure occipitale ou perpendiculaire externe qui limite en arrière le lobe pariétal ,et qu'avoisinent les centres visuels, on pourra déjà dessiner toute la surface cérébrale, car la scissure de Sylvius longe l'extrémité inférieure de Rolando à une distance et sous un angle déterminés (30°, Woolonghan), et par elle nous connaissons la position de la première temporale. Pour plus de précision toutefois il est bon de tracer par des repères spéciaux la ligne sylvienne, comme on trace la ligne rolandique et la ligne occipitale.

1° **Ligne rolandique.** — La ligne rolandique correspond à la scissure de Rolando. Pour la tracer, il faut déterminer son extrémité supérieure et son extrémité inférieure.

Extrémité supérieure. — Le *procédé américain*, procédé des chirurgiens d'Angleterre et d'Amérique, l'indique d'une façon simple et exacte. Il consiste à prendre le milieu de la ligne courbe sagittale naso-iniaque; ce milieu est le point central ou mi-sagittal. « Mesurer « avec soin la distance qui sépare le fond de l'angle naso-frontal de l'inion, en suivant « bien la ligne sagittale ou ligne médiane antéro-postérieure, prendre la moitié de cette « distance à partir du point nasal, y ajouter 2 cm. en arrière (un travers de doigt), et mar- « quer ce point qui donne certainement à 1 cm. près le point de la voûte qui répond au « haut de Rolando (Poirier). » C'est donc au fond une mesure relative et par conséquent excellente, applicable à tous les sujets; ceci revient à dire en effet que l'extrémité de la scissure est situé au 53/100 de la ligne sagittale. Il se trouve qu'en chiffres absolus ce point rolandique est à 18 cm. 5 en moyenne de la suture nasale, quelquefois à 19 et même à 20, d'après Kœhler; à 17 chez les dolichocéphales et 18 chez les brachycéphales, d'après Lefort.

Extrémité inférieure. — Pour la déterminer, le procédé le plus sûr est celui de la verticale préauriculaire, qui est avec variantes la ligne de Poirier et de Merkel. « Recon- « naitre et tracer au crayon l'arcade zygomatique qui est sensiblement horizontale; sur « cette ligne de l'arcade élever une perpendiculaire passant juste au-devant du tragus, par « la fossette ou *dépression préauriculaire*, et compter à partir du trou-auditif, 7 cm. sur « cette perpendiculaire (Poirier). » C'est là encore une mesure qu'on peut transformer en mesure proportionnelle, car on peut à tout âge prendre, au lieu des 7 cm., chiffre absolu et vrai pour l'adulte, la moitié, moins un travers de doigt, de la distance auri-sagittale. J'ai vu ce chiffre varier de 2 cm., c'est-à-dire entre 60 et 80 mm., comme aussi la verticale abaissée du sillon peut tomber en avant de l'articulation temporo-maxillaire et non en arrière, et cela d'un côté seulement. La ligne auri-sagittale mesure de 15 à 17 cm. d'après Kœhler sur 51 cadavres, 16 dans les 2/3 des cas; il compte pour le bas de Rolando 6 cm. au-dessus du méat, ou en mesure relative le point entre le milieu et l'union du 1/3 moyen avec le 1/3 inférieur.

Woolonghan, qui a contrôlé le procédé de Poirier, l'a trouvé très exact.

En réunissant les deux points extrêmes, on obtient la ligne rolandique qui correspond à la direction générale de la scissure, mais non à son trajet détaillé; car la scissure marche en zig-zag, infléchie ou ondulée, souvent fortement convexe en arrière dans sa partie supérieure et quelquefois coudée en crochet sur le bord supérieur de l'hémisphère, ce qui la reporte à 10 ou 15 mm. plus en arrière. On se rappellera que les deux circonvolutions qui la bordent, *Fa* et *Pa*, ont ensemble une largeur moyenne de 30 mm., soit 15 mm. en avant et en arrière de la scissure.

On peut encore construire la ligne rolandique d'une autre façon par une simple mesure d'angle, quand on a obtenu son extrémité supérieure. En effet la scissure de Rolando fait avec la ligne médiane antéro-postérieure un angle (angle rolando-sagittal) qui est de 70°. Ce chiffre est excellent, quoi qu'on en ait dit; je l'ai vérifié sur de nombreux cerveaux, Lefort et Woolonghan aussi. On mène donc une ligne oblique de 70° sur la ligne sagittale, ce que l'on peut faire avec un des cyrtomètres ou encéphalomètres construits dans ce but, ou même sans instrument en construisant au point supérieur un angle droit avec la ligne sagittale, angle que l'on partage deux fois en son milieu, c'est-à-dire d'abord en un angle de 45° et celui-ci à son tour en un angle de 22°. La ligne étant tracée, on compte à partir du point supérieur 11 cm. et on obtient ainsi l'extrémité inférieure de Rolando. La scissure n'a que 8 à 9 cm. de long, mais on en prend 11 à cause des parties molles.

Clado construit autrement la ligne rolandique, la ligne clé, comme il l'appelle. Du point supérieur connu (point mi-sagittal, plus un travers de doigt) il mène une ligne au sommet de l'angle de l'os malaire; cette ligne passe par Rolando, l'origine de Sylvius et la pointe du lobe temporal.

On remarquera que *le milieu* de la ligne rolandique est situé, par rapport au plan frontal, à 50 ou 60 mm. au-dessous du point central ou mi-sagittal du crâne, et par rapport au plan antéro-postérieur au milieu du diamètre sagittal ou grande longueur du cerveau.

2° **Ligne occipitale.** — Cette ligne correspond à la branche externe de la scissure occipitale ou perpendiculaire. Pour déterminer son extrémité supérieure, il faut d'abord chercher le lambda, c'est-à-dire le point d'union des sutures lambdoïde et sagittale; il est sur la ligne médiane, immédiatement en avant d'une petite saillie qui marque l'angle supérieur de l'occipital. Le lambda correspond presque toujours à l'origine de la scissure ou mieux à la rencontre de ses deux branches externe et interne. Il est quelquefois de 2 à 5 mm. en arrière d'après Poirier; je l'ai observé à 15 mm., et Woolonghan signale des écarts de 5 à 25 mm.

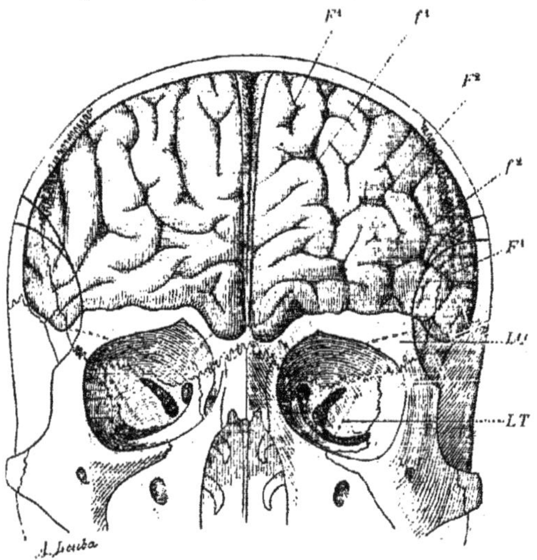

Fig. 235. — Rapports de l'orbite avec le cerveau.

La ligne *LO* indique l'étendue des rapports du lobule orbitaire avec la voûte orbitaire : la ligne *LT*, les rapports du pôle temporal avec le tiers postérieur de la paroi ext. de l'orbite. (D'après Poirier.)

Si l'on n'a pas trouvé le lambda par le toucher, ce qui arrive surtout sur les crânes âgés, on compte 7 cm. au-dessus de l'inion (Poirier); je trouve plus fréquemment 6. Lefort indique 7 et 6 selon le type de tête.

Du point lambdoïdien on mène une perpendiculaire à la ligne sagittale; elle correspond à la scissure occip. externe, qui est, comme on le sait, toujours plus ou moins comblée par des plis de passage.

3° **Ligne sylvienne.** — Il existe plusieurs manières de reproduire la direction de la scissure de Sylvius.

La ligne la plus pratique est la *ligne de Poirier* ou *ligne naso-lambdoïdienne*. Cette ligne oblique réunit l'angle fronto-nasal au lambda; elle passe environ à 6 cm. au-dessus du trou auditif. On trouve sur cette ligne, en partant du lambda : à 7 cm., le lobule angulaire (pli courbe); à 10 cm., le lobule marginal (lobule du pli courbe); au-dessus du trou auditif, la scissure de Sylvius que la ligne suit sur une longueur de 4 à 6 cm.; au-dessus du milieu de l'arcade zygomatique, le cap de la troisième frontale.

Rapport des bosses de la voûte. — Le centre de la bosse frontale correspond à tout âge à la deuxième circonvolution frontale, en moyenne à l'union de son tiers interne avec ses deux tiers externes (Poirier); la bosse pariétale, au lobule marginal ou du pli courbe.

Ajoutons encore que le bord inférieur et externe du lobe frontal s'élève de 6 à 12 mm. au-dessus de la moitié externe de l'arcade orbitaire, qu'il se relève un peu (8 à 15 mm.)

au niveau de l'apophyse orbitaire externe, tandis qu'en dedans il s'abaisse et répond à peu près à la suture fronto-nasale. La pointe mousse du lobe temporal, logée dans l'excavation sphénoïdale, est à 15 mm. en arrière du bord postérieur de l'apophyse orbit. externe et à 2 cm. au-dessus de l'arcade zygomatique; le bord inféro-externe du lobe temporal passe de 4 à 10 mm. au-dessus du trou auditif (P.).

Variations. — Les variations topographiques peuvent être le fait de l'individualité, de l'âge, du sexe ou de malformations crâniennes.

1° Les variations *individuelles* sont peu étendues et n'excèdent pas 2 cm. Pour le point rolandique supérieur, je l'ai trouvé de 10 à 30 mm. en arrière du point central. On voit fréquemment des asymétries bilatérales, de droite à gauche; leur moyenne est de 5 mm., mais elles peuvent atteindre 2 cm., pour le haut et le bas de Rolando. Le point central a les mêmes rapports chez les brachycéphales et chez les dolichocéphales; les premiers ont la scissure occipitale plus près de l'inion. Les variations qu'on observe chez les aliénés, les dégénérés, les anciens amputés, sont inconstantes et sans règles fixes.

2° Les variations qui sont le fait de l'*âge* ne portent que sur la première enfance. A partir de l'âge de 8 à 9 ans, d'après Symington, les rapports sont fixés et ne changeront plus; le crâne a acquis son type définitif et s'immobilise de plus en plus par la soudure de ses articulations. Dans la première enfance, les rapports crâniologiques sont très différents de ceux de l'adulte; mais les mesures céphalometriques proportionnelles sont les mêmes. L'angle rolando-sagittal est déjà de 70° (Cunningham et moi-même) chez le nouveau-né; chez ce dernier, le point mi-sagittal conduit au haut de Rolando, comme chez l'adulte; il faut seulement compter 1 cm. en arrière au lieu de 2 cm. Je signalerai la difficulté de trouver l'inion sur ces crânes arrondis. La scissure de Sylvius est un peu plus haut que chez l'adulte et dépasse de 1 cm. en haut la ligne naso-lambdoïdienne de Poirier.

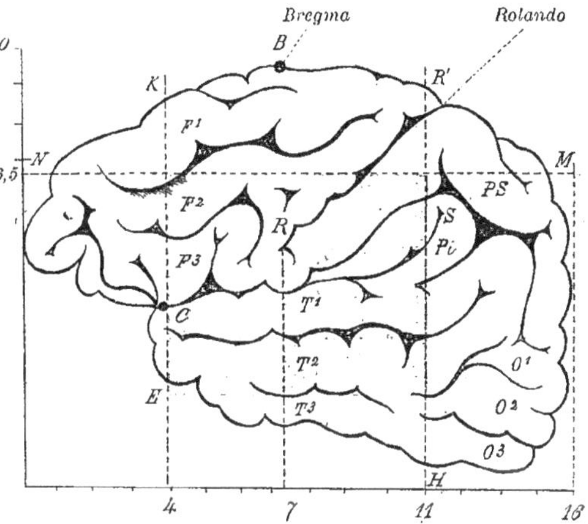

Fig. 236. — Topographie des corps opto-striés et du ventricule latéral.

Le carré bleu indique l'étendue des rapports du ventricule latéral. (D'après Féré.)

3° Les variations d'origine *sexuelle* sont tout à fait négligeables.

4° Les *déformations* crâniennes artificielles n'ont pas encore été étudiées au point de vue de la topographie crânio-cérébrale, à l'exception de la déformation dite *toulousaine*. Ambialet (Thèse de Toulouse, 1893) a montré que ces têtes normalement brachycéphales sont rendues dolichocéphales par une compression transversale qu'exerce un bandeau appliqué sur le crâne des enfants. Dans ces cas, 1° le haut de Rolando est parfois repoussé de 1 cm. en plus que la distance habituelle en arrière de la suture coronale, ce qui n'empêche pas que huit fois sur treize le procédé américain a conduit à peu près exactement sur l'extrémité supérieure de la scissure; trois fois la scissure était à 30 mm. en arrière du point central, une fois elle lui correspondait; — 2° l'extrémité inférieure de Rolando est presque constamment abaissée et reportée *en avant*, d'où un angle rolandique de 60° au lieu de 70°, la longueur de la scissure restant la même, 9 à 10 cm. Le bas de Rolando est de 55 à 70 mm. sur la verticale préauriculaire de Poirier; — 3° le pied de F^3 n'est pas abaissé mais repoussé en avant, de 5 à 15 mm. — 4° La scissure occipitale externe correspondait 5 fois sur 13 au lambda, 7 fois elle était de 3 à 10 mm. en arrière.

En résumé, propulsion du bas de Rolando, rétropulsion de la scissure occipitale.

Topographie des Ganglions centraux et des Ventricules latéraux. — Les ganglions centraux (couche optique et corps striés) sont limités par trois plans, deux vertico-transversaux ou frontaux et un horizontal. — 1° Le premier plan transversal passe à 4 cm. en arrière de l'extrémité antérieure du cerveau, à 18 mm. de l'apophyse orbitaire externe;

2° le deuxième plan transversal, par le haut de Rolando, à 1 cm. en arrière de l'apophyse mastoïde; 3° le plan horizontal, à 45 mm. de la convexité de la tête; il limite en haut les noyaux ganglionnaires (Féré).

Les limites du ventricule latéral sont à peu de chose près celles des ganglions qu'il contourne; il se prolonge seulement un peu plus en arrière. Le carrefour où convergent les trois cornes ventriculaires est situé à la base du lobule marginal de P^2, sur l'extrémité postérieure de la première temporale; c'est un des points les plus favorables pour la ponction (Masse). Il est à 45 mm. de profondeur. L'étage inférieur avec ses deux cornes, temporale et occipitale, est également à une profondeur de 40 mm. environ à partir de la peau. Il correspond assez exactement à la deuxième circonvolution temporale, elle-même située chez l'adulte à 4 cm. au-dessus du conduit auditif (Poirier). On a déjà eu l'occasion d'ouvrir et de drainer les ventricules latéraux dans l'hydrocéphalie interne.

§. II. — COMMISSURES ET TRIGONE CÉRÉBRAL

Broca a donné le nom de *seuil de l'hémisphère* ou *limen* à l'ouverture circonscrite par la fente de Bichat et le sillon du corps calleux, sur la face interne de l'hémisphère. Tout autour le manteau forme un anneau complet ouvert seulement en bas et en avant. Cette région centrale n'est pas libre; elle est occupée par le pédoncule cérébral, le corps calleux, le trigone cérébral et le septum lucidum. Ce sont ces trois dernières formations nerveuses que nous allons décrire.

A. CORPS CALLEUX

Le corps calleux est une grande commissure blanche tendue transversalement entre les deux hémisphères. On l'aperçoit en écartant les faces opposées de la scissure médiane. Son nom lui vient de ce qu'il rappelle la callosité des cicatrices soit par sa blancheur, soit par sa consistance ferme.

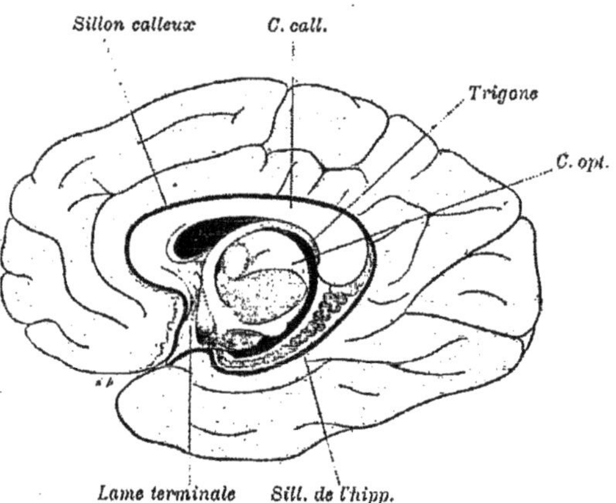

Fig. 237. — Le seuil de l'hémisphère.
L'hémisphère est teinté en bleu, le seuil est réservé en blanc.

Il est courbé en arc dans le sens antéro-postérieur et couvre comme une voûte les ventricules latéraux. Cet arc peut être très bombé ou très aplati dans sa partie moyenne; souvent aussi les courbes des faces supérieure et inférieure ne sont point parallèles, et l'on observe par places des amincissements qui me paraissent tenir à une forte saillie des lobules susjacents, du précuneus surtout. Sa longueur varie entre 7 et 9 cm. Sa largeur moyenne est de 15 mm., mais s'abaisse à 12 en avant et s'étend jusqu'à 20 en arrière où elle atteint sa plus grande extension; ces chiffres ne concernent d'ailleurs que la partie libre du corps calleux. L'épaisseur est de 10 mm. au niveau du genou, 6 à 8 à la partie moyenne, 15 sur le bourrelet. Les chiffres de 8 cm., 1,5 et 1 correspondent sensiblement aux trois dimensions.

On distingue dans le corps calleux : une partie libre ou tronc, une partie adhérente ou radiations calleuses.

1° Tronc du corps calleux

La partie libre, partie moyenne ou *tronc*, la seule qui se voie sans préparation spéciale, présente une face supérieure, une face inférieure, deux extrémités et deux bords.

1° **Face supérieure.** — Cette face, large de 15 à 20 mm., plus large que la scissure interhémisphérique au fond de laquelle on voit sa partie médiane, est quadrilatère dans son ensemble, plane ou légèrement concave en sens transversal, nettement arquée d'avant en arrière ; au sommet de sa courbe elle se rapproche à 3 cm. du bord sagittal de l'hémisphère. Elle est en rapport au milieu avec la faux du cerveau, dont le bord inférieur tranchant et logeant le sinus long. inférieur ne la touche nulle part ; ce bord est séparé du bourrelet par une distance de 1 mm., du genou par un intervalle de 3 mm., qui contient un espace sous-arachnoïdien. Sur les côtés, elle est recouverte par la circonvolution du corps calleux qui surplombe et limite une anfractuosité profonde de 5 mm., profonde surtout en arrière, appelée sillon, sinus, rainure, ventricule du corps calleux ; celle-ci loge l'artère cérébrale antérieure qui occupe le plus souvent son entrée. Je conserverai le nom de *sillon*, sillon du corps calleux, à cette fente, car elle est l'ancien *sillon d'Ammon*, qui, chez l'embryon, circonscrivait extérieurement l'arc marginal ; aussi se prolonge-t-il en arrière dans la fissure de l'hippocampe, tandis qu'en avant il se continue avec cette dépression qui sépare le trigone olfactif de l'espace perforé antérieur et qui est l'ancien sillon postérieur du rhinencéphale ou lobe olfactif.

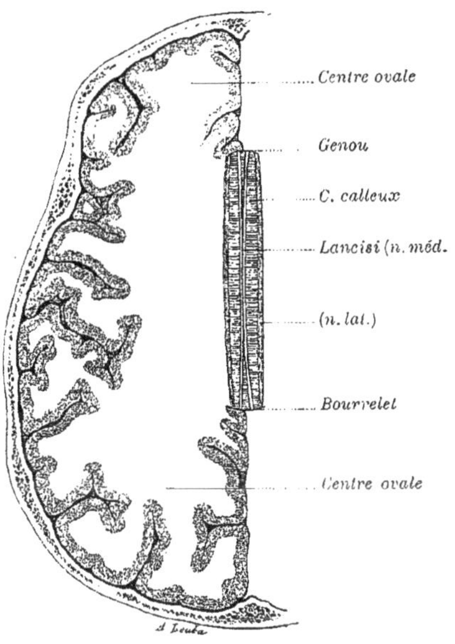

Fig. 238. — Centre ovale de Vieussens et face supérieure du corps calleux.

Le demi-centre ovale gauche est seul figuré. — Le corps calleux et les nerfs de Lancisi.

La face supérieure est striée transversalement ; ces stries indiquent les plans de séparation de feuillets de 1 mm. de large. On y remarque une mince couche grise ou *indusium*, parcourue par des stries longitudinales blanches ou *nerfs de Lancisi*. Ces stries sont : les unes médianes, et interceptent entre elles le *sillon médian* ou *raphé* du corps calleux, quelquefois transformé en crête, les autres latérales. Nous les décrirons plus loin.

2° **Face inférieure.** — Cette face légèrement convexe dans le sens transversal, fortement concave dans le sens antéro-postérieur, est tout à la fois plus large (25 à 40 mm.) que la face supérieure et beaucoup plus courte (5 à 6 cm.). Par sa partie médiane elle repose sur le septum lucidum en avant, sur le trigone cérébral en arrière; ses parties latérales sont libres, recouvertes seulement par l'épendyme, et forment le toit des ventricules latéraux. Elle est striée transversalement de crêtes qui lui donnent parfois un aspect côtelé.

3° **Extrémités.** — Les deux extrémités sont renflées. A leur niveau le corps calleux se replie sur lui-même, et les feuillets vertico-transversaux qui le constituent, suivant ce mouvement d'inflexion, deviennent horizontaux au sommet de la courbure, pour reprendre plus bas une direction frontale.

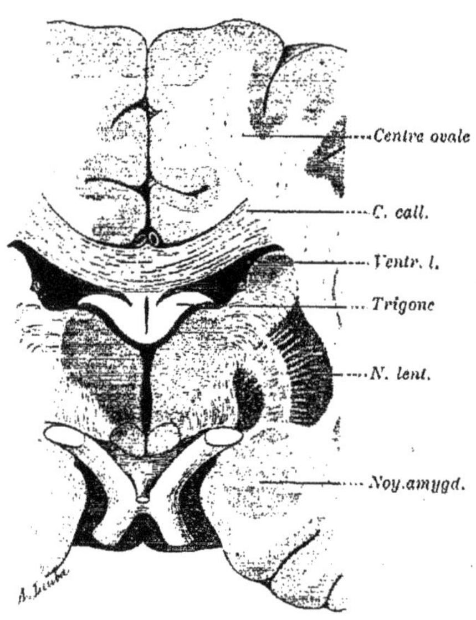

FIG. 239. — Le corps calleux vu en coupe transversale.

Ses rapports avec le trigone et le ventricule latéral. — En partie d'après Merkel.

L'extrémité antérieure ou *genou* proémine en avant dans la scissure médiane, séparée de l'extrémité antérieure de l'hémisphère par un espace de 3 cm. Elle est formée par la réflexion à angle aigu du corps calleux, qui décrit une courbe à concavité postérieure embrassant l'extrémité du corps strié et fermant les ventricules latéraux ainsi que le ventricule de la cloison. Le feuillet inférieur, ou feuillet réfléchi du genou, s'étend à 2 cm. en arrière; puis il s'effile en une lame mince, cunéiforme, de 1 cm. de longueur, appelée *bec* ou *rostrum*, qui descend en avant du ventricule moyen et s'unit au bord supérieur de la lame terminale ainsi qu'à la circonvolution du corps calleux. Ce même feuillet est croisé sur sa face antérieure par deux faisceaux blancs à direction sagittale, auxquels Vicq d'Azyr a donné le nom tout à fait impropre de *pédoncules du corps calleux*. Ces soi-disants pédoncules n'ont qu'un rapport de contiguïté avec le corps calleux et se retrouvent chez les animaux qui n'ont pas de commissure calleuse. Nous verrons plus loin qu'ils sont constitués par la réunion de deux tractus, les nerfs de Lancisi qui sont sus-calleux et le faisceau olfactif du trigone qui est sous-calleux, et qu'ils se continuent dans la bandelette diagonale de l'espace perforé. Zuckerkandl les appelle : gyri sub-callosi.

La partie du bec à striation transversale, qu'on aperçoit entre les pédoncules, a reçu de quelques auteurs le nom impropre de commissure blanche des pédoncules ou comm. blanche de la base.

En regardant un cerveau par sa base et en écartant les lèvres de la fente interhémisphérique, on reconnaîtra le feuillet réfléchi, le bec et les pédoncules du corps calleux (fig. 203).

L'extrémité postérieure ou *bourrelet* (*splenium* dans la terminologie latine, d'où fibres spléniales), plus épaisse, mieux détachée que le genou, est à une distance double de la pointe cérébrale, soit 6 cm. du sommet du lobe occipital. Elle est légèrement concave dans le sens transversal. Elle repose sur les T. quadrijumeaux et forme la lèvre supérieure de la partie moyenne de la fente de Bichat.

Le bourrelet est, comme le genou, produit par la réflexion du corps calleux sur lui-même; seulement ici ce reploiement, dû au développement du lobe occipital en bas et en arrière, est beaucoup plus complet; les deux feuillets s'appliquent l'un contre l'autre, pour former une masse d'apparence homogène; on reconnaît cependant que le feuillet inférieur ou réfléchi, long de 15 mm., se termine en avant par un bord aminci, en sorte qu'on peut là aussi distinguer un genou et un *bec postérieur*.

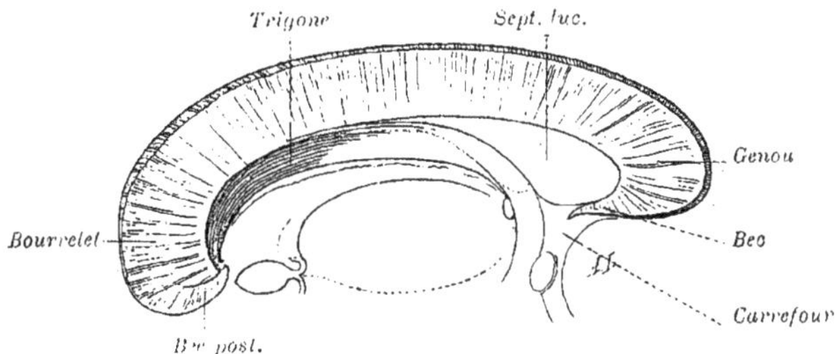

Fig. 240. — Le tronc du corps calleux vu en coupe sagittale. Son genou et son bourrelet.

4° **Bords**. — De chaque côté, le bord latéral et antéro-postérieur a pour limite *apparente*, en dessus, le fond du sinus du corps calleux où se réfléchit la pie-mère; en dessous et beaucoup plus en dehors, l'union de la voûte du ventricule latéral avec sa paroi externe.

2° Radiations calleuses

Il est facile de voir sur les coupes frontales que les bords du corps calleux, sur toute leur étendue, ne sont pas nettement limités, et qu'ils se continuent avec le noyau blanc central des hémisphères, auquel Vieussens a donné le nom de *centre ovale*. Les fibres du corps calleux sont groupées en paquets de 1 mm. de D. formant eux-mêmes des lamelles à direction transversale comme le montre la coupe antéro-postérieure. Elles pénètrent dans le centre ovale et, plus ou moins reconnaissables, constituent la partie adhérente ou irradiée. Leur champ de distribution comprend la totalité de l'écorce, à l'exception du lobe olfactif et de la partie ventrale du lobe temporal.

Pour voir le centre ovale de Vieussens sous sa forme typique et dans sa plus grande extension, il faut pratiquer sur le cerveau entier une coupe horizontale

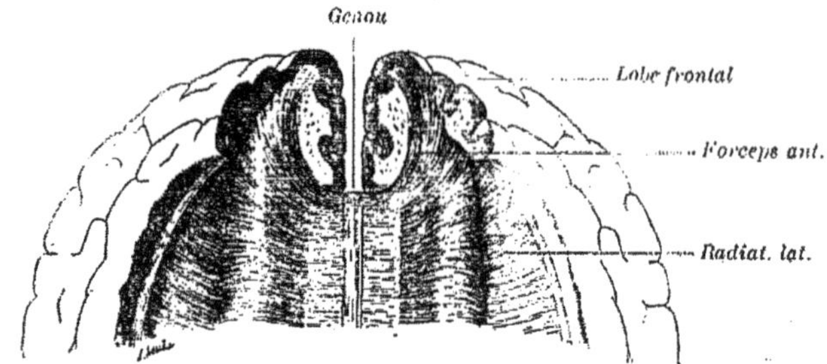

Fig. 241. — Forceps anterior ou radiations antérieures du corps calleux (d'après Hirschfeld).

passant juste au-dessus du corps calleux. On a alors sous les yeux une vaste surface blanche, *grand centre ovale*, composée des deux *demi-centres ovales*

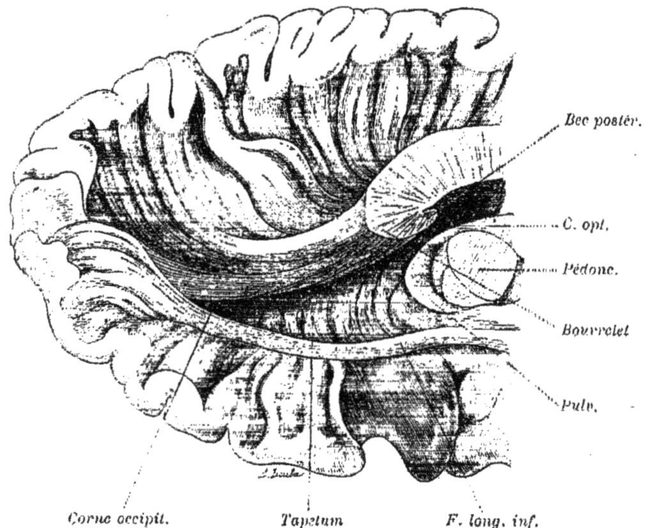

Fig. 242. — Forceps posterior ou radiations postérieures du corps calleux dans le lobe occipital (d'après Schwalbe).

La corne occipitale du ventricule latéral est ouverte par sa face interne.

des hémisphères droit et gauche avec leur bordure de substance grise irrégulièrement festonnée ; elle est rétrécie à sa partie moyenne, où le corps calleux unit comme un isthme les deux moitiés opposées. Le mot *centre ovale* seul désigne toute la substance blanche intra-hémisphérique, à quelque niveau que porte la coupe (voy. fig. 238).

Les irradiations du corps calleux dans le centre ovale ne se voient qu'avec quelque difficulté et seulement sur une certaine partie de leur trajet. Si, avec le doigt introduit dans le sillon, on rejette en dehors l'hémisphère après l'avoir libéré au couteau en avant et en arrière (procédé de Foville), on peut sans trop de délabrement isoler la face supérieure de la commissure jusqu'au bord externe du ventricule latéral et du corps strié ; on voit alors qu'elle présente une dépression médiane et deux soulèvements latéraux, et que le corps calleux se prolonge en avant et en arrière sous forme de cornes, comme la cavité du ventricule latéral ; ces cornes émanent des angles antérieurs et postérieurs. Au delà la dissection devient artificielle.

On distingue les radiations de la partie moyenne, celles du genou et celles du bourrelet. Des bords latéraux du tronc, des angles du genou et du bourrelet, des fibres calleuses se portent à travers le centre ovale à l'écorce des différents lobes du cerveau.

1° Les *radiations moyennes* émanent de toute la longueur du bord latéral et s'enfoncent en éventail à déploiement vertical dans le noyau blanc de l'hémisphère ; les supérieures ascendantes décrivent une courbe à concavité interne. Elles sont destinées au lobe pariétal, à la partie postérieure du lobe frontal et à une partie du lobe temporal.

2° Les *radiations antérieures* ou du genou partent des angles intérieurs pour se disperser dans le lobe frontal. Comme elles décrivent un arc à concavité interne, les parties droite et gauche figurent les deux branches d'une pince courbe, d'où leur nom de *forceps anterior* ou forceps minor. D'après Déjerine, ce n'est là qu'une apparence qui ne correspond point à la structure histologique : la partie antérieure du forceps appartient aux fibres de la couronne rayonnante et non aux fibres calleuses.

3° Les *radiations postérieures* ou du bourrelet sont affectées au lobe occipital et à la partie postérieure du lobe pariétal. Outre les fibres émanées du feuillet supérieur du bourrelet, on observe deux systèmes de radiations spéciales, issues du genou du bourrelet et de son feuillet inférieur ou réfléchi : ce sont le tapetum et le forceps posterior.

Le *tapetum* ou tapis n'est pas un faisceau compact, mais une nappe de fibres qui, du coude du bourrelet, descendent en bas et en dehors en suivant une ligne courbe à concavité interne, et se déploient d'avant en arrière autour des cornes temporale et occipitale des ventricules latéraux. Elles occupent leur paroi supérieure et externe.

Il est certain que la couche épaisse de fibres blanches décrite par les classiques sous le nom de tapetum sur la paroi externe soit de la corne occipitale, soit des deux cornes occipitale et temporale des ventricules latéraux, ne saurait être admise aujourd'hui. Cette couche persiste dans les cas d'absence totale du corps calleux et n'est pas atteinte dans les dégénérations de cette commissure ; elle est essentiellement constituée par les radiations optiques et par des faisceaux d'association à direction antéro-postérieure, notamment par le faisceau longitudinal inférieur. Malgré cela il semble bien qu'il existe sur la paroi externe de ces cornes ventriculaires, sous l'épendyme, une mince nappe médullaire qui appartient au corps calleux et qui doit conserver le nom de tapetum.

Le *forceps posterior* ou major (grande pince, de l'aspect que présentent les faisceaux droit et gauche se regardant par leur concavité) est un faisceau compact émané du feuillet réfléchi et du bec du bourrelet. En se repliant sur lui-même, le bourrelet a produit la torsion spiralée de ses fibres, qui ont pris l'aspect d'un cordon et par un trajet à forte concavité interne suivent la paroi interne de la corne occipitale. La saillie de l'ergot de Morand les dissocie en deux faisceaux, un faisceau supérieur, principal, qui est le forceps proprement dit et proémine dans la cavité sous le nom de *bulbe* de la corne occipitale ; un faisceau inférieur accessoire. En arrière de l'ergot, les deux faisceaux se rejoignent en une couche unique qui enveloppe en cornet la pointe du ventricule et s'épanouit dans le lobe occipital (fig. 242 et 264).

NERFS DE LANCISI

La face supérieure du corps calleux est recouverte par les vestiges d'une circonvolution olfactive atrophiée : pour les uns, c'est la circonvolution sus-calleuse ; pour d'autres, la partie supérieure d'un arc marginal qui, par le corps godronné et l'espace perforé antérieur, contourne le limbe de l'hémisphère. Rudimentaire chez l'homme et chez les animaux microsmatiques, et par suite sujette aux plus grandes variations individuelles, elle n'a

[*CHARPY.*]

que des rapports topographiques avec le corps calleux qu'elle contourne et elle appartient à la substance corticale.

On y distingue des parties grises et des filaments blancs. On appelle *indusium griseum* la mince couche de substance grise, souvent incomplète sur la ligne médiane, qui semble être une partie de l'écorce cérébrale entraînée par le corps calleux. Sur le bourrelet, l'indusium se confond avec la bandelette cendrée et par elle avec le corps godronné, et sur le genou avec la face interne de l'hémisphère.

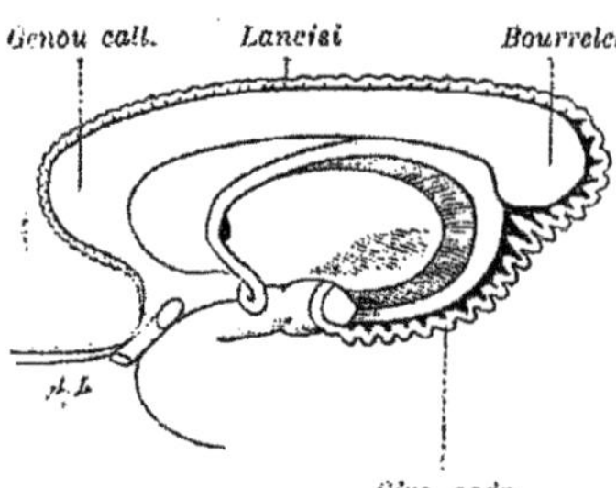

Fig. 243. — Nerfs de Lancisi.

Figure schématique montrant les tractus gris (tæniæ tectæ, nerfs latéraux) sous la forme d'une petite circonvolution lancisienne, continue en bas avec la circonvolution godronnée (corps godr.).

Les filaments longitudinaux, ordinairement blancs, mais quelquefois aussi de couleur grisâtre, sont les *nerfs* ou *stries de Lancisi*; on distingue celles-ci en médianes et latérales (fig. 238).

Les *stries médianes*, séparées par un sillon ou réunies en raphé, large de 1 millimètre, le plus souvent de couleur blanche, naissent en arrière, sous le bourrelet calleux, par une extrémité aplatie qui se confond avec la terminaison du corps godronné. En avant, subdivisées ou fusionnées, elles contournent le genou et se continuent dans les pédoncules du corps calleux qui eux-mêmes se rendent au lobule de l'hippocampe; au moins est-ce l'opinion commune. Zuckerkandl soutient que les stries sont indépendantes de ces pédoncules et se perdent dans l'écorce de la face interne de l'hémisphère.

Les *stries latérales* ou tæniæ tectæ, stries couvertes, parce qu'elles sont cachées dans le sillon du corps calleux, plus larges, plus plates, souvent de couleur grise, et adhérentes à l'écorce voisine au-dessus du sillon, proviennent de la bandelette cendrée qui prolonge le corps godronné et les formations voisines. Ordinairement elles sont limitées à la portion postérieure du corps calleux et n'atteignent pas le genou. Dans d'autres cas elles se réunissent aux stries médianes et partagent leur terminaison.

Nous nous sommes déjà expliqué sur la signification de l'indusium et des nerfs de Lancisi (p. 322 et 330). Ajoutons que d'après Elliot Smith on observe, dans la série des mammifères toutes les transitions entre l'hippocampe supra-commissural des marsupiaux et la fine couche grise de l'indusium des primates et des cétacés. Celui-ci représente l'hippocampe des mammifères inférieurs extrêmement aplati; la strie médiane est leur fascia dentata à l'état vestigial (*Anat. Anzeiger*, 1897).

B. TRIGONE CÉRÉBRAL ou VOUTE A TROIS PILIERS.

Le trigone cérébral est une lame médullaire, de forme cintrée, qui s'étend d'avant en arrière, de la base du cerveau au bord interne du lobe temporal. En arrière il est sous-jacent au corps calleux, en avant il s'en sépare en décrivant une courbe inscrite dans celle du corps calleux; la cloison transparente remplit cet intervalle. Le nom de trigone lui vient de sa forme en triangle isocèle à sommet antérieur; on l'a appelé aussi *voûte à trois piliers* (Winslow), à tort car il y a deux piliers postérieurs et deux piliers antérieurs, ceux-ci très rapprochés il est vrai; *fornix*, forme latine du mot voûte; *bandelettes géminées* (Reil), parce qu'il est formé de deux cordons juxtaposés. Comme la plus grande partie de ses fibres se rattachent au système olfactif, il est relativement peu développé chez l'homme et chez les animaux à faible odorat. C'est un ensemble de faisceaux à destination différentes. Par

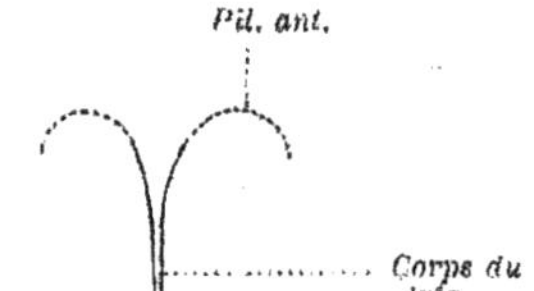

Pil. ant.
Corps du trig.
Fimbria
Pil. post.

Fig. 244. — Forme en X du trigone cérébral.

Les lignes pointillées indiquent la partie adhérente (Schwalbe).

les fibres de la lyre, il appartient aux commissures inter-hémisphériques; par son faisceau olfactif, aux fibres d'association intra-hémisphériques; par une autre partie de ses fibres, au système de projection qui unit l'écorce hémisphérique au cerveau intermédiaire. On ne saurait donc lui assigner une place exclusive dans tel ou tel système anatomique.

En découvrant la voûte après avoir enlevé avec précaution le corps calleux, on voit qu'elle est formée d'un corps et de piliers qui émanent des extrémités du corps. Ceux-ci ont à leur tour une partie libre et une partie adhérente. Le tout forme un X dont les quatre extrémités sont recourbées. La longueur de la partie libre ou apparente du trigone est de 8 à 9 cm. Les deux moitiés sont asymétriques; la bandelette droite est plus large, plus plate et moins fortement cintrée que la gauche (Retzius).

1° **Corps**. — Le corps du trigone, long de 2 cm. environ, large de 1 cm. et épais de 5 mm., s'étend du tubercule antérieur de la couche optique au triangle de l'habenula. Il est triangulaire, son sommet est dirigé en avant. Sa *face supérieure*, faiblement convexe, est en rapport sur la ligne médiane avec la cloison transparente en avant, avec le corps calleux en arrière, et adhère assez fortement à ce dernier chez l'adulte; sur les côtés, elle est libre, sous-jacente au corps calleux, et fait partie du plancher des ventricules latéraux. Sa *face inférieure*, parcourue par un sillon médian que limitent deux reliefs latéraux, repose sur la toile choroïdienne et par elle sur la face supérieure de la couche optique. Ses *bords*, qui sont externes, sont nets, minces, appliqués sur le sillon choroïdien de la couche optique; ils répondent à la jonction de la toile choroïdienne avec les plexus choroïdes, ces derniers se repliant souvent sur la face supérieure de la voûte. La voûte sépare donc les trois cavités du ventricule moyen et des ventricules latéraux.

On peut voir, par les coupes transversales, qu'en avant les deux bandelettes constitutives du trigone sont intimement unies en une masse triangulaire à base supérieure (fig. 239), tandis qu'en arrière elles s'écartent l'une de l'autre et forment une lame plate qui mesure à peine 2 mm. d'épaisseur. L'espace triangulaire produit par cet écartement est comblé par des fibres transversales qu'on voit bien surtout à la face inférieure. L'ensemble de ces fibres, comparées à des cordes d'instrument, des deux piliers sur les côtés et du bourrelet calleux qui forme une base postérieure, s'appelle la *lyre* (lyre de David, corpus psalloïdes, psalterium, d'où l'épithète fibres psaltériales). Les fibres transversales de la lyre sont en grande partie une commissure ammonienne, inter-hémisphérique par conséquent, qui unit les cornes d'Ammon d'un côté à l'autre; une petite partie semble appartenir au corps calleux.

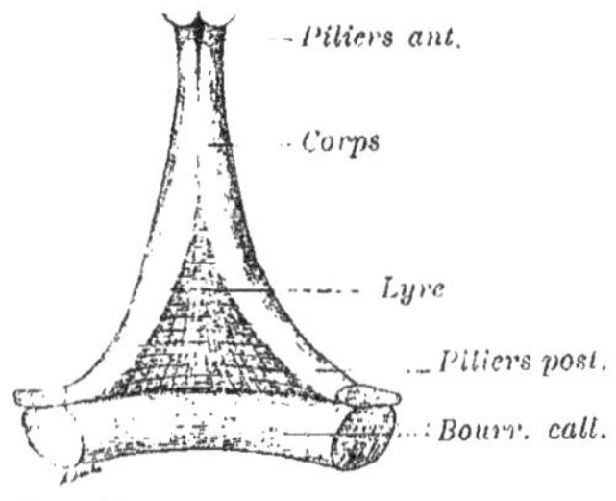

FIG. 243. — La Lyre ou psalterium.
Le trigone est vu par sa face inférieure. (D'après Sappey.)

2° **Piliers antérieurs**. — L'angle antérieur ou sommet du corps est bifide; chacune de ses branches se prolonge en cordons larges de 3 mm. appelés *piliers antérieurs, colonnes* de la voûte. Ces piliers, s'écartant à angle aigu, descendent verticalement en contournant l'extrémité antérieure de la couche optique ; à ce niveau ils forment un demi-anneau antérieur convexe que complète en arrière le demi-anneau concave du sommet de la couche optique ; ainsi est délimité le *trou de Monro* qui fait communiquer les ventricules latéraux avec le ventricule moyen. Les piliers écartés reposent sur le bord supérieur de la commissure blanche antérieure et s'y bifurquent ; la grosse masse passe en arrière, une petite partie (faisceau olfactif) se dirige en avant. Entre les piliers et la commissure blanche qui les croise par-devant est un intervalle qui répond au ventricule de la cloison transparente, c'est la *fossette triangulaire* (recessus, vulve, dépression vulvaire) ; les piliers dans ce point sont tapissés en avant par

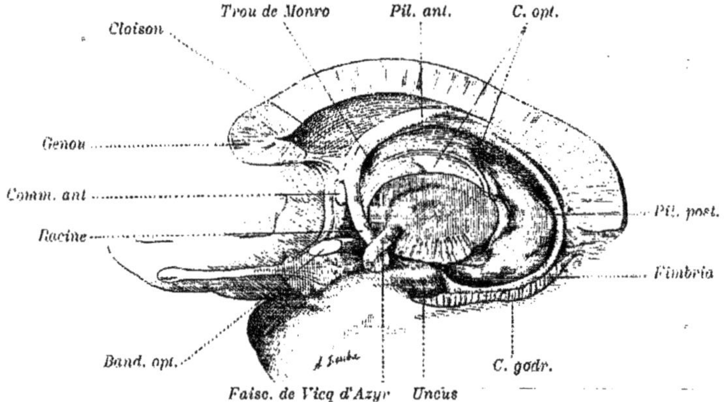

Fig. 246. — Le trigone cérébral (d'après Hirschfeld).
Vu dans le sens antéro-postérieur.

la cloison qui leur adhère, tandis qu'en arrière ils sont libres et recouverts par l'épendyme du ventricule moyen.

La partie des piliers antérieurs que nous venons de décrire est libre et se voit sans préparation ; mais au delà, c'est-à-dire au-dessous du trou de Monro, est une portion adhérente, engagée dans la base du cerveau, qu'on appelle les *racines* du trigone. Chaque racine plonge dans la substance grise du troisième ventricule, et se dirigeant en bas et en arrière, à travers le tuber cinereum, aboutit au côté externe et postérieur du tubercule mamillaire, dont elle constitue en ce point la capsule blanche, adjacente au noyau gris externe de ce ganglion. De la partie antérieure et interne de ce même tubercule mamillaire part un second faisceau compact, qui monte en haut et en dehors sous la substance grise du troisième ventricule, puis se coude horizontalement pour se terminer dans le tubercule antérieur de la couche optique.

Comme ces deux cordons, la racine du trigone et le faisceau ascendant, se croisent en X à leur émergence du tubercule mamillaire, ils semblent être la continuation l'un de l'autre, et depuis Vicq d'Azyr jusqu'à Meynert on a admis que le pilier antérieur se contourne en anse ou en 8 de chiffre dans le tubercule mamillaire, pour se terminer réellement dans la couche optique ; de là la distinction de deux racines pour chaque pilier, une racine ascendante et une racine descendante, la racine ascendante (descendante pour d'autres auteurs) allant du tubercule antérieur optique au corps mamillaire, la racine descendante (ou ascendante) de ce corps mamillaire au trou de Monro. Mais Gudden, confirmé par Monakow, a montré que le tubercule mamillaire est composé de deux noyaux cellulaires différents : un externe d'où émerge le pilier antérieur, un interne d'où part le faisceau de la couche optique. Ils sont bien distincts, et, pour éviter toute confusion, Forel a proposé d'appeler *faisceau de Vicq d'Azyr* le cordon qui va de la couche optique au corps mamillaire (racine ascendante de Meynert).

Le pilier antérieur naît donc du tubercule mamillaire, des cellules nerveuses de son noyau externe; mais comme, au niveau du trou de Monro, il est plus

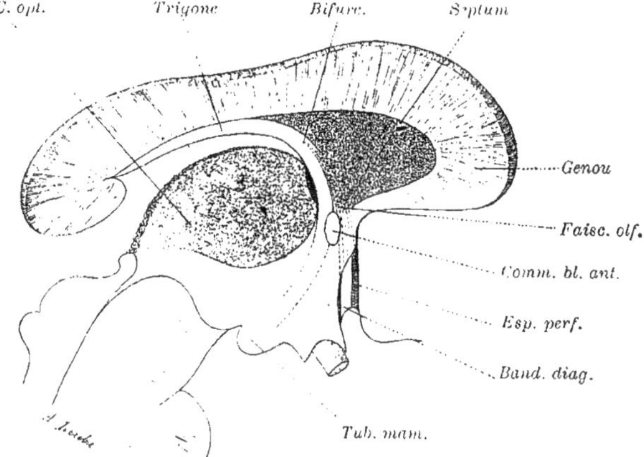

Fig. 247. — Faisceau olfactif du trigone.

Le pilier antérieur se bifurque et donne le faisceau olfactif qui descend en avant de la commiss. blanche.

volumineux qu'à son émergence mamillaire et que le corps du trigone a une section plus large que ses piliers réunis, il faut admettre qu'il a d'autres origines. Ces fibres accessoires lui viennent : 1° encore du tubercule mamillaire par la *strie blanche* aberrante (faisceau aberrant du trigone) que nous avons décrite à la base du cerveau ; 2° des fibres du septum lucidum, de son bord postéro-inférieur; 3° probablement des fibres de l'espace perforé antérieur, qui longent le pédoncule du corps calleux, en avant de la commissure blanche antérieure; peut-être aussi des fibres du tuber cinereum.

Faisceau olfactif du pilier antérieur. — Ce faisceau traverse le septum lucidum, passe en avant de la commissure blanche et, parvenu sur les côtés du bec calleux, devient partie intégrante et principale du pédoncule du corps calleux dont il partage la terminaison.

Foville, le premier, avait expressément décrit et figuré une bifurcation des piliers antérieurs du trigone; il avait reconnu que chaque pilier antérieur possède, outre sa branche postérieure classique, une *branche antérieure* qui passe en avant de la commissure et va s'unir au lobe olfactif.

[*CHARPY.*]

Zuckerkandl l'a étudiée récemment en détail chez les osmatiques et chez l'homme, et lui a donné le nom de *faisceau olfactif* de la corne d'Ammon. Au moment où le pilier antérieur de la voûte longe le bord postérieur du septum lucidum, il se bifurque; la grosse masse compacte descend *en arrière* de la commissure blanche pour se diriger vers le tubercule mamillaire, tandis que la partie antérieure, sensiblement moindre et éparpillée (*faisceau olfactif*), s'engage à travers la paroi du septum lucidum qu'elle parcourt verticalement, et contribue à former sa couche blanche externe. Au niveau de l'angle postéro-inférieur, les fibres se rassemblent pour passer *en avant* de la commissure antérieure, atteindre le carrefour de l'hémisphère, entre le bec du corps calleux et l'espace perforé, et se jeter dans le pédoncule antérieur du corps calleux qu'elles constituent entièrement, d'après Zuckerkandl, en majeure partie seulement, suivant la plupart des auteurs, le reste étant formé par les nerfs de Lancisi. On sait que ce pédoncule, arrivé sur l'espace perforé, le traverse sous le nom de bandelette diagonale et aboutit au lobule de l'hippocampe. Zuckerkandl admet qu'à l'angle interne, au tournant de l'hémisphère, le pédoncule calleux ne passe pas tout entier dans la bandelette diagonale, mais qu'une partie s'en détache pour suivre la gouttière qui sépare la lame perforée du tubercule olfactif et aboutir au pédoncule olfactif avec la racine olfactive interne.

3° **Piliers postérieurs.** — Les piliers postérieurs naissent des angles, au niveau de la lyre. Aplatis en ruban, et non arrondis en colonne comme les piliers antérieurs, de plus très divergents, ils se portent en arrière et en bas en contournant le pulvinar, puis se recourbent en avant comme le ventricule latéral et se terminent dans la corne d'Ammon. Presque dès leur origine, au niveau du bourrelet, ils se sont divisés en deux branches : une branche *postérieure* ou externe, pars fixa, très courte, qui s'éparpille à la surface de la corne d'Ammon; une branche *antérieure* ou interne, pars marginalis, branche libre, compacte, qui passe dans la fimbria, et par elle, longeant le bord concave de la corne d'Ammon, va se terminer au lobule de l'hippocampe.

Les deux branches des piliers postérieurs sont toutes deux notablement amoindries chez l'homme et chez les microsmatiques, mais principalement la branche postérieure ou pars fixa qui est réduite sur l'alveus de la corne à un ruban très grêle, Les animaux osmatiques au contraire, avec une voûte plus large et plus épaisse, des tubercules mamillaires plus volumineux, ont une fimbria plus grosse et surtout un énorme alveus.

Ventricule de Verga ou ventricule du trigone. — Un anatomiste italien, Verga, a découvert en 1851 un espace libre qu'on observe chez tous les nouveau-nés entre le trigone et le corps calleux, mais qui s'oblitère peu après la naissance et ne persiste que très rarement chez l'adulte. Ce ventricule se présente comme une fente étroite sur la coupe; il est triangulaire, son sommet se continue avec le ventricule du septum lucidum par un canal appelé *aqueduc*; sa base est en arrière, confondue avec la base de la lyre et formée par l'union du bourrelet calleux avec le trigone; les deux côtés sont fermés par les bandelettes du trigone adhérentes au corps calleux. Il mesure environ 15 mm. dans le sens antéro-postérieur chez le nouveau-né.

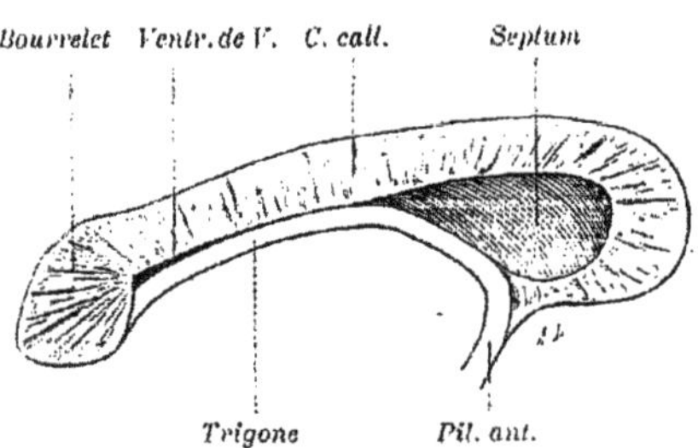

Fig. 248. — Ventricule de Verga.
Cerveau de nouveau-né.

Les parois seraient alors tapissées par un feuillet épendymaire (Tenchini). On l'a vu dilaté par hydropisie.

Chez quelques animaux, notamment chez le cheval, ce diverticule s'étend jusqu'au bourrelet du corps calleux et s'insinue entre son feuillet supérieur et son feuillet réfléchi.

Les rapports des nerfs de Lancisi, de la bande diagonale, de l'espace perforé, des pédoncules du corps calleux et des pédoncules du septum lucidum sont encore obscurs sur plusieurs points, même de l'anatomie extérieure, et les auteurs sont souvent en désaccord.

On consultera : Foville, *Système nerveux cérébro-spinal*, 1844 ; — Broca, *Le grand lobe limbique*, 1878 et *Recherches sur les centres olfactifs*, 1879 ; — Zuckerkandl, *Das Riechbundel des Ammonshornes*, 1888 ; — Trolard, *Appareil central de l'olfaction*, 1889 ; — Brissaud, *Anatomie du cerveau*, 1893. — Retzius, *Das Menschenhirn*, 1896.

C. SEPTUM LUCIDUM ou CLOISON TRANSPARENTE.

Le *septum lucidum* ou *cloison transparente* est un diaphragme mou et translucide qui sépare les chambres antérieures des ventricules latéraux. Il est placé de champ, entre le corps calleux qui est en avant et le trigone qui est en arrière. Sa forme est celle d'un triangle à bords curvilignes. Le bord supérieur convexe, le plus long des trois, est embrassé par la concavité du corps calleux, de son genou surtout, et lui adhère. Le bord postérieur concave s'applique sur le corps du trigone et sur ses piliers antérieurs. Le bord inférieur, très court, convexe, base du triangle, repose sur la portion réfléchie et sur le bec du corps calleux. Des trois angles, le postérieur ou queue, très aigu et très long, se prolonge jusque vers le tiers postérieur du corps calleux, quelquefois jusqu'au bourrelet ; l'antéro-inférieur est arrondi comme le genou dans lequel il s'enchâsse ; le postéro-inférieur répond à la jonction du bec du corps calleux et des piliers antérieurs de la voûte, au-dessus de la commissure blanche antérieure. Les faces externes, humides et lisses, forment la paroi interne des ventricules latéraux dans leur étage supérieur.

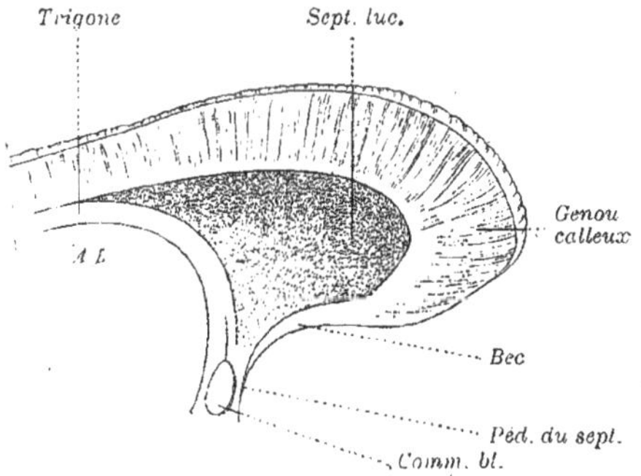

Fig. 249. — Le septum lucidum ou cloison transparente.
Vue latérale.

La cloison est formée de deux lames nerveuses parallèles, dirigées dans le sens antéro-postérieur, interceptant entre elles une cavité très aplatie, bien marquée en avant et en bas, plus effacée en arrière et en haut, où elle se prolonge plus ou moins suivant l'agglutination des parois ; elle contient de la sérosité. Chaque lame est composée : 1° d'une couche grise interne, couche corticale analogue à celle du cerveau, et comme elle présentant à sa surface ventriculaire une zone blanche de fibres tangentielles; 2° d'une couche blanche externe, mince, en grande partie formée par l'éparpillement d'une portion du trigone. Il n'est pas toujours facile de distinguer nettement ces deux couches à l'œil nu. Sur la face interne, celle qui regarde la cavité du septum, il n'y a ni endothélium ni épithélium, mais seulement un tissu conjonctif analogue à la pie-mère; sur la face externe qui est tournée vers le ventricule latéral, l'épendyme se superpose à la couche blanche.

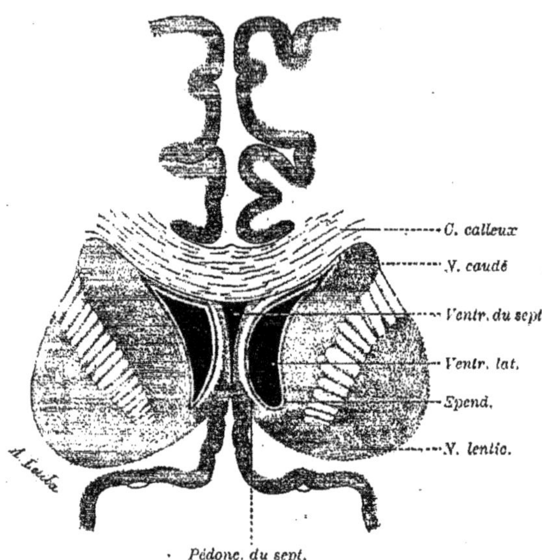

FIG. 250. — Le septum lucidum et son ventricule.
Vus sur une coupe vertico-transversale. — L'épendyme en bleu.

La cavité porte le nom de *ventricule de la cloison* ou *du septum* (cinquième ventricule, ventricule de Sylvius, sinus du septum). Elle mesure 2 mm. d'épaisseur, 12 à 15 dans sa plus grande hauteur et 40 au plus dans le sens antéro-postérieur. Elle est fermée en bas, en haut et en avant par la face inférieure du corps calleux, en arrière par le trigone cérébral, de chaque côté par les parois du septum. On a cru longtemps que cette cavité communiquait avec celle du troisième ventricule, par une fente ouverte dans la *fossette triangulaire* que limite l'écartement des colonnes de la voûte; cet orifice (*vulve* de Vieussens) n'existe pas, et la communication ne peut se faire que par filtration à travers la paroi ventriculaire. En revanche chez le fœtus, en même temps que les lames du septum sont plus épaisses et opaques, la cavité du ventricule est plus grande et se prolonge par un aqueduc dans un diverticulum placé tout à fait en arrière et en haut, sous le bourrelet calleux, et que nous avons décrit sous le nom de ventricule de Verga.

Que l'on fasse une coupe antéro-postérieure, ou bien une coupe frontale passant entre le bec du corps calleux et les piliers antérieurs, on remarque qu'une partie de la substance blanche, qui constitue la couche externe de chacune des lames de la cloison, se rassemble en un mince tractus; celui-ci émerge de l'angle postéro-inférieur, descend en bas, en dehors et en avant, et se porte vers l'espace perforé antérieur. Ce tractus est le *pédoncule du septum lucidum*. Nous avons expliqué plus haut : 1° que ce pédoncule n'est qu'une branche de bifurcation des piliers antérieurs du trigone; 2° que, sur les côtés du bec calleux, il se fusionne avec le pédoncule antérieur du corps calleux et passe avec lui dans la bandelette diagonale.

Le septum lucidum se présente chez les mammifères sous des formes diverses. Tantôt les deux lames sont comme chez l'homme séparées par un ventricule; tantôt elles sont soudées sur toute leur étendue, et ne laissent aucune cavité. Dans ce dernier cas, le septum peut former un noyau gris médian, volumineux, qu'on a appelé le *ganglion du septum*.

La cloison transparente existe même chez d'autres vertébrés, notamment chez les oiseaux (fait contesté toutefois par Osborn); mais comme ceux-ci n'ont pas de corps calleux, la fente entre les lames n'est pas close et il n'y a pas de ventricule; un état semblable se voit chez l'homme dans les cas où manque le corps calleux. On a observé plusieurs fois l'absence du septum. Ordinairement dans ces cas le corps calleux fait aussi plus ou moins complètement défaut; cependant Tenchini a constaté sur un enfant de 2 ans l'absence complète de la cloison transparente avec intégrité de tous les organes environnants.

En se reportant à l'embryogénie (voy. p. 45), il est facile de comprendre que le terme de ventricule est un terme impropre, appliqué à la cavité du septum. Cet espace n'est point une dilatation d'une cavité embryonnaire primordiale, comme le sont les autres ventricules; c'est une partie de la surface du manteau, de la scissure interhémisphérique, qui a été séquestrée par l'adossement des deux écorces grises opposées et leur suture suivant un contour triangulaire. La cavité n'est donc qu'une partie isolée de la fente du manteau, et ses parois sont l'écorce d'une portion des anciens lobes frontaux droit et gauche; de là cette couche grise interne, sans épendyme, qui constitue en partie la cloison et qui représente une substance grise corticale atrophiée.

D. COMMISSURE BLANCHE ANTÉRIEURE.

La commissure blanche antérieure devrait logiquement être décrite avant le corps calleux, car elle paraît avant lui chez l'embryon humain, et elle existe même chez des vertébrés inférieurs, alors que le corps calleux ne se montre qu'avec les mammifères. Elle est une commissure de la base, tandis que le corps calleux est une commissure de la convexité du manteau.

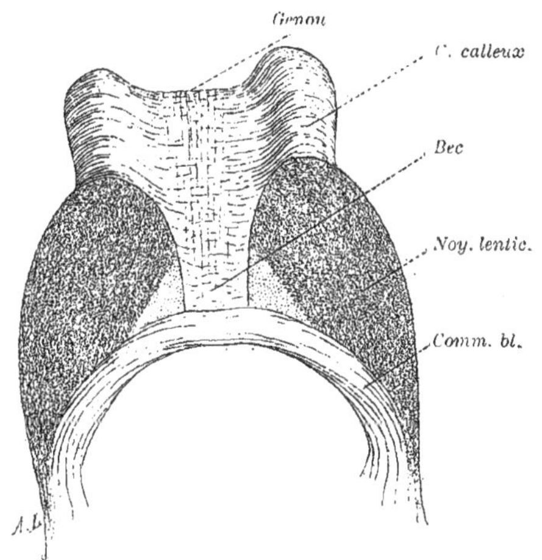

Fig. 251. — La commissure blanche antérieure (d'après Foville).

Sa forme est celle d'un cordon compact, à section elliptique, mesurant 5 mm. dans son grand D. qui est vertical, et 4 mm. en sens transversal; elle a à peu près le volume du nerf optique, mais avec des variations individuelles assez marquées. Elle parcourt horizontalement la base du cerveau et s'étend d'un lobe temporal à l'autre, en décrivant un arc de cercle en fer à cheval à concavité postérieure, comme la bandelette optique à laquelle elle est parallèle en arrière, et dont elle est séparée par l'espace perforé antérieur ainsi que par l'anse pédonculaire de Gratiolet.

On peut lui distinguer trois portions : une moyenne, une latérale et une terminale ou irradiée.

1° La portion *moyenne*, impaire et médiane, tantôt convexe, tantôt légèrement concave en avant, est très courte; elle mesure 7 mm. sur son bord inférieur qui est plus long que le supérieur à cause de la convergence des piliers antérieurs du trigone. Cette portion se voit sans préparation dès qu'on a ouvert le ventricule moyen; elle est en effet située en avant de son bord antérieur, sous la cloison transparente, au-dessus de la lame terminale. Sa face postérieure est libre et tapissée par l'épendyme. Les deux piliers de la voûte qui la croisent en arrière limitent avec elle la *fossette triangulaire* du troisième ventricule (voy. fig. 189). A quelques millimètres de la ligne médiane, elle reçoit des tractus blancs qui proviennent de la racine olfactive moyenne, après avoir traversé l'espace perforé et la lame terminale.

2° La portion *latérale*, paire et symétrique, n'est libre nulle part; elle est tout entière enfouie dans la base du cerveau, mais on l'isole facilement, car elle occupe un espace creux, appelé par Gratiolet le *canal de la commissure*, et constitué en haut par une gouttière du corps strié, en bas par une gouttière creusée dans l'espace perforé. Ramassée en un cordon cylindrique et compact, elle se dirige en arrière et en dehors, en suivant une ligne à concavité postérieure, passe au-dessus de l'espace perforé, au-dessous de la tête du noyau caudé, puis sous le noyau extra-ventriculaire. On la voit successivement sous le deuxième membre, plus loin entre le deuxième et le troisième segments (fig. 256).

3° La portion *terminale* ou *irradiée* ne peut être reconnue par la dissection seule. Au sortir du corps strié, sur la limite de l'espace perforé et de la partie postéro-inférieure de la capsule externe, le cordon devient lamelleux, se dissocie tout d'un coup, et déploie ses fibres en éventail dans la pointe du lobe temporal; on les suit dans l'uncus, sur la face externe du noyau amygdalien et même dans la direction du lobe occipital. Leur terminaison, comme nous le verrons plus loin, est encore incertaine.

Les fibres de la commissure blanche ne sont pas parallèles, mais légèrement tordues sur l'axe du cordon, de telle sorte que les antérieures de la partie moyenne deviennent postérieures à leur extrémité, et inversement.

§ III. — FORMATIONS DE LA BASE. — CORPS STRIÉS. CAPSULE INTERNE

Tandis que les couches optiques sont d'origine centrale et représentent un épaississement des parois de la vésicule cérébrale moyenne, les corps striés, comme l'a montré Wernicke, sont d'origine corticale. Ils naissent de la base de la vésicule cérébrale antérieure, de l'écorce dont ils constituent une excroissance intérieure et à laquelle ils restent toujours attachés par leur face inférieure au niveau de la substance perforée; cette substance ne prend elle-même qu'un développement imparfait.

Les *corps striés*, ainsi nommés des stries blanches de la capsule interne qui les traverse, comprennent de chaque côté deux ganglions ou noyaux gris distincts : le *noyau caudé*, qui se voit sans préparation dès qu'on a ouvert le ventricule latéral, et le *noyau lenticulaire*, placé contre la face externe du premier, et qui, étant enfoui dans la masse blanche de l'hémisphère, ne peut s'étudier que sur des coupes, surtout frontale et horizontale, ou par des dissections artificielles.

Noyau caudé. — Le *noyau caudé* ou *intra-ventriculaire* (corps strié proprement dit des auteurs allemands) appartient à la paroi du ventricule latéral; il en occupe le plancher dans l'étage supérieur et le toit dans l'étage inférieur. Son nom lui vient de son prolongement caudal postérieur; il est en effet piriforme. On l'a comparé à un crochet, une virgule, une larme batavique, ou plus simplement à un anneau placé verticalement, ouvert seulement en bas et en avant.

Sa longueur en ligne droite est de 6 cm. jusqu'à 7 cm.; sa largeur atteint en avant 10 mm. sur 25 à 30 mm. en épaisseur; ces deux dimensions se réduisent en arrière à 5 mm. et même moins.

On lui distingue une tête, un tronc et une queue.

La *tête*, large de 20 mm., située en avant et renflée en ovoïde à convexité antérieure et interne, s'étend sur une longueur de 20 à 25 mm., depuis le corps calleux dont le genou la contourne jusqu'au trou de Monro. Sa face interne, libre, regarde la cloison transparente et appartient au plancher ventriculaire; sa face externe et son sommet antérieur sont continus avec la substance blanche du lobe frontal; sa base adhère à l'espace perforé antérieur, par conséquent à l'écorce cérébrale; elle fait même saillie extérieurement en avant de la bandelette diagonale, sous le nom de *colliculus* du noyau caudé.

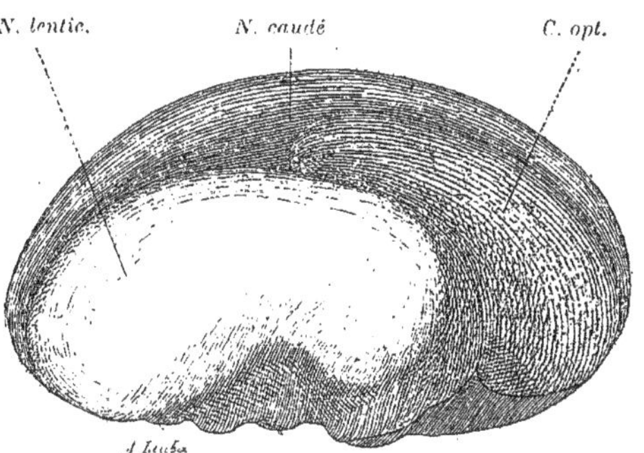

FIG. 252. — Les trois ganglions, noyau caudé, noyau lenticulaire et couche optique.

Vus en place par leur face externe, côté gauche. (D'après Féré.)

Le *tronc* ou corps, ou partie moyenne, division que tous les auteurs n'admettent pas, a pour limite conventionnelle l'étendue antéro-postérieure du ventricule moyen, soit 30 à 35 mm.; il est juxtaposé à la couche optique. Il a lui aussi une face interne, libre, recouverte par l'épendyme, et une face externe adhérente au centre ovale. Son bord externe, convexe, festonné, répond à l'union du plancher du ventricule avec la voûte calleuse; son bord interne, concave, circonscrit la couche optique, séparé d'elle par le sillon opto-strié qui renferme la bandelette demi-circulaire et la veine du corps strié.

La *queue*, qui fait suite insensiblement au corps, s'effile peu à peu jusqu'à n'avoir plus que 3 mm. de D.; elle contourne latéralement la couche optique, passe dans la corne inférieure du ventricule et se prolonge vers la pointe du lobe temporal. Dans cette portion réfléchie, sa face libre de supérieure est devenue interne; elle occupe la partie externe du toit ventriculaire, sous forme d'un ruban de 3 mm. de large, tantôt saillant sous l'épendyme, tantôt caché par la substance blanche; elle arrive à la partie postérieure du noyau amygdalien. Chez les singes elle s'y termine par un nouveau renflement en massue; un petit renflement irrégulier existe quelquefois chez l'homme.

Le noyau caudé a donc une forme arquée ou plutôt annulaire; il est enroulé autour du prolongement du pédoncule cérébral et occupe toute l'étendue du ventricule latéral, en bas comme en haut. C'est pourquoi, sur un grand nombre de sections horizontales ou vertico-transversales de la couche optique, il est coupé deux fois et forme dans le dessin deux champs distincts et éloignés.

Il présente deux faces : une *face libre*, ventriculaire, une *face adhérente* à la capsule interne; et deux bords, un *bord interne* qui répond au sillon opto-strié, un *bord externe* qui suit l'angle latéral du ventricule.

Sa coupe transversale est biconvexe. Au niveau du tronc, elle semble se proonger en crochet sur la voûte du ventricule (fig. 254); mais ce crochet appartient à la substance grise ventriculaire dont il est un épaississement local. Sa

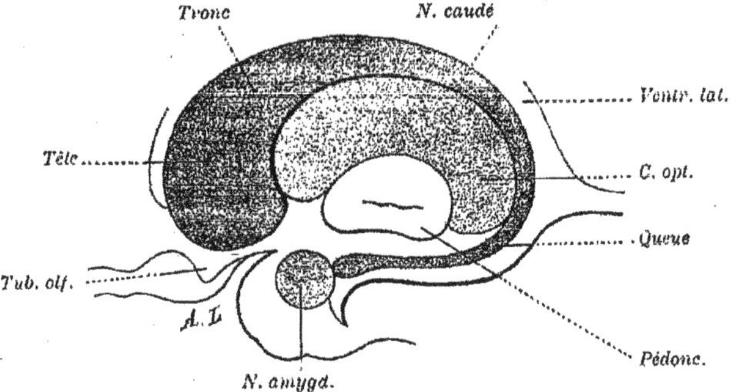

FIG. 253. — Le noyau caudé.
Face interne du côté droit.

couleur est gris rougeâtre. La substance grise est finement striée par la pénétration des fibres médullaires.

2° **Noyau lenticulaire.** — Le noyau lenticulaire, en forme de lentille convexe, ou noyau extra-ventriculaire, parce qu'il est dans toute son étendue en dehors du ventricule latéral, est un ganglion situé en dehors et en dessous du noyau caudé, entre la couche optique et l'insula de Reil.

On a comparé sa forme à un segment d'ovoïde à grosse extrémité antérieure, ou encore à une *lentille* biconvexe en coupe horizontale. En avant et en arrière, le noyau lenticulaire ne présente en effet que deux faces, externe et interne, et sa coupe frontale est presque semi-lunaire, la face interne étant plutôt concave; mais dans toute sa partie moyenne, cette face interne se projette en une saillie arrondie dirigée en bas et en dedans, qui donne aux coupes frontale et horizontale une forme plutôt en coin ou en triangle; à ce niveau qui est d'ailleurs le plus caractéristique, le noyau lenticulaire a la forme d'une *pyramide* à sommet interne et présente trois faces, externe, interne et inférieure.

La face *externe*, convexe, verticale, est la base du coin; elle regarde l'insula, auquel Cruveilhier en raison de ce rapport avait donné le nom de *lobule du corps strié*. Elle fait saillie au fond de l'excavation de Sylvius et n'est séparée de l'écorce grise de l'insula que par une mince couche de substance blanche, appelée *capsule externe*. Elle n'adhère à cette capsule que par de rares fibres nerveuses, aussi est-elle lisse et facile à énucléer. De gros vaisseaux artériels et veineux, artères et veines striées et optiques, sillonnent cette face.

La face *interne*, oblique en bas et en dedans, est en rapport avec la couche

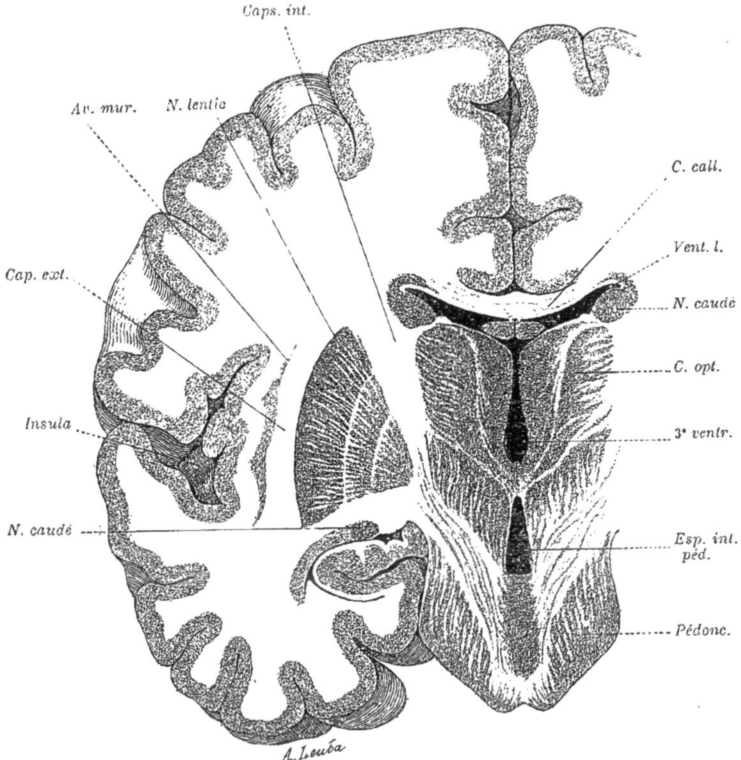

Fig. 254. — Rapports des corps striés sur le plan transversal.
Coupe passant par les pédoncules cérébraux.

optique et le noyau caudé; entre ces trois ganglions s'interpose une couche épaisse de substance blanche, la *capsule interne*.

La face *inférieure*, horizontale, face *basale* pour certains auteurs, est unie à la base du cerveau dont elle a émergé originellement; elle est longée par la commissure blanche antérieure à laquelle elle fournit une gouttière. Cette face présente des rapports complexes ; elle répond successivement, d'avant en arrière, à l'espace perforé au niveau du pli falciforme et à la partie horizontale de l'avant-mur, puis à l'anse pédonculaire de Gratiolet, enfin au noyau amygdalien et à la queue du noyau caudé.

L'*extrémité antérieure*, volumineuse, arrive au contact de celle du noyau caudé, mais est un peu dépassée par elle (fig. 252). L'*extrémité postérieure*, amincie, est située en dehors du corps genouillé externe, et là encore est dépassée par la queue du noyau intra-ventriculaire. Celui-ci, dont la longueur atteint 6 cm., déborde en avant et surtout en arrière le noyau extra-ventriculaire, qui ne mesure que 45 à 50 mm. dans sa plus grande étendue, sur 3 cm. de hauteur.

Il y a trois bords : un *bord supérieur* et un *bord inférieur*, tous deux convexes, que sur les coupes antéro-postérieures on voit s'unir aux deux extrémités comme les deux courbes d'une lentille biconvexe; un *bord interne* coudé,

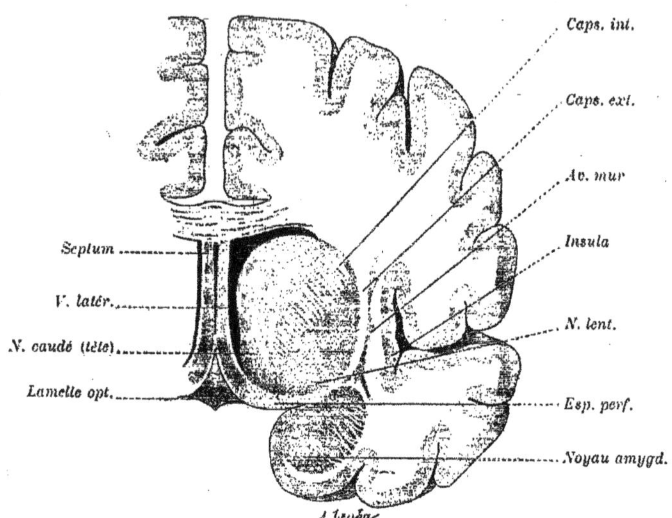

Fig. 255. — Attache des corps striés à la base du cerveau.
Coupe passant par l'espace perforé antérieur et la lamelle grise optique.

formé par la rencontre de deux lignes obliques qui, sur les coupes horizontales, longent la capsule interne et s'unissent au niveau de son genou.

Les deux noyaux, caudé et lenticulaire, sont unis par leur face inférieure, sur toute leur moitié antérieure, et constituent à ce niveau une masse unique; en haut ils sont reliés par des ponts de substance grise qui vont de l'un à l'autre à travers la capsule interne. L'union de leurs faces inférieures répond à l'espace perforé et donne aux coupes frontales qui passent par ce niveau une forme en U dont l'ouverture, tournée en haut, est occupée par la capsule interne (voy. fig. 255). Plus en arrière, la queue du noyau caudé est encore reliée à l'extrémité postérieure du noyau lenticulaire.

De cette union des deux bases, il résulte que le pédoncule cérébral ne peut passer entre elles à ce niveau, et qu'il s'engage dans la boutonnière que limite leur écartement en arrière.

Le noyau lenticulaire est divisé en trois parties par deux lames blanches curvilignes, dirigées en bas et en dehors, les *lames médullaires interne et externe*. Chacune de ces parties, dont le volume va décroissant de l'insula à la ligne médiane, est appelée *membre* ou *segment* du noyau lenticulaire; on les compte de dedans en dehors, le premier membre est interne, le second est moyen, et le troisième est externe. Les deux premiers, qu'une ou deux lamelles accessoires peuvent encore rediviser, ont une teinte claire, gris jaunâtre, à cause de la dissociation de leurs cellules à pigment jaunâtre par de nombreuses fibres blanches; ils sont ordinairement décrits ensemble sous le nom de *globus pallidus*, noyau pâle. Brissaud a proposé le terme de *globus medialis* pour désigner le deuxième segment. Le troisième membre ou membre externe, appelé *putamen* (écorce, coque), tranche par sa couleur gris rouge sombre ou ambre foncé, qui le rapproche du noyau caudé dont il a d'ailleurs la structure. Il est quadrilatère sur la coupe horizontale. C'est le plus grand de tous; il dépasse de tous côtés, sauf en bas, le noyau pâle qui forme le sommet du coin. C'est lui qui constitue les extrémités antérieure et postérieure du noyau extra-ventriculaire; seul, il s'unit au noyau caudé, soit en avant, soit par son prolongement temporal.

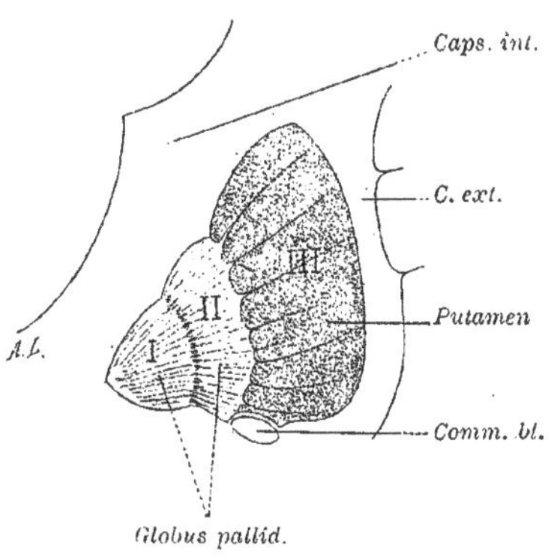

Fig. 256. — Les trois membres du noyau lenticulaire.

Vus sur une coupe frontale, côté gauche.

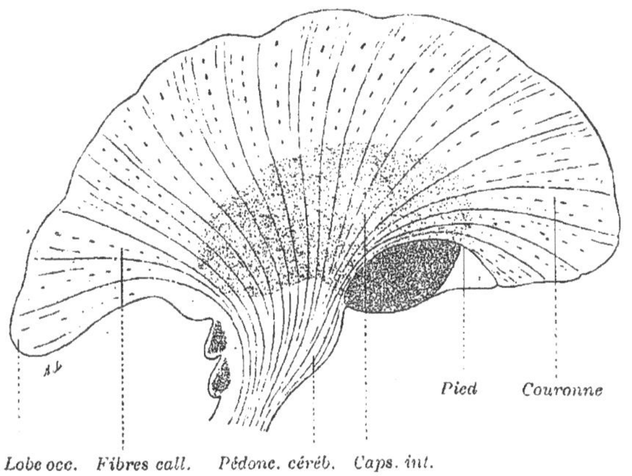

Pied Couronne

Lobe occ. Fibres call. Pédonc. céréb. Caps. int.

Fig. 257. — Éventail de la capsule int. se déployant pour former la couronne rayonnante (figure schématique).

Le noyau lenticulaire est vu par sa face interne. Les fibres calleuses sont en pointillé. On n'a pas figuré les ganglions qui interrompent les fibres du lobe occipital (rad. opt.).

3° Capsule du noyau lenticulaire. — Le noyau lenticulaire est enveloppé sur ses faces externe et interne par une couche de substance blanche que Reil a comparée à une capsule à deux valves, èt distinguée en capsule interne et capsule externe.

1° La **capsule interne**, la plus épaisse, 8 mm. en moyenne, 5 à 10 suivant les points, est la valve interne qui sépare le noyau lenticulaire du noyau caudé et de la couche optique. Foville la comparait plus justement à une tige portant des cotylédons (ganglions opto-striés). Gratiolet l'assimilait à un éventail ou encore à un cornet ouvert en dehors, entouré par le noyau caudé, entourant le noyau lenticulaire, et incliné suivant l'axe de divergence des pédoncules cérébraux. Elle se continue en bas avec le pédoncule cérébral dont elle est en partie le prolongement direct, en haut avec le centre ovale.

Sur la coupe vertico-transversale, on voit qu'elle est dirigée en haut et en dehors. Sa coupe horizontale, connue sous le nom de *coupe de Flechsig* (voy. fig. 258), présente un angle ouvert en dehors, qui embrasse la partie antérieure, le sommet et la partie postérieure de la face interne du noyau extra-ventriculaire. Elle a donc deux bras, coudés presque à angle droit, et un genou. Le *bras antérieur* ou lenticulo-caudé est le plus court. Il mesure 2 cm. de long; dirigé en avant et en dehors, il sépare la tête du noyau caudé d'avec le noyau lenticulaire. — Le *bras postérieur* ou lenticulo-optique, le plus long, 3 cm., dirigé obliquement en dehors et en arrière, s'interpose entre le noyau lenticulaire et la couche optique. Comme il déborde en arrière le noyau du corps strié sur une étendue de 12 à 15 mm., on peut distinguer cette dernière partie sous le nom de *segment rétro-lenticulaire* (Déjerine); elle est remarquable par la direction horizontale de ses fibres qui contiennent les radiations optiques. — Le *genou*, sommet arrondi, est à la rencontre des deux bras.

La capsule interne est composée de faisceaux blancs. Dans le bras antérieur, leur direction est principalement horizontale; ils sont formés surtout par le pédoncule antérieur de la couche optique et sont coupés par de nombreux ponts de substance grise qui unissent les deux noyaux striés. Dans le bras postérieur, à l'exception du segment rétro-lenticulaire, les faisceaux sont verticaux et disposés les uns derrière les autres en gros paquets aplatis d'avant en arrière. Le genou représente une zone de transition entre les fibres verticales et les fibres horizontales.

Coupe de Flechsig. — La coupe dite de Flechsig, connue et figurée depuis longtemps, mais dont Flechsig a montré toute l'importance, est une coupe horizontale qui passe par la tête du noyau caudé et la partie moyenne de la couche optique. Pour la pratiquer, on mène le couteau horizontalement de dehors en dedans, un peu au-dessus de la scissure de Sylvius et parallèlement à elle.

En attaquant par la face interne, on est plus sûr de ne pas s'égarer; seulement il faut au préalable avoir séparé le cerveau en deux moitiés.

Dans le procédé de Brissaud, on coupe de dedans en dehors, en se dirigeant un peu obliquement en avant et en arrière; on passe par l'union du tiers supérieur avec les deux tiers inférieurs de la couche optique, et le milieu de la tête du noyau caudé. Ballet attaque par dehors, comme Flechsig, en suivant un plan qui correspond en arrière un peu au-dessus de la pointe du lobe occipital, en avant à la jonction du 1/3 supérieur et des 2/3 inférieurs du pied de F^3. Déjerine, comme Brissaud, commence par la face interne et pratique une coupe encore plus oblique sur le plan horizontal; il prend comme repères le tubercule antérieur de la couche optique et l'extrémité antérieure du pli cunéo-limbique.

Disons enfin qu'ordinairement on débite le cerveau par tranches horizontales de 5 à 10 millimètres d'épaisseur, sériées de haut en bas, et qu'on s'arrête quand on a sous les yeux l'aspect typique de la figure 258.

2° La **capsule externe**, ou valve externe de la capsule, est appliquée contre la face externe convexe du noyau lenticulaire; mais elle ne lui adhère pas et ne reçoit d'elle que de rares fibres, de sorte qu'on peut l'en séparer facilement, et, sans qu'on puisse parler de vide ou de cavité, il existe au moins à ce niveau une zone décollable traversée par les grosses artères striées, sources fréquentes d'hémorragies cérébrales. Elle n'appartient pas, en effet, comme la capsule interne, à l'épanouissement du pédoncule, mais à un système complexe de fibres, parmi lesquelles on observe des fibres courtes d'association, élément principal, les faisceaux longitudinaux supérieur et inférieur, quelques fibres issues du corps calleux, de la commissure blanche antérieure et de la couche optique. Son épaisseur est de 1 mm. 5 en moyenne ; elle varie de 1 à 2 mm. suivant les ondulations de l'avant-mur.

La capsule externe sépare le noyau lenticulaire du lobe de l'insula. Dans toute cette région, ce lobe est doublé sur sa partie profonde d'une lame grise ou *avant-mur* (claustrum) que nous avons décrite avec l'insula. C'est donc l'avant-mur qui limite en dehors la capsule externe. A son tour, l'avant-mur est séparé de l'écorce insulaire par une couche blanche, la *capsula extrema* de Reil, que constituent des fibres courtes d'association et des fibres émanées de la capsule externe.

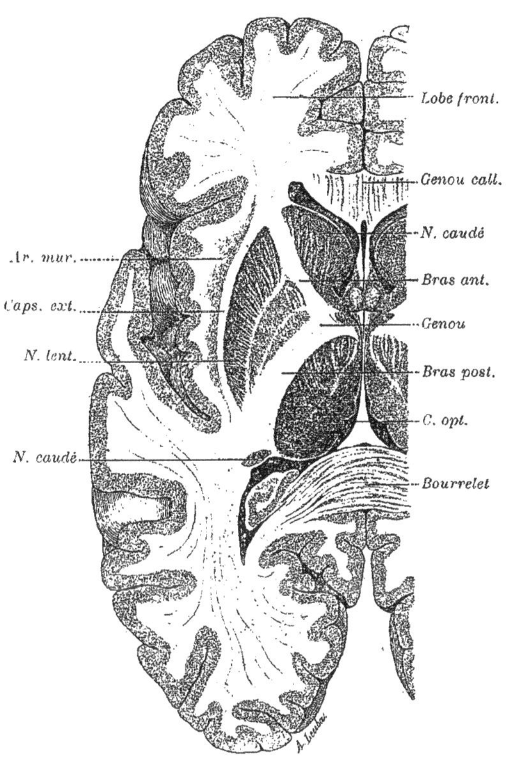

Fig. 258. — Coupe de Flechsig.
La capsule interne et ses bras vus sur une coupe horizontale.

Couronne rayonnante.— Au sortir de la filière qui sépare les corps striés et la couche optique, les faisceaux de la capsule interne s'engagent dans cette grande masse de substance blanche que nous avons appelée le *centre ovale* de Vieussens. Vicq d'Azyr a donné le nom inutile de *petit centre ovale*, ou centre ovale latéral, au plan de section unihémisphérique qui passe à un centimètre ou plus au-dessus du corps calleux. Sur un cerveau frais, on ne distingue aucun trajet de fibres dans cette masse d'aspect homogène et pâteux ; mais déjà Vieussens (1604), en faisant bouillir le cerveau dans l'huile, avait reconnu dans le centre ovale une structure fibrillaire qui lui fit assimiler cette partie à la substance médullaire, et plus tard Reil (1809), sur des pièces durcies par l'alcool, put distinguer les irradiations du pédoncule cérébral de celles du corps calleux. Toutes deux, dans la partie moyenne de l'hémisphère, se font dans le plan frontal et s'intersèquent en alternant et en se coupant à angle droit.

C'est à ces irradiations du pédoncule cérébral ou de la capsule interne dans le centre ovale, que Reil a donné le nom de *couronne rayonnante*. Regarde-t-on le cerveau de profil, par sa face externe, les feuillets vertico-transversaux des rayons, au lieu de se voir par leurs faces antérieure ou postérieure, seront vus par leur côté externe et donneront l'idée de tiges ou de *rayons*. Les rayons de la partie moyenne montent verticalement à l'écorce cérébrale; les rayons antérieurs s'inclinent en avant et les postérieurs en arrière. Le *pied* ou *base* de la couronne rayonnante de Reil est l'émergence des faisceaux sur le bord supérieur de la capsule interne, qui correspond au bord externe du noyau caudé. Cette émergence se fait sur une ligne arquée; en ce point les feuillets sont

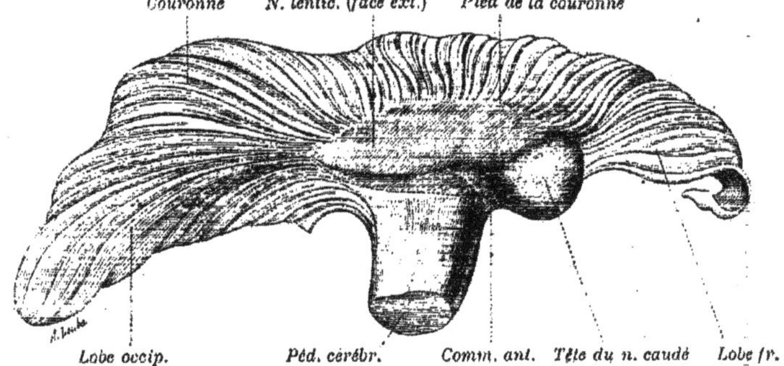

Fig. 259. — La couronne rayonnante (d'après Schwalbe).

encore rassemblés et ne se sont pas dissociés par l'interposition des lames du corps calleux.

On voit par là que le centre ovale est composé de plusieurs parties : des irradiations du corps calleux et des irradiations pédonculaires de la capsule interne (couronne rayonnante); il faut y joindre, près de l'écorce cérébrale, des faisceaux d'association qui unissent entre elles les circonvolutions.

§ IV. — VENTRICULES LATÉRAUX.

Tandis que le troisième ventricule est unique, impair et médian, les ventricules latéraux, qui sont les premier et second ventricules et qu'on désigne sous le nom de ventricules droit et gauche, sont pairs, situés symétriquement de chaque côté de la ligne médiane, dans l'épaisseur de l'hémisphère cérébral. Ils ne communiquent entre eux qu'indirectement, par l'intermédiaire du ventricule moyen.

Chacune de ces cavités figure un canal qui commence dans l'épaisseur du lobe frontal, se dirige horizontalement en arrière, puis se réfléchit autour de la couche optique pour se diriger de nouveau en avant et en bas et se terminer près de la pointe du lobe temporal, un peu au-dessous et en arrière de leur point de départ. Ce canal annulaire s'enroule autour des ganglions opto-striés et par eux autour du pédoncule cérébral; il est circumpédonculaire. Les deux ventricules ne sont pas exactement dans le plan antéro-postérieur, à direction parallèle; leur paroi interne qui, en avant, n'est qu'à 2 mm. de la ligne médiane, en est à 25 ou 30 en arrière; ils sont donc divergents par leur portion directe. Leur portion réfléchie est très légèrement convergente. Cet enroulement du ventricule, analogue à celui du noyau caudé, est la conséquence de la courbure à concavité antérieure que subit l'hémisphère dans le cours de son développement.

Cette partie circulaire du ventricule qui occupe les trois lobes frontal, pariétal et temporal, est sa partie fondamentale, celle qui se montre de bonne heure chez l'embryon humain. Il s'y adjoint ultérieurement un diverticulum accessoire, d'apparition tardive, propre à un très petit nombre d'animaux, qui se détache de la cavité au niveau de son coude et s'étend en arrière dans l'épaisseur du lobe occipital. Le ventricule se trouve alors divisé en trois cavités communicantes ou *cornes*, dirigées vers les trois pointes de l'hémisphère; aussi a-t-on pu dire que le ventricule latéral est la répétition du type de l'hémisphère tout entier et par celui-ci du crâne moulé sur le cerveau. La jonction de ces trois cornes est le *carrefour* du ventricule.

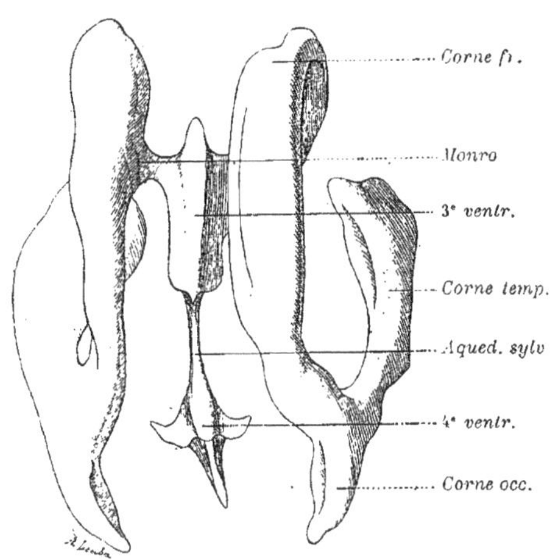

Fig. 260. — Moule des ventricules (d'après Welcker).

Nous décrirons successivement les cornes frontale, temporale et occipitale.

1° Corne frontale. — La *corne frontale*, corne ou étage supérieur, est horizontale, un peu arquée à convexité supérieure; sa longueur atteint 6 à 7 cm.

On peut lui distinguer deux portions, une antérieure et une postérieure, dont la limite est au niveau du trou de Monro.

La *portion antérieure* (corne antérieure de Schwalbe) est une fente en croissant vertical, à concavité postéro-externe moulée sur la tête du noyau caudé. Son extrémité antérieure est à 30 mm. de l'extrémité du cerveau. Son bord antérieur répond au genou du corps calleux, son bord postérieur s'ouvre dans la seconde portion de la corne frontale. Sa paroi externe est formée par la tête du noyau caudé; sa paroi interne par le septum lucidum, les piliers antérieurs du trigone et la partie adjacente de la substance grise du troisième ventricule. Le corps calleux contourne tout l'espace en haut, en avant et en bas.

La *portion postérieure*, décrite encore sous le nom de *cella media*, est beaucoup plus étroite. Elle n'est plus verticale, mais horizontale et mesure en largeur 15 mm. On lui décrit une voûte, un plancher et deux bords.

La *voûte* ou *toit* ou paroi supérieure, concave, est formée par la face inférieure du corps calleux. Le *plancher* ou paroi inférieure comprend de dehors en dedans : la face interne ou ventriculaire du tronc du noyau caudé, le sillon opto-strié qui contient la bandelette demi-circulaire, le liseré le plus externe de la face supérieure de la couche optique, le sillon choroïdien fermé par l'insertion de l'épithélium qui recouvre les plexus choroïdes et la partie oblique de la face supérieure du trigone. Les plexus choroïdes, qui sortent par le sillon choroïdien en refoulant l'épithélium épendymaire, sont tantôt étalés sur le plancher, tantôt retournés et logés dans le recessus ventriculaire formé par le corps calleux et la face libre du trigone. Key et Retzius ont signalé l'existence fréquente d'une lamelle nerveuse émanée du bord du trigone, recouverte sur ses deux faces par l'épithélium épendymaire, et flottant par-dessus le plexus choroïde. Parfois cette lamelle contracte avec la voûte du ventricule des adhérences vasculaires; dans ce cas le recessus interne est encore plus isolé et la cella media est divisée en deux cavités juxtaposées (voy. fig. 193).

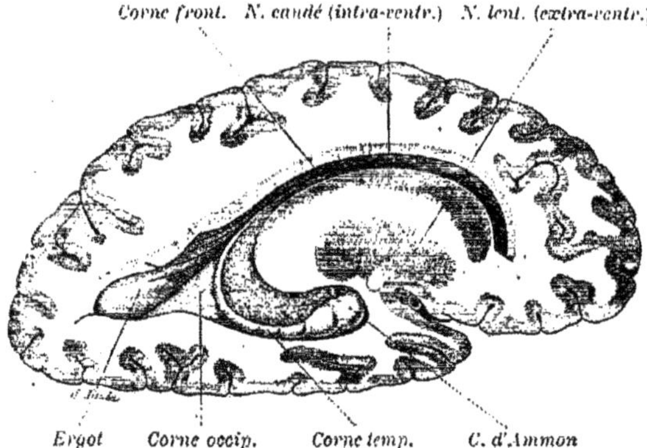

Fig. 261. — Les trois cornes du ventricule latéral.
Coupe de l'hémisphère droit. (D'après Hirschfeld.)

Les bords sont aigus. Le *bord externe* répond à l'union du corps calleux et du noyau caudé; il est contourné par un crochet de la substance grise ventriculaire. Le *bord interne* est la jonction du trigone avec le corps calleux.

Le **trou de Monro**, qu'on voit à l'union des deux portions de la corne frontale, est un orifice qui fait communiquer le ventricule latéral avec le ventricule moyen. Il est falciforme et mesure 2 à 3 mm. de D.; son bord antérieur convexe est formé par le pilier antérieur du trigone, son bord postérieur concave par le sommet légèrement excavé de la couche optique. Il est tapissé par l'épendyme, et laisse filtrer le liquide ventriculaire; les plexus choroïdes longent sa paroi qu'ils soulèvent en se glissant sous l'épendyme, au moment où ils passent du ventricule moyen dans les ventricules latéraux. Le trou de Monro est très vaste chez le fœtus, grand encore chez l'enfant; mais il se rétrécit progressivement par rapprochement de ses bords, et M. Duval prétend que chez l'adulte il est normalement oblitéré. Il s'élargit de nouveau dans l'atrophie sénile.

Dans le sillon opto-strié sont contenues la lame cornée, la bandelette demi-circulaire et la veine du corps strié. Le long du bord externe du ventricule et du noyau caudé, Foville et Cruveilhier ont remarqué plusieurs fois une bandelette semblable à la bandelette demi-circulaire, avec le même trajet et les mêmes terminaisons.

Lame cornée. — La lame cornée est superficielle. Ce ruban, de 2 à 3 mm. de large, de teinte opaline ou ambrée, assez consistant, est soulevé par la veine du corps strié; il commence large en avant vers le trou de Monro, au niveau duquel il s'étale sur le noyau caudé en recouvrant les origines de la veine striée; en arrière il se rétrécit et se perd insensiblement au point de réflexion

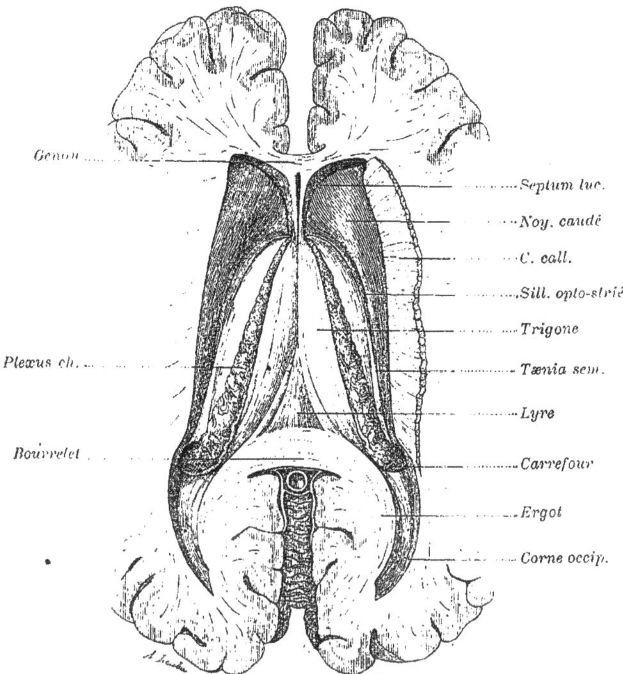

FIG. 262. — Plancher de la corne frontale et de la corne occipitale du ventricule latéral (d'après Hirschfeld).

de la corne frontale. La lame cornée (*lamina affixa*, de His) est un reste de la paroi interne de l'hémisphère; elle se continue par le tænia chorioïdea avec l'épithélium du plexus choroïde latéral.

Bandelette demi-circulaire. — La bandelette demi-circulaire, *tænia semi-circularis*, est la *strie terminale* des auteurs allemands. C'est un ruban blanc de fibres nerveuses situé en dessous et en dehors de la veine du corps strié, dont le volume et la réplétion variables donnent à ces organes une teinte plus ou moins brune ou bleuâtre; quelques fibres sont sus-jacentes à la veine et contiguës à la lame cornée. La bandelette commence, vers l'extrémité antérieure de la couche optique, par des fibres dissociées qui se confondent avec le septum lucidum et le pilier antérieur du trigone, à travers lequel on les aurait suivies soit dans la couche optique soit dans les tubercules mamillaires, ou encore dans la commissure blanche antérieure. De là, elle suit le sillon opto-strié, réduite à une largeur de 1 à 2 mm., contourne le pédoncule cérébral, comme un lien entoure une gerbe, sur le bord interne du toit de la corne temporale dont le noyau caudé occupe le bord externe, et, après avoir traversé le noyau amygdalien, finit à la pointe du lobe temporal, dans la substance grise du lobule de l'hippocampe.

2° **Corne temporale.** — Appelée encore portion réfléchie, corne ou étage inférieur, corne sphénoïdale, cette cavité occupe le lobe temporal. Elle se dirige en avant, le long du bord interne de l'hémisphère, parallèlement à la fente de Bichat; elle est obliquement descendante, et légèrement convergente vers celle du côté opposé. Sa longueur mesure de 30 à 40 mm. Elle est éloignée de 20 à 25 mm. de la face externe de l'hémisphère, de 25 mm. de la base.

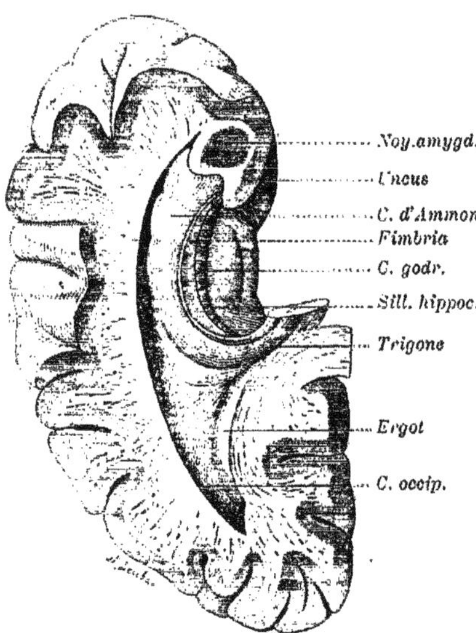

Fig. 263. — Etage inférieur du ventricule latéral (d'après Hirschfeld), modifié.

La coupe transversale (fig. 222 et 254) montre qu'elle est conformée en fente courbe, oblique à 45° en bas et en dehors, limitée par deux faces, dont l'une est tout aussi bien externe que supérieure, et l'autre tout à la fois interne et inférieure. Nous décrirons deux extrémités, antérieure et postérieure, deux parois, supérieure et inférieure, deux bords, externe et interne.

L'*extrémité antérieure* forme le cul-de-sac antérieur du ventricule. Elle est à 2 cm. seulement (10 à 25 mm.) du sommet du pôle temporal. En avant et au-dessus, elle est fermée par une saillie arrondie, le *tubercule amygdalien* (Schwalbe), de 1 cm. de D., qui proémine dans l'intérieur de la cavité et contient le noyau amygdalien. La bandelette demi-circulaire s'enfonce dans ce tubercule, le noyau caudé se termine un peu en arrière de lui. Sur sa face interne, le cul-de-sac a pour paroi le *voile terminal* d'Aeby, mince lamelle corticale, de forme triangulaire, située en avant des plexus choroïdes et continue par son bord externe avec l'épithélium qui les recouvre.

L'*extrémité postérieure*, libre, s'ouvre dans la partie commune aux trois cornes.

La *paroi supérieure* ou externe est concave et se moule sur la corne d'Ammon. Elle contient en dedans la bandelette demi-circulaire, en dehors la queue du noyau caudé saillante ou cachée. Cette face, qui forme le toit de la corne temporale, est constituée par des fibres nerveuses que l'on rapporte au *tapetum* du corps calleux, à la partie temporale de ce tapetum, mais qui appartiennent en grande partie aux fibres d'association fronto-occipitales.

La *paroi inférieure* ou interne, convexe, est représentée par la face libre et saillante (alveus) de la corne d'Ammon, sur laquelle s'est épanouie la branche postérieure des piliers du trigone, par la fimbria et par le corps godronné. La fimbria, ou corps frangé, reçoit en arrière la branche antérieure des piliers du trigone et se termine en avant dans la substance blanche du lobule de l'hippocampe ; le corps godronné s'unit en avant et en arrière avec la substance grise de la cinquième circonvolution temporale et reçoit aussi par son extrémité postérieure les tractus gris de Lancisi. Quant à la corne d'Ammon, que nous avons décrite avec les circonvolutions cérébrales (p. 319), elle se montre sous sa forme de bourrelet bosselé et arqué, dont la tête s'encadre en avant dans le crochet du lobule de l'hippocampe tandis que sa queue effilée va se confondre avec le pilier du trigone et l'ergot de Morand.

En dehors et en dessous de la corne d'Ammon, concentriquement à sa courbe et séparée d'elle par un sillon, se voit une seconde saillie semblable, appelée *éminence collatérale* (ou accessoire du pied d'hippocampe, cuissart de Malacarne). Elle est produite par le quatrième sillon temporal ou *sillon collatéral*, qui anormalement profond, refoule la substance blanche dans la cavité ventriculaire. Elle est souvent aplatie et peu distincte.

Le bord *externe*, en même temps inférieur, répond à la jonction de la corne d'Ammon ou de son accessoire avec la face supérieure, par conséquent de l'alveus avec le tapetum.

Le bord *interne* et supérieur, curviligne à concavité interne, est percé d'une fissure qui est la partie latérale de la *fente de Bichat*. La bandelette optique forme sa lèvre supérieure, et la fimbria de la corne d'Ammon sa lèvre inférieure. D'une lèvre à l'autre s'étend un feuillet épithélial, ancienne paroi de la vésicule hémisphérique embryonnaire conservée sous sa forme primitive ; ce feuillet est refoulé en dedans par la pie-mère qui s'engage à travers la fente de Bichat et bourgeonne dans la cavité en touffes vasculaires ou *plexus choroïdes* (fig. 236). La fente de Bichat est en réalité fermée ; l'épithélium ventriculaire qui coiffe les plexus choroïdes sépare la cavité d'avec la pie-mère, et celle-ci à son tour sépare la paroi épithéliale de l'espace sous-arachnoïdien central. Comme nous l'avons exposé, quelques auteurs pensent qu'il se fait ultérieurement une résorption dans la paroi épithéliale et pie-mérienne qui comble la fente de Bichat, et que le liquide intra-ventriculaire peut communiquer avec le liquide céphalo-rachidien.

3° **Corne occipitale.** — La corne occipitale ou corne postérieure, appelée encore cavité *digitale*, cavité *ancyroïde*, en forme de doigt courbé ou d'ancre, se détache du canal ventriculaire au-dessous et en dehors du bourrelet du corps calleux et se dirige horizontalement, dans le lobe occipital, en inclinant vers la ligne médiane. Sa forme est arquée à concavité interne. C'est un diverticulum de la corne inférieure produit par l'extension postérieure du cerveau.

Sa longueur est des plus variables suivant les différents sujets et même d'un côté à l'autre du cerveau ; elle mesure 3 cm. en moyenne. Dans les 2/3 des cas, la cavité gauche est plus considérable.

[*CHARPY.*]

Sa coupe transversale montre que la cavité est un canal en forme de pyramide triangulaire. Le sommet ou extrémité postérieure est effilé en pointe et séparé de l'extrémité postérieure du lobe occipital par une distance très variable, depuis quelques millimètres jusqu'à 3 cm. (25 mm. en moyenne). L'extrémité antérieure s'unit au ventricule latéral, au niveau de son coude de réflexion. Ce coude est le *carrefour* (*trigone* du ventricule, Schwalbe), d'où partent les trois cornes. C'est la partie la plus large; elle est triangulaire sur la coupe et occupée par un renflement du plexus choroïde, le glomus ou glomérule choroïdien. — La face *inférieure*, plane, est horizontale. — La face *externe*, concave, est plutôt latéro-supérieure; elle est constituée par la portion occipitale du *tapis* du corps calleux, étendue en nappe très mince, et autour du tapis, par les radiations optiques. — La face *interne*, convexe, très amincie en certains points où elle n'est qu'à 3 mm. de la face interne du cerveau, présente deux saillies superposées. La saillie supérieure, inconstante (*bulbe* de la corne occipitale), est due au relief du forceps postérieur, irradiation du bourrelet du corps calleux et aussi à l'enfoncement de la scissure occipitale. La saillie inférieure, plus considérable, est l'*ergot de Morand*.

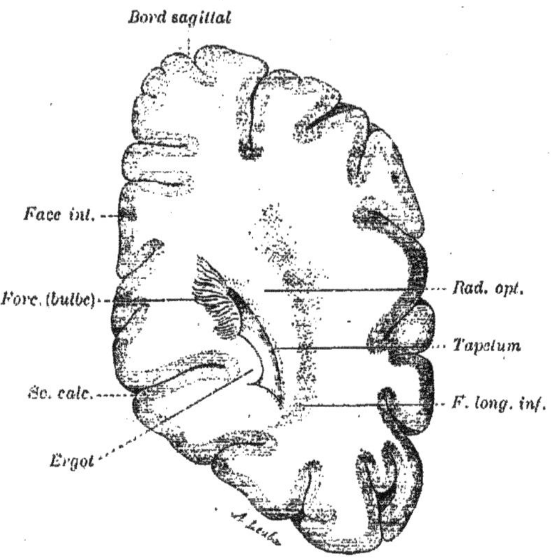

Fig. 264. — La corne occipitale, coupée transversalement.

On appelle ainsi (et encore : petit hippocampe, calcar, c'est-à-dire éperon ou serre d'oiseau) une saillie blanche, courbe à convexité supérieure et externe, qui longe la partie inférieure de la face interne et se continue en avant avec la corne d'Ammon. L'ergot varie beaucoup dans ses dimensions; il est grand ou petit, lisse ou plissé, large ou allongé. Il manque quelquefois, 1 fois sur 20 (Wenzel). Dans sa forme compliquée, il a 8 mm. de large, occupe toute la hauteur de la face interne et présente de légers sillons transversaux. Une coupe vertico-transversale montre qu'il est tout simplement, non pas une circonvolution retournée comme on l'a dit longtemps, mais la partie profonde de la scissure calcarine faisant relief dans la cavité ventriculaire. Il répond à la branche antérieure de cette scissure, c'est-à-dire à la tige qui lui est commune avec la scissure occipitale interne ou queue de l'Y. Les variations nombreuses de l'ergot sont liées à celle de la partie terminale de la calcarine. J'ai vu plusieurs fois un ergot à peine apparent et dédoublé en deux bourrelets de faible saillie correspondre à une scissure calcarine bifurquée dans sa profondeur. A de rares exceptions près, la corne occipitale et

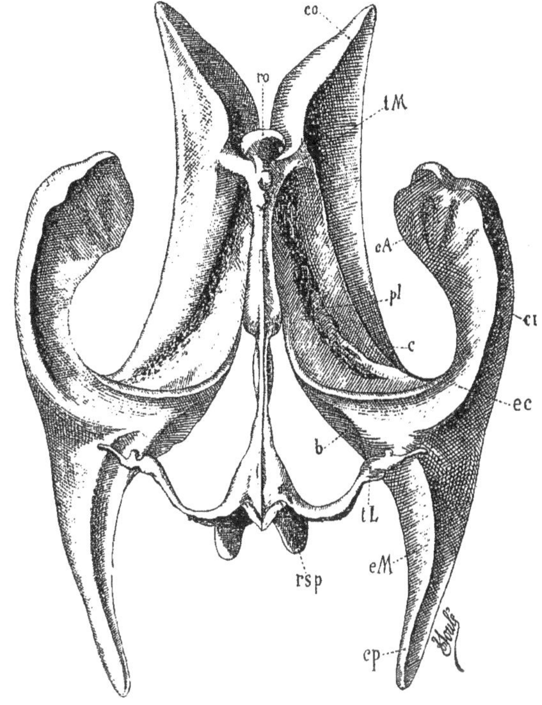

Fig. 265. — Moule des ventricules, avec l'alliage de Wood, vu par la face inférieure (d'après Retzius).

On remarque : sur la ligne médiane le 3e ventricule, terminé en avant par le recessus optique, *ro*, et communiquant avec les ventricules latér. par le trou de Monro, *tM*. — En arrière, l'aqueduc et le 4e ventricule avec ses recessus latéraux qui s'ouvrent par le trou de Luschka, *tL*, et ses recessus postérieur et supérieur, *rsp*.

Dans les ventricules latéraux : les trois cornes, *co*, *ci* et *cp* ; — les empreintes des plexus choroïdes, *pl* ; de la queue du noyau caudé, *c* : de la corne d'Ammon, *cA* ; de l'émin. collatér. *ec* ; de l'ergot de Morand, *eM*, et du bulbe de la corne postér., *b*.

l'ergot n'existent que chez l'homme et chez les singes ; ils sont liés au développement de la partie postérieure du cerveau et à la formation du lobe occipital, laquelle entraîne à son tour l'apparition de la scissure calcarine.

www.ingramcontent.com/pod-product-compliance
Ingram Content Group UK Ltd.
Pitfield, Milton Keynes, MK11 3LW, UK
UKHW012007240726
13965UKWH00001B/220

9 782013 400770